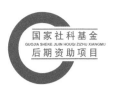
国家社科基金
后期资助项目
GUOJIA SHEKE JIJIN HOUQI ZIZHU XIANGMU

东北大鼠疫：
西法防疫在中国

杜丽红 著

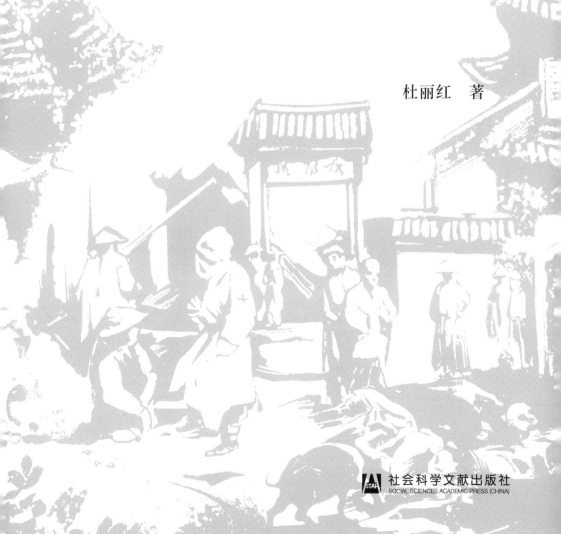

社会科学文献出版社
SOCIAL SCIENCES ACADEMIC PRESS (CHINA)

图书在版编目（CIP）数据

东北大鼠疫：西法防疫在中国 / 杜丽红著. -- 北
京：社会科学文献出版社，2024.1
国家社科基金后期资助项目
ISBN 978-7-5228-2941-8

Ⅰ. ①东…　Ⅱ. ①杜…　Ⅲ. ①鼠疫-防治-医学史-
东北地区-清后期　Ⅳ. ①R516.8-092

中国国家版本馆 CIP 数据核字（2023）第 238834 号

国家社科基金后期资助项目
东北大鼠疫：西法防疫在中国

著　　者 / 杜丽红

出 版 人 / 冀祥德
责任编辑 / 邵璐璐
文稿编辑 / 徐　花
责任印制 / 王京美

出　　版 / 社会科学文献出版社·历史学分社（010）59367256
　　　　　地址：北京市北三环中路甲 29 号院华龙大厦　邮编：100029
　　　　　网址：www.ssap.com.cn
发　　行 / 社会科学文献出版社（010）59367028
印　　装 / 三河市龙林印务有限公司

规　　格 / 开　本：787mm×1092mm　1/16
　　　　　印　张：21.75　字　数：343 千字
版　　次 / 2024 年 1 月第 1 版　2024 年 1 月第 1 次印刷
书　　号 / ISBN 978-7-5228-2941-8
定　　价 / 98.00 元

读者服务电话：4008918866

国家社科基金后期资助项目
出版说明

后期资助项目是国家社科基金设立的一类重要项目，旨在鼓励广大社科研究者潜心治学，支持基础研究多出优秀成果。它是经过严格评审，从接近完成的科研成果中遴选立项的。为扩大后期资助项目的影响，更好地推动学术发展，促进成果转化，全国哲学社会科学工作办公室按照"统一设计、统一标识、统一版式、形成系列"的总体要求，组织出版国家社科基金后期资助项目成果。

全国哲学社会科学工作办公室

目　录

绪　论

一

始于 1910 年 10 月 25 日的东北大鼠疫，"由满洲里传入哈尔滨，由哈尔滨奔散于三省各府厅州县也，竭半载之日力，糜三百余万之金钱，牺牲中外员医夫役之千余生命，以殉此四万余横死之疫"。[①] 这场疫情历时半载，流毒遍及东三省，蔓延 66 州县，疫毙者达 46747 人，兼具全国性和全球性影响。从全国范围来看，中国政府为此第一次大范围采取西法防疫，第一次举办国际学术性防疫会议，在中国卫生防疫史上具有初创性意义。从全球范围来看，此次疫情作为世界第三次大鼠疫的组成部分受到国际关注，[②] 中国的防疫也为世界鼠疫防治提供了一次难得的学习和研究的机会。由此，中国被卷入全球卫生治理的浪潮。

东北大鼠疫因其丰富的历史内涵颇受中外学者关注，相关成果层出不穷，大致可分为两种研究路径。第一种路径偏重政治史视角，关注大鼠疫流行期间中外政治势力之间的角力，尤其强调列强对中国防疫的干涉。美国学者卡尔·纳珊较早利用美国外交档案，从东北鼠疫防治管窥东北地区政治格局。[③] 王学良也利用此类外交档案，阐述了各国政治势

---

① 奉天全省防疫总局编译《东三省疫事报告书》，吴秀明、高岚岚点校，李文海、夏明方、朱浒主编《中国荒政书集成》第 12 册，天津古籍出版社，2010，第 8204 页。

② 第一次大鼠疫因暴发于公元 540 年拜占庭帝国皇帝查士丁尼一世统治时期，被命名为"查士丁尼瘟疫"，先后持续了 60 年，估计造成 1 亿人死亡。第二次发生在中世纪，被称为"黑死病"，造成欧洲 1/4—1/2 的人口死亡，1345—1350 年即有 4283.6 万人死亡。第三次大鼠疫发生在 1894—1950 年，1855 年后出现在中印之间的喜马拉雅边地，1894 年在香港暴发，1895 年扩散到澳门和福州，1896 年抵达新加坡和孟买，之后随着英国汽轮迅速在几年内传遍各个大陆，引起了国际性恐慌，并导致 1500 万人死亡。

③ Carl F. Nathan, *Plague Prevention and Politics in Manchuria, 1910–1931*, Cambridge: Mass., East Asian Research Center, Harvard University, 1967.

力在东北鼠疫防治中的角逐，其基本观点未超越前述研究。① 21 世纪以来，多位中国学者从政治史的角度探讨中国朝野的东北大鼠疫应对，及其背后暗藏的主权之争，② 基本围绕清政府的防疫措施总结其政治、外交、经济及社会文化等方面的经验，而并未对外国势力究竟如何影响中国政府的防疫决策与实际运作展开讨论。

第二种路径偏重医疗史视角，从疫情本身出发检视东北大鼠疫的医学史意义，尤其关注医学界人士在防疫中发挥的作用。20 世纪八九十年代，海外学者通过梳理东北鼠疫暴发流行的过程，探讨了其中蕴含的中国现代性问题。③ 21 世纪以来，因应医学史研究的发展，学者对东北大鼠疫的具体细节展开了精细考察，大大推进了学界对疫情本身的了解。④在相关专著中，美国学者威廉·萨默斯从疾病生态学的角度探究了医学知识，尤其是细菌理论的发展和鼠疫病菌的发现在东北大鼠疫中所扮演的特殊角色，并分析了 20 世纪初德国化学染料工业的进步、世界皮货时装市场、人口迁移新路线及国际政治竞争几大要素在这场鼠疫中的重要作用。⑤ 遗憾的是，已有研究成果虽描绘出东北大鼠疫的诸多面相，却未能将此次疫情作为具有世界性影响的历史事件，加以系统梳理、挖掘与呈现。

笔者认为，不仅东北大鼠疫本身是一个突发的严峻的公共危机事件，

① 王学良：《1910 年东北发生鼠疫时中美与日俄间的政治斗争》，《社会科学战线》1992 年第 3 期。

② 焦润明的《清末东北三省鼠疫灾难及防疫措施研究》（北京师范大学出版社，2011）集中讨论了朝廷所采取的措施；胡成的《东北地区肺鼠疫蔓延期间的主权之争（1910.11—1911.4）》（常建华主编《中国社会历史评论》第 9 卷，天津古籍出版社，2008）讨论了主权之争对整个防疫的影响。

③ Carol Benedict, "Bubonic Plague in Nineteenth-Century China," *Modern China*, Vol. 14, No. 2, April 1988, pp. 107-155；费克光：《中国历史上的鼠疫》，刘翠溶主编《积渐所至：中国环境史论文集》下册，台北，中研院经济研究所，1995，第 673—739 页。

④ Mark Gamsa, "The Epidemic of Pneumonic Plague in Manchuria 1910-1911," *Past & Present*, Vol. 190, Feb. 2006, pp. 147-184; Sean Hsiang-lin Lei, "Sovereignty and the Microscope: Constituting Notifiable Infectious Disease and Containing the Manchurian Plague (1910-11)," in Angela Ki Che Leung and Charlotte Furth, eds., *Health and Hygiene in Chinese East Asia: Policies and Publics in the Long Twentieth Century*, Durham and London: Duke University Press, 2010, pp. 73-108.

⑤ William C. Summers, *The Great Manchurian Plague of 1910-1911: The Geopolitics of an Epidemic Disease*, New Haven: Yale University, 2012.

以东北大鼠疫为契机，清政府接受、确立并实行西法防疫的历史进程，更是构成了一个"重要事件"（crucial events），其范围遍及东北，辐射全国乃至世界各地，内容纷繁复杂，涉及内政、外交、医学、文化等诸多领域。"西法防疫"意指近代以来西方各国为预防与应对传染病、进行卫生治理而共同构建的一套包括检疫、隔离、消毒和治疗在内的规则，具体表现形式为国家设立卫生机构、确立与实施防疫规章，特点为重防不重治，认为染疫者不可治，只能通过隔离患者来挽救健康者，与中医防疫的重治不重防存在根本差别。清末东北危急的鼠疫情势与来自列强的外交压力交织，促使清政府不得不决定厉行西法防疫，对其而言，这意味着一场巨大的政治挑战。其时，中外之间、各级政府之间，乃至官府与民间组织之间频繁往来，各种信息上传下达，充斥着矛盾与冲突。围绕西法防疫自上而下的推行过程，各级官府和民间社会形形色色的执行与改造、敷衍或抵抗，都使此次非日常的"重要事件"，成为反观清末日常政治运作实态的极佳窗口。

　　因此，本书以东北大鼠疫流行期间，清政府西法防疫决策确立与执行的具体政治运作过程为中心，对近代中国这场影响深远的公共卫生事件展开深入剖析；并采取上下结合的动态视角，系统讨论与梳理此次疫情应对，从而呈现事件情境所暗含的宣统朝东北政治、社会、经济和文化的综合图景。一则，从中央政治运作的角度，本书关注清政府如何在列强外交压力下确定西法防疫决策，如何取得中央及各省的人力物力支持以推行西法防疫，如何保证西法防疫决策在地方层面切实落地，并强调清政府与日俄等外国势力之间的对立争执与合作妥协。二则，从地方政治运作的角度，本书亦关注地方政府如何执行上级政府的西法防疫命令，如何与地方社会力量合作推行西法防疫，如何处理因西法防疫而出现的各种矛盾问题，强调地方经济状况、社会组织和官府力量对防疫的影响，并捕捉刻画各地方政府因地制宜形成的彼此互异的西法防疫模式。结合以上两个方面，本书着眼于中央与地方、地方各级官府之间以及官府与地方社会之间的政治博弈。

二

　　探讨东北大鼠疫流行期间西法防疫的决策和执行，实际上是一种公共政策研究。公共政策是以政府为主的公共机构为解决社会公共问题而采取的行动，核心在于解决对社会发展和人民生活水平提高构成障碍甚至造成威胁的、带有普遍启蒙性的公共社会问题。① 有学者从利益、政策、体制三方面展开研究，指出现代社会的公共政策制定是一个漫长的政治过程，在此期间，各利益团体通过社会代表或国家机关内部代表发挥作用，实现利益的表达。②

任何一个国家的公共政策，都与这个国家的政治经济社会体制紧密相关，公共政策既作用于这一体制，又受到这一体制的影响与制约。近代中国延续了传统中国自上而下的专制集权统治方式，由中央政府直接制定公共政策，缺乏必要的意见传达渠道，故中国公共政策的制定往往只是博弈的开始，唯有在政策执行的阶段，各方势力才真正登场，并迫使政府为达成目标兼顾各方利益，对政策进行调适与中和。这种质性正是本书的特别关注之处。在东北大鼠疫期间，清政府对事态的研判与决策均受制于西方各国强硬干涉的特殊政治背景，政策的执行亦受限于各地具体的制度背景与制度文化。③ 故本书试图重新发掘中国情境对近代中国公共政策过程的影响，通过对东北大鼠疫西法防疫政策制度逻辑的梳理，剖析清末各级政府政治运作的基本逻辑。恰如赵成根所指出的那样：

作为国家政府履行公共服务职能，治理社会的一种核心活动，公共政策制定和执行过程从来就不是一个科学过程。公共政策的过程本质是一个政治过程，是各种生活主体运用其所掌握的政治资源，表达其利益要求和愿望，影响政府决策，以在最后的政策结果中，使自己的利益偏好得到优先照顾，实现自我利益最大化的过程；是政府决策者运用其所掌握的政治权力，对各种社会利益需求进行折中和平衡，进行社会价值权威性分配的过程。在公共政策过程中，因此充满着政治冲突，各种主体之间，包括决策者之间的谈判、交

① 胡宁生：《现代公共政策学：公共政策的整体透视》，中央编译出版社，2007，第9页。
② 陈家建、边慧敏、邓湘树：《科层结构与政策执行》，《社会学研究》2013年第6期；〔美〕弗兰克·古德诺：《政治与行政》，丰俊功译，北京大学出版社，2012，第16页。
③ 李文钊：《中国公共政策研究：回顾、进展与展望》，《公共行政评论》2019年第5期。

易和妥协，是公共政策过程的一个关键特色。①

清末，中国尚未形成近代意义上的公共卫生制度，国家的防疫实际遵循着行政组织的上下级行政逻辑。换言之，清政府制定和执行西法防疫政策时，并非遵循国际卫生防疫原理、依靠卫生防疫组织，而是因循旧有的行政官僚层级组织原理和制度规则，即中央—省—府县的行政体系和"上令下行"的官僚行政逻辑。② 在政府内部，中央依靠对内的治官之权，通过罢免或任用官员来保障政策的推行；而在基层社会，地方政府必须依靠各类社会组织的介入和帮助，才能使政策真正得到落实。③

质言之，东北大鼠疫是促使清政府采取西法防疫的突发性历史事件，然而事件的背后，植根着传统中国特有的政治结构和政治生态，包括中央、省府县多层级参与者共同构成的纵向、横向动态交织的复杂组织网络。事件中多元利益群体的目标迥异，使西法防疫的政策执行表现出层级性和多属性：层级性意指中央目标往往具有指导性和整体性，而地方政府则根据自身偏好和行动能力的强弱，显现出明显的地方特色；多属性则指政府不同部门之间的协同和配合，形成多元参与的复杂网络关系。④

因而，本书将重点关注以下问题：（1）西法防疫决策在中外交涉中的确定；（2）西法防疫政策在执行过程中，中央与各省、省际的博弈；（3）西法防疫政策在地方层面的落实过程中，省与府县官府之间的博弈；（4）西法防疫政策在社会层面的执行过程中，各地官府与地方社会之间的博弈。

① 〔英〕米切尔·黑尧：《现代国家的政策过程》，赵成根译，中国青年出版社，2004，"译者序"，第 7—8 页。
② 中国官僚体制的合法性来自自上而下的"授权"，集中表现在"向上负责制"。官僚组织中的上下级间有着相依为命的关系：上级依靠得力可靠的下属来完成任务或掩盖问题；而下级依靠上级的赏识和关照以求进取，或在出现问题时求得庇护。周雪光：《国家治理逻辑与中国官僚体制：一个韦伯理论视角》，《开放时代》2013 年第 3 期。
③ 有学者指出，在权力的具体分配上，中国是"上下分治的治理体制"，上级政府掌握着"治官权"，基层政府承担着"治民权"，负责落实众多政策和管理具体事务。曹正汉：《中国上下分治的治理体制及其稳定机制》，《社会学研究》2011 年第 1 期。
④ 贺东航、孔繁斌：《公共政策执行的中国经验》，《中国社会科学》2011 年第 5 期。

三

　　所有的政治过程都发生在特定的空间，经由这个空间得以呈现，[①]
事件的历史往往是特定时空多重因素和矛盾交织的结果，脱离了特定场
所的历史是根本不存在的。因此，空间是构成历史叙事必不可少的基础，
史学研究者应尽量使所评述的历史行为和自然环境、社会环境相关联，
使其与其他地区相区别。[②] 而在研究以国家为行动主体的事件过程时，
将其置于特定时空，并将生态环境、社会组织、人群的生计方式等内容
同时纳入考量，更能让缺乏生气的事件史料"活"起来。

　　与东北大鼠疫相关联的政治活动正发生于清末的东北区域。一方面，
本书立足于此，引入空间的意识和区域的视角，考察西法防疫在背景各
异的城市具体落实的不同状态，试图在明晰的"地点感"基础上，揭示
出各种矛盾纠葛的来龙去脉。另一方面，本书不仅以东北地区为单一研
究对象，还将其置于整体宏大的历史时空中加以观察，通过分析区域内
部结构及其与外界的互动和联系，对事件发生过程进行阐释，并聚焦于
关键人物、关键事件、关键阶段，或能发现一个全面的、整合的、从前
看不到的丰富多元的世界。

　　东北是清朝的龙兴之地，20 世纪初，这里已拥有全中国最庞大的交
通网络，通达欧洲的铁路与通达全球的航线。随着外向型农业经济的形
成、铁路的兴修和港口的开辟，大量外来人口纷纷涌入，东北城市相继
发展起来。但整体而言，东北城市尚处于草创阶段，官府与地方社会均
缺乏应对突发灾难事件的能力和准备。同时东北地处边疆，地缘政治复
杂，与俄国、朝鲜有着漫长的边境线，又长期处于日俄的觊觎与威胁之
下。19 世纪末开始，日俄已通过军事占领和外交谈判，非法取得租借地
及铁路附属地的管理权，在新出现的城市周边建设外国人聚居区，并建
立自治机构，从而侵入了东北的社会经济生活。为控制外国势力的扩张，
清政府不得不在其周边设治，由此形成了两种不同管理模式——中国政

---

① 邓小南主编《过程·空间：宋代政治史再探研》，北京大学出版社，2017，"序言"，
　第 3 页。
② 龙迪勇：《空间叙事学》，三联书店，2015，第 360—411 页。

府管辖与外国人自治管理或殖民管理——并存的二元状态。日俄政治势
力在东北的特殊存在，决定了卫生防疫并非单纯的内政事务，而始终有
中外交涉因素暗藏其中。

再者，东北区域空间作为一个网状交叠体系，不仅有内部层级结构，
而且与中央政府、国内其他地区以及世界均保持密切的关系和互动。因
政区沿革、经济发展和外力影响不同，东北各城市的影响力与地位也不
同。其中，传统政治中心城市受中央政治影响较大，新兴的港口城市和
铁路沿线城市则受外国势力影响较深，这种状况亦使各地对西法防疫决
策的认同和执行程度有所不同。在西法防疫以行政命令的方式按行政区
划层级体系向下推行的过程中，其效果可能逐级递减，以至于在基层实
践之中或许已经完全变形。因此，立足于清末东北的具体时空情境，把
握区域结构的形态，亦将有助于理解西法防疫执行过程中呈现的多样性。

四

伍连德认为，现代医学在中国不是中心化，而是呈"满天星斗"式
分布，"医学的进步主要归功于分散各处的外国传教团和他们的中国助手
的努力，通过使用西方方式治疗病人，努力劝导人们对现代观点具有宽
容的精神"。[①] 公共卫生在中国亦是多元的，具有区域性特征，大多为外
来卫生制度与地方社会碰撞的产物。[②] 清末，西法防疫作为列强普遍接
受的规则，成为其势力扩张渗透的有力武器。面对外来威胁，清政府是

[①]　K. Chimin Wong and Wu Lien-Teh, *History of Chinese Medicine*, Shanghai, National Quaran-tine Service, 1936.

[②]　学界一般认为，中国古代没有卫生行政只有医政，且医政是为皇帝服务的，平民百姓
难以从中受惠，直到近代这一局面才开始改变，出现了当代卫生制度的雏形。方石珊
编《中国卫生行政沿革》，《卫生公报》1929 年第 1 期；马允清编《中国卫生制度变
迁史》，天津益世报馆，1934；金宝善：《我国卫生行政的回顾与前瞻》，《社会卫生》
第 1 卷第 3 期，1944 年；俞松筠：《卫生行政之史的回顾》，《社会卫生》第 2 卷第 4
期，1946 年；陈邦贤：《中国医学史》，商务印书馆，1957；范行准：《中国预防医学
思想史》，华东医务生活社，1953；刘荣伦、顾玉潜编著《中国卫生行政史略》，广东
科技出版社，2007；〔美〕罗芙芸：《卫生的现代性：中国通商口岸卫生与疾病的含
义》，向磊译，江苏人民出版社，2007；余新忠：《清代卫生防疫机制及其近代演变》，
北京师范大学出版社，2015；〔美〕吴章、玛丽·布朗·布洛克编《中国医疗卫生事
业在二十世纪的变迁》，蒋育红译，商务印书馆，2016。

否决定采纳、如何采纳西法应对东北大鼠疫的政治过程，都将对地方社会造成冲击，成为矛盾的焦点。这实际上反映出中国卫生制度乃源起于公共卫生的全球化扩散，成形于地方社会的制度转化，是全球化和在地化互动的产物。西法防疫作为一种制度原则或实践，应用于一个异质国家的具体经验，也可以用于解读一种新原则或实践如何被实际应用或制度化的机制问题。

在既往研究中，虽然东北大鼠疫在近代中国卫生防疫史上的价值和意义已得到充分肯定，但关于东北卫生制度演变的过程缺乏扎实的具体研究。① 若在观察清政府采用西法应对东北大鼠疫之过程时，引入制度史的眼光，考察事件所隐含的制度潜流，或能揭示出近代中国卫生制度的地方源起，拓展研究议题的广度与深度，为制度史研究的一种有益尝试。为此，本书在动态描述西法防疫推行中各种细节的同时，亦关注其中隐含的制度起源、变化和转型，尝试揭示卫生制度在近代中国被塑造的历史。

研究制度源起（institutional emergence），首先需要对制度的概念做一界定。这里的“制度”指的是为保护集体利益、解决某种治理问题或实现某一功能，以某种方式构建的一套社会互动的规则。② 卫生制度，则是指近代以来西方各国为免受传染病侵袭，由国家设立卫生机构、颁行防疫规章，来应对疫情和进行卫生治理的规则。清政府在新政中虽已建立起类似于西方的卫生行政制度，但并未接受作为其基石的西方医学。那么在东北大鼠疫流行期间，清政府究竟依靠何种医学为政策基础，来采纳和推行西法防疫，又是如何最终将“按照科学医学理论追溯疫情源头、以细菌检测结果作为诊断标准”的医学标准真正在中国确立下来的呢？这一追问将使有关中国卫生制度的讨论，从形式推进至核心层面，有助于我们深刻认识东北大鼠疫采纳西法防疫对于近代中国卫生制度源起的重要价值和意义，丰富我们对历史复杂性的认知。

如前所述，19 世纪末 20 世纪初，基于帝国强权政治的强制性制度扩散，是近代中国卫生制度建立的路径之一。19 世纪末，人类历史上的

---

① 日本学者饭岛涉对近代中国的卫生制度做了整体性研究。〔日〕饭岛涉：《鼠疫与近代中国：卫生的制度化和社会变迁》，朴彦等译，社会科学文献出版社，2019。

② 〔美〕杰克·奈特：《制度与社会冲突》，周伟林译，上海人民出版社，2009，第 2 页。

第三次大鼠疫影响遍及全球，持续时间长达半个多世纪，在很大程度上改变了人类对抗疾病的历史——科学医学从实验室走向现场，细菌理论被运用于防疫，对西方各国的卫生防疫产生了极大影响。① 虽然各国基于不同的行政体系，形成了不同的卫生制度和组织形态，但在防疫问题上形成共同遵循的集体行动规则，并于 1903 年制定《国际公共卫生条例》（The International Sanitary Regulations），以西法防疫作为医学人道主义的普遍要求，并将这一规则及其组织形式强制推广到非西方各国。② 可以说，在第三次大鼠疫背景下，全球卫生领域出现了一种强制性趋同，③ 东北卫生制度正是在此次全球卫生治理的潮流中应运而生。

中国被卷入西方主导的世界政治经济体系后，深受西方列强的欺凌，处于半殖民地状态，在西方各国所划分的"文明等级"中属于半文明国或不开化的蒙昧国，西方各国普遍通过治外法权来保障侨民的在华生活。④ 又因东北地区地缘政治格局特殊，在面临疫情时，其卫生制度的产生受强权政治的影响尤其明显。列强依据不平等条约和治外法权，通过正式外交途径和军事占领的方式，强迫东北地方建立了卫生制度，且其并非某一国家影响的结果，而是在不断变动的地方政局之中，受英、俄、日等国的不同作用而最终成形。

虽然清末东北卫生制度源于西方国家的强权压迫，是不平等世界体系下跨国互动的产物，但中国地方官府和社会组织也并非一味逆来顺受，而是从无声抵抗到讨价还价，再到形式上接受，以一种互动的方式进行

---

① 例如，1900 年旧金山市暴发的鼠疫对美国公共卫生、法律和政治都产生了深远影响。Philip A. Kalisch, "The Black Death in Chinatown Plague and Politics in San Francisco 1900–1904," *Arizona and the West*, Vol. 14, No. 2, Summer, 1972, pp. 113–136; Charles Mc-Clain, "Of Medicine, Race, and American Law: The Bubonic Plague Outbreak of 1900," *Law & Social Inquiry*, Vol. 13, No. 3, Summer, 1988, pp. 447–513.

② David Arnold, *Colonizing the Body: State Medicine and Epidemic Disease in Nineteenth-century India*, Berkeley: University of California Press, 1993; Myron Echenberg, *Plague Ports: The Global Urban Impact of Bubonic Plague, 1894–1901*, New York and London: New York University Press, 2007.

③ 〔美〕保罗·迪马久、沃尔特·鲍威尔：《铁的牢笼新探讨：组织领域的制度趋同性和集体理性》，张永宏主编《组织社会学的新制度主义学派》，上海人民出版社，2007，第 29 页。

④ 刘禾主编《世界秩序与文明等级：全球史研究的新路径》，三联书店，2016，第 45—100 页。

复杂因应。面对地方社会的抵抗，制度的推广者也并未一意孤行，而是设法将社会上合法的理性要素整合进新的组织，强化其合法性并提高资源的获取能力，在应付上级与社会稳定之间维持一种平衡状态。① 因此，在看到强制性制度扩散与地方社会的矛盾时，也应注意到两者之间互相调适、整合的一面，如此或能窥见大鼠疫流行期间各方互动的复杂面相。目前学界对现代制度在近代中国之源起的研究，多关注政府主动从西方引入制度及其影响，较少深入具体历史时空探究新组织的创设，因而忽视了制度源起的其他形式。②

五

本书基本按时间序列展开，并兼顾结构性和共时性，力求让整个研究问题意识鲜明、结构严谨。绪论从问题意识和学术脉络两个角度阐明本书的研究价值和意义，在学理上明确本书的三个层次：从事件史视角，系统研究清政府采取西法应对东北大鼠疫的具体历史过程；从区域社会视角，将该事件置于具体空间进行剖析；进而从制度视角，对清末东北西法防疫在近代中国公共卫生防疫史上的特殊意义展开讨论。

第一章从区域的角度，勾勒清末东北政治、经济和社会状况，为研究疫情传播和防疫措施提供必要的空间背景。自中东铁路建成后，东北凭借现代交通体系逐渐形成了以外向型农业为基础的区域经济优势，加之各类厂矿的开设以及清政府的招垦制度吸引了大量农民北上，使东北地区成为极具发展活力的区域。进入东北的农民，部分定居下来成为移民，部分则仍然定期往来于关内关外，成为流动的劳动力，时人称之为"苦工"。鼠疫暴发时，铁路交通成为疫情传播的载体，城市成为疫情的温床，"苦工"则因其高度流动性，成为防疫的首要对象。同时，日俄

---

① John W. Meyer and Brian Rowan, "Institutionalized Organizations: Formal Structure as Myth and Ceremony," *American Journal of Sociology*, Vol. 83, No. 2, 1977.

② 有关制度源起的研究侧重于移植一途，强调制度以自上而下的命令和法律强制的方式从他国引入和实施。如高鸿钧《法律文化与法律移植：中西古今之间》，《比较法研究》2008 年第 5 期；何勤华主编《法的移植与法的本土化》，法律出版社，2001；强世功：《法制与治理——国家转型中的法律》，中国政法大学出版社，2003；孙慧敏：《制度移植：民初上海的中国律师（1912—1937）》，台北，中研院近代史研究所，2012。

的铁路附属地成为其插入东北的楔子，其势力相继侵入地方社会经济生活，影响着地方社会的发展，地方交涉由此成为一种常态。

第二章聚焦于西法防疫在中国的源起和发展。在海港检疫全球化的浪潮中，西法防疫被列强以交涉的方式强加给中国，清政府起初通过建立海关检疫制度避免了西法防疫的执行，但这套制度在香港鼠疫流行期间开始发生变化。虽然上海已开始建立地方卫生行政组织和制度，以应对疫情在当地的蔓延，但各方对西法防疫仍持抵制态度。1899 年，营口暴发鼠疫，地方政府虽迫于外国压力临时创办卫生局，推行西法防疫，但疫情结束后即行停止。直至 1911 年，西法防疫虽在上海成为中外的共识，但双方在执行方式上仍存在很大分歧，最终选择了华人自办防疫的折中办法。

第三章从制度视角探讨 19 世纪末东北地方的卫生防疫行政概况。1899 年，营口暴发鼠疫成为卫生制度在东北发轫的契机。不久，俄日两国出于不同目的，先后在侵占期间强化卫生行政。1906 年，因应自上而下的新政改革，奉天等城市进入卫生防疫行政制度建设的初始阶段，卫生治理成为营口地方的行政职能。然而，卫生局的管辖范围有限，很难辐射到营口之外的其他地区，列强便以干涉的形式迫使周边地方官府行动，以保证营口卫生制度的有效施行，营口的卫生行政犹如一块"飞地"。

第四章从伍连德取得防疫领导权过程的角度，呈现西法防疫确立的背景。1910 年 10 月，哈尔滨发现疫情，地方官绅与俄国最初联合防疫，后因理念不同分道扬镳。俄方试图干涉中方防疫，中方予以坚决抵制，双方交涉后分别防疫。随着疫情恶化，清政府外交压力增大，外务部派遣以伍连德为首的医官队伍到哈尔滨指挥防疫。最初，他们受到地方官员和防疫会的抵制，难以发挥作用，在各国使团压力下，经过外务部与东北督抚的交涉，伍连德指导防疫的权力才得到地方官员的认可，但防疫的交涉权力仍归地方所有。西法防疫领导权的竞争与取得，各方政治势力的胶着与影响，是西法防疫确立过程中的重要议题。

第五章专门论述清政府确定西法防疫决策的外因——日俄等帝国主义国家的干涉。各国驻华使团以武力为后盾进行外交干涉，胁迫外务部，尤其是东北地区日俄势力在铁路附属地和租借地的现实威胁，迫使清政府听从其安排，厉行西法防疫。清政府始终坚持以抵制干涉为宗旨，要求地方各级政府掌握防疫的主动权，积极领导防疫，避免主权旁落。

第六章的核心问题是各种政治势力之间的角力，说明西法防疫的推行并非一蹴而就，而是经历了从外而内、从上而下的复杂过程。由于防疫措施，尤其是断绝交通，关系到各省的不同经济利益，因而东三省总督与直隶、山东督抚在展开激烈博弈之余，也与俄国地方当局交涉，试图维护自身的利益，处处显露出以邻为壑的意味。

第七章阐述东北地方官府落实西法防疫的具体过程。清政府命令东北督抚必须采用西法防疫，要求其命令下属府县采用相似的规范化防疫措施，然而各地官府基于自身文化和社会考虑，并不愿意遵行，因此围绕采取何种方式防疫，督抚与州县官员之间不断发生政治博弈。在此过程中，大致形成了督抚直管的奉天模式、中外协议办理的长春模式与官民合作的双城模式三种模式，东北依循从中心到边缘向外弥散的防疫逻辑，外力与内力交互作用，最终扑灭了这场来势汹汹的疫情。

第八章聚焦于地方官如何平衡落实防疫措施与获取社会支持的关系。首先，地方官员四处聘任西医出任医官，掌握防疫指导权，按照西法办理防疫。进而，官员与绅商、市民、乡民不断进行博弈，协商斗争，最终以变通的方式落实各项防疫措施，从而取得了良好的防疫效果。

第九章专门论述西法防疫的经费筹集、花销与损失。防疫完全按照国际通行规则办理，已非简单的施药赈济，而是一项牵涉面极广、需要耗费大量财力的行政工程，大量经费不得不花在防疫设施建设和雇用人员上，这对于财政窘迫的清政府来讲不啻雪上加霜。清政府采取西法防疫，不仅需要面对财政困难，也给社会造成了巨大的经济支出，使人民的生活更加困顿。

第十章总结西法防疫造成的文化与社会影响。西法防疫使西医成为官方聘用的医官主体，中医因此失去了指导防疫的资格，也就失去了走上领导卫生行政的政治舞台的机会。疫情结束后，清政府召开的万国鼠疫大会进一步强化了西医的地位，也标志着中国开始支持科学医学。同时，面对西医主导防疫的大势，中医亦通过媒体发言与新闻论战做出了反击。此外，西法防疫在人民心中激起的民族主义情绪，也在某种程度上演变为对清政府统治的质疑，反映出辛亥年间人心思变的大趋势。

第一章 空间：危机与生机并存的东北

所有的事件都发生在特定的空间之中。作为清末东北大鼠疫的暴发地，东北区域的形成与演变过程需要首先加以探讨。辽金设立东北招讨司或统军司统治该区域，是东北划分行政区域的肇始。及至清末，辽吉黑三省因自然地理特征被统称为东北。[①] 20 世纪初的东北地区，既面临日俄侵略的危机，也经历经济的飞跃式发展，可谓危机与生机并存。借鉴学界对空间的解读，可对东北地区的空间状态展开多视角的综合分析。[②]

那么，如何理解清末东北的空间状况呢？作为地域分布的空间，东北的地域范围包括北至黑龙江和乌苏里江，东至图们江和鸭绿江，西至蒙古、河北北部，南至山海关之间的广袤土地；作为人类活动的空间，东北土地肥沃，自然条件优越，适合发展渔业、牧业和种植业，因此吸引了很多人前来谋求生计；作为区域的空间，东北在人们交往、迁徙、生产的交互过程中日益复杂化，大量的人力、物力、资本在此汇集，形成了一个有着内在网络结构和层级的市场体系，一个具有内在同一性的空间关联体；作为接触场所的空间，东北在列强侵略、矛盾交织的同时，也在与不同域外文明的持续接触过程中，孕育出各种新事物和新格局。更重要的是，作为政治空间，19 世纪末的东北有着复杂的地缘政治格局，是日俄觊觎的目标，后者的侵略和扩张一方面促使清政府将东北管理体制转向行省制，另一方面也使交涉成为东北社会政治生活的常态。

同时，区域内部的空间有中心和边缘之别，各个城市在整个区域内部居于不同的位置，有着不同的经济状况和政治环境，政府在推行相同的防疫措施时，实际要面对不同的人群和问题，因地制宜制定策略。将东北大鼠疫这一历史事件置于其发生的具体历史空间，从空间视角阐释

---

① 王华隆：《东北地理总论》，最新地学社，1933，第 1—3 页。
② 〔德〕于尔根·奥斯特哈默：《世界的演变：19 世纪史》第 1 册，强朝晖、刘风译，社会科学文献出版社，2016，第 191—194 页；〔日〕平田茂树：《宋代政治结构研究》，林松涛等译，上海古籍出版社，2010，第 289 页。

防疫的政治过程，有助于更好地理解防疫的政治社会图景。

一　日俄侵入：殖民资本与铁路网络

东北地区自然条件优越，拥有丰富的土地、森林、草场、水和矿产等资源，尤其是土壤肥沃，有机质、腐殖质和含氮量均高于其他地区。[①]在此基础上，人口不断涌入，开展经济活动，逐渐促使各种后天经济要素在该空间动态累积，最终使东北的经济空间发展成形。

东北的南部地区交通便利，剩余农产品作为商品运销南方，其中大豆的经济地位尤为重要。大豆不仅能够制为豆腐、豆汁、酱油、豆饼等食物，还含有制造颜料的元素，其副产品在工业上也有重大用途。清中期，豆货贸易已是国内最大宗的贸易之一，每年有大量豆货从东北海运至长江流域，供应长江下游的稻肥需要。[②]道光年间，往来奉天、上海之间贩运大豆的沙船达数千艘。1861年营口开埠后，东北农产品经由该港输往南方，其中大豆、豆饼和豆油输出额占输出总额的百分之七八十。[③]太平天国运动后，江南地区农业遭到破坏，市场萎缩，汕头等华南地区则大量进口东北豆饼作为肥料，经营蔗糖种植业，占东北豆饼输出额的7/9。而豆油多用作照明燃料，六成以上输往长江一带。

甲午战前，东北豆货以国内市场为主，多数运往香港、广州、厦门和汕头等地。自1885年起，价廉物美的煤油开始大量使用，冲击了国内豆油市场，加之湖广大豆产量剧增、价格回落，使东北豆油的国内销量大大减少。[④]几乎与此同时，日本人发现东北豆饼适合用作种植水稻的肥料，开始大量进口大豆和豆饼，日本便成为东北豆货的重要市场。1891年，三井物产会社派遣山本条太郎进入营口经营大豆贸易，大豆三

---

①　李振泉、石庆武主编《东北经济区经济地理总论》，东北师范大学出版社，1988，第25页。

②　李伯重估计，每年从东北和华北沿海路输入上海的大豆为2200万石，其中200万石转口运到浙东和福建，价值约2200万两。见李伯重《十九世纪初期中国全国市场：规模与空间结构》，《浙江学刊》2010年第4期。

③　张福全：《辽宁近代经济史（1840—1949）》，中国财政经济出版社，1989，第37页。

④　参见雷慧儿《东北的豆货贸易（1907—1931年）》，台北，台湾师范大学历史研究所专刊，1981，第3—8页。

品出口总量从 1872 年的 11.7055 万吨增加到 1897 年的 43.8764 万吨,[①]
涨幅近 3 倍。豆货市场的需求也促使东北大豆生产日渐呈现专业区域化
的趋势:长白山山麓如宽甸、凤凰城、安东、岫岩,以及庄河等地盛产
青豆;辽宁省的辽阳、沈阳、辽中、海城、盖平、本溪、抚顺、新民等
地盛产黑豆;辽宁省北部的铁岭、开原、东丰、西丰、海龙及吉林省松
花江上游盛产黄豆;法库西北一带,如昌图、辽源、怀德等地则盛产白
眉豆,品质极佳;黑龙江南部土地甚宜豆类种植,但品质略差。[②]

　　在铁路建成之前,东北的市场运输主要依靠河流运输和陆路运输。
河流运输又以辽河为主干,但由于纬度高而受季节影响,在长达四五个
月的结冰期,唯有以大车运输代替内河航运。辽河干流贯穿辽东半岛,
1861 年牛庄开埠后成为东北地区出海的交通干线。东北中南部地区的农
产品主要经由辽河运送到营口,在沿岸的邓子村、郑家屯、三江口、通
江口、英守屯、马蓬沟、三面船、老达房、三岔河、田庄台等地,形成
了较大的集散市场。但这些市场多为交易空间,并未出现城市化的趋向。
整体而言,1897 年前,东北地区的土地、劳动力和资本等要素在缓慢地
聚集,在农产品出口贸易的带动下,农业生产商品化有了较大发展,形
成了产地市场、集散市场和出口市场。不过,这些要素的聚集仍非常有
限,其时东北尚未形成成熟的经济体系。

　　与此同时,两大帝国主义国家——日本与俄国早已对东北虎视眈眈,
日渐加紧对中国的武装侵略。日本在甲午战争后,要求中国割让辽东半
岛,此举威胁到俄国人的利益,遭到其坚决反对。在德法两国的积极支
持下,俄国"以断然的忠告"进行干涉,迫使日本放弃了辽东半岛。而
俄国在东北一家独大的局面自此被打破,以日俄两国为首的列强开始在
东北地区进行尖锐的争斗,均企图将东北纳入其版图。义和团运动期间,
俄国借机出兵,占领了东北的主要城市和交通线路。此举引发帝国主义
国家的强烈反对,英美等国支持日本对俄国采取强硬态度,日俄为各自
利益展开了激烈交锋,最终爆发日俄战争。俄国战败后,两国于 1905 年

---

① 《营口港输出大豆"三品"》《1895—1906 年大豆"三品"输出》,张福全:《辽宁近
　　代经济史(1840—1949)》,第 37、274 页。

② 张佐华:《东北大豆国际贸易的衰落》,《新亚细亚》第 10 卷第 3 期,1935 年 9 月,第
　　51 页。

9 月 5 日签署了《朴次茅斯条约》，双方决定从东北撤军，俄国把辽东的租借权和一切权力，以及从大连到宽城子的中东铁路南支线让与日本，从而形成了两国瓜分东北的局面。此后，日本将旅大租借地改名为"关东州"，在大连设立"关东州民政署"，后改为"关东都督府"官制，进行正式管理；在满铁附属地设立警察署处理相应事务；还先后在牛庄、奉天、辽阳、铁岭、安东和长春等地设立领事馆，就近与清政府地方官进行交涉。[①] 由此，作为清末鼠疫暴发的空间，东北形成了复杂的地缘政治格局，交织着帝国主义国家的矛盾和斗争，也面临驻扎在当地的日俄武装力量随时侵略的威胁。

19 世纪末 20 世纪初列强的侵略虽带有武装侵略的特性，但主要还是采取资本侵入的形式。《马关条约》签订后，西方列强掀起对华资本输出的热潮，一方面为清政府提供贷款，输出金融资本；另一方面在华投资设厂，输出产业资本。1895 年，俄国与清政府签订了《中国四厘借款合同》，与法国合作成立华俄道胜银行，随后又与清政府签订一系列条约、合同和章程，获得了在东北北部和南部修筑铁路的权利。1897 年 3 月，中国东省铁路公司（简称"东清铁路公司"）在圣彼得堡正式成立，俄国政府是该公司的唯一股东，实为"俄国官家之公司"。虽然公司总办由中国政府简派，但其只是负责铁路公司与中国政府的交涉事务，以确保铁路顺利完工通车营运，东清铁路公司的管理大权实际掌握在出任会办的俄国人之手。[②] 中东铁路[③]的修筑和经营经费完全依靠俄国政府拨付，据估算，从 1897 年到 1911 年，俄国共计投入 607094441 卢布，[④] 以 1∶1.45 的海关两与卢布的比价计算，[⑤] 约合 418685821.38 海关两。从

---

① 王香：《清末民初日本在奉天省的警察设置及其影响》，《史学月刊》2015 年第 7 期。

② 参见谭桂恋《中东铁路的修筑与经营：俄国在华势力的发展（1896—1917）》，台北，联经出版事业股份有限公司，2016，第 112—120 页。

③ 中东铁路，为"中国东省铁路"的简称，又称"东省铁路"、"东清铁路"（"大清东省铁路"的简称）。

④ 此项数据包括修筑铁路投资额 30320 万卢布，义和团运动后修复费 71745878 卢布，后继投资额 7200 万卢布，营业亏损弥补费 160148563 卢布。参见朱显平《帝俄在中东路的投资论考》，《齐齐哈尔师范学院学报》1983 年第 4 期；东省铁路经济调查局编印《北满与东省铁路》，1927，第 283 页。

⑤ 《六十一年来海关两与各国货币比价表》，杨端六、侯厚培等：《六十五年来中国国际贸易统计》，《国立中央研究院社会科学研究所专刊》第 4 号，1931 年，第 151 页。

1897 年到 1903 年，全长 2660.60 公里的中东铁路修筑完成。俄国通过东清铁路公司，花费巨资建设和运营中东铁路，向东北地区进行殖民意味明确的资本输入，"不在振兴地方业务，而在假道中国"，实现其建成贯穿欧亚大陆铁路的战略目标，借此控制东北。

中东铁路的修筑成为撬动区域经济的杠杆，对东北区域经济的形成起着至关重要的区域要素推动作用。不仅提升了整个东北地区的交通技术水平，使其直接进入机械动力的时代，而且将整个东北地区联结成为一个较成熟的经济空间，以铁路沿线各站点为现代经济发展的聚集之处，奠定了东北地区城市化的基础。截至 1911 年，京奉线（奉天到北京）、齐昂线（齐齐哈尔到昂昂溪）、葫芦岛线（锦西到葫芦岛）和皇姑屯连路线（皇姑屯到北奉天）先后建成，共计 463.5 公里。[①] 这些铁路既将东北与关内联系起来，也便利了东北区域内部主要城市与干线之间的交通。

并且，中东铁路的竣工并不意味着东北地区铁路交通发展的完成，而是一个开始，此后不断有新的资本和技术投入其中，经济要素持续聚集。中东铁路规模庞大，需要雇用大量廉价劳动力进行修筑，中东铁路局在天津、山海关等地设招工处，以高工资招募劳工，吸引了大量劳动力应募，涌入东北地区，其中以山东人为最多。据估算，1897—1903 年，上海、烟台、芝罘等地先后招收约 20 万名工人参与修筑中东铁路。[②] 此外，部分资本以工资的形式转入劳动者手中，也成为开发东北自然资源的初始资本，东北地区大量流动的苦力"因有较优之劳动机会，常能微有积蓄，以为筹备久居之底款"，[③] 故"往往怀金而归，或是汇款回来"，"稍稍补偿我国国际贸易的亏损"。[④] 其修路工作完成以后改谋生

---

① 〔日〕满史会：《满洲开发四十年史》上卷，东北沦陷十四年史辽宁编写组译，新华出版社，1988，第 206—208 页。

② 由于招募工人数目无确切统计数字，笔者仅能根据已有研究大致估算出此数。苏联学者罗曼诺夫认为，1900 年时，铁路区域内"当地原有及新来的中国人多至六万"（〔苏〕罗曼诺夫：《帝俄侵略满洲史》，民联译，商务印书馆，1937，第 204 页）。王绍灿等指出，1897 年中东路开工时，中国工人不过 1 万人，年末增加到 2.5 万人，1899 年猛增到 17 万多人（王绍灿等：《论哈尔滨经济中心的形成与发展》，东北三省中国经济史学会编《东北经济史论文集》下册，哈尔滨出版社，1984，第 237 页）。

③ 吴希庸：《近代东北移民史略》，《东北集刊》1941 年第 2 期。

④ 徐恒耀：《满蒙的劳动状况与移民》，《东方杂志》第 22 卷第 21 号，1925 年 11 月，第 30 页。

计，或开垦土地，或采伐森林，成为东北区域发展的重要劳动力。[①] 这种状况也引起了俄国人的关注。俄克罗巴特金将军指出："俄国之 3 亿金卢布，殆已落于北满华人之手中，而造成华人永住其地之一因。"[②] 还有俄国人认为："中东铁路的建成，使阿穆尔河沿岸地区完全毁于我们之手，而使满洲兴旺发达起来。"[③]

日俄战争后，日本接管了俄国租借的"关东州"及中东铁路长春以南铁路附属地的一切权力。1906 年 6 月 7 日，南满洲铁道株式会社成立，作为日本政府经营东北的主体企业，被委以铁路附属地的行政权和经营事业权。日本人坚信东北开发前景可期，满铁致力于创造开发的若干条件："整理建设现代化的交通机构，以缩短华北与北满的距离；提供港口、船只、金融机关、交易所等一切发展国外贸易的设备；努力向海外市场扩大满洲农产品销路；还需要经营城市，搞好公共事业的建设，使从事上述开发活动的日本官吏、满铁社员、技术人员、企业人员在此定居，自然还要努力维持治安。"[④] 上述认识表明，日本在东北的投资与俄国人的投资策略有很大的差别，是一种国家主导的、带有战略目标和整体规划的经济策略，致力于逐步将东北经济殖民地化。1907—1911 年，满铁在东北的投资额从 1404.9 万日元（约合 889.18 万海关两）增加到 11545.8 万日元（约合 7748.86 万海关两），[⑤] 增长了 722%，但投资结构变化不大，主要投资领域仍在建设电力等市政基础设施、完善铁路系统、改良港口、增加船只等。1907 年，满铁在上述领域投资额达 1064.9 万日元（约合 673.98 万海关两），占其投资总额的 75.8%；1911 年达 8947.2 万日元（约合 6004.8 万海关两），占总额的 77.5%。不过，正金银行作为日本在东北的金融中枢，却并未占据南满货币市场，吉林长春一带主要的流通货币是官帖，奉天、"关东州"以外的城镇则多使用官银号发

① 徐恒燿：《满蒙的劳动状况与移民》，《东方杂志》第 22 卷第 21 号，1925 年 11 月，第 31 页。
② 转引自吴希庸《近代东北移民史略》，《东北集刊》1941 年第 2 期，第 31 页。
③ 〔俄〕保尔霍维季诺夫：《俄国远东的中国人》，姜延祚节译，《黑河学刊》（地方历史版）1985 年第 4 期。
④ 〔日〕满史会：《满洲开发四十年史》上卷，第 11 页。
⑤ 分别按照 1907 年和 1911 年海关两与日元的比价计算。

行的纸币和银元。[①]

　　相较于传统的河运和陆运，铁路运输具有明显的优势，不仅可以缩短运输时间、降低成本、增加运量，且不受季节限制，到货准时。因此，农产品贸易集散的中心逐渐从辽河沿岸转移到铁路沿线，辽阳、昌图、开原、铁岭、奉天、四平、公主岭、长春、哈尔滨、阿城、双城等站都成为重要的集散市场。[②] 从空间的角度来看，中东铁路如同一个"丁"字形骨架，西起满洲里，东抵绥芬河，北起哈尔滨，南至旅大，成为东北经济社会流动的大动脉，打通了空间隔阂，以铁路站点和港口为中心构建了统一的东北经济空间，各站点成为经济要素聚集的中心。俄国人也认识到："东三省南北之交通既便，汉人之由南而北者渐次加多。至东清沿线之都市计划与大规模商工设施以及各地方之开发，均足使汉人得发展之机会。"[③] 中东铁路的开通，使劳动力移往东北北部愈加便利，改变了"前世纪北满移民之政，向之仅局限于南部者"的局面。当中东铁路开始修筑时，北满只有齐齐哈尔、呼兰、宁古塔三处开始垦荒，"其余铁路所经茫漠之地皆为游牧部落，各部皆有酋长，不相统属"。铁路通车之后，黑龙江人口增长迅速，1887 年旗民合计约 25 万人，1907 年增至1273391 人，1911 年则达到 1858792 人。

　　便利的交通网络在重构东北内部区域联系的同时，还将其与世界各地联系起来，为区域经济的发展创造了空间结构的雏形。除建设铁路之外，中东铁路局还参与兴筑海参崴（符拉迪沃斯托克）、大连与哈尔滨等码头，将铁路与水路运输联系起来，试图建立一个以铁路为主、海路为辅的便捷交通网络体系，便于直接开展出口贸易。俄国于 1906 年宣布海参崴为"自由港"，规定外国货物免税，以海参崴为中心的交通网络一方面将铁路运到的农产品再海运到中国南部、日本、朝鲜、北美及欧洲，[④] 另一方面将俄国的商品经由中东铁路输入中国。日本则通过满铁经

①　郭予庆：《近代日本银行在华金融活动——横滨正金银行（1894—1919）》，人民出版社，2007，第 121 页。

②　于春英：《近代东北地区粮食流通市场的形成及历史启示》，《南京农业大学学报》2010年第 1 期。

③　转引自王慕宁编译《东三省之实况》，中华书局，1932，第 4 页。

④　1911 年海参崴出港货物总量的 97% 是来自东北的农产品，其中大豆占 95%。衣保中：《试论近代哈尔滨与海参崴的互动发展》，《北方文物》2002 年第 1 期。

营大连港，自 1906 年 9 月 1 日起开放大连港与各国通商，免收进出口税。由于农产品海外贸易的迅猛发展，大连港进出口额从 1907 年的 13887739 海关两增至 1911 年的 62062096 海关两，5 年间增长了 346.88%。大连港的重要性大大增加，1909—1911 年其贸易总值已经占全国的 4.9%，超过了天津的 4.5%。①

与此同时，日俄两国都非常重视铁路附属地的规划和基础建设。1896 年签订的《合办东省铁路公司合同》成为其占有铁路附属地的法律根据，因该合同并未明确规定铁路用地的位置和面积，给了日俄两国任意拓展附属地面积的可乘之机，俄国占用 20 余万垧土地，日本占用 18276.3444 万平方米土地。② 以站点为中心，日俄两国将土地开发、铁路建设、城市规划相结合，综合开发铁路附属地，以飞地的形式在较短时间内完成新城的开发运作。③ 除架设桥梁、开辟隧道、铺设轨道外，东清铁路公司也积极建设铁路沿线各站点内车站、供水设施、铁路总工厂等基础设施，尤其对哈尔滨精心规划，将一个小渔村建设成国际知名的现代化城市。资本、劳动和技术等要素不断在这些铁路附属地聚集，各站点的经济空间不断拓展并与更大区域连为一体，其经济功能、社会功能不断增强，城市化趋势越来越明显。

相较之下，俄国人把主要力量放在提升铁路运输能力方面，对附属地的经营不甚上心，仅有大连、辽阳、公主岭、铁岭等地在车站附近稍具市街规模。而日本则通过满铁直接经管附属地，于 1907 年 4 月到 10 月在瓦房店、大石桥、辽阳、奉天、公主岭、安东和抚顺等地设置居留民会，处理地方事务。是年，满铁首先完成对沿线 15 个重要地区的实地测量，以及瓦房店、盖平、熊岳城、大石桥、海城、辽阳、奉天、铁岭、长春的城市规划，以建设近代产业都市为目标，合并日中两街的城市建设，奠定了附属地发展的基础。在此基础上，日本对整个地区的大小都市进行整顿，并开展了各种市政工程建设。④ 但由于资金缺乏及区域经

① 《五大港在对外贸易总值中所占的比重（1871—1947）》，严中平等编《中国近代经济史统计资料选辑》，中国社会科学出版社，2012，第 49 页。
② 〔日〕满史会：《满洲开发四十年史》下卷，第 419 页。1 垧 = 10 亩 ≈ 6666.67 平方米。
③ 刘泉：《前 TOD 时代的铁路站点地区规划布局模式解读——以近代东北铁路附属地为例》，《现代城市研究》2016 年第 11 期。
④ 参见程维荣《近代东北铁路附属地》，上海社会科学院出版社，2008，第四章。

济发展水平较低，各铁路附属地发展进程缓慢，到 1911 年大都还是茫茫的草地。实际上，直到第一次世界大战爆发后，铁路附属地才真正繁荣起来。①

总而言之，带有殖民目的的外国资本投入东北的铁路建设，不仅使铁路网络成为联系整个区域的大动脉，商品得以快速便捷地运输，亦推动了区域内城市化的进程。沿途的各站作为商品集散地，逐渐发展成带动腹地经济的新兴商业城市。围绕铁路进行的资本和技术聚集，推动港口、电站、车站等配套基础设施的建设与都市规划的开展，成为东北区域经济得以发展的基础。时至今日，铁路仍是东北交通运输业和经济网络的支柱，遍布东北各地的铁路，里程长、密度大、路网发达、客货运量大，居全国前列。② 但有意思的是，也正是现代的铁路交通为病毒插上了翅膀，使其快速蔓延到东北地区的各主要城市。

二　从招垦到移民：清政府的应对

1897 年之前，为应对沙俄咄咄逼人之势，更为解决财政问题，清政府在东北部分地区开禁土地。最初的招垦仅允许旗领民佃，民人尚不能在东北取得土地所有权，效果有限，流弊甚多，尤其是不能按期升科。如通肯、克音、柞树冈三地，在光绪二十三年（1897）、二十四年出放荒地 224000 垧 8 亩 2 分 1 厘 5 毫，例应于 6 年后起科，但很多佃户因庚子之变逃避异乡，"既于彼处盖房、穿井用款甚多，若于当时遽行撤佃，殊非体恤之道"，却又久不归来，"似此国课攸关，势难株守以待"，清政府只好将通肯段 41600 垧、克音段 23504 垧 5 亩另行撤佃招垦，黑龙江将军又奏请将"另招之地改为三十年起限，至三十六年升科"。③

此时，清政府已然意识到旗民不堪扶持，其"懒惰不理生计，但求自给，决不肯勤力耕作"，其官长又"克削之甚"。奉天地区的旗民"亦

---

① 〔日〕满史会：《满洲开发四十年史》下卷，第 421 页。
② 李振泉、石庆武主编《东北经济区经济地理总论》，第 2 页。
③ 《程德全奏撤佃招垦缓限升科片》（1905 年 12 月 14 日），中国社会科学院中国边疆史地研究中心主编《光绪朝黑龙江将军奏稿》下册，全国图书馆文献缩微复制中心，1993，第 780 页。

嗜鸦片，故所种之地，多以四分之一种罂粟"，故而"多由客民分种而取其值，又不兼营商业，故商铺皆系客籍"。① 黑龙江省旗丁列兵籍者2万余人，"习于游惰，惟以补一甲兵、进一领催为生计。……领全饷者岁不过十余金，领半饷者岁不过数金"。② 生计窘迫至此，旗民仍"所嗜者鸦片，所惮者耕种"，一切商业、农业皆赖客民经营。

　　通肯旗领民佃的方式在布特哈试行不通。此地天寒霜早，贫瘠荒芜，"旗领民佃之事，人多不愿，自开办至今无一户报领者"。1900年，寿山主张降低荒价，招民开荒，提出每垧征收荒价中钱1吊200文，6年升科，按实地一垧征收大小租中钱660文。③ 1904年，程德全奏请变更旗领民佃的方式，将土地向旗民一体开放，但民间借口教民立案，只愿缴纳660文，"界官下乡则将群起婉求照晌纳租，只交六百六十文，但收一户则各户援以为例，而一石六斗之说，即归乌有，此犹弊之在民者"。旗东又不知地在何处、佃户为谁，无从下手。若官代催粮，民间则抗不完纳，这种状况阻碍了正常的收租。

　　为了正常收回放垦土地的租金，黑龙江官员上奏请求变通放垦之法，提出旗民兼放之策。"若通肯散户所领之地有名，虽东户实已私卖者，本当钱地入官，惟念旗人得价早已花尽，垦户亦经出有重资，若不稍示矜悯办理，恐难顺手。除当日买价不问多寡，即作应交押租不复我还外，但此项荒地虽与正款押租无关，而官中亦当量予收纳，以资办公，即按新章减半，每晌令交京钱三吊一百五十文，即换给大照，作为己产，其钱悉归公用。此乃格外体恤，不究前非。"④ 如此，政府取消了八旗实物供给的方式，改为将旗东转租的土地直接出租给垦户，并收取足额的地租，再将经费分拨给八旗。地主旗人特权的取消使东北民户获得土地使用权，一定程度上提升了其垦荒积极性，由此促进

① 《附件二：考察奉天情形清单》，中国第一历史档案馆：《日俄战争后东三省考察史料（下）》，《历史档案》2008年第4期。

② 《农工商部尚书载振等为陈考察东三省情形事奏折》（1907年1月6日），中国第一历史档案馆：《日俄战争后东三省考察史料（上）》，《历史档案》2008年第3期。

③ 《寿山奏为布特哈属讷漠尔河闲荒出放不易拟请改为民荒酌拨随缺地亩折》（1900年7月11日），《光绪朝黑龙江将军奏稿》下册，第645页。

④ 《达桂、程德全、庆祺奏为通肯荒务纠结不清拟火为变通以惠旗民而裕饷源折》（1904年10月24日），《光绪朝黑龙江将军奏稿》下册，第734页。

了东北的开发。此外，光绪三十四年（1908）冬，徐世昌与周树模奏明筹办退伍兵屯垦，并于宣统元年（1909）七月开始试办，却由于"所有退伍各兵类多游惰自安，菽粟不辨者流"，效果极差，不得不改为招农民承佃。①

锡良出任东三省总督之后非常重视垦荒，"派员周历全境，逐段复勘"，总结东省垦务的流弊，并提出应对之策。他认为，东北放荒数量可观，开垦者极少，其原因在于各地所定奖励招垦人员规则以放荒数量多寡为成绩标准，给予办事各员舞弊之机。如锦州官庄招垦规定，"嗣后垦荒出力人员，押荒价至 5 万两，粮租每年增额至 2500 两，准按异常劳绩给奖一员。押荒收价至 2 万两，粮租每年增至 1000 两者，准照寻常劳绩给奖一员"，事后共计异常奖叙 16 员，寻常奖叙 52 员。② 这样的奖励机制使这些官员只着眼于提高所收荒价，而不关注实际垦荒情形，甚至有的从中渔利，"因之所放者半属包揽，所领者但有大户"。③ 结果不仅造成放地多而开垦少的混乱状况，密山"可垦之地约有百余万晌，已放者约十分之二三，而已垦者尚不及百分之一二"，还致使政府难以收租纳粮，管理开荒地方，"治理无人，防军不设，内困积匪，外迫强邻，故豪强者纵欲居奇，实无力以之自垦，柔懦者相望裹足，更无法可以招徕，虽办理已历多年，而荒废无异畴昔"。④

此外，锡良发现"从前放荒大都任人报领，并未实地测勘"，大户承领之时"地界多不清晰，每领地一晌，私占辄至数倍之多"，⑤ 致使东

---

① 《屯垦改招民佃变通情形折》（1910 年 4 月 1 日），《光绪朝黑龙江将军奏稿》下册，第 453—454 页。
② 《锦州官庄垦务完竣出力人员请奖折》（1909 年 11 月 6 日），中国科学院历史研究所第三所主编《锡良遗稿》第 2 册，中华书局，1959，第 976 页。
③ 如宣统元年所查处的黑龙江民政使倪嗣冲，"承办屯垦，以十数万金之巨款任用私亲，滥费浮支，恣意挥霍，迄弥缝无术，辄敢借水捏销，徇情弊混，实属异常荒谬。屯垦总理安徽阜阳县附贡生华键章浮冒巨款，胆大妄为，应请革去附贡生，驱逐回籍。补用游击华钧章曾经代理垦务总理，倚势把持，败坏局务，声名尤为恶劣，应请革职，永不叙用"。《遵旨查追已革民政使倪嗣冲赃款折》（1909 年 12 月 28 日），《锡良遗稿》第 2 册，第 1030 页。
④ 《具陈吉林密山府垦务筹办方法折》（1909 年 7 月 8 日），《锡良遗稿》第 2 册，第 906 页。
⑤ 《具陈吉林密山府垦务筹办方法折》（1909 年 7 月 8 日），《锡良遗稿》第 2 册，第 907、908 页。

北成片的膏腴之地，大半被大户承领把持，却并未真正开垦，同时还有不少冒占官荒之户。

由此，锡良认为首先应清丈分段划清经界，"垦而未领者，令其补领荒照；领而未垦者，勒限垦种，逾限撤地另放"，并规划了具体办理步骤："先以习农学、测绘学者入其境，辨别其地质肥瘠、土性所宜，而后依河流山脉，划分区段。每区应得地若干晌，何者何以置都邑，何者可以设屯村，何者可以开市场，一一分别勘定，始得有所把握。"进而，锡良提出"以实边之意而略寓屯田之法"，除在当地设立垦务局经理一切外，选派专员到内地广招农民。这种招民方式以"每一班满百人为及额"，要求"应招者以有身价最为合格，能携家至者尤善"，其到达东北后"每名给地四晌或五晌，视地肥瘠而定，并酌助庐舍、籽种、牛马之费，妻女半之，子年满十五者分地如成人"。接下来，再按应招来者数目规划村社，"以百人以上环居，为一屯，合数屯为一社，屯社各有长，合数社为一乡，乡有乡正；合数乡而州、县治成焉"，最终使"三年后，分年偿还籽种、牛马各费及补缴荒价，并照章六年升科"。①

这种方法已经在事实上改变了先前招垦的制度，在试验过旗丁垦荒、退伍兵垦荒、招徕民户垦荒等多种方式后，转为移内地农民安居东北。宣统二年（1910），黑龙江巡抚周树模在总结东北垦荒情况时，曾言"惟历查办荒成案，只以放荒收价图一时之近功，未闻移民实边规百年之远计，办法尚非扼要，地利仍未大兴"。②此语既道出一位地方大员对于东北多年垦荒的经验性认识，也体现出清政府开发东北过程中从重视土地到重视移民的转变，蕴含"非实边不能守土，非兴垦不能实边，非移民不能兴垦，非保安不能移民"的内在逻辑。③

东北大员在土地开放政策上从招垦到移民的转变，核心目的是解决东北地方政府所面临的严峻的财政问题，也间接促成了外来移民土

① 《具陈吉林密山府垦务筹办方法折》（1909年7月8日），《锡良遗稿》第2册，第907页。
② 《黑龙江省奏移民垦荒酌定特别办法并陈现在办理情形折》，《黑龙江省招民垦荒折（附章程）》，《中国边疆史志集成·东北史志》第5部第14册，全国图书馆文献缩微复制中心，2004，第3页。
③ 《具陈吉林密山府垦务筹办方法折》（1909年7月8日），《锡良遗稿》第2册，第906页。

地和身份的合法化。清代地方政府的财政收入很大程度上依赖田赋收入，故其极为重视编户齐民。一方面，清末东北地区放荒时，已经订立租税的缴纳办法，并指定了其具体用途。如黑龙江的租赋始自咸丰十年（1860），呼兰一带放垦，每坰纳京钱1吊，予以发照，谓之押荒，升科之期以地则为准，3年、5年不等；每坰岁纳京钱600文，是为大租，奏定以2500文作银1两；未届升科之年，每坰岁纳京钱60文，谓之小租，以供善后公用。嗣此续放各荒，每坰收押租至2500文，升科以前不征小租，升科之年与大租一并输纳，大租并入协饷项下，支抵官兵俸饷，小租以七成解省，三成留充各该地方公用。[1] 至光绪三十二年（1906），全省应征租地已在140万坰以上，三十四年增至150万坰以上。另一方面，地方政府也非常注意清赋和勘察荒地，力图将私自开垦的土地纳入国家的租税体系。如光绪三十二年秋到三十四年底奉天清赋，各地清查无照土地若干，经过缴纳荒价、确定科则，将这些土地都纳入税赋体系，先后共放熟地174895亩、零荒地473383亩，共收地价银470122两。[2] 光绪二十八年（1902）到宣统元年四月底，吉林由原额地内清出浮多及放出零荒，各地岁征大租钱211127吊882文。[3] 在这个过程中，从前外来流民在东北偷垦的土地，转变为向国家纳税租的土地，垦荒的农民亦随之成为王朝的编户齐民，获得在当地合法生存的权利。

清政府逐步放开土地产权，实行招垦制度，使农业成为外来劳动力首选的现象，也与中国特殊的社会文化背景有关。达成和维持"均平""安定""和谐"的社会关系与自然关系，是人们从事经济活动的终极目的。[4] 数千年农耕社会形成的以农为本的思想，使中国人安土重迁，"黎民之性苟非深虑熟思筹有具体办法，断不敢贸然决舍也，然一经移殖，大都自行购置或租佃地亩，从事农业"。[5] 但华北地区劳动力过剩，劳动力市场饱和，故多有不得已离开故乡，到工资报酬较高的东北谋生者，

① 徐世昌等编纂《东三省政略》下册，李澍田等点校，吉林文史出版社，1989，第1184页。
② 徐世昌等编纂《东三省政略》下册，第1104页。
③ 徐世昌等编纂《东三省政略》下册，第1140页。
④ 陈春声、刘志伟：《清代经济运作的两个特点——有关市场机制的论纲》，《中国经济史研究》1990年第3期。
⑤ 东省铁路经济调查局编印《北满农业》，1928，第96页。

或修筑铁道，或进入工厂打工，其中用劳力积蓄缴纳押租钱者亦复不少。他们有的成为拥有一定土地的自耕农，在东北定居下来；① 有的冬去春来，将东北的情况介绍给家乡人，如此"一传十，十传百，此村人士传之彼村，亦有举全村相率移往满蒙的"。② 据三姓旗务承办处报告，"该处去岁垦户因粮价腾贵，收获亦佳，皆有厚利。该垦户等大半籍隶山东、直隶，其乡里闻知，亦多愿出关耕种。故开春后扶老携幼而至该处，购荒开垦者络绎不绝"。③

由此，东北土地大放荒后外来人口激增，据统计，从光绪二十三年（1897）至宣统三年（1911），东三省人口从大概 600 万增加到 1841.6 万。④ 彭雨新研究认为，光绪二十七年（1901）之前东北修建铁路和工矿投资虽然吸引了一定数量的劳动力，但仍不足以形成移民潮流，人口增速很慢，大放荒后才出现人口激增的现象，因而清政府的土地开放政策才是吸引大量人口迁移的重要因素。⑤ 同时，由于东北区域经济之中农产品市场体系、交通体系与城镇体系的同步发展，东北移民也被直接卷入了国际市场体系，成为国际市场的参与者。

三　区域经济发展与城市兴起

中东铁路的建成虽然为区域经济的发展提供了便利的交通条件，但并不能直接决定市场的供求关系。事实上，东北大豆三品输出量自 1899 年达到 55.965 万吨⑥的峰值后就出现了下滑，1897—1903 年年均 47 万

---

① "参与修筑东清铁路的苦力们因有较忧之劳动机会，常能微有积蓄，以为筹备久居之底款。"吴希庸：《近代东北移民史略》，《东北集刊》1941 年第 2 期，第 31 页。
② 徐恒耀：《满蒙的劳动状况与移民》，《东方杂志》第 22 卷第 21 号，1925 年 11 月，第 32—33 页。
③ 《边荒生聚日繁》，《吉长日报》1910 年 4 月 14 日，第 5 版。
④ 1897 年人口数为估算，奉天和吉林的人口共计 573.6 万，参见《清同治、光绪两朝各直省口数》，梁方仲：《中国历代户口、田地、田赋统计》，第 364 页；1911 年东三省人口数引自《清宣统年间调查（公元 1912 年汇造）之户口数的修正》，梁方仲：《中国历代户口、田地、田赋统计》，第 370 页。
⑤ 彭雨新编著《清代土地开垦史》，农业出版社，1990，第 268 页。
⑥ 雷慧儿：《东北的豆货贸易（1907—1931 年）》，第 200 页。

吨，1904—1907年则降为年均27万吨，[1] 这种状况与日俄战争有着直接关系，同时也反映出市场需求的萎缩。

1907年前后，东北农产品市场需求突然大增；1908年前后，大豆三品大规模进入欧美市场，使东北农产品成为中国重要的出口商品。从1908年到1911年，东北大豆三品年均输出量达129万吨。其中大豆年均出口64.3万吨，占比为49.84%；豆饼年均出口62.4万吨，占比为48.37%；豆油年均出口2.3万吨，占比为1.78%。四年间，东北大豆三品的市场需求从年均47万吨增至年均129万吨，规模增长近2倍。出口国际市场的总量为402.78万吨，占国内国际总输出量的78.63%，其中日本为264.24万吨，占51.58%，其他市场为138.54万吨，占27.05%，国内市场为109.47万吨，仅占21.37%。[2] 同时，东北大豆三品出口额已经占到整个中国出口总额的近1/5，[3] 东北出口贸易额在中国出口贸易总额中所占比例从1901年的4.4%升至1903年的16.7%。[4] 概言之，四年间东北大豆的市场需求大增，且国际市场的需求占到总需求的七八成。

这一现象产生的重要动力之一是俄国远东地区粮食需求的剧增。19世纪下半叶，随着沙俄向阿穆尔沿岸地区移民和该地区金矿的开采，人口的聚集产生了对粮食的大量需求，而此时阿穆尔和滨海地区每年294850.8吨的粮食产量远不能满足需要，粮食缺口每年达163806吨。因此，俄国采取了一些鼓励措施，使大量粮食从东北输入俄国远东地区。从1906年到1911年，东北运往俄国远东地区的粮食从3.5万吨增加至25.6万吨，增长了近6.31倍。[5]

在清末东北农产品国际市场的开拓中，作为中间人的贸易商发挥了关键作用。中东铁路建成之后，日俄经济势力大肆进入东北，各种贸易

---

① 此数据根据"1906年以前牛庄的输出额"一表计算得出。参见關東都督府民政部編『滿蒙經濟要覽』關東都督府民政部庶務課、1917、542—543頁。

② 此数据根据『滿蒙經濟要覽』的统计计算得出，由于缺乏北满各口的数据，与实际状况有出入之处。参见『滿蒙經濟要覽』、543—548頁。

③ 1909年为20.2%，1910年为18.1%，1911年为21.4%。参见《东北大豆三品对中国输出总额比例表》，雷慧儿：《东北的豆货贸易（1907—1931年）》，第202页。

④ 《1871—1947年间中国各地区在出口贸易价值上所占的比重》，严中平等编《中国近代经济史统计资料选辑》，第48页。

⑤ 参见张凤鸣《日俄战后帝俄与中国东北北部的贸易》，《求是学刊》1987年第3期。

公司相继成立，旨在垄断中外贸易。这些贸易商既是组织市场的专家，也是发现比较优势、传达市场信息、降低交易成本的专家。供应商和中间人的市场竞争促使他们寻找向潜在消费者传达信息的渠道。1908 年，由于埃及、印度和北美种植的棉籽及亚麻仁等作物歉收，欧洲国家油脂工业原料不足，日俄两国贸易商在此发现商机。日本三井物产将东北大豆介绍给英国制油厂，彼得堡的纳坦索公司首次将在中国东北北部购买的大豆经海参崴运往英国。① 于是，日俄贸易商打开了东北豆货的欧美市场，将其输往英国、德国、美国、荷兰、意大利等国家，东北豆货输出量成倍增加。以豆油为例，其 1909 年输出 1665.5 吨，1910 年增至 12814.45 吨，1911 年达 24072.8 吨，三年中增长了 13.45 倍。② 由于市场的迅速扩张，1908 年三井物产先后在营口、大连、安东、奉天、铁岭、吉林、长春、哈尔滨等地设立经营机构从事贸易，进口东北大豆用作油坊原料发展加工工业，成品油运往美国，余下豆饼则用作肥料。

随着清末东北经济的增长，城镇逐渐成为区域发展的中心，加之清政府行政区划改革的合力，东北空间上的层次性日渐明显，形成城镇层级体系的雏形，并影响至今。一方面，贸易是外向型农业经济的核心，东北地区的城镇根据贸易分层结构显现出层级结构。③ 已有研究表明，东北贸易网络包括地方集市、集散市场和出口商埠，④ 其分层过程大致为：先成立集散大豆、杂粮等产品和销售衣料等必需品的乡村集市，继之以各地县城为中心建成地方市场，进而在发达的交通和外来商业资本进入的推动下，建立中央市场。⑤ 在这一过程中，以地方粮栈和外国贸易商为主的中间交易商发挥了重要作用，前者专门从各地收购农产品，后者垄断农产品的对外贸易。东北农产品交易，一般是由农民卖给当地粮栈，小粮栈卖给大粮栈，再由大粮栈转售给出口商；也有的是大粮栈

---

① 参见张凤鸣《日俄战后帝俄与中国东北北部的贸易》，《求是学刊》1987 年第 3 期。
② 雷慧儿：《东北的豆货贸易（1907—1931 年）》，第 91—92 页。
③ 一般来讲，贸易分层结构指的是人们根据贸易对象的不同，把与邻近贸易伙伴的贸易活动安排在附近的小城镇进行，与邻省贸易伙伴的贸易活动安排在中等城市进行，与邻国贸易伙伴的贸易活动安排在大城市进行。
④ 于春英、衣保中：《近代东北农业历史的变迁（1860—1945 年）》，吉林大学出版社，2009，第 35 页。
⑤ 〔日〕满史会：《满洲开发四十年史》下卷，第 237 页。

或出口商派经纪人直接到农村采购，或由农户将农产品直接运赴市场出售。但在半殖民地社会背景下，中国商人无力与拥有巨额资本、同国外市场紧密联系的外商竞争，出口利润多半进入外商的腰包。俄国控制了以哈尔滨为中心的东北北部，而日本则控制了以大连为中心的东北南部。按照日本人的说法："现代的外国商业资本掌握了东北的流通体系，中央和地方的土著商业资本则为其充当买办机构的作用，其次才是密布于农村的零星土著商业资本。"①

另一方面，中东铁路通车后，日俄侵略的加紧使清政府感到了前所未有的压力，不得不进行东北政区改革，采取府厅州县行政区划，建立起各级地方行政机构。中国的城市与地方官署有着密切的关系，较早设立署衙的府县已有较大规模，而新设置的府城和县城，则大多选址在交通便利的市场中心地。此前，清政府一直将东北视作龙兴之地，实行特殊的管理体制，各府县多由八旗驻防地发展而来，后逐渐成为各地的经济中心，其经济支柱一般为烧锅、当铺、杂货铺、人参、皮货、畜牧等，大多由关内来的商人和手工业者经营。② 清末，东北地方行政仍在草创阶段，奉天50%的府县、吉林71.8%的府县、黑龙江90%的府县此时才正式设治。③ 与此同时，东北先后开放20余个商埠，④ 逐渐发展为重要城镇，各城镇又逐渐依据自身功能和市场地位，构建出包含五个层级的城市体系。

第一层级是区域性大城市，包括日本占领的大连、俄国管理的哈尔滨，以及清政府东三省行政中心奉天，这三个城市人口较多、位居交通要道、贸易总额大，是东北地区的政治、经济中心；第二层级城市包括长春、安东、营口、齐齐哈尔、吉林和锦州等，主要是作为交通要地、省会城市以及港口发展起来的城市；第三层级是清政府自行开放的商埠，除去以上两个层级的城市和未能发展起来的城市，共13个城市；⑤ 第四层级的城市是以各县城为主的地区性贸易中心地；第五层级则是农民交

---

① 〔日〕满史会：《满洲开发四十年史》下卷，第222页。
② 杨余练等编著《清代东北史》，辽宁教育出版社，1991，第387页。
③ 参见牛平汉主编《清代政区沿革综表》，中国地图出版社，1990，第79—119页。
④ 清末，东北共开商埠26处，其中自开商埠22处。王革生：《清代东北商埠》，《社会科学辑刊》1994年第1期；张建俅：《清末自开商埠之研究（1898—1911）》，王明荪主编《古代历史文化研究辑刊》第2编，台北，花木兰文化出版社，2009，第127页。
⑤ 因自开商埠中龙井村、局子街、头道沟、百草沟未能发展起来，故未计入第三层级城市。

易的集镇。这样的层级体系与市场层级体系在某种程度上是重合的，各城镇不仅能够通过铁路和海运与其他区域和外国建立经济联系，而且能够通过围绕中心城市形成的网状结构相互交易，形成区域经济发展的空间结构。

此外，由于中东铁路的修建，作为现代产业的铁路交通运输业成为东北区域发展的火车头，铁路附属地的服务设施和管理的现代化也为区域城市的发展注入了新的力量。更为重要的是，在东北以农业为主的外向型经济发展过程中，城市不单是农产品流通的集散地，也是农产品加工工业得以走向现代化的载体。中东铁路修建之前，东北制造业发展程度极低，"大部乃以农产五谷，略施人力使成食品而已"，[①] "其得强名为工业者不过榨油、酿酒诸事而已"。[②] 日俄势力携经济资本进入东北后，方发展起工矿企业，普遍利用蒸汽机作为动力。1900—1911 年，俄国对东北主要 63 家工厂的投资额约合 600 万卢布，遍及哈尔滨、双城堡、海林等 12 个城镇，涉及面粉、酿酒、啤酒、皮革、肉类、肥皂、豆油和制糖等农产品加工行业，其中最多的是酿酒厂，有 35 家，占总数的 55.56%。[③] 1895—1911 年，日本在东北开设了 57 家工厂，类别包括面粉加工、榨油、生活品制造、车辆修理、船舶建造及修理以及木材采伐等，[④] 其中资本在 10 万元以上的工厂共计 20 家，投资总额 1247 万元，加上中日合资工厂 3 家，共 23 家，合计 1397.9 万元。[⑤] 随着东北农业的发展，中国民族资本开始从商业资本转向农产品加工工业，1903—1911 年在东北创办了 28 家工厂，以火磨厂和油坊为主，集中在大连（7 家）、吉林（5 家）、宁古塔（4 家）、安东（3 家）和哈尔滨（2 家）等地，资本额共计 189.45 万元。[⑥] 营口是东北民族资本聚集之地，油坊业的巨大利润吸引了大量的商业资

---

① 《北满与东省铁路》，第 163 页。
② 薛大可：《满洲农业移民论》，《中国新报》第 1 年第 1 号，1907 年 1 月，第 98 页。
③ 陈真、姚洛、逄先知编《中国近代工业史资料》第 2 辑，三联书店，1958，第 794 页。
④ 根据 "1895—1921 年各个时期日商在中国经营的工厂统计" 一表数据计算而得，参见陈真、姚洛、逄先知合编《中国近代工业史资料》第 2 辑，第 422—425 页。
⑤ 根据《历年设立的重要外国厂矿明细表》统计得出，参见汪敬虞编《中国近代工业史资料》第 2 辑上册，科学出版社，1957，第 7—13 页。
⑥ 陈真、姚洛、逄先知合编《中国近代工业史资料》第 1 辑，第 38—53 页。该资料未能将营口情况统计在内，可说是非常大的缺憾。奉天的情况亦未统计在内，其商业发达，但甚少投资于产业，可忽略不计。李政、陶镕：《奉天省城最近之商情》，《实业杂志》第 2 期，1912 年 7 月。

本投入，自 1899 年起传统油坊开始利用小蒸汽机和发动机，到 1910 年旧式油坊仅存 1 家。[1] 1910 年营口 15 家主要油坊资本总额达 120 万两，平均每家 8 万两，机器计 1264 台，平均每家 84.3 台。[2] 总体而言，清末东北城市中出现了农产品加工业，采用机械化生产方式，不过仍处于起步阶段。

市场需求尤其是国际市场的需求，促使东北农业的专业化和商品化率增长至百分之七八十，远超全国平均水平。[3] 可以说，贸易在东北区域经济结构过程中发挥了重要作用，贸易分层结构很大程度上决定了城镇分层的体系结构。城市作为贸易中心，不断聚集着经济要素和经济活动主体，涌现出运输业、加工业、银行业、服务业等行业，因而成为层级结构的中心，辐射周边农村地区；而周边的农村仍保持着传统农业生产方式，生产农产品以供自身生存和贸易之需。其中，哈尔滨、长春和奉天三城地位尤为重要，既为交通枢纽，又是经济中心，因而也是各国势力交织所在，也就成为疫情传播的中心。

四　闯关东：人口流动

关于清末每年出关赴东北的苦工数量缺乏切实统计。1908 年，日本牛庄商务参赞报告当年有 20 万以上的苦力出关。[4] 1911 年，官方认为直隶、山东两省赴关外工作者"有十数万人"。[5] 日本人认为："苦力辈每年待开河后，由山东而渡来满洲者，恒不下三十万之众。"[6] 由上述资料推测，清末每年出关赴东北的苦工数量在 20 万人以上。

从当时的官方电文和报纸报道可知，出关苦工中的大多数并未留在

①　《东三省油房业之变迁》，《东方杂志》第 15 卷第 11 号，1918 年 11 月。
②　孙福海、王金令：《晚清营口民族商业资本与油坊业、银炉业关系研究（中）》，《辽宁师专学报》（社会科学版）2000 年第 6 期。
③　吴承明先生估计中国粮食的商品率 1840 年为 10.5%，1894 年为 15.8%，1920 年为 21.6%。吴承明：《近代中国工业化的道路》，《文史哲》1991 年第 6 期。
④　执无：《直鲁移民与满洲经济（续前）》，《现代评论》第 6 卷第 133 期，1927 年 6 月，第 6 页。
⑤　《天津陈筱帅来电》（1911 年 2 月 25 日），中国社会科学院近代史研究所档案馆藏（以下略称"近史所档案馆藏"）锡良档，甲 374-18。
⑥　《日人论禁止苦力渡满问题》，《远东报》1911 年 3 月 7 日，附张 3。

东北工作，而是前往俄国打工，① 原因似乎是宣统年间东北的苦工需求量较前期有所下降。一是由于大型工程大大减少，甚至几近于无，当时在建的铁路只有齐昂（齐齐哈尔—昂昂溪）铁路，全长仅 29 公里，② 此外还有日本南满洲铁道株式会社的连京线改轨工程和安奉铁路改轨工程，其修筑情形很难与早期中东铁路修筑时的盛况相提并论。中东铁路修筑估计用工 6 万人，③ 安奉铁路用工则仅 2000 余人。④ 二是日俄战争后东北投资乏力，尤其是俄国战败后，北满经济萧条、大量企业倒闭，虽亦有新的企业出现，但劳动力吸纳能力十分有限。但是，当时东北正在大力招垦，劳动力需求仍然不小，为何苦工很少留在东北开垦荒地呢？

　　既有研究认为，赴俄华工多是破产、逃荒的农民，受到了俄国资产阶级的残酷剥削，⑤ 这种说法似乎值得商榷。从工资来看，虽然华工工资较俄国人低，但相对于国内的状况，确属有利可图。对此，徐恒燿的认识较为接近事实："山东地方因为一般劳力过剩，虽如何勤作，所得的报酬总很有限，乃不得已离故乡而远出，到工资报酬较多的地方去谋生。而且这种迁徙的人不仅限于贫苦谋生不得的人，其中亦有可以维持生活，只不过是想多发财的人。"⑥ 当时赴东北的苦工有被迫流动谋生的，更有为寻求生财之道主动北上的。下文将对直隶、山东、东北和俄国四地的雇农、煤矿工人和手工业者的日工资收入分别进行比较，试以此解释出关苦工的流向。

---

① 　直隶、山东两省出关十数万人中，"在俄境者约十之九，在东三省者约十之一，春往冬回，习以为常"。《天津陈筱帅来电》（1911 年 2 月 25 日），近史所档案馆藏锡良档，甲374-18。锡良认为，山东省"小工远来关外在俄境中做矿工者居多，耕地者不及十分之一二"。《致济南孙慕帅电》（1911 年 2 月 13 日），近史所档案馆藏锡良档，甲374-18。"山东人十之八九在俄境担任矿工，每月收入有 50 卢布，并不喜欢垦殖。"《致天津陈筱帅、济南孙慕帅电》（1911 年 2 月 17 日），近史所档案馆藏锡良档，甲374-18。另据报载，"东省远来之工人其目的约有三事，1、缝人，2、淘金，3、垦工。缝人多上海、宁波人，本有专科之执业，自可无庸过虑，而淘金及垦工则半为邻省之贫民，其目的多往在俄地"。《满洲安置华工议下》，《远东报》1911 年 4 月 6 日，第 1 版。

② 　〔日〕满史会：《满洲开发四十年史》上卷，第 208 页。

③ 　"1900 年时，铁路区域中之俄国工人、俄国职员及警备队共六千人，而当地原有及新来的中国人多至六万。"参见〔苏〕罗曼诺夫《帝俄侵略满洲史》，第 204 页。

④ 　《凤凰朱丞来电》（1911 年 2 月 25 日），近史所档案馆藏锡良档，甲374-26。

⑤ 　李永昌：《中国近代赴俄华工述论》，《近代史研究》1987 年第 2 期。

⑥ 　徐恒燿：《满蒙的劳动状况与移民》，《东方杂志》第 22 卷第 21 号，1925 年 11 月，第32 页。

第一，雇农的工资水平。1911 年，山东烟台雇农每年工资 50—60 吊，合大洋 17.86—21.43 元。[①] 据奉天农业试验场统计，1909 年付给田场普通雇工的工资每天为美元 1 角 2 分半至 1 角 7 分，即每月为 3.75—5 美元。[②] 按照当年美元与大洋的比价 1∶2.22 计算，[③] 其日工资合大洋 0.28—0.38 元，月工资为 8.33—11.1 元。根据井阪与庄村的调查，1909—1910 年北满农民日工的平均工资是大洋 0.36 元，年工的平均工资是 37.73 元。[④] 仅从年工资来看，东北的工资约为山东的 2 倍。因此，对于大量农村剩余劳动力来讲，到东北做长工或短工是有吸引力的。

第二，煤矿工人的工资水平。据相关统计可知，1910 年山东的矿坑挖工日工资为 0.40 元，[⑤] 抚顺煤矿挖工的日工资是 0.47 日元，[⑥] 俄国煤矿华工工资为 1 卢布。[⑦] 抚顺煤矿工资较之山东并无太大优势，俄国煤矿的工资则远远高于山东、抚顺两地，几乎达到 3 倍，对苦工具有很大的吸引力。

第三，手工业者的工资水平。《中国近代手工业史资料》收录了直隶景县、山东和大连的日工资数据：直隶景县当地手工业者日工资为 0.09—0.11 元，山东的平均日工资为 0.15—0.20 元，大连的日工资为 0.60—0.69 元。

在俄国，华工对劳动和生活条件没有过多要求，其工资仅有从事同种工作俄国工人的 60%。1910 年滨海省从事公务劳动的工人工资情况如下：海参崴管理局所属俄国工人日工资为 1 卢布到 1 卢布 80 戈比，华工

① 《山东烟台手工业工资（1902—1911 年）》，彭泽益编《中国近代手工业史资料》第 2 卷，三联书店，1957，第 584 页。

② 高凤章、何树毅编《奉天农业统计调查报告书》第 2 期第 1 册，1910 年。

③ 本书货币单位采用大洋元，按照《奉天省城最近之商情》一文中"外国货币兑换表"的汇率进行换算。参见李政、陶镕《奉天省城最近之商情》，《实业杂志》第 2 期，1912 年 7 月，第 30 页。

④ 陈翰笙、王寅生：《黑龙江流域的农民与地主》，《国立中央研究院社会科学研究所专刊》第 1 号，1929 年，第 8 页。徐仁寿亦采用此项数据，即 1909 年北满日工工资为 0.36 元。见徐仁寿《北满松花江流域的农民经济生活》，《新生命》第 3 卷第 9 号，1930 年 9 月，第 9 页。

⑤ 《山东省手工业每日工资（1910—1913 年）》，彭泽益编《中国近代手工业史资料》第 2 卷，第 586 页。

⑥ 汪敬虞编《中国近代工业史资料》第 2 辑下册，第 1241 页。此处原为 0.423 日元，按照日元与大洋汇率 1∶1.11 计算得此数字。

⑦ 转引自李永昌《中国近代赴俄华工述论》，《近代史研究》1987 年第 2 期。

工资只有 60 戈比到 1 卢布；筑港工人俄国木石工人工资为 2 卢布到 3 卢布 60 戈比，华工只有 70 戈比到 1 卢布；苏前煤矿俄国力工工资为 1 卢布 50 戈比，华工只有 1 卢布；海参崴移民点俄国工人工资为 1 卢布 25 戈比，华工仅有 75 戈比。[①] 由此可知，华工每日工资为 0.60—1 卢布，按照当时卢布与大洋的比价 1：1.14 计算，约合 0.68—1.14 元，较之国内仍高出很多。此外，据当时报刊记载，黑河一带华工工资较高，"每日雇工价值不下俄洋七八角，多者能达一卢布"，[②] 或 "冬春到者例能月得工资二十元，夏季麇集则不过十五元之谱"。[③] 这些数据证实了上述工资的可靠性。

整体而言，1910 年时山东的工资较直隶高五成到一倍，大连较山东高三四倍，是直隶工资的 6 倍多，俄境工资较大连高五成，相当于山东的 6 倍、直隶的 9 倍。[④] 虽然在俄华工收入仅为俄国人的 60%，但依然远超中国的工资水平，对挣扎在贫困线上的中国人而言，仍具有非常大的吸引力。如果说 1891 年西伯利亚大铁路修筑和 1897—1903 年中东铁路修筑时，俄国需要在天津、山海关等地设招工处，以高工资招募工人，[⑤]那么到了宣统年间，由于较高工资水平的吸引，有大量工人自发前往俄国寻求工作。随着中东铁路的开通，"从卜魁到俄国、法国，也不过十几天路，京城到黑龙江才五天火车，只要二十几块洋钱盘费"，[⑥] 大量中国苦工乘坐火车北上，经黑河、嫩江、瑷珲以及满洲里等边境城市前往俄

① 〔苏〕巴比切夫：《中国与朝鲜劳动者参加远东地区的国内战争》，1959，第 13 页，转引自李永昌《中国近代赴俄华工述论》，《近代史研究》1987 年第 2 期。
② 《华工转徙边外记》，《吉长日报》1910 年 6 月 13 日，第 5 版。
③ 《华工转徙与其生计状况》，《吉长日报》1910 年 5 月 27 日，第 5 版。
④ 参见《直隶景县手工业工资（1890—1910 年）》《山东省手工业每日工资（1910—1913 年）》《大连手工业工人每日工资（1902—1911 年）》，彭泽益编《中国近代手工业史资料》第 2 卷，第 584、586 页；〔苏〕巴比切夫：《中国与朝鲜劳动者参加远东地区的国内战争》，第 13 页，转引自李永昌《中国近代赴俄华工述论》，《近代史研究》1987 年第 2 期。
⑤ 吴希庸认为高工资是俄国人吸引华工的重要手段。"惟俄人中东路之修筑，既大量需要华工，复以高工资之吸引，使关内之贫苦人士群趋东北北部。""关内劳动者羡期工资之高，众起应募"，"此等劳动者因有较优之劳动机会，常能微有积蓄，以为筹备久居之底款"。参见《近代东北移民史略》，《东北集刊》第 2 期，1941 年，第 30、31 页。
⑥ 《黑龙江省招垦白话广告》，佚名辑《黑龙江省边垦案》，1909 年铅印本，第 67—68 页。

国境内谋生。① 戈拉韦考察队认为，1900—1910 年，此类人数每年在 7.5 万—20 万之间波动。② 按照前述锡良说法，每年前往俄国的苦工在 20 万人左右。以黑河为例，宣统元年到达黑河的苦工有 6 万多人，宣统二年有 10 万多人，从宣统二年正月初至三月底开江以前，到黑河的华工已万数千人，其中转入俄境者有万人。同年三月二十九日至四月初一二的四五日内，由哈尔滨、伯力（哈巴罗夫斯克）等埠江轮运载到达黑河口的华工每日达五六千人，共计 2 万余人。③

并且，俄国的高工资水平和诸多就业机会，也促使来此谋生的中国苦工在当地定居。有关资料显示，在俄居住华人数量大体呈逐年增加态势：1905 年 12628 人，1906 年 66612 人，1907 年 81961 人，④ 1908 年 83191 人，⑤ 1909 年达 10 万人以上，⑥ 1910 年约 15 万人，⑦ 1911 年 14.4 万人。⑧

相较东北，俄国不同行业之间的工资差异较大，影响了赴俄苦工的工作选择。金矿工每日的工资高达约 2 元，几乎为煤矿工和其他劳工的 2 倍，除了工资收入，矿工还偷采荒金，估计"每年运往中国者不下三百万"。⑨ 因此，挖金矿成为中国苦工最愿意从事的工作，到达黑河的劳工

---

① 黑河府王守曾致电锡良指出，"彼岸华工皆直东籍，每年约数万人，大都于开冻时搭轮前往，亦有由陆而来者"。《致天津陈筱帅、济南孙慕帅电》（1911 年 2 月 17 日），近史所档案馆藏锡良档，甲 374-18。每年直东贫民经瑷珲"赴俄境各金厂谋生者，约两万上下之数"。《瑷珲姚道来电》（1911 年 2 月 24 日），近史所档案馆藏锡良档，甲 374-23。嫩江为"赴俄通衢，每年直东两省小工经过者不下数万"。《嫩江王守来电》（1911 年 2 月 25 日），近史所档案馆藏锡良档，甲 374-23。
② 参见王晓菊《俄国东部移民开发问题研究》，中国社会科学出版社，2003，第 136 页。
③ 《华工赴俄盛况》，《吉长日报》1910 年 5 月 23 日，第 5 版。
④ 《华人在俄之现状》，《远东报》1910 年 10 月 11 日，第 1 版。
⑤ 〔俄〕保尔霍维季诺夫：《俄国远东的中国人》，姜延祚节译，《黑河学刊》（地方历史版）1985 年第 4 期。
⑥ 《华人在俄之现状》，《远东报》1910 年 10 月 11 日，第 1 版。
⑦ 俄国政府派遣了以戈拉韦为首的黄种人考察队调查统计，1910 年，约有 15 万名中国人成为俄国远东的常住居民，比 1893 年增加了 42 倍，他们在当地总人口中所占的比例不低于 12%。转引自王晓菊《俄国东部移民开发问题研究》，第 136 页。
⑧ 1911 年初，新任阿穆尔俄行政长官关达基氏条陈俄政府谓："阿穆尔沿边移住华人已达六万五千之谱，沿海洲亦有六万九千余人。"《俄人驱逐华侨之原因》，《盛京时报》1911 年 3 月 19 日，第 5 版。
⑨ 《华人在俄之现状》，《远东报》1910 年 10 月 11 日，第 1 版。

"以入山淘金为生者居多，入屯堡雇工者次之"。① 早在 19 世纪 70 年代
中期，就有数百名中国劳工前往俄国远东采金场做工。经黑河赴俄淘金
者都以黄河为目的地，因"该河以上各山沟中无不产金，如由四可拉得
分路前往桦皮河东北及其邻甲大野鸡、窑沟、饶丹、东洞等，皆著名产
金处，每年在该各处之华工不下数万余人，大半能淘金获利，结伴回家。
凡就雇而来者，至黄河金厂则踪迹不复再前，故俗有不到黄河心不死之
谣"。② 据调查，俄海滨省各矿华工有 15000 名，布列音一处矿产，有华
工 3000 余名。③ 1913 年华工占远东采金工人总数的 87.6%。④《哈尔滨通
报》记载："外贝加尔矿产资源完全为少数人所操纵，近年来开采活动
搞得热火朝天。然而矿上的劳动力竟是一色中国人。"⑤

　　赴俄中国苦工的另一个主要流向是在铁路建设等基础设施建设中出
卖劳力。在海参崴、西伯利亚大铁路乌苏里区段以及一些要塞、营房等
军事和交通设施项目建设中，俄国大量使用中国劳动力。乌苏里铁路建
设依靠来自山东的劳工大军，从事挖土方、架桥梁，以及修建车站票房、
营房、看守房等工作，每当春季来临，满载山东劳工的轮船便从芝罘驶
往海参崴，有些年份中人数超过 1 万人。阿穆尔大铁路的建设亦雇用了
中国劳动力，在修筑阿穆尔复线铁路经结牙河（即黄河）之四克拉得至
伯力一段时，俄员在黑河四处张贴告示，在黑河左右两埠招募修路工人
赴俄工作。⑥

　　除了以劳力挣取工资，还有赴俄苦工从事商业。据俄国殖民局出版
的《西比利亚消息报》调查，滨海省久居华商人数约有 8 万，阿穆尔沿
岸地区的华人从事各种商业活动，从农村小铺、集市到各城市的大商店，
与滨海省声气相通，往来贩运。⑦ 中国商人几乎垄断了农村的商业活动，
将来自中国和日本的廉价商品高价赊给农民，再用低价收购用来抵债的

① 《华工赴俄盛况》，《吉长日报》1910 年 5 月 23 日，第 5 版。
② 《侨俄华工生计》，《吉长日报》1910 年 6 月 8 日，第 5 版。
③ 《华人在俄之现状》，《远东报》1910 年 10 月 11 日，第 1 版。
④ 王晓菊：《俄国东部移民开发问题研究》，第 131 页。
⑤ 参见〔俄〕保尔霍维季诺夫《俄国远东的中国人》，姜延祚节译，《黑河学刊》（地方
　历史版）1985 年第 4 期。
⑥ 《俄路又招华工》，《吉长日报》1910 年 7 月 13 日，第 5 版。
⑦ 《华人在俄之现状（续）》，《远东报》1910 年 10 月 12 日，第 1 版。

粮食，成为农村中真正的富农。华商"简单适用的商店，廉价的伙计，克勤克俭的掌柜，超等的勤劳、机敏、有条不紊，分散投放资金，再加上团结和互相支持"，并以薄利多销的策略在商业竞争中占据了优势，"俄商反不能比较万一"。此外，有些华人还从事工矿业，在滨海省的487个工矿企业中，完全掌握在亚洲人手中的就有192个。①

1908年，在滨海和阿穆尔两省俄国居民总数达50万人时，中国人已有8万多人，且全部俄国居民中只有1/4的人具有劳动能力，实与中国人数相当。华工涌入的浪潮冲击了本土俄国人的生计，俄国人认为中国人的生命力及其在工商业方面的竞争力"比中国的陆军和海军更危险"，进而产生排外情绪。② 为防止华工涌入，俄国采取了若干措施。内政部颁布统一侨民法，规定从1910年1月1日起，阿穆尔地区国家工程除非期限紧急、难以如期完工，否则禁止招募外籍工人。但事实上，由于当时阿穆尔铁路工程急需大批华工，国防部提议至少在该铁路建成前不执行上述规定，又经国家杜马讨论，决定推迟一年执行，即至少在1910年10月1日前不得执行。③ 而在法令真正执行后，情况依然难以扭转，毕竟华工的工资仅相当于从事同种工作的俄国工人的60%。正如枢密官伊万尼茨基所说："使用黄色民族的廉价劳力，当前大概已成无法改变之事。而且，我本人亲眼看到朝鲜人和中国人无处不有。至少是在我所到过的远东各地，这些异族人的劳动力已进入大多数私人或官办的企业，铁路建设和军事部门建设也不例外。"④

此外，进入俄境的华工虽多以开矿、耕地或小本营业及私贩货物为生，但也有迫不得已流为贼匪，贻害地方者。⑤ 如黑河左岸俄境的华人十分之九经营正业，借雇工自给，但也有游荡者开烟馆、设赌摊，"该地

---

① 〔俄〕保尔霍维季诺夫：《俄国远东的中国人》，姜延祚节译，《黑河学刊》（地方历史版）1985年第4期。

② 〔俄〕保尔霍维季诺夫：《俄国远东的中国人》，姜延祚节译，《黑河学刊》（地方历史版）1985年第4期。

③ 〔俄〕温捷尔贝尔格：《阿穆尔沿岸地区（1908—1911年）》，彼得堡，1912，第79—80页。转引自李永昌《中国近代赴俄华工述论》，《近代史研究》1987年第2期。

④ 参见〔俄〕保尔霍维季诺夫《俄国远东的中国人》，姜延祚节译，《黑河学刊》（地方历史版）1985年第4期。

⑤ 《俄人驱逐华侨之原因》，《盛京时报》1911年3月19日，第5版。

烟馆与赌局必相依附，入其中，交相陷害，常至贫困，无以自存"。① 1911 年，俄境内华人中无业游民增多，以致"阿穆尔及西比尔全境，枪杀之案层出不穷，胡匪之猖獗日甚，边境为之不安。溯其原因，无非因无业游民散布于各处，为胡匪之引线，是以攻无不破，抢无不尽，其为害未有甚于此者也"。② 由于担忧华工威胁，俄人不但利用防疫将 4000多名华工遣送回中国，而且借口"以居留阿穆尔省华民而论，因人数过多，自不免有匪徒无赖混迹"，驱逐华人。③

　　东北地方官也对大量涌入的苦工忧喜参半，一方面担心苦工成为流民，威胁地方治安，另一方面大量苦工也给他们带来生财之机。根据俄国阿穆尔总督辖区要求，前往俄国务工的中国人必须持有由俄国领事、副领事签署的证件，领取居留票，同时缴纳票税 5 卢布。④ 中国地方交涉局官员亦按照此数向赴俄劳工收取照费，"而交涉局员之私囊数万元之照费，已不期增入"。⑤ 虽然当时东北三省尤其是黑龙江正面临招垦边荒的问题，但他们仍不愿意在苦工群体中招垦，而是设立招垦局远赴外地招揽农民或移难民实边。究其原因，东北地方政府实际上将出关的苦工视作不老实本分的游民、流民，不愿意将其迁入招垦地区为农，认为其"前既不避艰苦，谋食域外，其非游惰可知，就近移送自属因地制宜，有耕地可耕，即无虑游闲酿事"。⑥

　　报纸舆论亦将苦工视作地方秩序的威胁。如《吉长日报》在点评俄国修建铁路招工新闻时指出："招工之耗一播，远道闻风至者猬集，及赴彼境，辄因人数过多，或工事将毕，无工可就，则散而之四方，变为猿鹤，化为虫沙，不可究矣。"⑦《远东报》认为，流往东北的劳工虽然面临客死异乡的风险，但"源源而来者仍滔滔不绝"，其原因正是"利动之也"。他们虽"每日约可得金钱五角"，却不知储积，以为其"无尽之藏，取之不尽，用之不竭"，"得一日工资即消磨于吞云吐雾之中，视为

---

① 《华工转徙边外记》，《吉长日报》1910 年 6 月 13 日，第 5 版。
② 《论阿穆尔居留之华民》，《远东报》1911 年 8 月 25 日，第 1 版。
③ 《论阿穆尔居留之华民》，《远东报》1911 年 8 月 25 日，第 1 版。
④ 参见李永昌《中国近代赴俄华工述论》，《近代史研究》1987 年第 2 期。
⑤ 《俄路又招华工》，《吉长日报》1910 年 7 月 13 日，第 5 版。
⑥ 《天津陈筱帅、济南孙慕帅来电》（1911 年 3 月 8 日），近史所档案馆藏锡良档，甲 374-18。
⑦ 《俄路又招华工》，《吉长日报》1910 年 7 月 13 日，第 5 版。

极乐世界"，"其愚昧尤可痛也"。最可恶的是，苦工们四处流动，"春去冬归不知根据，其地点以营其实业"，使发匪"常挟此志以肆掠夺"。①

小　结

19世纪末20世纪初，在东北逐渐成形的以层级为主体、城乡为单位的区域经济结构中，日俄两国通过输入资本和技术要素控制着国际贸易、交通和金融业等现代经济命脉，占据了绝对的中心地位：通过掌控国际市场的定价权，经营第一层级城市大连和哈尔滨；通过铁路交通，控制北满和南满的主要城镇；再通过城乡"中心-边缘"结构，将农村纳入控制。中国虽然依靠开放土地资源，实现了农业的快速发展与市场化，但整体上仍处于一种传统经济模式。

清末东北区域大致具有如下四种特性。其一，地缘政治复杂性。东北地处边疆地区，与俄国、朝鲜有着漫长的边境线。19世纪末20世纪初，日俄势力都图谋侵占东北权益，通过军事占领和外交谈判窃取租借地进行殖民统治，通过修筑和经营铁路公司窃取铁路附属地的管理权，由此渗入东北的社会经济生活。日俄政治势力在东北的特殊存在，使卫生防疫始终不是单纯的内政事务，而有中外交涉因素暗藏其中。其二，社会经济初生性。东北虽为清朝的龙兴之地，但直至19世纪末20世纪初才进入开发阶段。中东铁路的修建为东北带来了现代的交通网络体系，促使农业成为具有比较优势的区域性产业，整个社会同步发展，城市体系日渐成形，人口大量聚集，形塑了东北的区域经济结构。其三，人口流动性。东北区域经济的发展，吸引了大量的劳动力出关谋生，有的成为东北移民，在当地定居，有的仍然流动于关内关外，被称为"苦工"，人数约有20万。其四，城市管理的二元性。随着铁路的修建，出现了一些新的城市，又因日俄非法取得铁路附属地的管理权，建设起一批外国人聚居区，清政府在其周边设治，形成了两种不同的管理模式——中国政府管辖与外国人自治管理。这些区域性特征不仅包含了政治情态，也包括了社会经济的若干特征，东北作为东北大鼠疫发生的历史空间，将是我

---

① 《满洲安置华工议（下）》，《远东报》1911年4月6日，第1版。

们研究清政府防疫相关政治运作的重要出发点。

在此基础之上，从政治空间和经济空间两个角度对东北空间的特殊性展开分析，将有助于理解东北防疫的具体运作。从政治空间的角度来看，东北区域不是简单的"中心-边缘"关系，而是一个复杂的网络，不仅有内部的层级结构，还与中央、其他省份甚至世界保持着关联和互动。一则，地方与中央的政治联系表现为东三省总督与军机处、各部之间的联系；二则，区域与区域之间的政治联系表现为东三省总督与其他总督、巡抚之间的联系；三则，区域内的政治联系表现为东三省总督与吉林、黑龙江巡抚，以及各府厅州县之间的联系；四则，区域与外国的政治联系表现为东北地方长官与各国驻东北领事的联系，地方交涉使与铁路附属地管理者的联系，以及地方交涉司与中东铁路局、满铁的联系。东北大鼠疫发生在这样复杂的关系网络之中，防疫政策的形成与实施也必然呈现复杂多样的特征。

从经济空间的角度来看，19 世纪末 20 世纪初，东北区域的经济结构正处于重构过程中。1903 年开通的中东铁路将广袤的东北连接成一个交通便捷的经济空间，加上同时进行的国际市场开拓和土地制度变革，使东北形成了以国际市场为导向、基于农产品专业化生产的外向型经济。而东北地处复杂的地缘政治之中，这种区域经济的形成实为一种诱发性区位变迁①，深受外国势力的影响，尤其是俄日两国企图通过公司、企业和金融机构等经济主体的经济行动控制东北，对区域经济的形成产生了实质性影响。在这种外力驱使之下，清政府不得不开放东北、变革土地制度、新设府县、建立官银号，促使各种形式的经济主体（包括个人、商号、公司等）投入东北开发，但商业发展初期，商会的力量还非常薄弱。这些处于邻近空间的经济主体之间事实上存在一种相互需求的关系，为彼此带来正的外部效应，造就了空间和要素的互补。② 但同时，也正是遍布东三省的铁路线成为鼠疫传播的重要路径，将病毒从满洲里传到哈尔滨，再传到长春、奉天、京师和天津等地。为了阻止疫情蔓延，中东铁路、南满铁路和京奉铁路唯有相继关停。

---

① 诱发性区位变迁，是指区位在外力或外部环境的巨大影响下发生的变迁。郝寿义：《区域经济学原理》，上海人民出版社，2007，第 94 页。

② 郝寿义：《区域经济学原理》，第 121 页。

第二章　渐变：西法防疫初现中国

随着西方殖民的扩张，人与物的流动日趋全球化，疾病作为此种潮流的附属品，开始在全球范围内传播。为预防传染性疾病的蔓延，西方殖民帝国不得不建立起保护网络，但这不仅意味着对抗疾病、保卫健康，更意味着巩固帝国或政府统治，尤其是在殖民地展现其控制疾病传播的能力，进而提升欧洲文明的声望与信誉。19世纪中期，随着霍乱、鼠疫等疫病的扩散，海港检疫在全球范围内建立起来，旨在构建一种既可保护欧洲及欧洲人免受瘟疫侵袭，又不影响贸易和扩张的保护网。自中国被动打开国门，海外贸易剧增，大批劳动力前往美国、澳大利亚及南洋各国谋生，也被逐渐卷入海港检疫全球化的浪潮。

19世纪末，人类历史上的第三次大鼠疫暴发，影响范围遍及全球，时间持续半个多世纪，对世界各国产生了不同程度的影响，学界对此已有扎实而深入的研究。① 这场席卷全球的大瘟疫改变了人类对抗疾病的方式，不但科学医学从实验室走向临床实践，细菌理论被运用于防疫过程中，医生取得控制疫情的领导权，国际卫生组织诞生，基于科学的全球治理新形式形成，非西方各国也开始按照西法预防疫情和治理城市卫生。② 中国虽作为世界贸易网络的一员，被疫情卷入世界卫生潮流，但

① David Arnold, *Colonizing the Body*: *State Medicine and Epidemic Disease in Nineteenth-century India*, Berkeley: University of California Press, 1993; Peter Curson and Kevin W. J. McCracken, *Plague in Sydney*: *Anatomy of an Epidemic*, Kensington, New South Wales University Press, 1989; Myron Echenberg, *Plague Ports*: *The Global Urban Impact of Bubonic Plague*, *1894-1901*, New York and London: New York University Press, 2007.

② 例如，1900年旧金山暴发的鼠疫对美国公共卫生、法律和政治都产生了深远影响。Philip A. Kalisch, "The Black Death in Chinatown Plague and Politics in San Francisco 1900-1904," *Arizona and the West*, Vol. 14, No. 2, Summer, 1972, pp. 113-136; Charles McClain, "Of Medicine, Race, and American Law: the Bubonic Plague Outbreak of 1900," *Law & Social Inquiry*, Vol. 13, No. 3, Summer, 1988, pp. 447-513. 还有学者认为此次疫情"为历史学家提供了研究20世纪来临之际城市社会史的全球背景"。Myron Echenberg, "Pestis Redux: The Initial Years of the Third Bubonic Plague Pandemic, 1894-1901," *Journal of World History*, Vol. 13, No. 2, Fall, 2002, p. 433.

仍是不同于殖民地的中央集权国家，疫情影响主要集中于中外交汇的开放港口城市。按照各国惯例，清政府将海港检疫交由海关税务司处理，随着鼠疫开始由南而北沿海岸线逐步传入中国，西法防疫也在香港、上海、营口等城市被逐步采纳：1894 年香港鼠疫暴发推动西法防疫开始在上海租界成熟并形成规范，1899 年营口鼠疫流行期间中外交涉迫使营口道台建立卫生局采取西法防疫，1910 年上海检疫风潮期间则出现了华人自办西法防疫的现象。可见，西法防疫是在有关疫情的中外交涉中被逐步接受的，其在近代中国的出现不是简单的卫生防疫问题，而是涉及国家主权的重要政治问题，夹杂着民族主义的内涵。

直到清末新政，清朝才正式开启自己的卫生防疫建设，在各地建立起附属于警察行政系统的卫生防疫组织和制度，卫生防疫在法理上成为政府的职能。但西法防疫徒有其表，其背后的知识体系和卫生理念并未得到官府和社会各界的普遍认同。1910 年上海兴起的鼠疫检疫风潮为此提供了生动的写照，人们以实际行动拒绝西人实行西法防疫，确立了华人自办西法防疫的策略。本章将通过描绘东北大鼠疫暴发前西法防疫在中国社会的推行状况，揭示其背后隐含的中外之间政治与文化的交锋，从而指出清末西法防疫在中国因缺乏坚实的民意基础，其推行举步维艰。

一　源起：从海港检疫到西法防疫

海港检疫始自 15 世纪欧洲对抗鼠疫的经历，后随着帝国殖民扩张推行到全球，背后有一套西方医学文化理念作为支撑。在基督教传统中，鼠疫并非必然产生的疾病，而是一种罪恶的惩罚，应当被确认和根除。因此，基督徒倾向于寻找替罪羊，如贫穷、不体面的人群和威胁身心健康的环境，包括大规模无序的公共聚会，或难控制的小旅馆、酒馆和肮脏的贫民窟等。[①] 通过给病人定罪，瘟疫被根除的可能性和必要性，成为西方各国发展海港检疫和公共卫生的基本逻辑。

---

① Paul Slack, "Responses to Plague in Early Modern Europe: The Implications of Public Health," *Social Research*, Vol. 55, No. 3, Autumn, 1988, p. 438.

15世纪以后，欧洲逐渐形成一种长期有效的防疫措施：给船只发放健康证和建立隔离所。17世纪，南欧的各港口互相合作监督来自时常成为新疫情起源地的黎凡特的可疑船只。1720年，马赛由于未采取这些措施，暴发了一场严重瘟疫，西北欧各国开始关注防疫，由政府监视来自被传染的地中海港口的船只，进行隔离或拒绝其进港。该措施主要通过控制商业流动来控制疫情，无论有效与否，均使国家权力的扩张成为必需，国家需要更大程度地介入市政事务，通过更多文件、更多官员来收集信息和执行新的规则。①

1825年，英国针对可能传播"鼠疫、黄热病、其他传染病、大瘟热等严重威胁人们健康的疾病"的船只，通过了海港检疫隔离法案，将海关作为执行机构。在船只离港或到港时，由政府发给一份健康证书（bill of health）以界定其健康与否："干净"（Clean）表示完全没有传染病症；"疑似"（Suspected）表示有可能与传染病症接触过或来自"有疫"港口；"污染"（Foul）即确定有传染病症。因此，隔离措施不仅适用于已发现疾病的船只，还适用于与疫病接触过的船只，而病人和健康者之间、已有病情与疑似病情之间缺乏明确的区分，使人们都感到害怕与愤恨。健康的乘客害怕被禁锢在船上与染疫病人待在一起，商人们愤恨船只被延误所带来的高昂的贸易损失——隔离检疫不仅增加了超过30天的日程，可能致使货物过期腐烂、耽误下一次航行，还额外产生了非常昂贵的隔离费用。海港检疫已明显干扰海洋贸易，却对防止疫病扩散作用有限，因而，整个19世纪社会上充斥着日益增长的质疑和反对，将海港检疫隔离视作英国海洋贸易的拦路石，认为其与英国自由主义信条冲突，是"野蛮的负担、干扰商业、妨碍国际交往、威胁生活以及浪费大量公帑"。②

1874年，维也纳会议订立《海港检疫条例》，海港检疫成为国际社

---

① Paul Slack, "Responses to Plague in Early Modern Europe: The Implications of Public Health," *Social Research*, Vol. 55, No. 3, Autumn, 1988, pp. 441-442.

② Krista Maglen, "'The First Line of Defence': British Quarantine and the Port Sanitary Authorities in the Nineteenth Century," *Social History of Medicine*, Vol. 15, No. 3, 2002, pp. 413-428.

会的一项公共卫生措施，其中交织着诸多政治矛盾和斗争。如 1881 年，澳大利亚维多利亚州政府命令对来自中国的所有船只进行隔离，南威尔士政府提出对被认为搭载中国人的船只都采取选择性隔离措施。梅恩研究认为，澳大利亚的隔离措施受到种族歧视的影响，成为重要的移民控制工具。① 悉尼鼠疫防控的历史显示："贸易利益团体、州政府和英联邦之间在卫生事务方面的竞争与互动使公共卫生成为一项困难的事业。"② 又如印度殖民当局出于经济利益考量，抵制英国对前往麦加朝拜的穆斯林进行隔离的要求。孟买的海港检疫发展出一种复杂的网络，交织着地方政府与中央政府、殖民当局与宗主国、殖民当局与当地人之间时而冲突、时而合流的利益关系。③

　　海港检疫虽受到诸多质疑，但并未停止其全球化的步伐，到 19 世纪末，已经为世界大多数海港所接受，实际标志着对抗疾病（against disease）的全球联合取代了通过疾病（by disease）的全球联合。④ 1869 年苏伊士运河的开通，蒸汽轮船和铁路交通的发展，大大促进了世界的联系，也使瘟疫的传播更加迅速。欧洲各国在面对来势汹汹的瘟疫的时候，遇到了新的边界模式以及偏离隔离、公共卫生警戒线等概念的边界保护的挑战。各国因而发展出卫生领域的国际主义，自 1851 开始就防止霍乱的传播召开了 8 次国际卫生大会，旨在建立起明确的边界：代表们设计的既不是一个无边界的世界，也不是完全边界的世界，而是一种既可保护欧洲又不会影响贸易和扩张的半透明性的网络。他们的概念严重依赖西方现代性，如国际主义、信息技术、现代科学以及现代行政机构的识

① A. Mayne, "'The Dreadful Scourge': Responses to Smallpox in Sydney and Melbourne, 1881–82," in Roy MacLeod & Milton Lewis (eds.), *Disease, Medicine and Empire: Perspectives on West Medicine and the Experience of European Expansion*, London and New York: Routledge, 1988, pp. 219–241.

② Peter Curson and Kevin W. J. McCracken, *Plague in Sydney: The Anatomy of an Epidemic*, p. 219.

③ Mark Harrison, "Quarantine, Pilgrimage, and Colonial Trade: India 1866–1900," *Indian Economic and Social History Review*, Vol. 29, No. 2, 1992, pp. 141–142.

④ Emmanuel Le Roy Ladurie, "A Concept: The Unification of the Globe by Disease," *The Mind and Method of the Historian*, Brighton: The Harvester Press, 1981, pp. 28–91; Valeska Huber, "The Unification of the Globe by Disease? The International Sanitary Conferences on Cholera, 1851–1894," *The Historical Journal*, Vol. 49, No. 2, 2006, pp. 453–476.

别和分类设置。[①] 科学因此成为一种潜在的政治工具，既是民族主义竞争的工具，也是控制新危险的手段。最终，国际卫生会议的代表促使世界各地越走越近，也使"文明欧洲"和"东方"之间的文化鸿沟产生了新的内涵。

与此同时，在欧洲帝国政治、军事和商业扩张的过程中，热带医学作为帝国的"工具"，在殖民地发展出与帝国国内一致的卫生行政模式，成为对海港检疫的重要补充。这些医学思想和实践往往源自军事占领和管理的需要，使欧洲人征服并定居于世界遥远的角落，且受到特殊自然环境的限制，只在很低程度上满足当地人的需要。但是，传染性疾病迫使帝国建立起更加系统的殖民医学和卫生服务，将医学服务视作政府的一项永久性职能以维持"卫生秩序"，向宗主国寻求权威、训练和认可。与此同时，英联邦的白人地区帝国医学也需要自己的殖民动力。[②] 可以说，在海港检疫全球化的同时，西方也开始了卫生治理的全球化预备工作，并已在若干殖民地试行。

对中国而言，海港检疫是帝国主义各国强加的一项海关业务。自古以来，瘟疫一直被中国人视为上天的惩罚，"凡疫疠之作，其起也无端，其止也亦无端，大抵天意使然"，故往往求神拜佛，打醮修斋或请神出巡。反而对各种清洁措施，"断不计及，或通沟渠，或除积秽，或浚井泉，或理河道，种种实在之事，视之绝不经心，惟祝上天之沛然下雨，殷然作雷，以除此一时之顽疾"。[③] 然在外来传染病的冲击及西法防疫的影响之下，近代中国也逐渐建立起海港检疫制度。

1873 年，暹罗和马来半岛暴发严重的霍乱。由于大量苦力经由厦门和汕头两口岸往来于暹罗和马来半岛，厦门税务司休士（Mr. George Hughes）预感到有必要预防霍乱从厦门港传入。是年 8 月，休士制定了三条简单的卫生规定，并得到领事团的许可，要求来自新加坡等霍乱流行的港口船只必须在指定地点下碇，等候海关医官的检查，未经海关同意，禁止卸货或

---

① Valeska Huber, "The Unification of the Globe by Disease? The International Sanitary Conferences on Cholera, 1851–1894," *The Historical Journal*, Vol. 49, No. 2, 2006, pp. 453–476.

② Roy MacLeod, "Introduction," *Disease, Medicine and Empire: Perspectives on West Medicine and The Experience of European Expansion*, London and New York: Routledge, 1988, pp. 3–4.

③ 《论防疫之禁令》，《新闻报》1894 年 5 月 24 日，第 1 版。

让旅客下船。① 两个星期后，上海税务司雷德（Mr. F. E. Wright）也像厦门税务司一样对疫船采取检疫措施，不同的是，雷德更关注海港检疫权力的归属问题。他意识到海港检疫并非海关必须承担的责任，而应是中国政府的职责，只是由于各国对本国船只拥有治外法权，才将管辖权赋予海关，因此要有效完成海港检疫，必须实现中国政府和外国领事团的合作。根据这一原则，上海制定首个海港卫生条例，规定由道台任命海关医官负责港口卫生事宜，在征得道台和领事团的同意后，海关医官可以征收检疫费用。1874 年，经江海关监督授权和领事团同意，江海关税务司出台了《上海口各国洋船从有传染病症海口来沪章程》，确立了更权威和详细的港口检疫规定。② 相比上年的版本，该章程增加了两条体现中外共管原则的规定：一是海关监督和领事团共同决定疫埠的确定；二是任何违反规定者应交由其所属当局进行处理。由此，上海的海港检疫基本确立了海关、领事团、地方官府三方共管的权力格局，并成为其他港口检疫体制的模板。③

海关兼办海港检疫体制的形成，有着深刻的现实原因。首先，治外法权让中国的官员无法管束外国人和外国船只。正如总税务司梅乐和（F. W. Maze）所言，尽管《南京条约》及其后续条约没有提及港口检疫和卫生事务，但是这些条约中的治外法权仍是有束缚力的枷锁，限制了中国政府的行动自由。在治外法权存在的情况下，海关能够"取信于中国船只和外国船只的所有者"，且"在中国当局和外交团之间居于中立地位"，故由海关进行检疫可以起到缓冲作用，易使中外双方共同接受。其次，清政府官员的漠不关心导致中国丧失了海港检疫权力。官员们质疑西方检疫的有效性，认为不必按照西法对船上的传染病进行检查。尽管部分海关税务司意识到海港检疫属于中国的主权，主张由中国政府和领事团共同决定检疫事宜，其制定的海港检疫章程中也赋予了海关监督宣布疫埠、任命海关医官的权力，但实际上海港检疫事宜完全被海关税

① "Circular No. 4304（Second Series），"吴松弟整理《美国哈佛大学图书馆藏未刊中国旧海关史料》第 248 册，广西师范大学出版社，2016，第 597—598 页。

② 《关于海港检疫站向海关发放函件之事》（1899—1921 年），上海市档案馆藏，U1-16-2877。

③ "Circular No. 4304（Second Series），"吴松弟整理《美国哈佛大学图书馆藏未刊中国旧海关史料》第 248 册，第 598 页。

务司和领事团把控。再次，清政府本身缺乏自办海港检疫的经费和组织架构。梅乐和指出，哪怕中国的官员相信西方检疫，他们也将面临支付专业人士薪水和提供医院运行经费的难题。在中国毫无海港检疫机构建设的情况下，海关的行政机构是唯一能承担海港检疫任务的部门，① 中国地方政府与海港检疫之间基本没有任何联系。对此，伍连德描述道：

> 吾国海口检疫权，素归海关包办，以外人利益关系，只聘任在市悬壶之洋医，主持此重责，任其自有处断，使吾国海口检疫，不由自主。一切裁判办法，统由领事、税务司及洋医全权办理。吾国内地，发见传染症行时，彼则诸方取缔。除防范外延，或借口办理不善，故意阻拦，以致疫气常因此而大展。尚呼吾国为东方病夫，只求于外人无碍，吾民生命财产，无所计较，弊端百出。②

海关虽建立海港检疫，并聘用外国医生办理，但其背后的西法防疫理念，很难对中国人产生直接影响。直到 1894 年香港鼠疫暴发后，中国人才真正开始面对以检疫、隔离和消毒为主要形式的西法防疫的挑战。可从文化和政治两个层面究察其因。从文化层面来看，人们仍沿袭对瘟疫和"隔离"的传统认知，既对西方防疫方法知之甚少，又对其有效性缺乏认同，西方的检疫隔离措施如隔离、消毒、烧毁患者所住房屋等，均与中国传统习俗相背离，更易引起恐慌。时任两广总督李瀚章在给总理衙门的电报中明确指出西法防疫不适用于中国人，"华人只能以华法治，香港以洋法治华人，闯入船内，饮以药酒冰块，薰以硫磺，以致死者日众"，更明确反对"封仓禁人，不许来往"的隔离措施。③ 从政治层面来看，人们尚未认识到通过隔离对抗疫病是政府的职责，无论地方政府还是中央政府，对香港鼠疫的关注均集中于应对外国交涉和预防内乱，反而对防疫本身关注不足。可见，中国虽在形式上成为海港检疫全球化

---

① "Circular No. 4304（Second Series），"吴松弟整理《美国哈佛大学图书馆藏未刊中国旧海关史料》第 248 册，第 596—606 页。

② 伍连德：《收回海口检疫权提议》，《德华医学杂志》1929 年第 11 期，第 2 页。

③ 《函复粤督查复香港瘟疫逐渐减轻琼州丹教士已饬保护》（1894 年 5 月 26 日），台北中研院近代史研究所档案馆藏总理各国事务衙门档，01-37-03-003。

的参与者，但并未真正接受其背后的西法防疫理念，对防疫主权亦少关注。反过来看，西方虽一时无法在医学认知层面上促使中国人完全接受海港检疫，却成功使通过清洁预防疫病的做法为时人所认可。

二　香港鼠疫：公共租界与西法防疫地方化

香港鼠疫暴发之前，上海公共租界已建立起卫生行政机构。1889年，工部局下设由专职医师亚瑟·斯坦利（Arthur Stanley）领导的卫生处，按照西方模式专职办理卫生事务。① 1893年，公共租界工部局设立卫生委员会，增加了公共卫生职能，且医院作为收容传染病患者的机构，也开始被纳入防疫体系。② 不过，卫生处的职权范围仅限于公共租界，对界外的卫生事务无权插手。当香港鼠疫袭来时，只有认同并遵行西法卫生原则的租界当局最有危机感，最积极推行西法防疫。因公共租界工部局的特别关注，上海的海港检疫进入了检疫与治疗相结合的阶段。工部局一方面在浦东创建隔离所和医院分别收容华、洋病人，弥补"海关检疫"只检不治的缺憾；另一方面积极与领事团领袖葡萄牙领事伐尔台（J. M. T. Valdez）交涉，以外交压力推动江海关道厉行海港检疫。

1894年5月11日，港英当局宣布香港为疫港。22日，工部局董事会议决定致函伐尔台，建议所有来自广州、香港、汕头、厦门以及福州的船只到达吴淞时悬挂黄旗，泊船以备检查，一旦船上有流行病，即按1874年第一号"港口章程"处理。此外，董事会请求伐尔台，如该章程得到领事团批准，就要求道台毫不迟疑地贯彻执行。③ 伐尔台要求董事会责成工部局卫生官爱德华·亨德森（Edward Henderson）与海关医官亚历山大·詹梅逊（Alexander Jamieson）就是否需为南方来船制订卫生章程进行磋商。医生们商量后建议：第一，凡广州或香港来船，无论是否曾停靠中间口岸，均须接受检疫；第二，在港口范围之外至少2英里进

---

① 阮笃成编著《租界制度与上海公共租界》，《民国丛书》第4编第24辑，上海书店出版社，1992年影印本，第124—125页。

② 1893年工部局开始讨论为控制传染病传播设立隔离医院的设想。参见马长林、黎霞、石磊《上海公共租界城市管理研究》，中西书局，2011，第99页。

③ 上海市档案馆编《工部局董事会会议录》第11册，上海古籍出版社，2001，第625页。

行检查；第三，所有检疫官员认为有危险之华人行李、货物，一律卸于浦东岸边进行硫黄蒸汽消毒；第四，若船上无时疫患者，卸下行李后，准发检疫通行证；第五，若船上有时疫患者，即按港口章程处理。① 伐尔台要求江海关道黄祖络指示海关税务司贺璧理（A. E. Hippisely）立即执行上述建议。②

　　然而，江海关道黄祖络并未立即落实医官的建议，工部局总董施高塔（James L. Scott）为此致函伐尔台，要求其再次函知黄祖络：来自南方的船舶不经检疫进入港口，不仅使当地侨民处于严重危险中，对本国国民来说也极为严重。施高塔还提出，万一道台继续拖延答复，或可请领事团致电北京，将此事提交总理衙门，由其出面立即指示江海关道执行医官建议；同时请求领事团迅速发布章程，所有自广州、香港及中间港口，悬挂各该国旗帜来上海之船只，在有关卫生部门检疫前一律不得过港，所有华人行李上岸前必须熏蒸消毒。③ 在此威胁之下，江海关道黄祖络不得不指示海关税务司贺璧理立即执行医官的建议，发布了比工部局更加严格的检疫章程。

　　虽然各方都认为应当对进口船只进行检疫，但对于检疫究竟应用多长时间，则观点纷纭。租界当局认为，所有来自广州、香港及中间港口的船舶自离港之日算起，在吴淞口外应有 8 天检疫时间。而当地侨民考虑到租界贸易，认为到达船只在吴淞口外接受 3 天的时疫检查即可。④ 英国领事韩能（Nicholas John Hannen）则表示，除非所有国家包括中国都准备实施这样的停船检疫，否则不予同意。其实，在医生看来，必要且行之有效的措施不是对所有船只进行检疫，而是做好防疫的一系列准备工作，包括对染疫病人的接收、隔离和治疗，以及对所有从受检疫船上岸的人员与货物进行消毒。⑤

　　最终，经过各方磋商，医生的意见占了上风，围绕如何检疫的问题逐渐达成如下共识：除非医生、工部局及领事团都认为时疫传到上海的

---

① 《工部局董事会会议录》第 11 册，第 626—627 页。
② 《工部局董事会会议录》第 11 册，第 628 页。
③ 《工部局董事会会议录》第 11 册，第 629 页。
④ 《工部局董事会会议录》第 11 册，第 630—631 页。
⑤ 《工部局董事会会议录》第 11 册，第 633 页。

危险大到有必要对所有南方来的船只进行停船检疫的程度，否则不会对所有船只进行检疫。香港发现鼠疫后，各国领事即商议防疫章程，要求来自粤东的轮船一律暂时停在口外。后疫气日盛，才派人到各轮船上加意稽查，发现有染疫而未发之人，则送入医院疗治。① 上海工部局董事会则与伐尔台再次函商，决定"凡船之由香港、广州及南方各处来者，一律令其停泊下海浦外六里，遣西医上船稽查，如行李、货物中带有疫气，急令携至浦东熏以硫黄烟，始准各自携去，必查明船中并无疫气，方得进傍码头"。伐尔台将此照会江海关道黄祖络，咨照税务司贺璧理照章举办。② 不久，黄祖络延聘杨树浦巴纪医生稽查香港来沪船只。③ 6月中旬，工部局禀请伐尔台照会黄祖络，表示工部局已经派两位西医在预备的医院内办理防疫事务，请求江海关道派"平日可信之华医二名相助"，并在浦东用硫黄熏蒸货物之处张贴告示。④

除强调应厉行检疫外，工部局还积极筹建防疫医院，并特别注意华洋分治问题，认为"华人和洋人体质不同，应当分开治疗"。1894年5月22日，工部局卫生官亨德森就建议，将到达上海的西人患者安全送往医院，华人患者则送往浦东，否则不得登岸。工部局计划将西人染疫者送往医院，同时设立接收华人染疫者的场所，或借用浦东水手拜经堂，或在公墓修建隔离棚屋。万一瘟疫流行，则在虹口或杨树浦选一地点建立棚屋。⑤ 然而，洋人开办的公济医院（General Hospital）拒绝了工部局有关西人患者入院的建议，复函称该院医师建议医院董事们无论在何种情况下均不能允许西人染疫者进入该院。⑥ 因此，工部局不得不改变计划，在浦东水手拜经堂接纳西人患者，同时增加公墓附近的隔离棚，接纳华人患者。⑦ 1894年6月，工部局筹资在浦东创建医院两所，一所疗西人之染疫者，一所疗华人之染疫者。院中延集西医、华医，如华人不

---

① 《疫更难弭》，《申报》1894年6月6日，第2版。
② 《上海防疫》，《申报》1894年6月7日，第3版。
③ 《港电报疫》，《申报》1894年6月9日，第2版。
④ 《续纪上海防疫事宜》，《申报》1894年6月14日，第3版。
⑤ 《工部局董事会会议录》第11册，第625页。
⑥ 《工部局董事会会议录》第11册，第628页。
⑦ 《工部局董事会会议录》第11册，第627页。

愿就西医，则可由华医疗治。①

值得注意的是，工部局此时已经意识到若无中国地方官府的协助，防疫措施很难落实，故开始尝试设立专门的华人隔离医院。6月5日，工部局卫生官亨德森表示，除非得到当地长官授权批准，否则难以从本地人寓所中迁出病人。他建议工部局要求华人当局准许将染疫者运送至医院，准许入户查找病人。为了敦促华人接受住院治疗，亨德森还提议租用周家嘴或杨树浦路上的中国花园来筹建隔离棚，作为专门收治华人之所。为此，工部局函知领事伐尔台，工部局正在为华人染疫者筹建临时性医院，请其要求道台发布告示，必须立即将华人患者从其住所送往医院。② 可见，此时工部局为接收海港检疫发现的病患所采取的措施，与其在租界的举措有异曲同工之义。

不过，筹建收容染疫者医院的计划遭到了地方社会尤其是毗邻洋行的反对和抵制。祥生洋行抗议将染疫者送往浦东，并建议将收容医院建于水陆进出皆便的黄浦江北岸泊船检疫处附近。工部局讨论后通知祥生洋行，其无意在浦东为华人染疫者建造永久性医院，所建两座隔离棚纯属临时性安排，仅备应急之用，所有华人染疫者均将被送往正在别处建造的临时医院。③ 及至6月中旬，工部局设立的消毒站及黄浦江两岸隔离棚竣工，任命拉尔卡卡和马修斯两位医师居住此地负责开办事务。工部局将此事告知江海关道黄祖络，并请他选派两位可信的华人医师，为愿意接受华医治疗的华人患者治病。与此同时，工部局致函海关税务司贺璧理，通知消毒站和隔离棚已经竣工，准备执行工部局医官亨德森的建议。④

综上，在应对香港鼠疫过程中，上海公共租界工部局通过与领事团的交涉，以外交形式施压江海关道厉行海港检疫，在某种程度上改变了"海关检疫"的简陋状况。不仅对所有来自有疫口岸的旅客的身体检查持续到9月中旬，还建立了专门的消毒站和临时性医院，作为海港检疫

---

① 《筹建医院》，《申报》1894年6月7日，第3版。
② 《工部局董事会会议录》第11册，第629页。
③ 《工部局董事会会议录》第11册，第629页。
④ 《工部局董事会会议录》第11册，第631页。

的辅助性机构。① 在 6 月 19 日的会议上，工部局提议组建混合卫生委员会，专门负责协调海港检疫相关事务，任命领事团和公共租界工部局、法租界工部局的某些成员，医官以及某些中国官员为委员，并要求中国政府接管消毒站，试图将其为防疫设立的临时机构转变为常设机构，将所拟临时章程转变为永久性章程。但是，海关和租界在检疫的权责方面各有考量，只是为应对疫情达成了临时共识，工部局的上述规划遭到海关方面的拒绝。当时消毒站租借土地已花去 132 两，棚屋和库房建设费 2300 两，合计 2432 两；杨树浦隔离棚和浦东医院建设费各 600 两，设备费 400 两；总计 4032 两。② 工部局支付了相关费用，但海关税务司贺璧理以及江海关道黄祖络均声明他们无权为所拟"卫生章程"拨付款项，③由于缺乏公共财政支持，海港检疫的临时西法防疫很难长久持续实行，其范围亦局限在租界以内。

当时，舆论已认识到防疫不能止于海港防疫，而要在整个地方社会厉行清洁，才能有效防止疫情的蔓延。时人指出，河南路马车常有数十辆之多，"矢溺熏蒸，行人皆掩鼻而过"，店铺诸人日受秽气势必生病，提议工部局"饬令清道役夫格外勤为洒扫，并责成御者随时打扫，不准矢溺漓淋，各铺户亦助之收拾洁清，庶免致蒸成疫疠"。④ 工部局要求界内居民"勿再堆积污秽，以致臭气熏蒸"，注意屋宇、道路、食物和用物清洁，报界则希望这些措施能够在整个上海地区推行，"凡城厢以及南市，推而至于乡屯、市镇，次第仿照，百密而无一疏"。⑤ 但租界之外，地方官应对疫情，"多制辟疫丸散分送与人，各处善堂施医给药"，⑥ 并未注意清洁问题。

此外，无力掩埋尸棺的租界贫民往往弃之荒郊，各处义冢停棺不葬，也带来很大的卫生隐患。租界有章程规定殡殓不得超过 24 小时，"人皆恪守，无敢或违"，然租界外则无此规定，《申报》呼吁"城厢内外各官

---

① 徐雪筠等译编，张仲礼校订《上海近代社会经济发展概况（1882—1931）》，上海社会科学院出版社，1985，第 87—88 页。
② 《工部局董事会会议录》第 11 册，第 633 页。
③ 《工部局董事会会议录》第 11 册，第 635 页。
④ 《疫更难弭》，《申报》1894 年 6 月 6 日，第 2 版。
⑤ 《防患未然说》，《申报》1894 年 6 月 4 日，第 1 版。
⑥ 《论迎神逐疫之非》，《申报》1894 年 6 月 29 日，第 1 版。

实力施行，辅工部局之所不及，则民戴德益"。① 上海地区善堂为照顾客死他乡之人购置义冢，原"为方便计，准其暂时停柩于此，其有亲属者必函召前来，使之领棺归里早安窀穸，如查无亲属则即代为掩埋"。但是，棺材多由薄板钉成，"薰炙于烈日之中，漂摇于风雨之夕，板皆裂缝，尸骸不免暴露秽恶之气，随风远送"，结果成为瘟疫之温床。这既是国人习俗所在，也是租界权力不能及的结果，"只能尽其心于租界中，未能施其力于租界外也"。② 上海道台应工部局之请对各地运送棺材做了要求：镇江地方政府应立即妥为埋葬发往该地的棺材；发往上海的棺材应即交付其亲属，并在捕房督察长的监督之下埋葬于租界以外，且一年内不得迁动；不准华南运来的棺材在上海登岸。此外，道台要求工部局向各轮船公司发布命令，不许他们的船只从香港或广州载运染疫死者。③

在工部局的示范下，时人开始反思中西对待疫情的不同态度：

> 中国之人不甚畏疫，谓天行时疠，厥有定数，在数者难逃。其死焉者，不畏亦死，畏之亦死；其不死焉者，畏之不死，不畏亦未必死。惟自慎其起居、饮食、寒暖而已矣。西人则以为疫之来，由于人事之不臧，非可尽诿之于天，平日居家不能清洁秽污之气，久而触发则致疫，疫症传染亦多。由于秽气所致，避疫之法以洁除街道、居民为第一要义。④

中国人相信疫病是天命所致，因而求助于神灵，西方则认为人事未尽，想方设法进行防疫。对于西法防疫的有效性，中国人并不完全认同，认为"如西法封舱，禁人不许往来，势有不能止，可术医药饵以尽人力，别无他法"，⑤ 但对于此举的政治含义，已有日渐清晰的认知：西人将防疫之事作为爱民之举，租界较之非租界，"一秽一洁，已有上下之别"，

---

① 《上海防疫》，《申报》1894 年 6 月 7 日，第 3 版。
② 《论防疫宜先葬停棺》，《申报》1894 年 6 月 9 日，第 1 版。
③ 《工部局董事会会议录》第 11 册，第 660 页。
④ 《去秽所以祛疫说》，《申报》1894 年 6 月 27 日，第 1 版。
⑤ 《为广州瘟疫已减轻，香港改用中医治法以本土流行事》（1894 年 5 月 28 日），中国第一历史档案馆藏军机处电报档，2-02-12-020-0287。

因此，中国官员不应将爱民之名让于西人，宜速速设法严防。①

三　营口鼠疫：交涉与西法防疫的推行

香港鼠疫暴发后，帝国主义各国为保障其在华人士的健康，屡次以外交交涉的方式，要求中国在港口和陆地边界地区采取防疫措施。如1897年2月18日，俄国公使照会总理衙门，为防英属印度暴发的瘟疫传入喀什等地，要求中国仿照各国进行西法防疫，在中印交界处留验印度来华人员，"不准骤入华境，俟过一定日期确知并无瘟疫，方准入境"，并对其所带物件进行消毒，"应量力烟熏，或用他法，以除瘟萌"。② 22日，总理衙门回复道："本衙门查照来文办法，电知新疆巡抚照办。"③ 同年7月8日，驻厦门、福州的各国领事致电总理衙门，要求制定检疫规则，请西医检查船只。为此，东海关道锡桐、东海关税务司贾雅格与各国领事议定章程7条，于8月4日开办。④ 然而，这些交涉仅限于海关和陆关的检疫，在1899年7月的营口鼠疫暴发前，各国并未要求中国官府在地方推行西法防疫。

1899年的营口鼠疫引起了当地外国领事的高度关注。自香港鼠疫暴发后，厦门以北1200海里内的港口均未发现鼠疫病例。海关医官不能确定鼠疫是如何传入营口的，因为没有对到达的汽轮及乘客进行检查，没有来自南方乘客数量的记载，也没有乘客沿途死亡或生病的记录。⑤ 不过，也有人认为可能是在俄国铁路工作的劳力将鼠疫携带到营口，也就

---

① 《去秽所以祛疫说》，《申报》1894年6月27日，第1版。
② 在电文中，俄公使明确了各国采取的西法防疫之规定，即"以防瘟疫传入各国境内，并各在各口岸暨交界处安设查瘟疫局，由凡有印度说来之人在该局暂行留住，以便确验有无瘟疫，所带之物用药除瘟"。《印度瘟疫盛行宜预防传入喀什噶尔希示复由》（1897年2月18日），台北中研院近代史研究所档案馆藏总理各国事务衙门档，01-37-001-04-001。
③ 《照复喀城设局防瘟已电疆抚照办》（1897年2月22日），台北中研院近代史研究所档案馆藏总理各国事务衙门档，01-37-001-04-002。
④ 《东海关呈送厦门各处奉行检疫规则经费清折》（1897年10月6日），台北中研院近代史研究所档案馆藏总理各国事务衙门档，01-37-001-05-001。
⑤ "Dr. C. C. De Burgh Daly's Report On the Health of Newchwang," *Medical Reports*, 58th Issues, Shanghai: The Statistical Department of the Inspectorate General of Customs, 1900, p. 20.

是说，自俄国人开始从中国南部征召大量劳动力以满足其日益增长的筑路需求，疫病就随着这些苦力从厦门、汕头、广州、香港等疫港运送而至。①

从医官处得知疫情后，营口的外国领事采取了两项措施。首先，8月12日，各国领事和公司、海关专员在给香港、上海、烟台和天津等港口的电报中，要求海关税务司禁止搭载棺材的平底帆船和汽船出口。其次，领事们希望各国能联合对总理衙门施加压力，"因为没有这些压力，中国地方当局无疑将像过去证明的那样顽固且故意阻碍"。② 上海非常注重防疫，曾建议北方各港口对来自疫港的汽船进行检查，因此驻沪各国领事接到警告后，便召开会议讨论防疫，并电告山海关道，"请暂禁灵柩勿出牛庄口，以防各口传染"。③ 总税务司也转饬各海关，按照上海除瘟疫章程保护各口。④ 上海严格执行检疫，派遣巡逻船"春和号"至崇明岛北航线执行特别任务。所有来自北方的平底帆船，若要进入长江和港口，必拦截检查，禁止其搭载乘客或棺材。将所有疑似船只拖至崇宝沙岛卫生检查站，若发现棺材，则扣留在卫生站。⑤ 与此同时，总理衙门同意禁止营口棺材外运，并禁止野生鸟类皮毛出口。⑥ 山海关道明保承认"围城内外浮厝之柩甚多，尤易为疠"。⑦ 但是，这些措施仅能阻止疫情在海港间传播，对营口本地的疫情控制并无太大作用。

8月17日，海关医官应邀参加各国领事团公共会议，提交了应对鼠疫的完整计划，会议据此拟定十二条《营口防除疟瘩瘟疫章程》，要点有四：一是必须对来自有疫港口的船只及人员进行查验；二是在辽河口设立检疫局，查验进入内陆的船只与人员；三是禁止运输灵柩；四是开

① "The Plague," *The British Medical Journal*, Vol. 2, No. 2019, Sep. 9, 1899, p. 681.

② "The Plague at Newchwang," *The North-China Herald and Supreme Court & Consular Gazette*, Sep. 11, 1899.

③ 《牛庄防疫一事将发盛京将军及山海关道各电抄录知照由》（1899年9月22日），台北中研院近代史研究所档案馆藏总理各国事务衙门档，01-37-001-07-013。

④ 《营口一带瘟疫盛行请饬营口道按照除疫章程认真保护由》（1899年8月22日），台北中研院近代史研究所档案馆藏总理各国事务衙门档，01-37-001-07-002。

⑤ "The Plague at Newchwang," *The North-China Herald and Supreme Court & Consular Gazette*, Sep. 11, 1899.

⑥ "The Prevention of Plague and the Protection of Wild Birds," *The North-China Herald and Supreme Court & Consular Gazette*, Sep. 18, 1899.

⑦ 《咨送各国领事所拟防疫章程十二条请核复饬遵由》（1899年10月5日），台北中研院近代史研究所档案馆藏总理各国事务衙门档，01-37-001-07-019。

设卫生局，办理卫生行政。① 但是，该章程并未引起足够重视，据报道，当时只有一位官员认为必须立即采取行动，大多数官员则在相当长时间里怀疑医官报告的可靠性。② 为保证铁路修筑工作的顺利进行，俄国人立即采取了行动。8 月 20 日，俄国翻译柯理索福到总理衙门面递节略，要求总理衙门命令山海关道按照上海除瘟疫章程办理，"并会同营口各国领事官设保护各法，以免此瘟疫早路往他处流行"。③ 而其他国家外交官员除与道台进行了一两次无效的会晤外，并未采取其他强硬措施。《营口防除疙瘩瘟疫章程》被提交给山海关道，结果拖至 9 月 8 日才被婉拒。此举激怒了外国人。海关医官表示，山海关道未能立即采取行动促成该章程落实，应被视作不可原谅的犯罪，"这些成员完全没有意识到所面对的危险，以及他们对其他港口的责任"。④ 还有外交人士提出，由于中国地方官员是宿命论者，对坚决进行卫生改革的要求并未按照外交形式予以接受，各国领事"未曾听到任何一种程序被采纳"。⑤

由于营口道台拒绝采纳《营口防除疙瘩瘟疫章程》，未能及时采取措施，鼠疫在整个城市、周边村庄和其他城市蔓延开来。患有鼠疫的病人乘坐平底帆船前往烟台和其他港口，尸体被运往直隶、山东以及东北其他港口，有些被送往宁波和上海。8 月，鼠疫从城西向城东快速传

---

① 根据该章程，营口卫生局应该办理如下 8 项事务：应在围门外人少地方设立医院，委派中外医士专治此症；民间住房须派人逐一查验；如遇患疫者须送入该医院调治；凡患疫之家，须将房屋及屋内器具、衣物等用减病药水刷洗，至于病人贴身之衣物，务必焚毁，以除病毒，若贫苦小民，则由卫生局酌赔钱文，以示体恤；所有街道沟渠必须修通洁净，以防酿成疫毒；凡病故者无论其为因此瘟症或因他症即刻舁至围门外，按照妥法埋葬，不准稍有停留；其余所有保卫生除疫事宜，由局官商随时妥议举办；凡以上各项用款应由中国政府筹给卫生局支销，开局约用 2.5 万两，每月约用 8000 两，瘟疫灭尽无须用款。《咨送各领事所拟防疫章程由》（1899 年 10 月 9 日），台北中研院近代史研究所档案馆藏总理各国事务衙门档，01-37-001-07-021。

② "Newchwang: The Plague," *The North-China Herald and Supreme Court & Consular Gazette*, Oct. 2, 1899.

③ 《营口一带瘟疫盛行请饬营口道按照除疫章程认真保护由》（1899 年 8 月 22 日），台北中研院近代史研究所档案馆藏总理各国事务衙门档，01-37-001-07-002。

④ "Dr. C. C. De Burgh Daly's Report On the Health of Newchwang," *Medical Reports*, 58th Issues, Shanghai: The Statistical Department of the Inspectorate General of Customs, 1900, pp. 20-23.

⑤ "Newchwang: The Plague," *The North-China Herald and Supreme Court & Consular Gazette*, Oct. 2, 1899.

播。一家洋行中发现了两只死鼠，几天后两名中国雇员死于鼠疫。9 月初，靠近外国居住区的房屋和商店出现了很多死亡病例，同时发现老鼠、鸡、鸭、鹅、猪、鹿和牛大量死亡。更糟糕的是，大量鼠疫死者的尸体被停放在位于外国人居住区中心的太平间。9 月底，由于患病者回家或将疫死者带回家安葬，鼠疫蔓延至东南 24 英里、西北 17 英里和东北 40 英里的地方。① 美国副领事向美国公共卫生署报告，牛庄每天有 5—10 人死亡。②

上述情况引起了各国领事的不满，他们纷纷致电驻华使馆，催促其向总理衙门施压，转由总理衙门电饬营口地方遵照办理。9 月 11 日，俄国驻营口领事致电俄国驻华使馆，指责营口道台推却各国领事拟定的章程，不肯认真办理，请求转请总理衙门立即严饬该道台筹措应用，会同各国领事设法保护。③ 次日，美国驻牛庄副领事致电该国驻华使馆，指责"地方官不肯认真办理，并不与各领事会定妥章"，美国参赞司为此致函总理衙门，希望其速电令该处地方官"立即会同各国领事官妥定清洁章程，认真举办，并严查出入船只，务须遵守所定之章，以免疠疫流传地埠"。④ 9 月 14 日，德国驻华使馆翻译赴总理衙门面商此事。⑤ 领事们希望在数小时内得到答复，然而直到 24 日仍未得到清政府的任何回复，其间他们继续面晤道台、电呈外交团，就促使山海关道采纳防疫章

---

① "Dr. C. C. De Burgh Daly's Report On the Health of Newchwang," *Medical Reports*, 58th Issues, Shanghai: The Statistical Department of the Inspectorate General of Customs, 1900, pp. 20–23.

② "Further Concerning Plague in Newchwang," *Public Health Reports*, Vol. 14, No. 40, Oct. 6, 1899, pp. 1694–1695.

③ 需指出的是，俄国领事提出的防疫章程与各国拟定章程内容上有较大区别，实际上是俄国政府希望营口道台采取的措施，其具体内容包括："一、派医士认真诊视各居户；二、移患病者于医院内；三、医士认真诊视疑似患病者；四、选立义地；五、从速葬埋疫死者；六、从速将口内二千口灵柩运出；七、城内保养各法；八、染瘟之室各什物扫除洁净；九、聘请医士；十、布告御疫各法；十一、城外设立察禁之用；十二、察禁商民各船。"《议定防疫章程请山海关道筹办由》（1899 年 9 月 12 日），台北中研院近代史研究所档案馆藏总理各国事务衙门档，01-37-001-07-006。

④ 《请电饬牛庄地方官会同各国领事妥定清洁章程以免厉疫流行由》（1899 年 9 月 12 日），台北中研院近代史研究所档案馆藏总理各国事务衙门档，01-37-001-07-005。

⑤ 《营口防疫章程已饬关道并札总税务司与各国领事妥筹办理由》（1899 年 9 月 22 日），台北中研院近代史研究所档案馆藏总理各国事务衙门档，01-37-001-07-011。

程反复交涉。①

9月16日，山海关道明保接到总理衙门督饬其与各国领事妥筹办理的电令后，态度有所缓和，会见各国领事"允妥定禁章"，并电禀总理衙门请求允许筹措所需经费。② 明保考虑的重点在于争取筹款与商民支持，③ 他以经费无处筹措为由，将《营口防除疙瘩瘟疫章程》转呈盛京将军，请其转咨总理衙门核夺施行，从而又将是否采纳章程的皮球踢给了总理衙门。根据各国领事计算，施行防疫章程需用银2.5万两，日后每月需用银0.8万两。明保表示仅能筹款1000两，不敷办理。④ 各国领事以此为据，要求总理衙门同意由山海关道筹措经费。9月17日，俄国公使格尔斯致函总理衙门，强调"牛庄所拟防瘟之法施行之处，专在贵处定夺"，相信"贵王大臣必践照末次至贵署之时所言转饬该处，将首先为防瘟疫流至近邻、地方居民应用各法刻即举行可也"。⑤ 9月20日，德国公使致函总理衙门，指出防疫一事与中国民生和驻各口洋人，以及通商和税务均有关系，"请即转饬该道立即妥定禁章，庶免此瘟疫在营口内外传染之患"。⑥ 10月4日，美国参赞致函总理衙门，转达了牛庄美国副领事的担忧，称"此等恶疫关系甚重，若只图惜费，而不妥为严防，传染愈甚，将至成为巨灾，岂不可畏？"进而恳请总理衙门"再行电饬

---

① "Newchwang: The Plague," *The North-China Herald and Supreme Court & Consular Gazette*, Oct. 16, 1899.

② 《咨送各领事所拟防疫章程由》（1899年10月9日），台北中研院近代史研究所档案馆藏总理各国事务衙门档，01-37-001-07-021。

③ 根据在营口的广东潮汕商人介绍，潮汕地区采取的"严禁停柩不葬"和"清理沟渠，挑清淤秽"措施极为有效。于是，明保札饬海防厅，会同练军营官等采取下列三项措施：一是督饬商众修洁沟渠；二是掩瘗埋瘗，禁止停柩；三是建渠引水，解决居民饮用池塘积水的问题，以涤邪秽。《咨送各国领事所拟防疫章程十二条请核夺饬遵由》（1899年10月5日），台北中研院近代史研究所档案馆藏总理各国事务衙门档，01-37-001-07-019。

④ 《牛庄防疫一事关道所筹款项决不敷办请再行电饬关道设法措款相应代康大臣函达贵署希为查照办理由》（1899年10月1日），台北中研院近代史研究所档案馆藏总理各国事务衙门档，01-37-001-07-014。

⑤ 《牛庄瘟疫流至盖州请将防瘟各法刻即举行由》（1899年9月17日），台北中研院近代史研究所档案馆藏总理各国事务衙门档，01-37-001-07-009。

⑥ 《营口防疫章程已饬关道并札总税务司与各国领事妥筹办理由》（1899年9月22日），台北中研院近代史研究所档案馆藏总理各国事务衙门档，01-37-001-07-011。

关道设法指拨何款，抑或如何筹款"。①

　　在各方压力之下，总理衙门对此事渐有定论，向英国和俄国公使表示"防疫需费太巨难筹，其所议章程中国实有难行之处"，"只可择其可行者酌办"。② 10 月 3 日，总理衙门决定给营口防疫事务拨银 1 万两，"于山海、津海两关现收船钞暨罚款应行解署项下拨给"，其中山海关拨银 3000 两、津海关拨银 7000 两，统一交给山海关道管理。③ 与此同时，总理衙门致函美国驻华参赞，表示只能拨银 1 万两，不能再加，由关道与各领事商妥简便办法，如果不敷可与各领事酌筹。④

　　此外，10 月 4 日俄国公使致函总理衙门，表示东清铁路公司愿意就此借给无息之款，但要求立即按照各领事所拟御瘟办法，"将所需各法作速举行"。⑤ 为免俄国人借机干涉，总理衙门拒绝了此项提议，于 10 月 6 日致函俄国公使，称已在海关项下拨款 1 万两，无须借款。⑥ 由于清政府财政体制的复杂性，这 1 万两费用的筹措并非一帆风顺。津海关道黄建筦在接到总理衙门的札令后致函北洋大臣，表示津海关已将应解给总理衙门的船钞暨罚款共计 9325 两 8 钱，由候补知县刘永德于 10 月 1 日解往总理衙门，因此无银可拨。⑦ 而总理衙门也不愿将解到的船钞暨罚款再拨给山海关，表示"本衙门自有应用之项未便拨付"。此时，山海关道已在税项下暂挪银 7000 两应用，于是总理衙门要求津海关在应行解署

①　《牛庄防疫一事关道所筹款项决不敷办请再行电饬关道设法措款相应代康大臣函达贵署希为查照办理由》（1899 年 10 月 1 日），台北中研院近代史研究所档案馆藏总理各国事务衙门档，01-37-001-07-014。

②　《牛庄防疫一事将发盛京将军及山海关道各电抄录知照由》（1899 年 9 月 22 日），台北中研院近代史研究所档案馆藏总理各国事务衙门档，01-37-001-07-013。

③　《拨防疫经费银 7000 两由》（1899 年 10 月 3 日），台北中研院近代史研究所档案馆藏总理各国事务衙门档，01-37-001-07-015。

④　《防瘟事已由山海关道拨银一万两不能再加如果不敷与各领事酌筹由》（1899 年 10 月 4 日），台北中研院近代史研究所档案馆藏总理各国事务衙门档，01-37-001-07-018。

⑤　《东方铁路公司欲动救瘟疫借给无息之款希即饬改道由各领事监察将所需各法作速举行由》（1899 年 10 月 4 日），台北中研院近代史研究所档案馆藏总理各国事务衙门档，01-37-001-07-017。

⑥　《防疫一事无须借款由》（1899 年 10 月 6 日），台北中研院近代史研究所档案馆藏总理各国事务衙门档，01-37-001-07-020。

⑦　《津海关应拨牛庄防疫经费七千两请即在七月二十四日所解总署项下就近拨发山海关具领由》（1899 年 10 月 14 日），台北中研院近代史研究所档案馆藏总理各国事务衙门档，01-37-001-07-023。

船钞暨罚款项下，由津海关拨银 4000 两、东海关拨银 3000 两。① 接令后，津海关将征收的船钞暨罚款共 3134 两 8 钱 9 分，另筹垫 865 两 1 钱 1 分，共计 4000 两拨给山海关道。② 11 月 25 日，东海关道李希杰在征存三成船钞项下提出银 3000 两，"按照库平倾镕足色官宝，札委候补把总祝义堂当堂弹兑足数，装成木箱二只，备具文批"，搭轮船由海道运解山海关道衙门。③

各国驻营口领事在《营口防除疙瘩瘟疫章程》中要求创设卫生局，由各国派官员商办事情，并拟定了经费和人员的来源。虽然章程要求中国政府筹给卫生局支销，但经费实际由各方筹集，总理衙门拨给 1 万两经费，中东铁路局资助 16000 两，各国驻营口领事及各洋行共捐款 4000 两，先后集资 3 万两。此外，他们拟向中国官商募集 2 万两，以满足卫生局 6 个月的运营费用共 5 万两。④ 卫生局由 10 人组成的卫生委员会控制，包括 3 名中国人、3 名英国人、2 名日本人、1 名俄国人和 1 名美国人。日本领事田边熊三郎函请日本医生到营口担任卫生局雇员，包括退休警察医生冈崎祇照及医师村田升清、野口英世等，10 月 27 日抵达后又有 4 名日本医生到卫生局工作。⑤ 日本医生在此采取了如下防疫措施：派医挨户查找病人，将染疫者送往五台子养病院收容医治，其他患者送往普济医院⑥，两院均免费提供药物、诊治、饮食和衣履；对染疫者房屋进行消毒，让染疫者家属租屋居住，由卫生局提供每日饮食和衣服；在土围各门派兵查验有无病人通过，染疫病愈者须有医生执照始得放行；

① 《牛庄防疫经费由津海关拨银四千两东海关拨银三千速解归款由》（1899 年 10 月 16 日），台北中研院近代史研究所档案馆藏总理各国事务衙门档，01-37-001-07-024。

② 《津海关委解牛庄防疫经费在第一百五十六结船钞罚款提拨由》（1899 年 11 月 10 日），台北中研院近代史研究所档案馆藏总理各国事务衙门档，01-37-001-07-025。

③ 《咨呈东海关提解牛庄防疫经费委员衔名起程日期由》（1899 年 12 月 11 日），台北中研院近代史研究所档案馆藏总理各国事务衙门档，01-37-001-07-026。

④ 《设局卫生》，《申报》1899 年 11 月 11 日，第 2 版；饭岛涉「近代中国の衛生行政——一九世紀末—二〇世紀初期、営口の事例」『東洋学報』第 80 巻第 2 号、1998 年 9 月、208 頁。

⑤ 转引自饭岛涉「近代中国の衛生行政——一九世紀末—二〇世紀初期、営口の事例」『東洋学報』第 80 巻第 2 号、1998 年 9 月、208—211 頁。

⑥ 该院由英国教士于同治九年（1870）创立，位于海关监督公署南街。民国《营口县志》下卷，《辽宁旧方志·营口卷》，1930，第 139 页。

注意围内清洁，要求各义庄、义地暴露在外的棺木一律瘗埋，不准再厝，染疫死者只能经扬武门送五台子义地瘗埋，不准在围内及围墙附近埋葬，① 将围内粪厂迁到围外。②

而中国官民普遍质疑卫生局的做法，一直持抵抗态度。③ 为筹集卫生局的开办经费，华洋各官派高、张、吴三买办"勒令商民出资相助"，但商人消极应对，仅捐得洋银数百元。④ 营口的仁裕号等 10 家商铺联名禀告山海关道，历数西法防疫之害，表示"卫生局防疫章程事重大，碍难遵从，吁请作主，以顺舆情"。⑤ 海防厅刘朝钧及稽查局委员先后具报洋人防疫的问题，举人刘兴沛、王锦云和民人孙恭等 40 余人联名禀称卫生善举犹未尽善，恳请转详外人，以期尽归于善。⑥

中外争执的焦点在于两项措施：一是将染疫者收纳到医院医治，二是将死者直接埋葬在义冢。营口卫生局雇用的医生在大街小巷挨户编号查询病人，并欲令病毙者棺木均从扬武门一处抬出，使"商民纷纷疑惧，谤讟烦与"。⑦ 商人们表示，华洋风俗不同，不能轻委外人办理而招祸乱，"中外各有医院，各行各善，各防各瘟"，"不劳外人查验，以清民遵清法"。此时营口已有许多慈善团体，足以预防瘟疫，资善堂⑧、三江

① 据县志记载，"光绪二十三年时疫盛行，经各国领事以保安堂义庄近在埠内，要求迁徙，遂将厝枢悉移葬义地"。此即阜有门内的山东义庄保安堂将存放的厝枢迁往五台子义冢地。民国《营口县志》下卷，《辽宁旧方志·营口卷》，第 140 页。
② 《卫生施医》，《申报》1899 年 11 月 25 日，第 2 版；《营口卫生所来函》，《申报》1900 年 1 月 2 日，第 3 版。
③ 俄国人记载道，营口"人烟稠密，居民的饮食和居住条件极不卫生，他们对欧洲人概不信任，对欧洲人所采取的防疫措施半信半疑，对患鼠疫的病亡者，总是千方百计地加以隐瞒"。《中东铁路沿革史》，〔俄〕谢·阿·多勃隆拉沃夫：《一个俄国军官的满洲札记》，刘秀云、吕景昌译校，齐鲁书社，1982，附录，第 3 页。
④ 《卫生施医》，《申报》1899 年 11 月 25 日，第 2 版。
⑤ 《营口各号商欲仿照防疫章程自置买义地并开设医院以免外强干预请为立案由》（1900 年 2 月 21 日），台北中研院近代史研究所档案馆藏总理各国事务衙门档，01-37-001-08-001。
⑥ 《详陈营口办理防疫情形并近日疫气渐消应令停止请查核示复由》（1900 年 4 月 1 日），台北中研院近代史研究所档案馆藏总理各国事务衙门档，01-37-001-08-003。
⑦ 《详陈营口办理防疫情形并近日疫气渐消应令停止请查核示复由》（1900 年 4 月 1 日），台北中研院近代史研究所档案馆藏总理各国事务衙门档，01-37-001-08-003。
⑧ 资善堂为光绪五年（1879）奉锦山海关道续昌捐廉倡办，内设义塾教育贫民子弟，并设施粥、施衣、施棺三处。民国《营口县志》下卷，《辽宁旧方志·营口卷》，第 137 页。

公所①、百善社和山左公所②均有华医施诊，可"相辅而治，听病者自择"。因此，他们极力抵制外国医生，主张由华医施治。俄国公使格尔斯在致总理衙门的信函中转述了医士所指出的营口防疫的几个问题：一是居民对疫情持避讳态度，"每遇其家属患此项恶瘟之事，往往严藏不报，亦不容医士往视"；二是牛庄有停枢习惯，如"该医士在牛庄查获停枢四处，内存拟送回家乡之灵枢 2000 口，其间亦有患恶瘟而故之尸灵"；三是地方官不认真办理防疫事务。③ 两相比对，可见中外对营口防疫情势的认知与不满之处颇为吻合。

其中，引发中外分歧的核心问题之一，可能是埋葬寄存棺木的问题。在给道台的呈请中，商人们特别指出停枢之举事关民心所安，"营口谋衣食者不下数万，兼以工苦闲杂人等，其数愈多，要皆外乡人来此贸易，有病亲友看守，则尸棺归籍，于用人之家无累于被用之人，心安是以招来广而商贾众，亦生意盛而税务与乐土可居，相安日久"，而防疫举措使"众情惶惑，物议沸腾，为客者咸思他往，用人者皆为惊惶"。④ 但由于文化背景相异，外国人对此非常不解，只认为停枢事实上加快了鼠疫的扩散。英国人认为，"在牛庄的广东人是鼠疫主要患者，却希望他们的朋友能够埋葬在距离此处有 2500 英里海程的故乡。尸体放在棺材里，停放在地面，或者浅埋在地下，直到合适的机会将其运出，越来越多的棺材肯定会发生各种疫病，并直接导致鼠疫的扩散"。⑤ 俄国人则表示，"由

---

① 江苏、江西、浙江和安徽商人到东北做生意，于康熙四十二年（1703）在盖平创建三江会馆，供奉天后圣母诸神圣像。后盖平海港淤塞，商务移至营口，故三江同乡翁晓山等于光绪十三年（1887）筹设三江公所，建筑厅房 40 余间。见沈时《重修三江会馆碑记》，民国《盖平县志·艺文志·碑记》，《中国方志丛书·东北地方》第 13 号，台北，成文出版社，1974 年影印本，第 627 页；民国《营口县志》下卷，《辽宁旧方志·营口卷》，第 215 页。
② 山左公所由山东寄骨寺改名而来，为众商议事之地。《营口各号商欲仿照防疫章程自置买义地并开设医院以免外强干预请为立案由》（1900 年 2 月 21 日），台北中研院近代史研究所档案馆藏总理各国事务衙门档，01-37-001-08-001。
③ 《函请札行牛庄官员会同各国领事医士等严行设法以御恶瘟并将不宜藏匿患疫病亡之事为该处居民明谕知悉由》（1899 年 9 月 9 日），台北中研院近代史研究所档案馆藏总理各国事务衙门档，01-37-001-07-004。
④ 《营口各号商欲仿照防疫章程自置买义地并开设医院以免外强干预请为立案由》（1900 年 2 月 21 日），台北中研院近代史研究所档案馆藏总理各国事务衙门档，01-37-001-08-001。
⑤ "The Plague," *The British Medical Journal*, Vol. 2, No. 2032, Dec. 9, 1899, p. 1620.

于受世代传统风俗习惯的影响，病亡者入殓后，当地居民不是将其立即安葬，而是将敞开的棺材置于地面之上达数日之久。无疑，这为鼠疫病的流行大开方便之门，如此一来，公司所采取的防疫措施刚刚实施就前功尽弃"。① 因此，营口卫生局态度强硬，不仅要求即刻埋葬新死者，而且要求将存放的棺材尽数掩埋。这些在外人看来理所应当的措施，却被中国人视为扰乱人心之举，只是他们虽心有不甘，却又不得不遵照执行。

为应付卫生局的强硬安排，营口各商号向山海关道提议，由中国人仿照防疫章程自行筹办防疫事务，并采取了两项举措。其一，商人们在扬武围门外极南地方和五台子村西南购置了义庄地，以备春后开工，准非疫死者暂寄一年，逾期则由公所代为下葬，患疫死者立即送往公置义地深坑掩埋，并立碑为记，以待尸亲至。其二，商人们将旧山东寄骨寺改为山左公所，作为众商议事之处，待春暖开河时延请华医，再酌定开诊日期及经费章程。营口商人的应对之策，与西法防疫的雷厉风行实有天渊之别。山海关道明保认可此举，② 并呈请总理衙门批复，反映出当时中国官民不愿遵照外国人章程办理防疫的心态，认为其"立意未尝不佳，惟以外洋之法，欲强令华民遵从，未免舆情不顺"。③ 值得注意的是，戊戌政变后清廷形成了一股反对外国人的潮流，一定程度上促使明保并未完全屈从于外国领事的压力，而是坚持己见反复交涉，表示"惟以外洋之法强欲中国商民遵行，未免捍格难通"。每次与各领事会议时，他都"推诚商榷，随事辩正，以期简便之易行，而于晓谕商民，则又切实开导，勉其恪遵，以冀相安于无事，从违操纵，颇费苦心"。④

对营口官民修改防疫章程的尝试，东清铁路公司总工程师尤戈维奇非常不满，认为此"即意味着对防疫措施的废除"，"倘若没有明确的预防措施，日后鼠疫定将泛滥成灾，无法消除"。他认为当地居民是愿意接

① 《中东铁路沿革史》，〔俄〕谢·阿·多勃隆拉沃夫：《一个俄国军官的满洲札记》，附录，第3页。
② 明保表示，"各商号既欲仿照防疫章程自行置买义地并开设医院，以免外人强为干预，似尚可行"。
③ 《营口各号商欲仿照防疫章程自置买义地并开设医院以免外强干预请为立案由》（1900年2月21日），台北中研院近代史研究所档案馆藏总理各国事务衙门档，01-37-001-08-001。
④ 《详陈营口办理防疫情形并近日疫气渐消应令停止请查核示复由》（1900年4月1日），台北中研院近代史研究所档案馆藏总理各国事务衙门档，01-37-001-08-003。

受这些规定的，只有道台一人不愿意付诸实施，遂唆使居民递交呈文，并借此向外国人寄发文件。他恳请璞科第要求总理衙门，"命令营口道台对此项事宜予以力所能及的协助，令其不得制造任何障碍，以保证我们在当地的头等大业（筑路工作——引者注）免受危害"。① 故此，东清铁路公司董事璞科第向总理衙门提交呈文，批评营口道台"竟然先发制人，简直令人困惑不解"，以该处各绅士联名禀请酌改防疫章程为由，拟改各节与章程全废无异。② 他要求总理衙门命令营口道台遵照现行的条文规定，协助俄国医生开展工作，说服那些坚持要修改条文的当地头面人物理解，俄国人背井离乡前来中国，帮助中国政府消除鼠疫，实际上是对中国人民颇有益处的。③ 接到俄国人的投诉后，总理衙门致函盛京将军，要其"转饬山海关道酌核情形办理，并声复本衙门可也"。④ 这样就又把如何办理防疫的皮球踢回给明保。

1899 年底疫情大减，每日查报已无患疫致毙之人，英国领事谢立山致函明保，将卫生局所用华医二人酌为资遣。明保顺势表示，卫生局经费已将用罄，"所定章程既不洽与舆情，似可即此停止"。⑤ 在中方官员看来，疫情一经消除，防疫措施就应当停止，但各国认为鼠疫极易传染，应当建立起一套日常防范制度。1900 年 3 月 24 日，经与英、美、俄各国领事会商，日本领事田边熊三郎照送检疫章程十二条，强调"此疫最易传染，今当河开在迩，船只往来甚烦，若不预为防范，窃恐疫毒再由外部传入，致蹈去岁之覆辙"。海关税务司包罗认为，"本口疫疬虽消，南省时患其症，恐开河后船只进口又复传染"，因此致函山海关道明保，要求仿照天津防疫章程办理，每月需经费银 1500 两。⑥ 明保表示"如款有

---

① 《中东铁路沿革史》，〔俄〕谢·阿·多勃隆拉沃夫：《一个俄国军官的满洲札记》，附录，第 5 页。

② 《防瘟章程已咨盛京将军转饬山海关道酌办由》（1900 年 1 月 26 日），台北中研院近代史研究所档案馆藏总理各国事务衙门档，01-37-001-07-032。

③ 《中东铁路沿革史》，〔俄〕谢·阿·多勃隆拉沃夫：《一个俄国军官的满洲札记》，附录，第 5 页。

④ 《防疫章程应转饬山海关道酌核办理由》（1899 年 12 月 9 日），台北中研院近代史研究所档案馆藏总理各国事务衙门档，01-37-001-07-028。

⑤ 《详陈营口办理防疫情形并近日疫气渐消应令停止请查核示复由》（1900 年 4 月 1 日），台北中研院近代史研究所档案馆藏总理各国事务衙门档，01-37-001-08-003。

⑥ 《咨送山海关道复日本领事函稿并酌改检疫章程核示饬遵由》（1900 年 4 月 23 日），台北中研院近代史研究所档案馆藏总理各国事务衙门档，01-37-001-08-004。

可筹，及与商民行旅无碍，亦必曲从"，并嘱其转邀各领事定期会议。①

在有关检疫十二条章程交涉的过程中，明保道出了一些真实的想法。首先，中国如不筹款办理，俄国即当越俎代谋、夺取海口，其心叵测，路人皆知，而各国皆以此为恫唱之词、要挟之具，并非厚待中国，而是共同迫使中国接受该章程。对此，清廷官员亦感无可奈何，不久后，俄国人果然占据了营口，验证了上述预测。

其次，明保认为该检疫章程会造成两项不便之处：一则未分是否有疫口岸而概令检疫官查验，"则迹近烦扰商情，未免不愿通商口岸致令商船畏避不来"；二则章程检疫范围扩大至华船，而华船众多，每日不下百十艘，医官之力既难遍及，所定检疫停泊之处亦恐无下碇之地，故苛烦滋扰，难于执行，影响商务尤甚。因此，明保提出修改此条，改为嗣后华船由有疫口岸开来者，应与洋船一道归检疫官查验办理。无论华洋船只由无疫口岸开来者，仍准照常进口，无须检疫官查验，以顺商情而便行旅。

最关键的则是经费问题。施行检疫章程，每月需支出 1500 两，仅开河至封河的 10 个月就需 15000 两。在明保看来，财政紧张的政府根本不可能筹集到此项经费，"当此库款奇绌之时，洋关所收各税皆有指拨定数，即核扣八分一项，除去开支，本关经费暨报解加复俸饷余款，已属无多，且系报部候拨之款，亦难拨为检疫之用"。因此，他提出应咨商总署，以难于筹款为词，责令税务司自向帆轮各船筹捐开办。华船仍由华官自行办理，倘捐款难筹，即可停办，"庶可杜外国人希冀之心，而免商民无穷之累"。②

总而言之，1899 年暴发的营口鼠疫引起了各国领事的高度关注，他们通过外交途径强迫营口地方接受其提出的防疫章程，实际对营口的地方行政机构设置和财政造成了极大冲击。各国在防疫问题上严格按照西法办理，反对中医做法，且要求政府直接办理，反对社会代办。根据防疫章程，营口设立卫生局，完全置已有地方社会组织于不顾，不仅对中

① 《详陈营口办理防疫情形并近日疫气渐消应令停止请查核示复由》（1900 年 4 月 1 日），台北中研院近代史研究所档案馆藏总理各国事务衙门档，01-37-001-08-003。
② 《咨送山海关道复日本领事函稿并酌改检疫章程核示伤遵由》（1900 年 4 月 23 日），台北中研院近代史研究所档案馆藏总理各国事务衙门档，01-37-001-08-004。

国的防疫习惯和传统文化造成冲击，引起社会的不满和敌对，也给地方政府施加了极大的财政压力，使其不得不依靠外国力量办理防疫。

四 1910 年上海风潮：地方自办西法防疫

1894 年香港鼠疫暴发后，上海租界非常重视鼠疫的宣传和预防。从 1909 年发表的一篇小说中，可以看到上海居民对鼠疫已有相当全面的认识：

> 黑死病，即希腊古语云百思士，系一种连锁状，概有颊囊形之细菌，或由人体皮肤创伤，或伴食物侵入，寄生于津液核及内脏而发病。该病菌发源于印度及云南等地方，蔓延日本、欧洲各国。据日本绪方、北里诸人之研究，此疫系体外性传染病，皆由鼠类为媒介，故又称之为鼠疫。感受之者，非常猛烈，死多活少，且无特效之药。日本虽有血清专治，而亦未见伟效，故一切预防及检疫法分外严密。近来，中国烟台、上海、厦门等地方皆有发现，是以租界工部局劝居民搜捕鼠类，即此意也。凡此疫病流行期中，吾人当格外注意于房屋清洁，多蓄狸猫，留心饮食及皮肤之创伤，隔绝交通是为至要。①

文中准确地描述了鼠疫的症状、治疗和预防之法。"鼠疫为害，稍有知识者当无不知。"② 但多数人不通文字、不能阅报，对检疫、消毒、隔离等西法防疫措施的认识难免有误。当 1910 年 11 月租界当局发现鼠疫迹象，严格施行西法检疫，依然引起了骚乱，被称为查验鼠疫大风潮。这一风潮反映出上海社会各界在防疫认识上的差异，其在采用西法防疫的态度上虽保持高度一致，都支持西医在卫生防疫行政中的领导地位，却在是否让华人自行办理西法防疫上存在分歧。

11 月初，工部局发现阿拉白司脱路有患鼠疫毙命者，立即命令相邻

① 禅：《黑死病》，《时报》1909 年 11 月 22 日，第 1 版。
② 《工部局坐办对于检疫之宣言》，《神州日报》1910 年 11 月 15 日，第 1 页。

的豆腐店、静鑫斋、首饰店等铺面及周边的居民一律搬出，屋内的器皿则由捕房日夜轮班看守，关闭各房门，用纸封闭漏风之处，令各工役在屋外掘深尺余，围以凹凸铅板，禁止居民出入，然后进行消毒和灭鼠。[1] 随后，工部局拟定检疫章程，督察长提出派武装巡捕跟随卫生稽查员挨户查访，[2] 于是卫生处西医带领巡捕四处严格检疫，导致讹言四起，社会骚乱不安。美租界汇四捕房前往开封路检查，传言有谓遇见小孩即捕拿者，有谓怀孕妇女亦当作患水鼓肿病加以捕拿者。七浦路居民葛永生反抗医生检查，被控阻扰查验违章，送往公共公堂由孙襄谳会同美海副领事会讯，判罚洋 5 元，"并着交保，以后不许阻扰"。[3] 在西虹口等处，卫生医员逐段挨户稽查，导致多人聚集在开封路各处与西医官为难，向其乱掷碎石。在阿拉白司脱路等处，卫生医员检查时发现第 474 号旧货店内旧布甚多，令工役将布全部拿到开封路空地上，先洒辟虫驱疫药水，然后用火焚毁，引发附近居民群往围观，人声嘈杂。捕房深恐滋事，立派探捕到场弹压，[4] 最终导致"殴西人，伤华捕，闭交易，一二人倡之，千百人和之，其势岌岌，殆不可以终日。今遂有官吏镇定于上，捕房维持于下，而乱萌未靖，人心皇皇"。[5] 西医检疫所引发的社会骚乱，造成人心惶惶，广肇公所、四明公所、茶叶会馆等均提出应筹议善法，以保卫商民。[6]

缘何旨在保卫公众健康的检疫会带来如此大的恐慌和骚乱呢？租界当局与舆论界都对此进行了反思，认为很大程度上是检疫措施执行不当造成的。工部局总办汪瘦岑认为，卫生处西医不解华语，中西隔膜，居民茫然不知何故，而西医所偕华人又非上流人物，检查时未能先将检查原因婉言说明，且不待居民允许，强行登楼入房，从而引发骚乱。[7] 有西报认为失察者为代理卫生官，在开防疫研究会时，未邀请租界内华人

---

① 《工部局防卫鼠疫之举动》，《申报》1910 年 11 月 5 日，第 2 张第 1 版。
② 《工部局董事局会议》第 17 册，第 693 页。
③ 《阻扰验疫》，《时报》1910 年 11 月 9 日，第 4 版。
④ 《大检查鼠疫（二）》，《民立报》1910 年 11 月 10 日，第 2 页。
⑤ 《论英界检疫与华人治安》，《神州日报》1910 年 11 月 14 日，第 1 页。
⑥ 《关于检查鼠疫之道示》，《神州日报》1910 年 11 月 16 日，第 4 页。
⑦ 《工部局总办对于检疫之宣言》，《申报》1910 年 11 月 15 日，第 2 张第 2 版。

医士与议。① 虽为严防鼠疫，有必要进行严格检查，但工部局不谙中国习俗，仅凭单方面意愿草率设想，不仅未能事先考虑华人意向，还依靠巡警力量，企图强制施行。被检疫的中国人对检疫本身非常反感，加之语言不通、风俗隔阂，继而以讹传讹，谣言四起，民众公开反抗。② 另有洋人报纸指出，无论工部局董还是西人团体，事前均未知晓华人协助的必要性，致使工部局没有华董襄理。若有华董，在卫生官交呈章程草稿时，华董必能指出窒碍之处，或请华人启导居民，从而避免风潮。③

因此，中外双方都认为应由中外各界人士共同商讨解决之道。骚乱发生后，工部局董事会立即召开会议讨论应对办法，决定采取两项措施：一是由身份地位重要的华人组成一个委员会，15 日在虹口召开居民特别会议；二是散发公告及传单，向华人解释采取防疫措施的原因及必要性，并谴责骚乱。④ 11 月 13 日，工部局坐办麻经酘接受《神州日报》记者采访，表示对于鼠疫检查，"中西人士皆极愿严办，但恐无知愚民，不知利害，以讹传讹，致起冲突"，同意此后检疫时请中国商务总会派一二员同行，另派熟悉西法的华医同往检查，同时声明将召集中西医生、绅商、报界人士及居民开会，通过讲演防疫办法，争取有声望的国人的支持。⑤ 与此同时，上海道台与英国驻沪总领事商定，此事交由中西官绅会同商议办法解决，"总期与卫生有益，更与我华人相宜"。⑥ 洋货商业会社上书工部局卫生处，请求以华医医华人，"习惯既明，言语尤晰"，必然为居民所接受。⑦ 报纸舆论道出了此中玄机所在，"盖凡事有干华人者，非华人办理不能成功。若体面华人一经出而协助，则其办理合于彼辈习惯，必能有济于事"。⑧ 的确，华人自办西法防疫成为中外都可接受的一种问题解决方式，并很快达成了协议。

11 月 15 日，工部局组织的中外会议如期在怡和源栈房召开，其本

① 锡三：《西报论检疫事》，《民立报》1910 年 11 月 21 日，第 5 页。
② 《论英界检疫与华人治安》，《神州日报》1910 年 11 月 14 日，第 1 页。
③ 《西报论鼠疫事》，《民立报》1910 年 11 月 22 日，第 5 页。
④ 《工部局董事局会议》第 17 册，第 693 页。
⑤ 《工部局坐办对于检疫之宣言》，《神州日报》1910 年 11 月 15 日，第 1 页。
⑥ 《上海道之告示》，《时报》1910 年 11 月 12 日，第 4 版。
⑦ 《洋货商业上工部局书》，《神州日报》1910 年 11 月 15 日，第 4 页。
⑧ 锡三：《西报论检疫事》，《民立报》1910 年 11 月 21 日，第 5 页。

意是向华人解释卫生处的防疫做法，结果却成了一个"关心租界福利的知名华人的大会"。① 沈仲礼首先登台演说，提议根据华人医病习惯，仿照时疫医院办法设立鼠疫医院。由于工部局 14 日批准的检疫章程 7 条遭到华人的坚决反对，"若果照行，我华人无人能在租界立足"，会议内容转向反对该章程的讨论，众人表示"倘工部局要行此新章，大众死也不退"。此前，租界各团体公所领袖会议已致公函给工部局，婉请只检鼠疫，且愿自设医院帮同检查，以免租界华民人心惶惶、寝食不安，有碍市面。② 因此，当工部局西人发言时，竟遭到参会者的殴打，只好改在大马路议事厅再议。③ 此次会议让工部局董事会明白，"除非领事团如前几次那样部署军队进驻，否则租界没有力量违背华人官员和绅士的意愿而实施严格的防疫措施"。④ 对于本意"系在不欲旅沪居民染疫而死"的工部局而言，⑤ 若用武力强制推行则得不偿失。因此，工部局做出让步，与中国绅商商定仿照吴淞验疫局办法，由中国官绅在租界外设立医院一所，遇到租界染疫华人，均送交华人医院医治。⑥

18 日，工部局全体董事邀请华商领袖、上海商务总会协理召开特别会议，商讨检疫问题，除工部局外的与会者有周晋镳（商务总会会长）、邵卿铎（商务总会副会长）、温宗尧（广肇公所）、钟文耀（沪宁铁路）、沈敦和（中国通商银行）、虞洽卿（四明公所）、苏葆笙（洋布公会）、陈颐寿（银钱公所）、许恭卓（丝业公会）、杨信之（缲丝厂）、田资民（纱业公所）、王月之（山东同乡会）、祝兰舫（锡金公所）、钦纳·汤姆森（洋货会）。周晋镳提出将 14 日商务总会会议上汇集的建议作为讨论的基础，大致内容包括检疫章程只可用于鼠疫，不得用于其他疾病，华人染疫者送往由中国人自设的医院治疗，疫毙者的殡葬事项按照中国习俗安排等。⑦ 工部局与华人领袖很快达成协议：由中国人自设医院，选

① 《工部局董事局会议》第 17 册，第 694 页。
② 《租界团体会议对付检疫通告》，《时报》1910 年 11 月 14 日，第 4 版。
③ 《怡和源栈开会记》，《民立报》1910 年 11 月 15 日，第 4 页。
④ 《工部局董事局会议》第 17 册，第 694 页。
⑤ 《补记寓沪西人工部局特别会议》，《神州日报》1910 年 11 月 16 日，第 4 页。
⑥ 《刘道治疫之政见》，《民立报》1910 年 11 月 15 日，第 4 页；《沪道刘观察关于检疫之示谕》，《时报》1910 年 11 月 16 日，第 4 版。
⑦ 《工部局董事局会议》第 17 册，第 696 页。

派执有西医文凭的华医办理华人防疫事务；调查区域限定为北河南路、苏州河路、西藏路、海宁路及新衙门前；若确定为鼠疫，立即将患者送入自设医院医治；若有患疫身死之人，悉听家属照中国风俗殓葬，工部局不再检视，亦不指示方法。①

于是，上海公共租界的防疫检疫事实上交给国人自办，工部局之所以做出让步，除囿于现实情况外，更因为国人自办实际上遵循着相同的医学原理。无论是任用有西医文凭的华医，还是成立防疫医院，均体现了以检疫、隔离、消毒为核心的西法防疫基本原则。同时需要指出的是，工部局卫生处虽然允许华人自办防疫，但仍然履行租界内查疫的职责。医生们非常重视查询各马路因丧出殡的情况，往往会详细询问逝者病情、住址，如果发现是传染疫症，就会立即对所居房屋遍洒药水消毒，并知照中国公立医院速行调查施治，以免传染。②

根据协议，商务总会邀集各商董，推举邵琴涛、沈仲礼、苏葆笙、田资民、王瑞芝、王西星、钟紫垣等7人担任创办主任，③讨论决定在租界外设立防疫医院——中国公立医院，并由上海道禀请度支部拨发江海关税银1万两，④其余费用由商务总会商董募集。不久后，他们购买了粤商张子标位于宝山县境北河南路的花园一座，面积11亩7分，有洋房十余间。⑤11月22日，中国公立医院由沈仲礼担任总理，聘定拥有西医学堂毕业文凭的中国医生王培元、侯光迪、缪颂懋、史惠敦，以及执有美国医学堂毕业文凭的中国女医生黄琼仙在院工作。为顺利开展疫情检查，公立医院商务总会各帮董刊发传单，挨户分送，广为宣传。

自11月22日到12月3日，公立医院每日上午9点派中国男性西医3名和女性西医3名，在指定区域内（南至苏州河北岸，东至北河南路，西至北西藏路，北至海宁路）挨户检验。⑥检查人员分为4路，每路加上医生共7人，每到一处，先由宁波同乡会成员施峄青等和大清红十字

---

① 《中西绅董议决检疫事宜之捷报》，《申报》1910年11月19日，第2张第4版；《工部局宣示防疫办法》，《申报》1910年11月21日，第2张第2版。
② 《检查鼠疫之善后谈》，《神州日报》1910年11月25日，第4页。
③ 《公立医院之基础》，《民立报》1910年11月23日，第5页。
④ 《部拨医院经费》，《申报》1910年11月19日，第2张第3版。
⑤ 《华医查疫详情》，《民立报》1910年11月25日，第5页。
⑥ 《沪道关于华医自行检疫之示谕》，《时报》1910年11月26日，第4版。

会分医院执事担任开导员，手持中国公立医院董事拜之梅红单柬投入，婉言开导，与居民接洽后，医生方入门。① 起初住户多有疑虑，经施君等开导后，无不配合检查。② 检查过程中发现的患者也得到了及时医治，如阿拉白司脱路美华里30号门牌有妇人李陈氏患热症，疑似鼠疫，缪颂懋医士勒令其入医院调治，由黄琼仙女医生细心诊视，并略取身上血点交由大清红十字会西医亨司德君用显微镜检验，证实并无疫毒，所患实系冬瘟，调治数日即痊愈出院。③ 在宁波同乡会、红十字会分医院执事的协助下，经过几日辛苦工作，中国公立医院先后检查大小铺户2000余家、居民千余家，只发现患天花、冬瘟、喉症者，无一染鼠疫之人。④

不久，东北鼠疫暴发，从哈尔滨向南方蔓延，上海各界亦开始积极防疫。2月7日，英德日三国领事、江海关道税务司、英工部局、法公董局、各国商会代表召开会议商讨上海防疫办法，中国商会邵琴涛、中国公立医院沈仲礼也有出席。会议决定，凡从有疫口岸来的轮船，必须隔离7日，查验无病后方可放行，驶往长江各埠；轮船抵埠时准其停泊码头，白日卸货，入夜后将船驶离码头数尺，抽去跳板，将船上缆练加白铁制成之拦鼠片，以免疫鼠登岸。上海本地防疫则遵照租界防疫办法，且华人防疫要按照史医官与沈仲礼商定的查疫专章办理，"凡华人患病疑似疫症者，由该医院西学华医检查施治，此即华人患疫归华人自行施治之意"。⑤ 患疫者居住的房屋由卫生处进行消毒熏洗，同居者可注射疫苗避免传染，或接受观察。⑥

华人自办检疫的模式并非上海首倡，而是仿照英国在香港、印度两处检疫的防疫经验而定。从上述两地的经验来看，由于居民习俗文化迥异，挨户检查和医院治疗的实施若无居民的配合，较难达到预期效果，⑦故需要争取人们对防疫决策与执行的认同。当检疫受到抵制，洋人往往罔顾居民利益采取强制性措施，出现过激行为，甚至威胁被检疫者的生

---

① 《公立医院检查鼠疫详志》，《时报》1910年11月26日，第4版。
② 《中国公立医院检查鼠疫情形》，《申报》1910年11月26日，第18版。
③ 《中国医院检查鼠疫志详》，《时报》1910年11月29日，第4版。
④ 《中国公立医院停止检查》，《申报》1910年12月4号，第2张第3版。
⑤ 《中外官商会议防疫详记》，《民立报》1911年2月7日，第5页。
⑥ 《公共租界查疫章程》，《民立报》1911年2月15日，第5页。
⑦ 《译工部局防疫报告》，《民立报》1911年2月19日，第5页。

命和财产，更易使人们的抵抗情绪激化，因此选择华人自办显为明智之举。在华人负责办理华人检疫后，收到了对洋人检疫造成的经济损失进行抚恤的请求，沈仲礼、邵琴涛、苏葆笙三人为此进行勘查，发现源昌里被消毒的 7 家铺户"损失衣物等件甚多，贫乏之人不免于生计大损"，阿拉白司脱路 2 家、北山西路 5 家、泰安里内 9 家"家具被损，遂致陷于无衣无褐之惨境，苦不可言"。面对此种境况，三人也积极采取措施进行弥补，商准工部局免付本季巡捕捐，代恳各房东免收租金一月，同时允筹款抚恤遭遇最苦者。①

从上海的事例来看，1910 年前后中外双方对于西法防疫并无太多分歧，只是在如何实施西法防疫的策略上有着不同的考量。在强制推行检疫引发风潮后，租界当局感受到华人官绅的强烈反对，立即改弦更张，让华人自办防疫医院，专门办理公共租界内华人的防疫事务。可见，此时上海的中外双方在防疫上进行了有效合作，共同遵照西方医学原则，各自办理检疫与防疫。

小　结

在世界各国于 1926 年巴黎国际卫生会议上签订防范传染病的国际公约②之前，并无全球性的卫生组织来统筹规划防范传染病事务，各国未形成同一方法，往往各自采取不同的策略。在中国各染疫口岸，外国驻地领事官、商人和海关医官为保护自身的健康和保障贸易的开展，强迫中国采纳西方防疫观念和制度，而中国政府也根据既有条例与之进行反复交涉，做出了调适性的应对。根本而言，中外之间在卫生方面的跨文化互动是建立在不平等条约和治外法权基础之上的，是西方文明强加于他者的过程。在政治交涉层面，中国是在外国霸权强力外交的压迫下接纳卫生管理规则的，面临外来制度嵌入既有制度环境的自洽问题；在文明层面，西方卫生制度建立在实验科学医学基础之上，实际承载着现代民族

---

① 《华董自行检查鼠疫之先声》，《时报》1910 年 11 月 21 日，第 4 版；《本埠华董检疫之先声》，《神州日报》1910 年 11 月 20 日，第 4 页。
② 海港检疫处：《海港检疫之实施》，《公共卫生月刊》第 2 卷第 7 期，1937 年 1 月，第 585 页。

国家（帝国主义）的制度文明理念，与中国既有防疫观念和制度有着截然不同的内涵。这表明西方已开始通过卫生事务要求中国进行制度层面的变革，随着西方医学逐步成为正确知识并取得文化正当性，卫生制度也被纳入中国既有的地方行政体系，卫生治理才得以在地方社会成形。

虽然在1894年，中国主要海港城市已设有海关医官办理海港检疫，上海租界工部局也对公共租界的卫生和防疫事务着力甚多，但并未对中国本土社会产生太大影响。质言之，中国虽已成为海港检疫全球化的一分子，但并未真正接受西方的卫生观念和防疫方式，海港检疫的推行显然未能得到国人的信服和认同，反而引起国人强烈反感。这是因为，海港检疫的全球化实是帝国主义军事、政治和经济扩张的副产品，依靠的是军事霸权和政治强权，其采取的隔离措施并非单纯的防疫措施，而是各国为保护贸易开展和人口流动建立保护网的方式，交织着各个国家权力和利益网络的争斗。在这一过程中，前往外国淘金的中国劳工也往往被视作瘟疫的载体，受到严苛的对待。国人对海港检疫的直接感受并非西方医学文化的优长，而是一种非人道的强制性隔离和禁闭，带有种族歧视和帝国霸权的色彩；清廷从中央到地方的各级官员对西法防疫的直接感受也并非其有效性，而是帝国主义在卫生事务交涉中的强权与霸道，由此产生强烈的民族主义情绪。

并且，清政府各级官员秉持防乱甚于防疫的理念，长期以来未能认识到卫生的重要性，亦根本未曾触及卫生防疫的文化认同层面。在1894年后的十余年间，随着西方医学知识加速传播，新式医学堂和新式医院在上海相继建立，中国社会才逐渐认识到西法防疫的合理性和必要性。人们逐渐从抵抗工部局的西法防疫，转向争取由华人自办西法防疫，避免出现因文化隔阂而产生的矛盾，也保障了中国的防疫主权。这样的折中办法也成为清末东北防疫中清政府所采取的策略。

虽然在19世纪的最后20年内，微生物学和免疫学取得了巨大突破，但如何预防、治疗和治愈鼠疫，仍是一个待解的谜题。细菌学家在1894年就已将细菌理论运用到鼠疫研究中，并发现了病源，但至少在十年后才接受鼠蚤（rat flea）是鼠疫携带者的事实。[1] 1897年在维也纳召开的

---

① Myron Echenberg, *Plague Ports: The Global Urban Impact of Bubonic Plague, 1894-1901*, New York and London: New York University Press, 2007, p. 7.

第十届国际卫生大会将鼠疫视作全球性危机，代表们对于科学医学的新发现仍然固守着国际对抗瘟疫暴发的旧有标准和措施。在面对世界第三次大鼠疫之时，公共卫生官员所采取的建立因果链、对待鼠疫患者的措施，并不比他们的前现代、前细菌理论时代的先人高明。诸如焚烧房屋、身体控制等防疫行动，大部分来自中世纪欧洲的经验，同时也包含东方主义者和种族主义者的殖民想象。①

英印当局的第三次鼠疫应对基本反映了其防疫思路。鼠疫被视作一种与肮脏、阴暗和通风条件恶劣相关的疾病，因为糟糕的空气和肮脏的环境既增强了细菌的毒性，又是人类受袭的媒介。英印卫生当局认为鼠疫是一种接触传染的疾病，鼠疫病菌由老鼠、人和其他动物排出或发出，传到空气、食物、衣物和其他物件上，当人们吸入或吞咽空气和环境中的鼠疫病菌时，疫病就会发作。因此，其采取的主要措施包括医院强制收治患者、隔离接触者、消毒染疫房屋、疏散疫区民众、检查行人、扣押疑似患者、阻断海外朝圣交通等。这些措施多半是无效的，因为消毒只能驱赶某些啮齿类动物，有时还会使疫病扩散到更远的地方；隔离患者的效果有限，因为许多患者在症状出现前已经有了传染性。然而，文化是权力的外延，西方各国在防疫事务上对西方标准的坚持暗藏一种文化优越感，对于中国亦坚持采用外交干涉方式强迫其接受西法防疫。1873年，海港检疫在部分口岸城市施行；香港鼠疫使海港检疫不再局限于检疫，而是新增了隔离、消毒、治疗等内容，西法防疫措施逐步完善；1899年营口鼠疫暴发，各国强迫营口道台设立卫生局，并雇用日本医生领导防疫，在辖区范围内严格推行西法防疫，其干涉中国内政的程度大大加深。

印度人民对卫生当局的西法防疫措施感到担心和厌恶，直接反对医院收治和隔离，甚至与当局发生暴力冲突，促使其在1901年放弃了大多数强制手段。②无独有偶，由于文化认识和医学理念相异，西法防疫进入中国之路也并不顺利。西法防疫旨在通过检疫、隔离、消毒、遮断交

① Myron Echenberg, *Plague Ports: The Global Urban Impact of Bubonic Plague, 1894-1901*, p. 13.

② Ira Klein, "Plague, Policy and Popular Unrest in British India," *Modern Asia Studies*, Vol. 22, No. 4, 1988, pp. 739-740.

通等措施将健康者与染疫者隔离开来，从而保护大多数人的身体健康，在殖民统治地区施行时，实则源于对贸易利益以及海外本国人健康的重视，而非为当地人的健康考量。但中国人则更为重视维护社会基本秩序，倾向于以散药医疗为核心的传统防疫措施。如李瀚章所言："若如西法，封仓禁人，不许来往，势有不能，只可求医法，设药饵，以尽人力，别无他法可想。"①

总体而言，在清末东北大鼠疫暴发前，除香港、上海、营口外，中国其他地方少有推行西法防疫的先例。1910年上海检疫风波的发生显示出，西法防疫的理念虽为部分社会人士接受，但一旦执行，仍会招致社会的强烈抗拒，这也是人们拒绝外国干涉中国内政的民族主义情绪的体现。由此可见，防疫方式的决策和实施不仅事关防疫理念与文化认同，还关系到国家主权。

---

① 《函复粤督查复香港瘟疫逐渐减轻琼州丹教士已饬保护》（1894年5月26日），台北中研院近代史研究所档案馆藏总理各国事务衙门档，01-37-03-003。

第三章　制度：东北的卫生防疫

　　清末东北大鼠疫流行期间，各城市疫情严峻，其中营口位于海陆交通要道，却并未发现染疫者。营口何以能够独善其身？原因在于营口作为开放通商口岸，较早被纳入海港检疫体系，设立了海关医官以监控疫情。相较东北其他地方，营口地方政府已有一套应对疫情的卫生防疫制度，按照当时国际通行的检疫、隔离、消毒和治疗等规则，积累了应对疫情的相关经验。① 此处的制度指的是一套以某种方式构建社会互动的规则，而不仅仅是机构的建立和规章的颁布。1899 年营口鼠疫的暴发，推动了地方卫生制度的初创。

　　营口地处政局复杂多变的东北，其卫生制度建立的过程也受到各国尤其是英、俄、日三国的影响。由于战略意图和外交策略不同，三国在营口卫生制度的建立过程中也发挥了不同的作用：英国海关医生旨在获取地方医学知识、保护外国人健康和进行海港防疫，并未介入中国地方卫生事务；俄国人出于利益考量直接建立卫生局展开防疫，并命令周边中国官府按其意志办理；日本人则通过为中国提供组织模型和医官人选的方式，将该国卫生理念贯彻到卫生制度中，逐步攫取参与地方卫生事务的权力，对地方政府持续施加影响。

　　除了依据不平等条约和治外法权进行正式外交交涉，列强还运用军事占领的手段，从上至下地压迫中国官府采纳其卫生规则和组织手段，而不论中国的地域环境是否适合、是否需要这样的发展。因此，营口卫

---

① 学界已注意到近代营口卫生行政的特殊性，但尚未揭示出晚清营口卫生治理的成形不仅是防疫的产物，更是东北政局变动的结果。Carol Benedict, *Bubonic Plague in Nineteenth-Century China*, Stanford：Stanford University Press, 1996；饭岛涉「近代中国の衛生行政——一九世紀末—二〇世紀初期、営口の事例」『東洋学報』第 80 卷第 2 号、1998 年 9 月；胡成：《医疗、卫生与世界之中国（1820—1937）》，科学出版社，2013。

生制度的建立，实际上是一种来自"供给方"的制度扩散与强加过程，①且其并非某一国家影响的结果，而是具有多国利益参与、随着政局变化而不断变动的典型性。因此，营口成了东北地区的卫生"制度孤岛"，② 具有别处不具备的复杂而深刻的外来影响。虽然1907年东北推行官制改革，开始在一些大都市推行卫生行政，但均未达到营口卫生制度的水准。

一　营口：东北卫生防疫的发轫

营口又称牛庄，是近代中国东北地区最早开放的通商口岸，位于海城县与盖平县之间的没沟营。山海关道迁来后，没沟营成为山海关和山海常关的驻地。营口的地方权力大致可分为如下四个部分。

一是位于西没沟营的山海常关③（或称山海钞关，营口人习惯称之为"西海关"），管理着西起山海关、东至鸭绿江口22处海口的涉外、厘税等全部事务，以及牛庄的帆船贸易，其最初归三口通商大臣管理，后划给直隶总督管辖。

二是位于东没沟营的山海关（或称山海新关，营口人习惯称之为"东海关"），名义上管理涉外贸易和轮船贸易，但牛庄海关事务实际上

---

① John W. Meyer, "Rationalized Environments," in W. Richard Scott and John W. Meyer (eds.), *Institutional Environments and Organizations: Structural Complexity and Individualism*, Thousand Oaks, CA: SAGE, 1994, p.42.

② 所谓"孤岛现象"，就是由于机构、部门、组织间在政策的制定、法规的颁布和信息系统的建设等方面缺乏有效的沟通与协调，在制度、体制、信息系统建设等层面产生较为明显的二元结构或多元结构，信息和资源无法在机构、部门、组织间进行有效的流通，从而形成相对独立封闭的体系和结构的现象，包括信息孤岛、政策孤岛、功能孤岛、资源孤岛、制度孤岛、决策孤岛、文化孤岛等。制度孤岛现象则是指制度处于一种独立状态，甚少与同区域内的其他地方发生交流和沟通的现象。曾凡军：《基于整体性治理的政府组织协调机制研究》，武汉大学出版社，2013，第57页。

③ 常关实际就是旧有的山海关。康熙十九年（1680），山海关始设于榆关，隶属户部，专司对进出山海关的商贾征收沿海沿边贸易的出入货税、厘金，以及查稽船户匿税情事。康熙二十一年，山海关改归地方官员管理。康熙三十三年，山海关复归户部。雍正元年（1723），山海关改属清廷内务府。乾隆三十三年（1768），山海关改归直隶总督管辖。

归赫德领导的海关总税务司控制。① 海关的贸易额远远超过常关其他海口的贸易额，以 1902 年为例，当年牛庄统计的进出口贸易总额为 6000 万海关两，其中海关有 4200 万海关两，而常关有 1800 万海关两。②

三是山海关道，管理其他各府县的涉外事务，拥有专折奏报交涉事务的权力。

四是山海关道下辖的海防同知，于同治五年（1866）十一月设立，对奉天将军负责。③ 然营口厅无专管地，虽名为海防抚民，实则仅理钱产细故，各讼案自杖徒以上罪名均归海城、盖平两县县令管辖。两县均在营口设有地方审判厅，却因营口厅无词讼可理，原缺形同虚设。④ 1909 年 5 月 16 日，徐世昌奏改营口为直隶厅，不久改隶锦新营口道。

概言之，营口地方官署山海关道，虽管理地方事务，但更像是派驻机构。该道的主要职责是征税和交涉，无须向盛京将军交差，而是由直隶总督和总理衙门统辖。

随着山海关的开设，各国陆续在营口设置领事馆。1861 年 6 月 11 日，英国驻营口领事密迪乐首先在三义庙附近设立领事馆，内设领事、副领事各 1 人。随后法国（英国领事代办）、德国（1864 年）、瑞典（1864 年）、挪威（1879 年）、荷兰（1879 年）⑤、丹麦（1876 年）、奥匈帝国（1876 年）、日本（1876 年）、美国（1891 年）和俄国（1897年）等国家也陆续开设领事馆，派驻领事，⑥ 为各国在东北地区进行贸易活动提供了便利。

营口成为东北地区的通商口岸后，贸易额快速增长，从 1865 年的

---

① 山海关主管轮船贸易的形成时间估计在轮船兴起之后，据统计，1881 年时牛庄轮船贸易额占贸易总额的 52.13%，帆船贸易额占 47.88%，到 1891 年，轮船贸易额已占到 91.85%，帆船贸易额占 8.15%。"New Chwang: Decennial Report, 1882-91," *Decennial Reports, 1882-1891*, Shanghai: The Statistical Department of the Inspectorate General of Customs, 1893, p.10.

② "New Chwang: Decennial Report, 1902-1911," *Decennial Reports, 1902-1911*, Shanghai: The Statistical Department of the Inspectorate General of Customs, 1913, p.135.

③ 海防厅同知直属奉天将军，管理营口的警察、司法和商务，维护港湾内的治安，专管民刑事案件。营口军政署编『营口军政志』营口军政署、1907、10—15 页。

④ 《记营口海防抚民通判改为直隶厅事》，《东方杂志》第 6 卷第 3 号，1909 年 4 月，第 6 页。

⑤ 挪威、荷兰领事馆于光绪五年设立，实由旗昌洋行代理。

⑥ 民国《营口县志》上卷，《辽宁旧方志·营口卷》，第 24—25 页。

3828573 海关两，增至 1910 年的 53012200 海关两，增长了 12.85 倍，在全国贸易总额中所占的比重亦从 3.49% 增至 6.28%。牛庄关税也随之有了适当增长。表 3-1 为 1865 年、1899 年、1905 年和 1910 年牛庄进出口贸易与关税情况。

表 3-1　1865—1910 年部分年份牛庄进出口贸易与关税情况

单位：海关两，%

年份	牛庄贸易额	全国贸易总额	占比	牛庄关税	全国关税	占比
1865	3828573	109818732	3.49	167064	8289281	2.02
1899	48357623	460533288	10.5	928740	26661460	3.48
1905	61752905	674988988	9.15	902155	35111004	2.57
1910	53012200	843798222	6.28	995241	35571879	2.8

资料来源：全国贸易总额数据引自《六十五年来出入口货价总指数统计表》，杨端六、侯厚培等：《六十五年来中国国际贸易统计》，第 1 页；牛庄贸易额数据引自《天津、牛庄、秦皇岛、大连、安东的全部贸易（1865—1931）》，交通部烟台港务管理局编《近代山东沿海通商口岸贸易统计资料（1859—1949）》，对外贸易教育出版社，1985，第 240—241 页；全国关税数据引自《全国海关各项税收统计表》，杨端六、侯厚培等：《六十五年来中国国际贸易统计》，第 128 页；牛庄关税数据引自《全国各关税收统计表》，杨端六、侯厚培等：《六十五年来中国国际贸易统计》，第 130 页；全国关税数据引自《全国海关各项税收统计表》，杨端六、侯厚培等：《六十五年来中国国际贸易统计》，第 128 页。

需要指出的是，关税收入除部分经由总理衙门准拨关务经费外，[①] 其余均直接缴海关总税务司，地方不能截流。常关税收"每年收数，向不造报"，每年报部仅 18 万海关两，"中饱瓜分，竟逾百万之多"。光绪二十一年（1895）十二月，朝廷要求北洋大臣王文韶确查，山海关道改定章程"化中饱为正税"，[②] 然具体状况不明。光绪三十三年二月，北洋大臣、直隶总督袁世凯援照津海关成案，要求山海关税务司除提支常关一成经费外，"再于常关税课项下提出一成作为山海关道常年懈公及洋务、商务经费"。[③] 由此可知，山海关和常关的税收占据了东北地区贸易

---

① 同治五年（1866），山海关关务经费按月自行拨银 1500 两，次年增至 2000 两，1896 年，关务经费增至 6000 两，在税钞项目中拨付。营口海关编印《营口海关志》，2002，第 232、239 页。

② 《清实录》第 56 册《德宗景皇帝实录》卷 382，中华书局，1987 年影印本，第 999 页。

③ 《奏为营口通商口岸办公经费请拟照津关成案办理事》（1907 年 3 月 22 日），中国第一历史档案馆藏北洋大臣直隶总督袁世凯录副奏片，03-6443-040。

税收的主要部分，分别上缴海关总税务司和直隶总督，并未留给当地，导致地方政府财政陷入困境，事实上也为官员中饱私囊提供了可乘之机。

营口贸易的快速增长吸引来自海内外的客商和劳工不断涌入，推动营口逐渐发展为一个繁荣的港口城市。1899 年，营口城内人口已有 6 万人左右，[①] 其中外国人有 150 多名。[②] 此外，营口与烟台、天津、龙口等港之间开通航线，成为直隶人、山东人前往东北谋生的中转站，每年春季开河至 11 月上冻期间，都有很多直隶、山东劳力乘坐轮船或帆船，经营口北上谋生。进而，贸易增长和人口流动又推动了营口航运的发展，吸引了英国、美国、德国和俄国资本的进入，这些国家的商人先后在营口开设洋行，从事船舶业、石油业、银行业与贸易业，具体情况见表 3-2。

表 3-2　截至 1906 年西人在牛庄开设的洋行

洋行名	旗昌洋行	远东洋行	太古洋行	美孚洋行	营福洋行	华俄道胜银行	瑞记洋行
国别	英	英	英	美	德	俄	德
经营范围	船舶业代理	船舶业代理	船舶业	石油输入业	西洋杂货店	银行业	贸易业

资料来源：杨志洵《在牛庄外国人之势力》，《商务官报》第 21 册，1906 年，第 31 页。

各国洋行的设立更促进了营口对外贸易的发展。英下议院议员、海军少将贝思福于 1898 年 11 月到牛庄游历时指出："牛庄商务日兴月盛，尤在中国各口岸之上，故寓牛英商言此实在中国要口之列，非虚语也。试以商船言之，英商太古行共有 35 艘，1897 年分出入此口者，计 250 次。"[③] 英国、德国、瑞典、挪威和日本是营口对外贸易的主要对象国。

① 〔英〕贝思福著，〔美〕林乐知译意，蔡尔康属辞《牛庄游记》，《万国公报》1899 年第 129 期，第 11—18 页。另据 1907 年日本人统计，营口有中国人 53245 人，日本人 6772 人，与此数大致相符。大概因为营口历经战乱，人口流动较大，但数量波动不大。《辽河水运的重要性》，解学诗主编《满洲交通史稿》第 18 卷，社会科学文献出版社，2012，第 456 页。

② "Dr. C. C. De Burgh Daly's Report on the Health of Newchwang," *Medical Report*, No. 58, 1900, p. 20. 另据 1907 年日本人的统计，在营外国人"概数百五十人"，表明营口在 20 世纪初的发展实际有所停滞。《辽河水运的重要性》，解学诗主编《满洲交通史稿》第 18 卷，第 456 页。

③ 〔英〕贝思福著，〔美〕林乐知译意，蔡尔康属辞《牛庄游记》，《万国公报》1899 年第 129 期，第 11—18 页。

随着海外贸易的发展，营口也渐成全球贸易网络的一环。

表 3-3 1891 年和 1905 年营口各国进出口贸易额所占比重

单位：%

年份	英国	美国	德国	日本	瑞典	挪威	荷兰
1891	57.81	0.13	28.81	2.33	共计 2.69		0.20
1905	35.04	0.26	11.29	12.84	12	35.48	3.42

资料来源：1891 年的数据参见 "Newchwang: Decennial Report, 1882-91," *Decennial Reports, 1882-1891*, Shanghai: The Statistical Department of the Inspectorate General of Customs, 1893, p. 10；1905 年的数据根据《营口海关千九百五年输出入税金额》(《辽河水运的重要性》，解学诗主编《满洲交通史稿》第 18 卷，第 460 页）计算得出。

在内外交通与贸易的快速发展中，营口生齿日繁，逐渐出现了管理社会事务的组织，据民国《营口县志》记载，营口商界设有议事会，"凡地方创办公益慈善各举，均由议事会公议行之"，[①] 其中来自直隶、山东、江南、广东等地的商人最为活跃。商人以地域为基础，形成了以会馆为主的组织，从事开办义庄和施药等社会慈善公益事务。

义庄用于收葬客死异乡者。如三江公所会董姚景安、沈承嗣、翁正修等于道光二十年（1840）创立三江义庄，位于阜有门外，有义冢数十亩，"停厝多年，无力归乡者，即行埋葬"。直隶义庄有殡舍 18 间，义冢地 80 余亩，"凡无地葬埋之流民均许埋葬之"。山东义庄保安堂由山东会馆董事于咸丰元年（1851）创办，有义冢地 200 余亩，位于阜有门内。粤东义庄于光绪十五年（1889）由粤东会馆会董创立，"殡舍宽敞，供祭如仪"。[②] 然而，中国人这一传统义举在鼠疫流行期间饱受非议，为外人诟病。

施医方面，光绪十三年三江公所甫经成立，会董就创办了施医局以施治时疫。[③] 1895 年夏，营口疫疠大兴，当地药物不敷使用，该所在报纸上登载募药启事，先后收到各地寄来的各类药物，如苏州有庐主人辟瘟丹 250 块，午时茶 100 块，卧龙丹、痧气丸各 250 瓶。[④] 以上资料虽不能概括营口地方防疫的全貌，但可看出传统会馆组织基本沿袭传统习惯，

① 民国《营口县志》上卷，《辽宁旧方志·营口卷》，第 99 页。
② 民国《营口县志》下卷，《辽宁旧方志·营口卷》，第 140 页。
③ 民国《营口县志》下卷，《辽宁旧方志·营口卷》，第 137 页。
④ 《募药救疫》，《申报》1895 年 7 月 13 日，第 4 版。

将施药救治作为应对疫病的主要手段，而当时营口似乎也缺乏足够的药物应对大规模疫情。

如前所述，19世纪末20世纪初的营口处于三种网络的交织之中：一是全球贸易网络，营口作为东北地区对外贸易的重要口岸，已成为世界贸易网络的组成部分，来自世界各地的人和物在此频繁流动；二是列强帝国主义网络，由于西方各国先后在营口建立领事馆，为维护自身利益，在各种事务上与驻华大使、总理衙门和地方官展开交涉，营口也成为各国利益争夺的交汇之处；三是中国地方涉外事务网络，中外交涉的压力迫使清政府从中央到地方的官员周旋应对，营口也成了清政府对外交涉网络的基层一环。在某种程度上，这三种网络构成营口卫生成形的制度基础：作为全球贸易网络的一环，营口自然会受到海港通行规则的约束，而西方列强在依照自身利益和意志，将全球性规则变为中国地方规则之时，交涉或军事占领均成为其可能采取的手段。

在营口这样一个新兴口岸城市，山海关税务司作为新成立的政府派驻机构，不同于传统衙门，由英国人赫德控制的海关总税务司直接管理。海关总税务司不仅遵循全球港口通行的管理规则，而且于1863年仿照英国制度创办海关医疗勤务，在各关派驻一名医官，负责居留地的外国人与停泊船只船员的医疗救治，以及观察、记录港埠的卫生状况，自上而下地建立了一套海港医官制度。1870年，赫德发出通令，要求海关医疗勤务必须定期撰写医学报告，交由上海医官詹姆生（Robert Alexander Jameson）汇编出版，从而为中国与英国医学界提供资讯，并对一般大众有所助益。① 报告的内容需包括统计当地外国人的健康状况、死亡率与死因，当地盛行疾病及特殊疾病发生与季节、气候、环境变化的关系，以及传染病疫情的相关状况等，并特别要求医官注意中国特有而其他地区罕见的疾病。同治十一年正月初一日（1872年2月9日），山海关副税务司赫政制定《牛庄口港口章程》，由港务长托斯·爱得金公布实施，规定营口港对进出口船舶实施检疫，顺应了世界海港检疫发展的潮流。②

---

① Robert Hart, "Inspector General's Circular No. 19 of 1870," *Medical Report*, No. 1, 1871.
② 《营口海关志》，第218页。全球海港检疫始于1874年维也纳会议议决，由各口岸设医师检验船舶，订立海港检疫条例。《海港检疫史略》，《公共卫生月刊》第1卷第5期，1935年5月，第103页。

19 世纪末的营口实际上存在诸多卫生问题，但在当地尚未暴发严重疫情前，仍被称为"中国最卫生的城市"，[①] 海港检疫并未施行，形同虚设。1894 年香港暴发鼠疫后，营口的外国人健康状况良好[②]，海关医官在报告中主要担心的还是饮用水和食物污染问题，认为"中国人或外国人都没有对供给居民或输出的肉类进行监管，城市居民的饮用水来自居民区不远处的水井，洗澡和日常厨房用水来自居民区的池塘，供给船上的水则大多来自河水"。[③] 在 1896 年的报告中，海关医官担心"水、牛奶和一般食物一直处于被各种污秽污染的状态"，[④] 1897 年的报告仍然记载没有采取任何措施减轻食物和饮用水污染的危险。[⑤] 由于海关医官只负责记录和发现问题，无权干涉地方治理，上述问题并未得到改善和解决。直至 1899 年 8 月，营口暴发鼠疫，各国开始通过交涉迫使清政府采取西法防疫。[⑥] 是年 10 月，营口正式设立卫生组织，建立卫生制度，较 1900 年八国联军驻津都统衙门设立的卫生局更早。营口可算中国最早设立卫生行政的地方，[⑦] 也是东北卫生防疫的发轫之地。

二　功利至上：俄国在营口的卫生防疫

19 世纪末，俄国加紧在东北地区扩张，借着修筑中东铁路的便利，使其军队遍布东北各地。当 1899 年营口发现鼠疫时，俄国人为保障铁路顺利修筑，无视中国地方政府，直接在外围地区展开防疫。1900 年俄国军事占领营口后，便在营口开设卫生局，压迫周边官府进行防疫。但整

---

① "Newchwang: The Plague," *The North-China Herald and Supreme Court & Consular Gazette*, Oct. 2, 1899.

② 1896 年报告中用了"满意"（satisfactory）一词，1897 年则用了"极好"（excellent）一词。

③ "Dr. CC De Burgh Daly's Report on the Health of Newchwang, 1893-1894," *Medical Report*, No. 47-48, 1894, p. 1.

④ "Dr. CC De Burgh Daly's Report on the Health of Newchwang, 1896," *Medical Report*, No. 52, 1896, p. 1.

⑤ "Dr. CC De Burgh Daly's Report on the Health of Newchwang, 1897-1898," *Medical Report*, No. 55, 1898, p. 1.

⑥ 营口卫生制度的设立详见本书第二章第三节，此不赘述。

⑦ 方石珊认为，中国地方卫生行政始于 1900 年天津设立卫生局。方石珊：《中国卫生行政沿革》，《中华医学杂志》1928 年第 5 期，第 36 页。

体上看，俄国人并不愿在卫生事务上投入太多精力，除卫生局外几乎没有留下任何卫生行政制度，[①] 反而其强权霸道行为，激起了中国官民的反感。

俄国人为何会在营口鼠疫暴发后采取果断措施呢？这可能取决于三个方面。首先，第三次大鼠疫此时已传入俄国境内，引起俄国政府高度重视。1898 年 8 月，位于俄国撒马尔罕省的安佐布村暴发鼠疫，到 10 月 3 日的 6 个星期内，该村 387 人中有 237 人死亡，死亡率达到 61%。[②] 俄国鼠疫委员会主席奥尔登堡王子（Prince Alexander Petrovich Oldenburg）在染疫地区设置了三道警戒线，在铁路沿线开设了 6 处检疫所，监控波斯边境，并派医生进行疫苗注射。次年 7—8 月，俄国欧洲部分位于伏尔加河三角洲的科洛博夫卡村暴发疫病，[③] 政府先后两次派医生到该村考察，11 月 14 日正式确认为鼠疫。[④] 在奥尔登堡王子的监督下，该区作为疫区被完全隔离，隔离警戒线长达 208 公里，最初由居民，后由军队把守，仅留两个通道，通道各点通过电话联系，并配置消过毒的会客室、浴室和棚屋，以便收容须隔离 10 天者。在疫区内采取了以下措施：将当地所有居民登记在册，病人送往临时医院；关闭、查封甚至烧掉发现鼠疫病例的房屋，给邻里的房屋消毒；将村庄分为若干区，每区任命一名巡视员，每天巡查辖区两遍，发现新病患即送往医院；死者通过特殊的方式埋葬，墓穴内撒上厚厚一层石灰；从 8 月 23 日开始注射鼠疫疫苗；等等。[⑤] 俄国国内的严苛防疫方式已经成为该国应对鼠疫的普遍性规则，因而其在东北防疫之时，几乎是全盘照搬。

其次，俄国较早了解到中俄东北边境地区距离中东铁路不远处有鼠

---

① 英国人曾评价道："俄国人可以被相信能够保护他们自己的边境，以往的经验显示，俄国官员缺乏卫生知识，某种程度上表现为习惯于采取极端措施对待染疫地区。" "The Western Advance of Plague: Europe Threatened," *The British Medical Journal*, Vol. 2, No. 2011, July 15, 1899, p. 163.

② "The Plague in the East," *The British Medical Journal*, Vol. 2, No. 1978, Nov. 26, 1898, p. 1648.

③ "The Reported Outbreak of Plague in Russia," *The British Medical Journal*, Vol. 2, No. 2019, Sep. 9, 1899, pp. 686–687.

④ "The Plague in Russia," *The British Medical Journal*, Vol. 2, No. 2033, Dec. 16, 1899, p. 1709.

⑤ "Plague Epidemic in the Village of Kolobovka, Russia," *Public Health Reports*, Vol. 15, No. 20, May 18, 1900, p. 1182.

疫疫情，并派出鼠疫委员会前往调查。位于围场森林附近的比利时天主教教会神父，在当地发现旱獭鼠疫病例已有十年，但一直未认识到疫情的严重性，直至 1898 年读到报纸上有关印度鼠疫的报道，才意识到两者的相似之处，于是将情况报告给法国驻北京使团。法国驻北京军医曼迪尼隆被派往该地区调查，确认了鼠疫的存在，并向俄国政府报告。随后俄国政府派遣由佐伯罗尼医生领导，植物学家、动物学家和圣彼得堡语言学院学者组成的代表团前往中俄交界处调查，发现该地疫情与鼠疫非常相似，称为旱獭鼠疫。该鼠疫并非来自中国香港或东南地区，而是源自东北地区，且已存在十年。[①] 这一发现引起了俄国人对东北鼠疫的高度关注。

最重要的原因，则是俄国此时在东北地区的大量驻军和正在进行的铁路修筑工作，都面临疫情的威胁。据日本《大阪朝日报》统计，1899年俄国军队有 45440 人屯驻东北。[②] 在得知海关医官疫情报告后的第三天即 8 月 14 日，由 4 名俄国医生组成的鼠疫委员会造访营口，很快确认了鼠疫的存在。[③] 该委员会公告营口已发现鼠疫，疫情平稳但有很强的扩散趋势。俄国担心疫气可能在大连湾、营口和盛京之间铁路工作的 3 万名中国苦力间引发恐慌，[④] 从而威胁其在东北地区的利益，因此，俄国无视中国地方政府，强占铁路建筑地的防疫管理权，直接实行严苛的防疫措施。[⑤] 为防止鼠疫蔓延到俄国境内，"关东州" 和阿穆尔边区当局均立即厉行防疫。

为保证铁路施工的顺利进行，东清铁路公司董事会一方面通过外交途径要求中国政府采取防疫措施；另一方面派遣医生，拨付防疫经费，

---

① "Report from Constantinople," *Public Health Reports*, Vol. 14, No. 44, Nov. 3, 1899, pp. 1930-1931.

② 具体包括旅顺口 2 万人，大连湾 3000 人，金州 2000 人，库伦 20 人，瓦房店 20 人，营口 200 人，哈尔滨 2 万人，吉林华军营 200 人。《俄兵计数》，《申报》1899 年 4 月 28 日，第 1 版。

③ "Dr. C. C. De Burgh Daly's Report on the Health of Newchwang," *Medical Reports*, 58th Issues, Shanghai: The Statistical Department of the Inspectorate General of Customs, 1900, p. 22.

④ "The Plague," *The British Medical Journal*, Vol. 2, No. 2019, Sep. 9, 1899, p. 681.

⑤ "Newchwang: The Plague," *The North-China Herald and Supreme Court & Consular Gazette*, Oct. 16, 1899.

直接参与营口外围的防疫。1899 年 8 月 30 日和 9 月 3 日，董事会两次向营口地方官府施压，要求其消除瘟疫对该地铁路施工的威胁，同时申明将支付中国国库用于防疫之不足金额，之后再次表示愿承担防疫所需的一切费用。1899 年 10 月 10 日，吉尔什曼受董事会之托宣称，为消除鼠疫，东清铁路公司将一次性拨款 25000 两白银，以后逐月拨付 8000 两。[①]10 月 13 日，东清铁路公司总局派遣 20 名医务人员前往中国，此后又加派 10 名医生，[②] 在营口附近地区直接办理防疫。具体措施包括：中东铁路大官屯码头不准华民出入，路过该处，必须在公司起票查验方能放行；俄国医士在盖平县乡间挨户搜查，强行医治病人，并追查疫殒棺木，令其迁埋。对于县令的交涉，俄方置之不理，反而要求明保札饬县令马鸿阶"随时妥为保护，以防意外"。[③]

事实上，明保对俄国防疫之严已有切身体会。他在从奉天返回营口，经过俄军驻扎的中东铁路界线时，即因无俄国领事签发的护照而无法穿越，即使有"营口关防"也无用。[④] 严厉的防疫也招致俄国铁路工程师吉尔什曼的不满，他担心无法招到工人，且有时不得不停止往工地运送建筑材料，致使中东铁路本就十分紧张的工期再遭拖延，蒙受重大损失。[⑤] 因此，他认为用对付鼠疫的那种残酷手段来对待营口的疾疫是毫无必要的。[⑥]

1900 年 3 月，中东铁路总局委派亚历山大·罗夫斯基到营口办理防疫，并致电盛京将军增祺，请其通饬各地方官，"凡遇该员会晤、拜谒及

---

① 《中东铁路沿革史》，〔俄〕谢·阿·多勃隆拉沃夫：《一个俄国军官的满洲札记》，附录，第 4 页。

② 《营口防疫一事现接彼得堡公司总局来电已派医生力除厉疫由》（1899 年 10 月 13 日），台北中研院近代史研究所档案馆藏总理各国事务衙门档，01-37-001-07-022。

③ 《详陈营口办理防疫情形并近日疫气渐消应令停止请查核示复由》（1900 年 4 月 1 日），台北中研院近代史研究所档案馆藏总理各国事务衙门档，01-37-001-08-003。

④ "Newchwang: The Plague," *The North-China Herald and Supreme Court & Consular Gazette*, Oct. 2, 1899.

⑤ 另据报载，"前因时疫盛行，中俄铁路各工匠多有传染者，遂暂停工作"。《铁路开工》，《申报》1899 年 11 月 25 日，第 2 版。

⑥ 《中东铁路沿革史》，〔俄〕谢·阿·多勃隆拉沃夫：《一个俄国军官的满洲札记》，附录，第 8 页。

公牍往还，与接待敝总监工一律"。① 亚历山大·罗夫斯基到达后，立即将招聘而来的近8000名工人聚集在指定地点进行检疫，由60名士兵站岗维持秩序。随后，亚历山大·罗夫斯基开办了一所医院，内设一间拥有15张床位的病房和一间消毒室，还设置了大工棚、澡堂和煮饭的大锅。采取这些措施的根本目的是保障俄人的经济利益，防止工人抵达营口之后，携带领取的工钱（每人2两白银）和俄人支付给他们从天津至营口的旅费四处逃散。②

义和团运动爆发后，俄国人借口保护自身利益，对东北进行了军事占领。1900年8月5日，俄军占领营口，关东总督阿列克谢夫搭乘军舰来到营口设立临时民政厅，并发布告示称："营口为通商口岸，俄国政府避免采用最后的手段，为保护俄国人、外国人和中国人的利益，暂时设立民政厅，并不损害上述人群过去享有的权利和特权。外国人团体应该体谅俄国临时民政厅维护安宁秩序、恢复商情的目的，各代表应对此表示切实关切和帮助。"③ 8月9日，民政厅确定由俄国驻营口领事奥斯洛克夫担任民政官，俄国军舰舰长海军中校克罗古担任守备队队长，俄国领事书记官代理领事事务，④ 同时经由阿列克谢夫同意制定《营口管理条例》，设置民政厅、警察局和司法机关，开始实行殖民统治。⑤ 营口地区居民饮水不洁，生活习惯不良，屡屡发生鼠疫和霍乱，又地处水陆交通枢纽，瘟疫外溢甚速甚远，"尤与俄国之利益吃亏，盖因不但俄国失在东三省铁路利益，并失西伯利亚铁路之利益"。⑥ 因此，俄国于民政厅下设卫生局，专司市内卫生，同时嘱托海关医官代俪参与卫生管理，防止

---

① 《俄京派大员阿雷克等来奉办理驱疫一律接待》（1900年3月26日），台北中研院近代史研究所档案馆藏总理各国事务衙门档，01-37-001-12-001。
② 《中东铁路沿革史》，〔俄〕谢·阿·多勃隆拉沃夫：《一个俄国军官的满洲札记》，附录，第9页。
③ 關東軍都督府陸軍部編印、小林英夫監修『明治三十七八年戰役満州軍政史（第一編·軍政總覽）』，1916、1414頁。
④ 『明治三十七八年戰役満州軍政史（第一編·軍政總覽）』，15頁。
⑤ 中国社会科学院近代史研究所编《沙俄侵华史》第4卷上册，人民出版社，1990，第268页。
⑥ 《牛庄及铁路经过处所俄应设法防疫由》（1903年9月15日），台北中研院近代史研究所档案馆藏总理各国事务衙门档，02-10-003-04-029。

营口成为传染病的发酵场。①

　　俄国对营口卫生防疫的重视还体现在：1903 年 4 月，俄国人科诺瓦洛夫被任命为山海关税务司，② 俄国力争海关管理权的同时，还试图以本国医生取代海关医官代俪，但未能如愿。③ 在与清政府围绕交还营口的谈判中，俄国一再将清政府妥定防疫章程作为条件之一。1903 年 9 月 15 日，俄国公使要求营口地方官府按照上海、天津等通商口岸办法，由道台与各国领事官商定防疫章程，并筹给所需费用。④ 后经交涉，总理衙门同意在营口交还后由山海关道按照天津、上海等处防疫章程办理卫生防疫，山海关添请俄医 1 人。⑤ 但由于俄人并未交还营口，这一承诺最终并未兑现。

　　事实上，在占领营口期间，俄国人并未直接参与卫生事务，而是利用已有社会组织，将具体事务交给中国人代理。由 10 名中国商人组成的营口商民团体公议会取得了组建团练的权力以及征收办理地方事务经费的权力，他们募集 200 名练勇编成队伍，负责维持地方秩序、办理卫生事宜，当地商户每月向其缴纳铺捐、房捐，共计约 8800 元。⑥ 虽缺少公议会具体运作的资料，但基本可以判定其时具体卫生事务实际由中国商人组织办理，经费亦由其募集，而俄国民政厅卫生局仅有三四十名俄国巡查兵，另有几名翻译负责疏通民情，避免发生纠纷。

　　为确保东北地区的俄国人免受疫情的威胁，俄国政府认为仅在营口围内设立卫生局是远远不足的，必须遏制疫情在周边地区扩散，在更大范围内开展防疫工作。虽然俄国对东北地区实施了军事占领，但由于防疫属于地方性事务，除铁路附属地范围以外，俄国人并无相关管辖权，⑦ 因此，俄国人通过交涉，强迫盛京将军增祺推行卫生防疫措施。东北各

---

① 『营口軍政志』、230 頁。
② 《沙俄侵华史》第 4 卷上册，第 268 页。
③ 『营口軍政志』、230 頁。
④ 《牛庄及铁路经过处所俄应设法防疫由》（1903 年 9 月 15 日），台北中研院近代史研究所档案馆藏总理各国事务衙门档，02-10-003-04-029。
⑤ 《牛庄防疫事应由中国经东三省铁路经过各处无庸议及由》（1903 年 9 月 20 日），台北中研院近代史研究所档案馆藏总理各国事务衙门档，02-10-003-04-030。
⑥ 盛山雪蠡编『营口案内』三成組、1906、19—20 頁。
⑦ 《为营口疫气流行派章道带同医生往治等因分行由》（1903 年 9 月 13 日），辽宁省档案馆藏军督部堂档，JB14-2164。

级官员对此不敢提出异议，唯有遵办。武廊米萨尔客是在省城盛京专门办理交涉事务的俄国官员，1901—1902 年，他就卫生防疫问题多次与盛京将军增祺交涉。1901 年 11 月 21 日，瘟疫传至奉天，武廊米萨尔客照会增祺，要求其命令中国官民一旦发现患病者，必须立即报知俄国人。[①] 次日，他再次要求增祺在西边门外预备 12 间房安置染疫者，聘请 1 名医生及良善妇人加以照料，并设法灭鼠或收买老鼠。[②] 为此，增祺连发三道防疫谕令：发现患者应及时报告官府，注意房屋和街道清洁；[③] 官府以每只小洋半元的价格收购老鼠，并要求将老鼠及畜类尸首深埋；[④] 公议会逐日打扫，收拾洁净，会首协同家长按户清查，"以免俄人往查，致滋别事"。[⑤]

　　中国官员虽然遵从俄人命令办理防疫，但实际在落实过程中并未完全照办，而是做出一定调整。以 1902 年 9 月盖平的瘟疫应对为例。首先，武廊米萨尔客请增祺饬令盖平，不许将病人从城内运往别处，不许盖平人与别屯及别城人员往来。据此，增祺令盖平地方官不准病人迁移别处，并立即开设医院一所收容病人，由中国医生调治，准病人亲属前往照料。[⑥] 最终，盖平知县祥德采取了两项防疫措施：严查城厢及四周集镇村屯的街道、港口、沟渠以及民家院落是否打扫洁净；出资聘请精于医术者 2 人，赴各处挨户查验，疗治病人，并购药施舍。[⑦] 由此可见，俄国人隔离病人和遮断交通的要求，到盛京将军处变为开设医院收容病人，再到盖平知县处，又变为打扫清洁和请医生巡诊。俄国人的要求反映了其奉行以检疫、隔离、消毒和治疗为基本内容的卫生规则，但这些规则对中国人而言确有实行的难度，因此地方官并未完全遵照俄人要求，而是在可

---

① 《大俄国奏派奉天省武廊米萨尔客照会事》（1901 年 11 月 21 日），辽宁省档案馆藏军督部堂档，JB14-1585。

② 《大俄国奏派奉天省武廊米萨尔客照会事》（1901 年 11 月 22 日），辽宁省档案馆藏军督部堂档，JB14-1585。

③ 《晓谕》（1901 年 11 月 24 日），辽宁省档案馆藏军督部堂档，JB14-1585。

④ 《晓谕》（1901 年 11 月 28 日），辽宁省档案馆藏军督部堂档，JB14-1585。

⑤ 《谕公议会传谕各户将院落打扫洁净以免俄人往查由》（1901 年 12 月 7 日），辽宁省档案馆藏军督部堂档，JB14-1585。

⑥ 《武廊米萨尔客照为瘟疫盛行请饬该处地方官不准病人迁移等因分行由》（1902 年 9 月 29 日），辽宁省档案馆藏军督部堂档，JB14-1596。

⑦ 《盖平县知县呈禀》（1902 年 9 月 30 日），辽宁省档案馆藏军督部堂档，JB14-1596。

能的范围内调适改造、择善而为，其标准落到实处之时已然面目全非。

综上所述，1899—1904 年，俄国出于中东铁路南满支线修筑工程的利益考量，在营口的卫生防疫中扮演了主要角色，出人出钱，直接办理铁路修筑区域内的防疫事务。为维护驻地俄人健康和防止疫情外传，俄国一面在营口围内开设卫生局，一面以武力威胁强迫盛京将军辖区的中国官府按其旨意办理卫生防疫。由于强烈的功利主义取向，俄国人对建立卫生制度和维护当地卫生状况事实上并无太大兴趣，并未认真推行卫生行政，而是将具体事务交由中国社会团体办理，因而俄国在军事占领营口期间虽举办了一些卫生事务，但并未留下可资借鉴的制度性内容，也并未得到各国的认可。美国领事指出，虽然俄国建立卫生局采取了隔离措施，但霍乱和鼠疫仍时常在该地流行。1902 年暴发的霍乱造成 1013 人死亡，1903 年暴发的鼠疫造成 890 人死亡，俄国人不得不在华人居住区域开展卫生运动，但效果并不明显。① 日本人占领营口后亦评价称："该地年年都有传染病流行，病毒肆虐，情况悲惨令人不忍听闻，故该地区一直以来都有不健康之地的名声。"② 然而不可否认的是，俄国人的交涉强迫，客观上一次次向中国官员申明了西方卫生规则的重要性，丰富了中国官员办理卫生防疫的相关认识和经验。

三 "展示文明"：日本在东北的卫生行政

在日俄战争中击败俄国的日本接替其占领了东北南部地区，开始在枢要地设置军政署，掌管警察卫生、教育、交通物资调查、殖产兴业及与清官署交涉等各种行政事务，作为经营东北的开端。③ 事实上，在日本第一军进入东北之前，东京的大本营已于 1904 年 4 月任命军官为满洲军政委员，④ 派遣其至东北负责与清朝有关的各种工作。这些军官必须

---

① "Report from Niuchwang," *Public Health Reports*, Vol. 20, No. 41, Nov. 13, 1905, pp. 2235 –
2236.
② 『営口軍政志』、172 頁。
③ 『明治三十七八年戦役満州軍政史（第一編・軍政總覽）』、2 頁。
④ 陆军工兵中佐仓辻明俊，步兵少佐斎藤季治郎、松浦寛威，步兵大尉川崎虎之进，同时被任命为满洲军政委员。『明治三十七八年戦役満州軍政史（第一編・軍政總覽）』、68 頁。

通晓中国语言，了解当地的风俗、习惯和气性，维持与清朝官民的良好关系。[①] 1904 年 5 月 8 日，日本最早设立了安东县军政署，截至 1906 年 12 月 1 日，先后设立了 20 个军政署。[②] 营口军政署于 1904 年 7 月 27 日设立，日本高度重视卫生行政，企图借此表明其文明程度高于中国。

此时，日本正处于国力兴盛的明治时代后半期，在甲午战争和日俄战争中接连打败中国和俄国，并与英国结成同盟，在远东地区取得了稳固的外交地位。这些重大历史事件均对日本的国民心理和社会思潮产生了重要影响，大隈重信提出的"东西文明融合论"即代表了当时日本国民的自我迷恋和对华蔑视观念，自诩为西方文明在东方世界的代表，完全模仿西方的方式向中国渗透。[③]

日本医学界在医学领域的发展也强化了此种国家心态。19 世纪中期，德国开创了以实验室为基础、强调活体解剖的实验室医学，吸引了来自欧美各国的学生，德国由此成为世界医学教育中心。日本亦在 1871 年完全施行德式医学教育，追赶罗伯特·科赫所引导的微生物学发展潮流。1894 年香港鼠疫暴发后，日本政府派遣北里柴三郎博士率领研究团队赶赴香港，积极开展医学实验。虽然后世学者认为此次北里柴三郎发现鼠疫杆菌仅是一个传说，[④] 但也足以显示出日本在世界医学研究领域已有了一席之地。日本自认为其医学水平已与西方各国相当，因而对游离于科学医学之外的中国持有优越感，明显体现在营口军政署推行的卫生实践中。

1899 年营口鼠疫流行期间，野口英世（H. Noguchi）被派往当地办理防疫事务。他在医学报告中特别强调了日本的制度优越性，透露出对中国的强烈蔑视。他认为，对抗鼠疫除依靠医学研究，更重要的是依靠民族习俗或习惯，并且认为营口出现大量病例的根源在于"中国的民族

---

① 『明治三十七八年戦役満州軍政史（第一編·軍政総覧）』、8—9 頁。

② 『明治三十七八年戦役満州軍政史（第一編·軍政総覧）』、68 頁。

③ 〔日〕野村浩一：《近代日本的中国认识》，张学峰译，江苏人民出版社，2014，第5—12 页。

④ David J. Bibel and T. H. Chen, "Diagnosis of Plague: An Analysis of the Yersin-Kitasato Controvery," *Bacteriological Reviews*, Vol. 40, No. 3, 1976, pp. 636–651; Norman Howard-Jones, "Was Shibasaburo Kitasato the Co-discoverer of the Plague Bacillus?" *Perspectives in Biology and Medicine*, Vol. 16, No. 2, 1973, pp. 292–307.

习惯"：中国房屋通风糟糕、缺乏日晒，粪便堆积以及泥土地面，为鼠疫病菌提供了生存条件；中国人不使用痰盂，习惯到处吐痰，加速了鼠疫病菌的传播。在他看来，若无警察机构办理卫生事务，就不能保证国民的健康，因而提出应采取一切可能的办法促使"中国当局像文明国家那样管理市镇，扑灭瘟疫"。[1] 同样地，驻扎在东北的日本军队在与中国人的日常接触中，以先入为主的偏见感受两国间自然环境、气候、人文习惯等方面的差异，也不自觉放大了中国的"贫困、不洁、臭气、污秽"。[2] 综上，为保护投资和维护自身的健康，也为展示自身"文明"和优越之处，避免因防疫不当而引发严重疫情，招致他国批评，日本在其殖民统治范围内非常重视卫生治理。

1904 年 7 月 17 日，盖平军政委员在营口日本领事馆成立事务所，向英、美、德各领事官和税务官宣布实行军政，并表示由日本陆军占领营口，保护各国居民生命财产。27 日，营口军政署在日本领事馆正式成立，军政委员高山公通暂代军政官，向各国领事宣布"日本帝国陆军占领营口市街和港口，日本军政委员在当地实行军政"。[3] 29 日，仓山少佐成为营口军政委员。[4] 11 月，营口军政署警务课下设卫生局，内设医务所、营口医院、疗病院、船舶及汽车检疫所、避病院和屠兽场等机构，致力于改善当地卫生。《各军政署及军务署关于卫生勤务规定》明确了军政署管辖的地方卫生事务，包括给水、排水、市街清洁、污物废弃、屠兽、检疫、传染病预防及种痘等内容。[5] 办理营口卫生防疫的人员共计 125 人，其中军医及药剂官 27 人，下士 20 人，卒 78 人。[6] 此外，日本人沿袭俄国人的做法，通过间接管理的方式派出宪兵监督和上等兵各 2 人，率 6 名兵卒和 27 名警察，监督公议会设立的保甲总局开展卫生事务。[7] 当时营口的卫生事务总体可分为两项内容：一是维护街头日常卫

① H. Noguchi, "Resistance of Plague Bacillus to Cold," *Public Health Reports*, Vol. 15, No. 28, July 13, 1900, p. 1799.
② 王美平、宋志勇：《近代以来日本的中国观》第 4 卷，江苏人民出版社，2012，第 132 页。
③ 『明治三十七八年戦役満州軍政史（第十二編・営口軍政史）』、28—29 頁。
④ 『明治三十七八年戦役満州軍政史（第一編・軍政総覧）』、94 頁。
⑤ 『営口軍政志』、208—209 頁。
⑥ 『営口軍政志』、213 頁。
⑦ 『営口軍政志』、78 頁。

生，二是进行海港检疫。

在街头日常卫生方面，日本医官安排了 20 名日本人专门负责清扫营口街道，并将营口中国人居住区划分为三个区域，雇用 60 名中国人和 20 辆中国大车，每天按照规定的清扫时间表工作。早晨太阳升起时，医生与两位随同警官挨家挨户检查是否有新病例，并检查房屋是否已打扫清洁，垃圾是否归置到位。同时，由一位医学专家带领的 7 人消毒队也开始按照调查队报告确定的路线图进行消毒和病例施诊。[①] 此外，卫生机构还以发布卫生告示的形式，向民众宣传卫生法规及应注意的卫生事项。[②]

在海港检疫方面，1905 年 5 月，日本人首次在营口西税关辽河岸边建成必备的设施，包括消毒所，占地 971 坪（3210 平方米），其他建筑物 240 坪（793 平方米），分为点检室、物品预所、蒸汽消毒室、药物消毒室、浴室、物品渡场以及着装室，主要负责对病船的人员和物件进行消毒。[③] 消毒所建成后，日本人开始积极执行严格的检疫措施，要求进入港口的船舶必须接受检疫，由宪兵、医师、看护人和巡捕上船检查，其程序如下：对全部船员和乘客进行健康诊断，若发现患病者，立即送往检疫所收容，严重者送往医院；检查船体是否受到病毒感染，若发现不洁处，立即进行消毒；检查货物，若发现问题，立即处理。[④] 据统计，1905 年 5 月到 12 月，营口共检查平底船 2598 艘、商船 399 艘，共计 90019 人，收容病人 444 人。[⑤] 较之俄国人的粗放式管理，日本人不仅组建了规模更为庞大的 125 人的卫生管理队伍，还在清洁和消毒等具体事务中事必躬亲、严谨认真，提升了营口卫生事务的治理水平。

日本人所办报纸对军政署的工作评价甚高，认为其自占据营口后"悉心讲求卫生之法，瘟疫等症为之全归于熄灭"。[⑥] 但是，海关医官代俪则认为，日俄占据营口期间虽实行了一些改革，整治了沟渠，成立了

① "Summary of Methods of Warfare against Disease at Niuchwang," *Public Health Reports*, Vol. 20, No. 41, Nov. 13, 1905, p. 2236.
② 据笔者统计，日本占据营口时期共颁布卫生告示 15 项。『营口军政志』、226—228 页。
③ 『营口军政志』、197 页。
④ 『营口军政志』、190 页。
⑤ 『营口军政志』、191—192 页。
⑥ 《营口鼠疫又生》，《盛京时报》1907 年 1 月 29 日，第 3 版。

卫生局，并移交给中国政府，但由于缺乏资金和技术，除清扫街道、提供公共服务外很少作为。① 这种评价上的差异可能基于各国对卫生行政的不同标准，也折射出各国在卫生领域互相拆台的竞争心态。②

1905 年 6 月，日本在大连设立"关东州民政署"，同时在旅顺和金州设立支署，共同处理一般行政事务，卫生事务亦在其列。1906 年 9 月 1 日，日本成立"关东都督府"，设置"关东都督"管辖"关东州"，保护和管理南满铁路，监管南满洲铁道株式会社的业务，并在旅顺、大连、金州分设民政署。由于东北与霍乱的流行地天津、上海海路相接，与鼠疫的发生地蒙古、西伯利亚地域相连，日本非常重视"关东州"和满铁附属地的传染病预防，且自认为"关东州施政和满铁会社创设以来，最成功的莫过于卫生事业"。③ 关东都督府在卫生行政方面投入了大量的财力和物力，订立并执行严格的公共卫生规则，通过城市规划、建设蓄水池和下水道以及强制隔离抵达的中国人等措施，力图改善其租借地的公共卫生，并强迫清朝官员予以认可。④

1907 年 12 月，"关东州"外南满铁道附属地设警务署和警务支署，保护和管理铁道事务，并开始掌管卫生警察事务，由原本管理铁道及其附属地内卫生相关设施的满铁负责协助。⑤ 1907 年 2 月，关东都督府制定《卫生组合规则》，在大连、旅顺、金州的必要区域设立卫生组合，负责污物扫除、清洁、消毒和传染病预防救治等公共卫生相关事务。卫生组合是市内唯一的公共机关，委员由选举产生，但其掌管的事务仅限于卫生事务的一部分。⑥ 1907 年 4 月，关东都督府开始在地方部设立卫生课，负责州内附属地的卫生事宜，州外附属地的卫生事务由居留民会处理。10 月，瓦房店、大石桥、辽阳、奉天、铁岭、公主岭、长春等附属地设置会社出张所，海城、昌图成立出张所派出所，专司地方行政事

① "Newchwang: Decennial Report, 1902–1911," *Decennial Reports, 1902–1911*, Shanghai: The Statistical Department of the Inspectorate General of Customs, 1913, p. 140.
② 营口道台曾言，同时聘请英日医生，"则两不兼容，事必窒碍"。《营口周道来电》(1911 年 3 月 6 日)，近史所档案馆藏锡良档，甲 374-26。
③ 南滿鐵道株式會社地方部衛生課編印『南滿洲鐵道附屬地衛生概況』、1928、1 頁。
④ 『明治三十七八年戰役滿州軍政史（第一編·軍政總覽）』、4 頁。
⑤ 關東局編印『關東局施政三十年史』、1936、907 頁。
⑥ 關東廳編印『關東局施政二十年史』、1924、32 頁。

务，卫生事务也移交给出张所。

关东都督府于 1908 年 9 月 3 日公布《传染病预防规则》和预防手续，规定霍乱、赤痢、伤寒、猩红热、鼠疫等八种疫病为法定传染病，并详细规定了警察和相关官员应采取的消毒、隔离、遮断交通等必要的预防措施。[①] 1909 年 8 月 17 日，关东都督府进一步规定，如果传染病流行十分严重，常设机关难以扑灭，即应设置检疫委员会，并制定了检疫委员会设置章程。[②]

1908 年 12 月，关东都督府废地方部，设立地方课，卫生事务改由地方课掌管。州外附属地废除会社出张所、派出所，出张所被经理系（会计股）、派出所被驿长（站长）取代，卫生事务也随之移交。唯独在安东县设立安东县事务所负责安东道奉天附属地的卫生事务，在抚顺保留炭矿庶务课处理卫生事务。

1910 年 1 月，因工场转移到沙河口，大连铁路附属地内卫生事务改归工场长处理。3 月，出台了安奉线夜警卫生组合的相关规定。4 月，在凤凰城等其他七个地方设立卫生组合，处理卫生事务，由驿长担任组合长，归安东县事务所长监督。海城附属地卫生事务改由大石桥经理系管理，昌图附属地卫生事务在 5 月后归铁岭经理系管理。8 月，本溪湖设立经理系，且本溪湖的组合长改由经理系主任担任。安东县事务所所长的职务权限根据安奉线夜警卫生组合规定，监督草河口以北（包括草河口）的卫生组合的工作。9 月出台警备卫生组合准则，在主干线的海城、盖平、双庙子和营口支线的牛家屯附属地仿效安奉线设立组合，直到 1913 年才渐次取消。

大连的海港检疫最初由陆军管理。日军占领大连港期间，由大连港防备队负责对军舰和海军用船进行检疫，由陆军运输部大连支部负责对陆军用船和特许船只进行检疫，其他商船则一般不被允许出入，由陆军在商船入港的老虎滩设立临时船只检疫所，负责检疫事务。1905 年 9 月，"关东州民政署"设立大连港检疫所，共同对商船和军用船进行检疫。[③] 1907 年 11 月，关东都督府设置大连海务局，掌管港务事务和检疫

---

① 『關東局施政三十年史』、936 頁。
② 『關東局施政三十年史』、937 頁。
③ 『關東局施政二十年史』、330 頁。

事务。不同的是，旅顺的海港检疫起初即由海军负责。根据1906年海军省令第六号和1907年旅顺镇守府制定的《旅顺港规则》，旅顺海港检疫事务改由旅顺镇守府掌管。①

　　1908年11月1日，关东都督府正式设立海务局，大连、旅顺两个港口的海港检疫事务统属于该局管理。为防止病毒从海外诸港和日本传播至大连、旅顺，海务局建立了一套严格的医学检查体系，外来船只每次入港都必须接受检疫。② 海务局在主要码头的南边建立了大量隔离设施，容纳那些被医生认为可能的病菌携带者。检疫官对新到者检疫的主要疾病有鼠疫、疟疾、天花、猩红热、斑疹伤寒、白喉、痢疾、伤寒、脑膜炎和普通发热等。驶往大连的船只必须通过无线电说明乘客和船员的情况，以及乘客到达码头前一天的医学情况。如果船只没有无线电装备，就必须在甲板上挂黄色旗帜，等待医学检查。来港船只分为两类：一类来自日本、韩国、欧洲和美国，一类来自中国和亚洲其他非日本殖民地国家。对前者仅进行快速、简单检查，只隔离出现病症的乘客。对后者的检查则非常严格，所有的乘客无论有无病症，登陆前都必须用稀释的甲醇进行卫生冲浴。③

　　日本占领"关东州"和铁路附属地之初，前来此地者多为军人和军属，因而日本人认为没有设置一般病院的必要。1905年初，大连军政署为诊断和治疗中国妓女设置大连病院，又为治疗苦力、发现早期传染病设置了疗病院，附属于"关东州民政署"的医务室，只为其职员提供诊疗。自1905年9月起日本人被允许自由前往"关东州"后，来到此地的日本人数量激增，其感到成立公众诊疗机关的必要性，方正式开展医院建设。1906年8月，大连病院建立，民政署医务室和疗病院并入其中。1907年11月，满铁建立大连医院取代大连病院。为了传染病患者的收容治疗、妓女的健康诊断和收容，大连民政署设立了大连东、西病院两大

---

① 『關東局施政三十年史』、907頁。

② 『關東局施政三十年史』、937頁。

③ Robert John Perrins, "Doctors, Disease, and Development: Engineering Colonial Public Health in Southern Manchuria, 1905-1926," *Building a Modern Japan: Science, Technology, and Medicine in the Meiji Era and Beyond*, New York: Palgrave Macmillan, 2005, pp. 106-113.

官营机构。此外，中国公议会还设立了小岗子病院，为中国人治病。[1] 1907年，满铁第一任总裁和关东都督府顾问后藤新平先后在旅顺、大连、瓦房店、奉天、长春及安东等地开设医院。[2]

综上所述，日俄战争之后，日本非法占领了"关东州"和铁路附属地，并开始按照日本国内制度建立卫生防疫体系，既包括由海务局负责的海港检疫制度，也有地方卫生行政和满铁的医院体系。这些都成为后来日本应对清末东北大鼠疫的既有制度和组织基础。

四　交还后的营口卫生行政

在围绕交还营口的谈判过程中，日本曾要求中国政府签订协议，保证保留其创立的包括卫生在内的市政制度。1906年11月9日，两国政府共同协定四条交收原则，其中第三条规定："警察及卫生事务应归中国地方官管理，务期尽善，以保公共治安，为之兼用日本警察教习及医生。如有未尽妥洽之处，日本领事官可告知地方官随时酌办。"[3] 12月5日，奉锦山海关兵备道梁如浩同日本代表陆军中佐与仓喜平、驻华公使馆一等书记官阿部守太郎和驻牛庄领事濑川浅之进签订了《交收营口条款》，其中第三条规定："雇用日本教习及医生，除薪水外，一切章程均按天津雇用日本警察教习及医生一律办理。倘日后警察、卫生办理有未尽妥洽之处，一经日本领事官函告，应由地方官随时酌办。"[4]

12月6日，日本裁撤营口军政署。根据上述协议，其在营口经营的警察、卫生、教育及土木工程等公共事业，均交由地方官办理。[5] 清政府接收营口，由山海关道开办卫生总局，"诸般事务均仿日本旧例"。[6] 此时，清政府正自上而下推行警察体系，日本人通过协议保留的卫生制

---

① 『關東局施政三十年史』、909頁。
② 『南滿洲鐵道附屬地衛生概況』、1頁。
③ 《交收营口办法另单》，步平、郭蕴深等编著《东北国际约章汇释（1689—1919年）》，黑龙江人民出版社，1987，第295页。
④ 《交收营口条款》，步平、郭蕴深等编著《东北国际约章汇释（1689—1919年）》，第297页。
⑤ 《函述营口接收情形》，《盛京时报》1906年12月8日，第2版。
⑥ 《营口派工扫除街道》，《盛京时报》1907年6月15日，第5版。

度也被纳入这一体系。1905 年 4 月 18 日，北洋向东北派遣 6 名官员帮助进行新政官制改革，建立起警察制度。12 月 21 日，奉天警察总局接办卫生事务，拟定卫生章程。徐世昌就任东三省总督后，进一步完善规范警察制度，在各地开办巡警，卫生股也随之成立，"清道、防疫、检查食物、屠宰、考验医院等事皆属之"。① 1906 年，营口设立巡警总局，顺理成章包揽卫生职责。

与中国其他地方建立卫生制度的薄弱基础相比，日本军政署为营口留下了四项遗产。一是经费保障。由于担心"我苟不切实筹办，人即责言，立至借端干预"，直隶总督和盛京将军会奏在日本人交还的关税余款内酌量动拨经费。② 二是正规医院。日本人花费十五六万元修建的营口病院，最初作为公立病院由军政署管理，后归同仁会经营，经费亦由其支付，每年约 4 万元。③ 三是营口卫生局的固定办公地点。日本人占领营口后将旧有道衙改作疗病院，梁如浩接收后，又将其作为办理卫生事宜的卫生总局办公地点。④ 四是专业医务人员。卫生局聘请冈田君担任教习，其曾在日本知名传染病学者北里柴三郎博士的传染病研究所工作，熟知传染病病理。⑤

根据当时报纸的报道，卫生总局的主要职能如下。第一，建立普遍清洁扫除制度，招集苦力由巡捕带领分段扫除，"不取商民分文"。⑥ 第二，由巡捕肩负卫生监理的职责，挨家提醒住户注意卫生、按时洒扫院屋，若有鼠穴则予以填堵，若不洁净则带局惩罚。⑦ 第三，不时出示卫生告示，提醒人们注意预防时疫。⑧ 第四，仿照日本人办法，以现金和彩票方式奖励捕鼠，"每鼠一头，大者赏洋一角，小者半角。每鼠一头彩票一张，俟额满开彩，另有赏榜"。⑨ 第五，设陆路防疫院和水路检疫所，延聘中日医官认真查验进出口船只和客货。1908 年，营口检疫防疫

① 《厘定巡警统一章程》，徐世昌等编纂《东三省政略》上卷，第 937 页。
② 《会奏拨款办理营口善后》，《申报》1907 年 1 月 23 日，第 2 版。
③ 《营口病院》，《盛京时报》1906 年 12 月 25 日，第 3 版。
④ 《营口道署改办卫生》，《盛京时报》1906 年 12 月 30 日，第 3 版。
⑤ 《营口卫生局之得人》，《盛京时报》1907 年 4 月 7 日，第 5 版。
⑥ 《营口派工扫除街道》，《盛京时报》1907 年 6 月 15 日，第 5 版。
⑦ 《营口派捕查验房院》，《盛京时报》1907 年 8 月 6 日，第 5 版。
⑧ 《营口晓谕卫生四事》，《盛京时报》1907 年 8 月 1 日，第 5 版。
⑨ 《营口通饬商民捕鼠》，《盛京时报》1907 年 6 月 5 日，第 5 版。

所费用奏准正开销，专门检验进口船只，如有疾病之人立即送往医院，[①]所有货物须详细查验后始准起岸；若出口船只装载货物，须验明发给检验图章，印在货物上，始准运往别埠。[②]

由于日俄占领时对卫生治理较为重视，营口围内的卫生状况有所改善，然其周边地区仍沿袭旧制，置相关事务于不理，因而营口实际仍难以独善其身，面临来自四面八方的威胁。1907年1月28日，美国驻牛庄副领事报告，牛庄再次出现鼠疫，已有超过30人死亡。日本领事发出对来自营口的游客进行检疫的倡议信，山海关道立即采取措施，派遣7名医生（5名中国医生、2名日本医生）清查该病的蔓延状况，一旦有死亡报告，立即对邻居进行消毒，预防疫情扩散。[③] 同月，病毒传播至熊岳城附近，势甚猛烈，死者迭出，关东都督府担心病毒传及日本军队、居留民、旅行者等，便与中国地方政府合作防疫，限制火车乘客，设立铁道检疫所，"凡铁路搭客除领有日官通行票者之外，其余均不允在熊岳城、盖平、万家岭等处上车"。[④] 1907年2月5日，关东都督府在熊岳城设防疫所，着手在附近有疫情的村落开展防疫；7日，奉天巡警总局派该局医官姚启元、杉本浩三，率药司1名、巡警8名，在熊岳城北约25里的卢家屯开设防疫所，调查熊岳城附近鼠疫情况。双方商办防疫事务，将防疫区域分为南北二部，南部由关东都督府防疫所施行防疫，北部由中国防疫所负责，遇有要事随时互相通报，合作防治。至2月24日，日本消除当地疫病后，将其防疫所全部撤回。28日，熊岳城附近一带有疫情村落消毒工作告竣，无新病症发生，中方防疫所依命撤销。[⑤]

1907年7月前后，位于营口南部25英里、靠近满铁的盖平县鼠疫日盛，至10月死者已达千人。[⑥] 事实上，由于官民对防疫的消极抗拒态度，

---

① 此时，营口已有一些医院。1902年成立的爱尔兰教会医院，1907年日本居留民区开设的日本大型医院，可以收纳70名病人，位于中国人居住区的4家小型日本医院，一所俄据时代留下来的中国医院，由中国商会提供年费，由中国医生负责。"Newchwang: Decennial Report, 1902–1911," *Decennial Reports, 1902–1911*, Shanghai: The Statistical Department of the Inspectorate General of Customs, 1913, pp. 140–141.

② 《营口检验经费作正开销》，《盛京时报》1908年10月24日，第5版。

③ "Report from Niuchwang," *Public Health Reports*, Vol. 22, No. 12, Mar. 22, 1907, p. 324.

④ 《预防瘟疫办法》，《盛京时报》1907年2月7日，第3版。

⑤ 奉天巡警总局编印《奉天巡警总局防疫事务报告书》，1907。

⑥ 《论宜研究防疫之法》，《盛京时报》1907年10月12日，第2版。

"盖平每年此病流行死者何止数百人，情形惨淡，实足令人掩目"。官府往往要求防疫委员从宽查验，不仅不帮助训谕民众，更对委员查验作壁上观；民众不知病毒的严重，对委员查验百般阻挠，更传出其解衣调戏妇女的谣言。① 据传，盖平县衙内曾有令妇患病死亡，防疫委员请求县令进行消毒，"知县拒不容行"，防疫委员不得不返回。如此上行下效，民众更不容防疫委员消毒，致使死者蔓延于兵营、官署之内，② "或隐匿不报，或弃尸郊野，或乘火车而迁徙他埠，患者日多，而防者无效"。③盖平县的疫情引起了东三省总督锡良的关注，他立即向该地区派出由日本军医带领的 30 人医疗团队，通过艰苦工作查清了疫病的传播路径。但由于染疫地区过于广阔，加之未能申请到更多的助手和药品，他们只能利用已有力量进行防疫。日本驻牛庄领事建议营口地方政府为染疫地区提供医学帮助，但道台宣称其人手均在致力于防止疫情传到营口，撤回任何力量都会导致危险。来自疫区的任何蔬菜都不允许进入营口，所有行人和行李都必须接受检查和熏蒸消毒才能进入该港。④

　　由此可见，若周边地区疫情不能得到整体控制，即便一城设有严密的卫生制度，也难以完全防止外来威胁。由于日本对满铁附属地卫生制度的重视，时常施加压力迫使清朝地方官府采取合作措施，因而营口的卫生制度一直较为有效地发挥着防疫的作用。但卫生局虽得以保留，营口卫生制度的运作仍在不久后渐成强弩之末，"日久玩生，视同具文"，以致城市污秽不堪。⑤ 此种状况的根源，实在于中国社会未曾积累起卫生制度运作所必需的观念、人才和经费等条件。

　　从观念层面分析，营口一地开展卫生行政，完全是外力强迫所致。日本已在医学卫生领域紧跟世界发展潮流，形成了足够的民族自信甚至是民族优越感，因而非常重视在卫生方面展现其先进性。而中国各级官员和地方人士并未意识到卫生的重要性，未将之与国家民族的强大联系起来，反而往往将其列为政府经费裁减的对象。在与日本人合作防疫的

① 《盖平防疫无效之原因》，《盛京时报》1907 年 9 月 24 日，第 5 版。
② 《盖令拒消疫毒》，《盛京时报》1907 年 9 月 27 日，第 5 版。
③ 《论宜研究防疫之法》，《盛京时报》1907 年 10 月 12 日，第 2 版。
④ "Report from Niuchwang," *Public Health Reports*, Vol. 22, No. 41, Oct. 11, 1907, p.1444.
⑤ 《营口厅议事会议决整顿卫生、取缔染坊理由及办法》，《泰东日报》1911 年 2 月 19 日，第 3 版。

过程中，奉天巡警总局医官姚启元反思中国卫生防疫行政事务上的问题所在，尤其强调观念的重要性。他指出，"防疫乃保护恢复社会安宁秩序，增进人民幸福之最要事项"，各国都制定了完备的法规，有健全的卫生机关实地推行，但中国缺乏法规及机关，"数千年来之人情风俗又不能一朝打破"，结果难行理想的卫生防疫。并且，中国民众普遍缺乏卫生观念，不了解疾病传播的细菌理论，"不知传染病预防法及消毒法为何事者甚多"，若贸然采取隔离、消毒和收治等措施，当然会引起社会的抵制，因而行事非常困难。[①]

从人才方面分析，由于中国的科学医学教育发展滞后，缺乏能够主持卫生和防疫事务的医学人才。据罗氏基金会 1914 年调查统计，全国各地医学校在 1912 年之前仅有在校医学生 465 名，毕业生 125 名，[②]相对于中国广袤的领土和大量的人口而言，只能是杯水车薪。1911 年营口卫生局除聘请 2 名中国医生外，还聘请了 7 名日本医生出任医官，以缓解中国医生之不足。[③] 在营口的实践中，英、俄、日都遵循医生指导，严格按照以微生物学为基础的西方卫生规则办理防疫，完全排斥中医的参与。

最关键的是，虽经新政改革，地方社会仍未能形成一套现代行政体系，缺乏基于当地社会的充足财政经费来源，必须依赖中央—地方复杂的财政体系筹措经费，作为公共事务的卫生防疫很难得到保障。日本人占领营口期间建立了一套地方管理体系，通过截流山海关收入、征收营业税和家屋税，[④] 保证卫生局拥有足够的财政经费。清政府接管之后，这些经费不得不上缴上级机构，营口的行政经费只能依靠上级拨款，失去稳定财源的卫生事务日渐流于形式。卫生局附属的施医院在财政支绌的状况下，也面临被裁撤的命运。[⑤]

---

① 《奉天巡警总局防疫事务报告书》。
② China Medical Commission of the Rockefeller Foundation, *Medicine in China*, Chicago: The University of Chicago Press, 1914, p. 35.
③ 《营口周道来电》（1911 年 2 月 10 日），近史所档案馆藏锡良档，甲 374-26。
④ 『营口军政志』、245—246 頁。
⑤ 东北大鼠疫暴发前夕，奉天巡抚令下属削减警饷，营口道台周长龄以"该院无多事事"为由，拟将卫生总局施医院裁撤，以资搏节。《营口施医院裁撤之先声》，《盛京时报》1910 年 12 月 1 日，第 5 版。

就在营口卫生制度逐渐废弛之时，东北大鼠疫的突发又使之重现生机。锦新营口道台周长龄初闻哈尔滨、满洲里等处鼠疫流行，即饬令警察总局下属巡警及医院按照防疫定章严行防范，各警区及卫生医官即日带同警察分界挨户查察。① 此外，周长龄和营口直隶厅同知高暄阳还设立了埠东和河北两处检验所，派医官检验到营火车、大车乘客，若检验无疫，则随验随放。② 随着疫情的日渐严重，营口当局严格断绝交通，在四海店、牛家屯、五台子、河北等处设立了检疫部，逐一检验由外埠抵达营口者。③ 这些措施成效显著，日本人在报纸上撰文称赞道："遍阅营埠防疫情形，确见其实事求是，亦与向来敷衍了事不同，尤可称卓然。"④ 由此可见，营口卫生制度虽一时松弛，但面临严峻疫情的突发事件，地方官仍能驾轻就熟，发挥制度效力。但是东北防疫领导者自始至终都对营口经验视而不见，在广阔的东北地区，营口卫生制度如同建于孤岛，未能对其他地区产生足够影响。

五　官制改革与东北卫生防疫

在营口卫生行政制度化的同时，奉天也因应新政改革的需要，在北洋人员的支持基础上建立起一套卫生警察制度。其以追求组织同型为目的，具备固定的行政机构、医疗设施和专业人才队伍，还雇用了一些外国医生。这种由国家自上而下推行制度变革而建立的卫生防疫，有着法理的依据和财政的支持，核心在国家对于自身责任认识的改变。然而，从地方实践来看，很多措施实际上是敷衍了事，并未做到名实相符。

1905 年初，盛京将军增祺奏准创办奉天官立卫生医院，设于福胜关钦差府旧址。3 月 22 日，增祺致函直隶总督袁世凯，提出因警务亟待整顿，请其遴派熟于警务及卫生者各数员前往奉天，袁世凯便指令赵秉钧、北洋陆军军医局道员徐华清和北洋卫生局知府屈永秋迅速办理。虽然"北洋医员无多，又值军队日增，所有医官人等业已不敷分派"，但考虑到

---

① 《营口严查瘟疫》，《盛京时报》1911 年 1 月 15 日，第 5 版。

② 《营口周道、高丞来电》（1911 年 1 月 25 日），近史所档案馆藏锡良档，甲 374-26。

③ 《营口周道、高丞来电》（1911 年 1 月 28 日），近史所档案馆藏锡良档，甲 374-26。

④ 《日报赞扬营口防疫办法之合宜》，《泰东日报》1911 年 2 月 14 日，第 2 版。

日俄战争后"哀鸿遍野，地方一切卫生事宜亟待整顿，需员孔殷，势不得不勉为设法调拨，俾资补救"，于是在北洋官员中选派了三位大员——候选通判汤富礼、候选县丞王恩诏和候选县丞姚启元前往东北办理卫生事务。这三位大员"医学精良，公事谙练，于卫生事宜尤为熟悉"，但其在天津的"薪费俱在百金以上"，而"东省事体甚繁，而且百物腾贵，费用较巨"，因此"薪水非略为从丰，恐不足以资用度"。①

1905年4月18日，北洋向东北派出6位官员，协助开展新政官制改革。直隶候补道钱道镕出任交涉局总办，并兼办学务处事宜，月支津银300两；江苏候补知府冯国勋为警察局总办，月支薪水银200两；学生富士英为警察局帮办，月支薪水银100两；汤富礼出任卫生医院提调医官；王恩诏和姚启元则充任医院医官。此外，他们还携带了一些药物和人员到东北上任，其中西药有130余箱，值一万六七千两，另有员司巡捕20余人。到奉的路费，除在天津出发时所发给的川资银1000两外，还花费了588两。卫生所职员及巡捕共计18人，他们的薪水由北洋大臣拟定，具体分配情况如表3-4所示。

表3-4 北洋赴东北卫生官吏薪资

单位：人，两

职务	人数	月薪	津贴
医官	3	200	50
收支兼杂务	1	50	
司药	3	50	
文案	1	60	
书记	2	30	
卫生巡捕长	1	24	
卫生巡捕	6	20	
厨役	1	6	

资料来源：《酌拟调派医官暨随带执事人等薪水数目分别缮折》，辽宁省档案馆藏军督部堂档，JB14-97。

① 《酌拟调派医官暨随带执事人等薪水数目分别缮折》，辽宁省档案馆藏军督部堂档，JB14-97。

赵尔巽上任后在奉天开设卫生局，"聘请医士，以讲究其理，局内复开设医院、学堂，以教学生，以治病民"，然"无奈规模甚小"。[①] 1907年1月5日，奉天警察总局接办卫生事务，计有土车40辆、粪车15辆、沟渠车1辆，工头、小工共19名，旨在节省开支，因"卫生一事于人民治安极有关系，故与警察互相表里，可合而不可分，本军督部堂深维内政之要图，首以整齐划一为主，所以卫生、警察并为一局，但求费不虚靡而效宏"，并强调其绝非专为节省起见，"当用者虽费不惜"。该局为维护奉天城的环境卫生拟定卫生章程，做出如下规定：奉天城内外的清道工作由警察分局兼办，每局派2员专司清道事务，每天早晨7点钟各段所用车工到分局报到，领取牌号，由委员督率车工按日将所管地段粪土装运净尽，以涤污秽；设巡差厕所工头2名，留心察看严督各段粪车按日将各处便溺装运净尽，不得稍有积秽；清道委员每晨7点钟到局会同巡官验放车工后，亲赴段内巡差，下午5点半钟到局将车旗点收，分别车工给价；另设沟渠工头1名、小工6名，按日分两段修理，所修地段由工头具报监工委员，以凭查验；监工委员每日上午应将每日所用车工若干，开列清单，送收支处，以便筹备银两支发，并将本日修理之处列单送文案处，以便誊正转送军政署；此外，分局员弁等均有管理卫生之责，须共同监督各段车工、土工勤惰与否，扫除各地方是否洁净及是否有阻碍街道等各项弊端。

对于城厢内外铺户居民，该局亦归你管。其每日应将屋内院子及门口打扫洁净，污秽各物运至准倒之处，以便各车拉运。至冬天积雪，须向泡子及城外河边倾倒，以免融化泥泞有碍行人，并一切秽水不得向街上任意倾泼。对于在街上任意大小便、客栈骡马各粪没有按日清运、各家所养猪犬任放街上的行为将进行处罚。对于病故者，应将病症具报分局，由其派人查明是否霍乱、痧麻、痘疮及鼠疫等症，以便预防。病故小孩亟须掩埋，不得任意抛弃。屠户不准宰有病症牲口出卖，以致食者受害，即凡有点心、瓜果等店所卖

---

① 《论奉省宜整顿医学讲究卫生（续昨）》，《盛京时报》1906年12月5日，第2版。

各货必须鲜洁，不准以腐坏物料混充。①

为办理警察事务，赵尔巽向户部请示动用正款。当时奉天卫生局的经费"全恃商会筹集，以地方之财办地方之事，询属公益之善举"，议定城关各商户每月共凑缴银元 11000 元，按月解交。② 赵尔巽提出：一则警务学堂及警察卫生诸事皆为新政，"必不可缓之图"，再加上"客军在境，若不自行整顿，势将越俎代谋"；二则奉省迭经兵灾，地方凋敝，物价高昂，车价、工价上涨数倍，官薪、兵饷又难议减，警察局及警察学堂、卫生所每月额支、活支各款总不下 3 万两之谱，以收铺捐、灯膏、灯捐等款计之，入不敷出。但是，户部对每月 3 万两的数目表示怀疑，因为直隶、保定警务总局、分局经费除活支外，月各支银 500 余两，学堂经费月支 700 余两，奉天警务章程悉照北洋办法办理，应相差不远，"每月额支、活支断不及三万两之巨"，故令其"所有应支一切经费仍令在于铺捐、灯膏等款项下动支，不得动及正款"。③

实际上，奉天每月的卫生经费需银 16013 两，主要包括三个部分：一是奉天警察总局卫生科的薪津，每月需 2035 两；二是卫生车工食、马喂养食和清道夫工食，每月需银 4200 两；④ 三是卫生医院及防疫病院、医学堂、兽医学堂经费，每月需银 9778 两。⑤ 其中，卫生科的津贴额定数为 1240 两，实支多出的部分乃用于雇用 4 名日本医员。⑥ 具体情形参见表 3-5。

---

① 《奉天警察总局谨将拟办卫生章程二十四条缮具清折恭呈》（1905 年 12 月 25 日），辽宁省档案馆藏军督部堂档，JB14-268。

② 《奉天商会抵抗卫生局》，《盛京时报》1907 年 9 月 27 日，第 5 版。

③ 《户部咨开奉天巡警、警察卫生所支各款仍在铺捐、灯膏等款动用》（1906 年 7 月 17 日），辽宁省档案馆藏军督部堂档，JB14-268。

④ 《奉天城关巡警总局每月额支、活支预算表》（1907 年 1 月 23 日），辽宁省档案馆藏军督部堂档，JB14-268。

⑤ 具体包括卫生医院经费 7858 两，防疫医院 120 两，医学堂 1000 两，兽医学堂 800 两。《卫生医院及防疫病院、医学堂、兽医学堂预算表》（1907 年 1 月 23 日），辽宁省档案馆藏军督部堂档，JB14-268。

⑥ 4 名日本医员分别是防疫股股长志雄贞治、医务股股员杉本浩三以及分析股股员桥之太次郎和迟木郁男。

表 3-5　奉天警察总局卫生科人员额定薪津与实支薪津比较

单位：两

名称	职司	职务	额定薪津	实支薪津	实支总额
卫生科	各股事务	科长	200	280	280
清洁股	清理道路、沟渠；抛弃秽物、禽兽尸体；监察皮料洗造	股长	120	80	80
		股员 6 人	40	46	276
		股员 1 人	40	60	60
医务股	道路暴病、创伤、溺水救护；检验学生体格；诊断及诊治一切；检验司药	股长	120	250	250
		股员 1 人	40	179	179
		股员 3 人	40	60/40/30	130
防疫股	传染病以及兽疫检疫；消毒方法施行；传染病患者送病治疗诊断	股长	80	300	300
		股员 1 人	40	70	70
分析股	检验各种饮食料；屠宰场、菜场检查	股长	80	60	60
		股员 2 人	60	150	300
		股员 1 人	40	50	50

　　资料来源：《奉天警察总局各科各股人员额定薪津银数》《奉天警察总局各科各股现支薪津数目》（1907 年 1 月 23 日），辽宁省档案馆藏军督部堂档，JB14-268。

　　赵尔巽拟建立可容纳病人千名的卫生医院，由巡警总局卫生科科员负责管理，[①] 并"聘订英、德、日医学博士共 6 人，购各种药品、器具，务使驾凌当地各国所设医院"。[②] 起初，该院每月以薪银 3390 两雇用 12 名医官，包括英国医官 1 名，每月薪膳银 500 两；德国医官 2 名，薪膳银分别为 600 两和 460 两；日本医官 3 名，人均薪膳银 216 两；日本兽医官 3 名，人均薪膳银 144 两；中国医官 3 名，人均薪膳银 250 两。此外，为医官配备译员和助手，每月需银 940 两。除此之外，该院还花费 1628 两雇用了 64 人，包括 8 名司药生，薪水共 400 两；2 名管理药料员，薪水共 160 两；4 名日本看护妇，薪水共 200 两；8 名头等看护夫，薪水共 240 两；20 名二等看护夫，薪水共 300 两；2 名书记，薪水共 80 两；1 名收支，薪水 50 两；1 名庶务，薪水 40 两；2 名挂号生，薪水共 30 两；16 名院役和院夫，工食共 128 两。根据以上数据统计，卫生医院每月需支

①　《纪卫生医院》，徐世昌等编纂《东三省政略》上卷，第 957 页。
②　《奉天巡警、卫生及警务学堂三处支款不敷由》（1907 年 4 月 4 日），辽宁省档案馆藏军督部堂档，JB14-268。

出薪资 5958 两，加上院费 700 两和药料 1000 两，共计需银 7658 两。①

之所以要建立这样一个用度浩繁的医院，与当时日本人在东北的扩张不无关联。赵尔巽指出：

> 奉省经日俄战后，日人凭借铁道分布势力于全省，而租界警权尚未议决，关于地方行政之事，动思越权相争，如营口、盖平之派日员防疫，省城设警察派出所，以管理居留民为名，沿铁路各埠亦且分设警察，动辄逮捕人民，遭斩杀者已不一见，其余如屠宰场，如医院，如公园，如路工，少一松懈，即思插手，种种举动酿成交涉，至今未尽解决，实启干预内政侵损治权之渐设，非警政完全无可借口，则我却彼前势所必至，此实当地安危至要点，决非空言所能抵制者也。②

卫生医院按照西式医院建制，分门诊和住院两部。门诊每周 6 天，时间为每日 8 点到 12 点。病人来院诊病，须挂号在候诊房排队诊视。医院设有宽敞洁净的候诊房，"分别男女坐位，并备有茶水"。医官诊视病人，按症开方，凭方施药，复诊应带原方。病人应将姓名、地址、籍贯、年岁详细登注号单，以备查考和月终造册汇报。医院由专门的药房负责备办各种药水、药粉、药丸，"俱系购选最上之品"，免费发放。医官开药方后，须于药方上画押为凭，由专门司药生负责按照医官所开方单配药给药，不准任意给药，对于所配之药，应标明"治何病，如何服法"，医官随时考验，以免稍有错误。

卫生医院设有供病人住歇养病的养病室（即今日之住院部），可以进行剖割（即外科手术）或种痘。病人来院养病，必须是经由医官查验的重危之病患或无家可归者，轻病、疫病及传染各病患者概不收留。由各局所、各营署送来，或由亲朋带来的住院者，必须以送单保单为凭，详细登载姓名、住址和籍贯，以防意外生事。该院备有夫役，专为看护

---

① 《卫生医院及防疫病院、医学堂、兽医学堂预算表》（1907 年 1 月 23 日），辽宁省档案馆藏军督部堂档，JB14-268。
② 《奉天巡警、卫生及警务学堂三处支款不敷由》（1907 年 4 月 4 日），辽宁省档案馆藏军督部堂档，JB14-268。

病人，由医官督率照料，以杜偷懒。病人住院养病，所有饮食、服药概由医官调度，不得任意滥食。病人在院养病所需饮食及一切应用各物，如无力自备者，均由医院供给，其力能自给者，除每日备交饭食银外，其余药费、杂费一切亦由院供应，不取分文。病人来院养病，倘有意外不测，所有衣衾棺椁，均由病人亲朋自行备办。医院设有登记簿，记载病人何日来院，病愈之后何日出院。

卫生医院设有专门的割症房，剖割医治疮科及炮子伤等一切奇难外症。凡遇外科症应剖割者，必须询明病人情愿与否，愿割则割，亲自具结，否则听其自便。医官遇到此等病症，必须细心验明，再行施治。

卫生医院于每年春秋两季举办牛痘施种，"以免天花流行传染，有害民生"。因上午门诊过多，故施种时间定于每日下午。人们须挂号排队种痘，登记姓名、住址和年岁。适种人群包括未经种痘的五六月孩童至男女成人，但有皮肤病及体气太弱者，不得种痘。种牛痘 7 天后，应到医院检验，如未有效果，必须复种。①

此外，巡警总局还先后开办了防疫医院、看护医学堂和官立戒烟所。防疫医院收治患以下疫病者：（1）霍乱症（译音虎列拉）；（2）红白痢症（又名赤痢症）；（3）肠穿热症（译音肠窒扶斯）；（4）天花症（又名痘症）；（5）红沙症（译音疹窒扶斯）；（6）红疹症（又名猩红热症）；（7）白鹅喉症（译音实布的里）；（8）鼠疫病（译音百斯笃）。该院病人送院必须有送单，注明姓名、地址、年岁、籍贯，系由某分局或某查疫委员送来，以便造册呈报，患疫者持有送单，无论何人均必须收留。病人进院时，须先进更衣室更换衣服，方准进入养病室。携同病者来院之人及一切闲人不得擅行入内。病人应进何等病室，应听医官指定。病人家属有愿随同进院照料者，不能随意外出。医院设有专门的女养病室，供患疫妇女来院养病，女养病室派妇人妥为服侍，男丁一概不准擅入。病人病愈时，必须用药水洗身及更换新衣服，方准出院，得将原来旧衣带回，以免传染。②

徐世昌就任东三省总督后，在东北推行新政，完善规范了警察制度，

① 《医院章程》，徐世昌等编纂《东三省政略》上卷，第958—959页。
② 《防疫院章程》，徐世昌等编纂《东三省政略》上卷，第959—960页。

卫生行政的雏形亦得以建立。奉天的巡警机构分为总局和分所，根据《巡警总局局制职掌章程》，巡警总局设总办、提调各一，下设总务、行政、司法、卫生和捐务 5 课，各课共设 21 股，计局员 36 名，司书、杂役等 59 名，共 95 名。其中卫生课下设有清洁、防疫和医务 3 股，各自职掌事项如下：清洁股掌督察居民施行清洁方法及通泄沟渠，整理公厕、官井及管理清道夫役、车骡等事，其中与交通股、工程局有关者随时会同办理；防疫股掌种痘，时疫、兽疫之检查、预防，以及市铺、饭食、料水、罐头、牛乳、屠兽场及一切埋葬死者等事；医务股则掌地方各种病情的考察、应对之事，负责制备与随时施送药品，检验、诊断、治疗变故死伤与急病者，包括诊视总、分局队官弁及长警拘留人犯中的患病者，并负责招入巡警体格之检验等事务。① 各地方巡警分所则下设总务、行政、司法和卫生 4 股，其中卫生股的职责范围包括"凡该地方巡警之卫生事项，所有清道、防疫、检查食物、屠宰、考验医院等事"。卫生费用被列入地方巡警支出，不仅包括清理沟渠、检查食物及其他关系卫生的费用，还包括预防或处理传染病的支出，以及创办屠兽场、卫生医院的费用。②

及至宣统元年，奉天省城警务公所已经开展了一系列卫生行政事务：为维持街市卫生，设有清道东西两队，各置巡弁一员，清道队队员 209 人；为保证食物卫生，城内设有西、南、北屠兽场 3 处，"兽医官二，委员三，稽查一，司事三，长警三十六名，管理牲畜有无病症及盖印收费等事"；为保证卫生工作正常开展，设有卫生队管理"夫役之勤惰，扫除之地段、拉运之次数"。卫生清洁的具体办法则包括通泄沟渠，整理公厕、官井，种痘，时疫、兽疫之检查，分析化验药品与饮食物品；考察地方各种病情，施送药品，死伤疾病之检验诊断治疗；取缔尘芥、秽物箱，年例检查商民两次，通令各区署转饬分所长警一体传谕商民实行大扫除，并征收清洁费，揭帖清洁证。③

从 1908 年巡警总局卫生经费的预算表来看，当时巡警所负责的卫生事务主要是清扫街道，维护城市的清洁。在一年 39174 两银的支出之中，有

---

① 《巡警总局局制职掌章程》，徐世昌等编纂《东三省政略》上卷，第 940—941 页。
② 《厘定巡警统一章程》，徐世昌等编纂《东三省政略》上卷，第 935、937 页。
③ 《奉天通志》卷 144，第 3285 页。

16944 两用于雇用卫生长警、清道夫、运秽土车夫役、运粪车夫役、清厕夫、沟渠夫和骡马夫，约占 43.25%；12870 两用于运秽土出城、添修厕所，约占 32.85%；7020 两用于添置骡马草料和运秽工具，约占 17.92%；而仅有 2340 两用在购买卫生药品上，约占 5.97%。① 虽然清末东北各地广设卫生行政，但除奉天、营口、哈尔滨等城市聘请西医、开办医院外，其他府县医院无几，西医寥寥，药品器械匮乏，实无力担负防疫之重任。一则东北地方行政事实上仍处于草创阶段，奉天 50% 的府县、吉林 71.8% 的府县、黑龙江 90% 的府县此时才正式设治。② 二则地方政府财政困难，"防疫病院之出于预计外者无论矣，即普通病院，办者亦寥若星晨，进而求之隔离所，足资仓卒改用者尤鲜"。③ 三则本地中医"大都略识药名，即悬壶从事"，④ 难以胜任西法防疫。四则东北各地人烟稀少，药品器械储备有限，绝大部分地区缺医少药，医疗基础设施薄弱。

在清末东北大鼠疫暴发之时，财政困难、入不敷出的清廷已无力承担应急性支出，遑论投入大量人力物力充实医疗资源、建设医疗设施。正如《东三省疫事报告书》所言："行政上之经常费尚无法支应，临时费之有关巨款者，更无从筹措。"⑤ 徐世昌为东三省总督时，已是"财政支绌、筹款维艰"，⑥ 及至锡良主政时期，东三省每年财政赤字已达 700 万两，其中"奉省常年入款统计不下五百八十余万，而出款已达至九百四十余万，吉省常年入款统计不下二百八十余万，而出款已达至四百五十余万，江省常年入款统计不下九十余万，而出款将及二百万"。⑦

面对窘迫的财政状况，东北官员只能设法开源节流。督抚力请中央允许其借用外债，府县则设法开征捐税。宣统二年八月，锡良与外务、度支两部官员商议借用外债 1000 万两，开办殖民银行以解决东三省财政

---

① 徐世昌等编纂《东三省政略》上卷，第 942 页。
② 参见牛平汉主编《清代政区沿革综表》，第 79—119 页。
③ 《东三省疫事报告书》，李文海、夏明方、朱浒主编《中国荒政书集成》第 12 册，第 8205 页。
④ 《东三省疫事报告书》，李文海、夏明方、朱浒主编《中国荒政书集成》第 12 册，第 8204 页。
⑤ 《东三省疫事报告书》，李文海、夏明方、朱浒主编《中国荒政书集成》第 12 册，第 8205 页。
⑥ 《东省财政支绌之一班》，《盛京时报》1908 年 8 月 9 日，第 5 版。
⑦ 《三省财政大概情形》，《盛京时报》1909 年 9 月 2 日，第 5 版。

问题。① 吉林巡抚密奏，谓吉省财政困难已达极点，拟借外债 2000 万两，专为兴办各项实业之用。② 奉天城巡警每月需银 2 万两，但地方所筹不过 1 万多两，故开征房捐，补助警察经费。③ 营口为了维持各局所的运作，与商务总会合作，先后开设了房捐、铺捐、车捐、妓捐、摊捐等项。④ 除此之外，东北地方官府更厉行裁减，奉天省不仅裁撤各司道金事，而且将各员薪金一律撙节;⑤ 长春财政支绌，已经不能及时支付法制调查所、调查户口事务所、自治筹办公所等新设机构的薪金，欠款甚至导致各府署厨役罢火;⑥ 营口削减一成警饷，并拖欠半载之久。⑦ 可见，疫情使东三省的财政困难雪上加霜，甚至影响到各官府的正常运作。

综上所述，东北大鼠疫暴发于极不成熟的卫生行政和不完善的医疗设施背景下，各地几无卫生防疫机构或防疫经验，"医药、设备无一应手，稍一延缓，外人便有违言"。⑧ 卫生基础的不完善，决定了东北防疫必须由官府直接领导，统筹经费，落实各项防疫措施。要使卫生行政从无到有，设立卫生机构和聘用防疫人员是重中之重。此外，由于东北地区交通便利和流动人口众多，地方官府不得不将大量人力和物力投入救济流动人口上。

小 结

在世界第三次大鼠疫的背景下，营口卫生防疫经历了从单纯海港检疫向地方卫生治理制度建设的转型。西方各国为保护贸易和在海外本国人的健康，于 1874 年维也纳会议上订立《海港检疫条例》，在全球范围内推行海港检疫制度。赫德在中国海关系统建立起一套英国模式的海港

---

① 《东督主张开设东三省银行》，《盛京时报》1910 年 9 月 14 日，第 5 版。
② 《吉抚又请借款二千万》，《盛京时报》1910 年 10 月 19 日，第 5 版。
③ 《征收房捐之严谕》，《盛京时报》1908 年 8 月 9 日，第 5 版;《巡警道白话演说》，《盛京时报》1908 年 9 月 9 日，第 5 版。
④ 《营口筹办审判厅经费》，《盛京时报》1909 年 3 月 16 日，第 5 版。
⑤ 《是或节流之一道欤》，《盛京时报》1910 年 3 月 24 日，第 5 版。
⑥ 《长春经济困难之真相》，《盛京时报》1910 年 9 月 7 日，第 5 版。
⑦ 《营口警饷之困难》，《盛京时报》1910 年 10 月 14 日，第 5 版。
⑧ 《奏请将奉天民政司张元奇、交涉司韩国钧传旨嘉奖片》（1911 年 5 月 11 日），《东三省疫事报告书》，李文海、夏明方、朱浒主编《中国荒政书集成》第 12 册，第 8198 页。

检疫制度，派驻医官负责留意各地疫情。营口虽在 1872 年已有派驻海关医官，但在防疫过程中，亦逐渐认识到仅靠海港检疫无法控制疫情在地方社会的传播，必须建立地方卫生治理体系配合检疫，才能发挥制度的最大效用。

果然，1899 年营口鼠疫暴发，海关医官体制未能发挥效能，各国领事只能通过交涉促使地方政府介入防疫事务，开展卫生治理。这种对中国地方行政制度的干涉关乎内政主权，必然引起中国官方的抵制，在 1899 年特殊的历史背景下，这种抵抗尤显激烈。然而政局剧变，中国政府尚来不及回应，营口便已落入俄国人控制的范围，直接依据俄国卫生模式，建立起殖民地卫生防疫。日俄战争后，日本人又于 1905 年接管营口，按照日本模式进行卫生治理。两者之间的对比，也显示出卫生治理仍然是西方国家保持各自特色、彼此竞争的领域。中国接收营口时，日本要求其签订协议，继续维持日本的卫生治理条款。直到 1906 年新政改革推行警察制度，卫生治理才成为中国地方政府的行政职能之一。

19 世纪末，西方仍处于与瘟疫对抗的长期斗争的探索期，科学医学对瘟疫的认知仍停留在实验阶段，尚未形成切实有效的知识体系和治疗方案。各国在 19 世纪国际卫生大会上达成共识的检疫和隔离方案，事实上仍源于中世纪的经验，目的在于保证自由贸易的进行，保护各国免受瘟疫的侵袭。由于国际卫生组织尚未形成，没有一个超越民族国家的机构能够进行统筹，因而各国在华卫生制度的具体设计策略也是其内政的外延，呈现出多样性特征。同时，前述过程亦可看作中国对西方卫生普遍性规则和程序接纳的过程：从无声抵抗，到讨价还价，再到形式上接受，既与各时期政治局势的变动密切相关，又折射出中国传统文化因其所具有的独特韧性，在面临西方文明标准强势侵入之时，或服从或反抗的往复徘徊。严峻的疫情作为突发的历史事件，对中国的应对之道造成冲击，且中国也并非一味接受，而是表现为一种复杂的因应。

概言之，近代中国的卫生制度是西方各国通过强权政治强加给营口地方社会的，其从无到有的过程并非一蹴而就，而是历经政局变动，最终与自上而下的新政改革相融合，成为地方行政体系的一部分。这一过程具有如下几个特点。其一，非原创性。西方各国强加给中国的卫生制度是其集体行动的共识，已有一套科层组织结构，中国并未参与制度创设过程，只是被动接受并将其融入自身社会环境。[①] 其二，强制性。西方各国依靠政治霸权和军事占领，从上至下地压迫中国官府采纳其卫生制度，因而营口卫生制度的建设带有外部压迫的强制色彩。其三，多元性。西方各国虽存在卫生共识，但由于各自利益考量而政策互异，彼此间时而合作时而竞争，因而营口卫生制度实际上具有多元性，在不同时期表现为不同的形式，并非一成不变。其四，异质性。无论是组织形式还是规则理念，近代卫生制度都与营口地方既有的社会组织和文化观念迥然不同。这些特点决定了营口卫生制度很难在其他地方进行复制，若无列强的压力，财政困难的各地官府是不会在卫生防疫上投入大量人力和物力的。

应当肯定的是，营口在东北大鼠疫之前已经建立起一套符合当时世界卫生规范的卫生制度。但卫生制度兼具职业医学和行政功能两方面特征，其运行既需要专业医学人才参与其中，又需要国家财政支持，营口虽已有组织，却缺乏必要的制度环境和人力、物力，政策实难切实推行。并且，该制度仅停留在政治层面，尚未得到文化层面的认同和接受，中国民众尚未信服西法防疫的功效，科学医学也未取得文化正当性，若非疫情紧急和外力压迫，隔离、检疫、遮断交通和消毒这些措施很难推行。东北的卫生防疫发轫于营口，也止于营口，营口如同东北的一座卫生制度孤岛。列强的强制性制度扩散虽可能在某地建立一种新制度，但很难对中国的制度变革起到实质性的作用，其影响力有限。其必须经历制度转化的过程，才能真正植根于中国社会。

1910 年暴发的东北大鼠疫真正冲击了这套卫生制度。当时，西方对中国的影响已经深入制度层面，张之洞提出的"中学为体，西学为用"的应对之道，某种程度上已经不能适应时代要求。鼠疫的暴发促使清政府和中国人在模仿卫生防疫行政的形式之外，不得不尝试在观念上接受西法防疫的原理，并在防疫过程中付诸实践。

---

① 在制度产生的理论研究中，无论是"集体利益的合作"模式，还是"分配冲突"模式，都强调制度是不同文化和政治竞争的结果，制度的建立是"锻造同盟和动员不同社会、政治行动者"的过程。Tim Bartley, "Institutional Emergence in an Era of Globalization: The Rise of Transnational Private Regulation of Labor and Environmental Conditions," *American Journal of Sociology*, Vol. 113, 2007.

第四章　初定：哈尔滨危局

清末东北鼠疫流行期间，哈尔滨是疫情最为严重的城市，死亡人数超过其人口总数的1/3。[1] 哈尔滨也是整个东北防疫的指导中心。从某种程度上来说，这一地位源自以伍连德为首的医官队伍在哈尔滨取得领导防疫的权力。自鼠疫暴发伊始，围绕哈尔滨防疫领导权的争端就已拉开序幕，以伍连德为首的医官历经中俄主权之争、绅医之争和官医之争，最终取得指导防疫事务的权力，进而确定了西法防疫的合法性。目前，有关具有西医背景的中国医官如何取得防疫领导地位的记述，仅见于伍连德的自传，[2] 该书从当事人的角度提供了医官和地方官矛盾争执的第一手资料，但其视角的局限性亦相当明显。时任东三省总督的锡良与中央及地方的往来电文档和哈尔滨地方报纸，[3] 提供了全面了解上述争执背景的宝贵材料。本章围绕西医如何取得哈尔滨防疫领导权，以及如何采取西法防疫模式扑灭疫情这两大问题展开，从地方社会的视角，讨论西法防疫在东北的确立与实践。

一　哈尔滨二元管理模式

1890 年前后，傅家店附近开始形成居民点，起初仅有两三百户，直

---

[1] 《东三省疫事报告书》，李文海、夏明方、朱浒主编《中国荒政书集成》第 12 册，第 8221 页。

[2] Wu Lien-Teh, *Plague Fighter: The Autobiography of a Modern Chinese Physician*, Cambridge: W. Heffer & Sons, 1959.

[3] 清季，哈尔滨报业发达，不仅有多种俄文报纸，如哈尔滨市自治公议会主办的《市议会公报》、东清铁路管理局创办的《哈尔滨日报》、俄国东方学者协会机关报《亚细亚日报》等，还有中文报纸，如周浩主办的《东陲公报》，以及本书引用较多的哈尔滨第一份中文报纸《远东报》。目前，笔者仅能见到《远东报》。该报由东清铁路管理局创办于 1906 年 3 月 14 日，华俄道胜银行每年拨款 5 万元资助，它代表了在哈俄方的声音，对华人防疫持批评态度。由于数据的缺失，较难听到当时哈尔滨本地华人的声音，只能透过《远东报》的文字了解一二。这势必影响论证的客观性，故本书尽可能地结合其他数据，力求贴切地加以分析。

到 1898 年，田家烧锅周围也仅有 200 多户人家，秦家岗仍是一片荒野，埠头本是低洼的江滩，人烟稀少。① 1903 年 7 月 14 日，中东铁路全线开通，哈尔滨正好位于这条全长 2489 公里的"丁"字形铁路的中心。1906 年，该铁路先后与乌苏里江铁路和国际铁路联运，哈尔滨成为东北北部的商贸中心，北连海港海参崴，南接旅顺、大连、天津、北京等重要城市，西通欧洲，欧洲商品由此输入中国，大豆、小麦和面粉亦由此输往欧亚各地。1907 年 8 月，清政府在哈尔滨设立海关，1909年海关正式运行，1910 年，其进出口贸易额达 4787200 元。② 随着商业贸易的发展，哈尔滨人口激增，1911 年初有 12 万余人，③ 俄人和华人之比约为 2∶5。④ 就像当时中国其他新兴的商贸城市一样，哈尔滨也存在二元的管理模式——由俄人管理的"道里"和清政府设治的"道外"，中俄双方在各自管辖范围内履行特定的管辖权，彼此互不干涉，遇事多采用交涉方式处理解决。⑤

东清铁路管理局依据《合办东省铁路公司合同》第六款的规定，⑥以铁路用地之名，先后三次在哈尔滨扩占土地，共拓地约 130 平方公里，形成了俄国管辖的铁路用地。⑦ 俄国人力图在此建立像租界一样的制度，"以铁路督办为代表的东清铁路公司是铁路租借地内的全权主人，而中国

① 薛连举：《哈尔滨人口变迁》，黑龙江人民出版社，1998，第 49 页。
② 《满洲之关税》，《远东报》1911 年 8 月 24 日，附张 2。
③ 1911 年，哈尔滨地方官估计"道外有业无业人民，均四万有奇"。《郭司使自哈尔滨来电》（1911 年 1 月 19 日），近史所档案馆藏锡良档，甲 374-15。1912 年，铁路附属地有华人 67647 人，俄人 43091 人。参见石方、刘爽、高凌《哈尔滨俄侨史》，黑龙江人民出版社，2003，第 52 页。根据前述资料计算，哈尔滨人口约 15 万人。伍连德自传中记载道里、道外共计 124000 人。Wu Lien-Teh, *Plague Fighter: The Autobiography of a Modern Chinese Physician*, p.17. 这两个数据差距较大，笔者采取后者数据，即人口数为 12 万余人。
④ 此比按照俄人 43091 人、华人 107647 人计算得出。
⑤ 中国从未承认过俄国在东清铁路公司用地上的行政管理权，这种权力是被俄国攫夺的。但在日常管理中，中俄双方基本认可各自的权力范围。
⑥ "凡该公司建造、经理、防护铁路所必需之地，又于铁路附近开采沙土、石块、石灰等项所需之地，若系官地，由中国政府给与，不纳地价；若系民地，按照时价，或一次缴清，或按年向地主纳租，由该公司自行筹款付给。"步平、郭蕴深等编著《东北国际约章汇释（1689—1919 年）》，第 136 页。
⑦ 哈尔滨市地方志编纂委员会编《哈尔滨市志》第 4 卷，黑龙江人民出版社，1998，第 57—58 页。

人被认为是外国客人，应完全服从主人的要求"。① 1904 年 11 月，东清铁路公司设立了地亩处兼理民政，排斥中国政府参与铁路用地内的行政管理。1907 年 7 月，东清铁路管理局民政处正式成立，专门负责该公司铁路用地的民政事务。与此同时，俄国人开始采取"居民自治"的方式，淡化铁路公司的角色，进而将铁路用地管理殖民地化，将中国排斥在外。1907 年 1 月 17 日，东清铁路公司批准《哈尔滨自治公议会章程草案》。11 月 17 日，俄国财政总顾问希鲍夫和东清铁路管理局局长霍尔瓦特②召集 120 名俄商，在道里商务俱乐部开会通过该草案。次年 3 月 11 日，哈尔滨自治公议会正式成立。该公议会虽是中东铁路用地的市政管理机构，但实际上不过是东清铁路公司行使权力的代表机构，所有重要决议都必须经东清铁路公司认可方得执行。正如俄外阿穆尔军区司令马尔蒂诺夫所言，自治会虽然成立了，但"东清铁路管理局是名符其实的具有政府所固有的全部职能的殖民政府"。③ 哈尔滨自治公议会直接管辖的范围包括道里和南岗一带，合计 7.8 平方公里，通称道里，东清铁路管理局则将该区域内的市政管理、商业事务、城市设施、园林绿化、文化教育、医疗卫生等事务，移交自治公议会董事会管理。④ 中方坚决反对俄方擅设哈尔滨自治公议会的行为，多次进行交涉，⑤ 双方于 1909 年 5 月 10 日签订《东省铁路公议会大纲》，虽书面上承认中国主权不容损害的原则，但并未改变俄方在铁路用地内操纵自治公议会、排挤中国的事实。

　　1899 年，应东清铁路管理局的要求，清政府先后在哈尔滨设立了黑龙江铁路交涉局和吉林铁路交涉局，专管铁路界内交涉事件。由于俄国在私占铁路用地上建立自治管理机构，清政府认识到仅靠铁路交涉已不能解决中俄之间的问题，故将交涉局实地化，设立了道一级行政建制。

① 〔苏〕B. 阿瓦林：《帝国主义在满洲》，北京对外贸易学院俄语教研室译，商务印书馆，1980，第 145 页。
② 狄米特里·列奥尼德维奇·霍尔瓦特，1903 年 7 月中东铁路正式通车后，被任命为东清铁路管理局局长（即东清铁路公司总办），直至 1920 年被赶下台。
③ 转引自薛衔天《中东铁路护路军与东北边疆政局》，社会科学文献出版社，1993，第 156 页。
④ 石方、刘爽、高凌：《哈尔滨俄侨史》，第 162、168—169 页。
⑤ 王学良：《美俄在"哈尔滨自治公议会"问题上的勾结与争夺》，《北方文物》1985 年第 2 期。

1905 年 10 月，清政府批准在傅家店设立滨江关道，次年正式成立，由吉林铁路交涉局总办兼任滨江关道道员，其他人员由吉林铁路交涉局、黑龙江铁路交涉局各出 5 名。1909 年 6 月 21 日，清政府批准东三省总督锡良、吉林巡抚陈昭常所请，将滨江关道改为西北路道，仍驻哈尔滨，巡防吉林西北一带地方，兼管哈尔滨关税及商埠交涉事宜。1910 年，吉林西北路分巡兵备道成为中国政府在中东铁路附属地外围设立的最高权力机构，其长官为道台，由吉林铁路交涉局总办兼任，[①] 彰显了哈尔滨交涉事务的重要性。

滨江关道下设的次级行政单位负责管理具体事务。1907 年 2 月 6 日设立滨江关江防同知，专理华洋交涉及哈尔滨铁路界内的命盗案件，所辖地区不足 10 里。4 月 18 日，第一任滨江关江防同知朱启经到任。1910 年 5 月 23 日，滨江关江防同知改为滨江厅分防同知，管辖道外、太平各一部分和香坊东部地区。[②] 鼠疫暴发时，清政府设立的西北路道和滨江厅管辖有傅家甸[③]和四家子，通称道外，计约有 4 万人，虽有道、厅建制，但无足够的行政力量负责日常管理，仅有马步官长士兵 230 名，其"卫生、消防各队，均已开办，并无预巡可编，探防尚属整饬"。[④] 道外新设立的地方性组织如滨江商会、自治会和议事会，[⑤] 也是官府管理道外所依靠的重要力量。

中方虽将铁路交涉局归并到滨江关道，但并未得到俄方承认，俄方仍将其视作在两国条约框架下交涉处理铁路界内事务的机构。因此，在防疫过程中，俄方仍以铁路公司为主体，由东清铁路管理局局长霍尔瓦特与中

---

① 有关哈尔滨滨江关道设治始末，参见申国政《关道设置简要始末》，《黑龙江档案》2006 年第 1 期；李朋：《吉黑两省铁路交涉局的"嬗变"——1898—1917 年中东铁路附属地行政管理权研究》，《中国边疆史地研究》2010 年第 1 期。

② 柳成栋：《哈尔滨设治始末》，《学理论》2005 年第 6 期。

③ 1908 年，何厚琦就任江防同知时，"以店字义狭改为甸字，此傅家甸所由来也"。《哈尔滨四十年回顾史》，《滨江日报》1939 年 1 月 5 日，第 5 版。

④ 《郑司使自哈尔滨来电》（1910 年 12 月 4 日），近史所档案馆藏锡良档，甲 374-15。

⑤ 1908 年，哈尔滨道外滨江公议会改为滨江商务分会，1909 年成立了哈尔滨商务总会，入会商家有 654 家。参见黑龙江省地方志编纂委员会编《黑龙江省志·商业志》，黑龙江人民出版社，1994，第 558 页。清末宪政改革推行，各级地方选举议事会，滨江议事会应运而生。1910 年 11 月 5 日，举行正副议长选举。12 月 11 日，召开第一次全体大会，滨江议事会正式成立。参见《选举正副议长揭晓矣》，《远东报》1910 年 11 月 5 日，第 2 版；《议事会开会》，《远东报》1910 年 12 月 10 日，第 2 版。

方关道兼铁路交涉局总办于驷兴①进行交涉。此外，由于哈尔滨地理位置特殊，中俄双方都对各项交涉事务非常敏感，中国官绅深谙俄方的霸道行径，始终警惕其借口干预道里事务侵犯中国主权和领土。

二　鼠疫来袭之初的合作防疫

1910 年 10 月 26 日，哈尔滨发现第一例鼠疫患者。不久，《远东报》发表文章，说明鼠疫并非天灾，而是一种由鼠类传播的"微生物流毒"，只需注意清洁卫生和灭鼠即可。因该报特殊的背景，姑且以其代表俄方对疫情的基本判断：

> 预先防备的方法也不甚难，但要人人注意卫生，各人家中总须扫刷得干干净净，卧室及厨房两处尤宜留意，最好洒以石灰粉或辟瘟药水。屋内窗户要时常打开，通进空气及日光，以免潮湿。衣服与卧具等也要每日晒晾一次。至如鼠族及蚤虫、臭虫各物，必须设法捕杀之，勿令其暗中传布百斯笃。如遇皮肤上有些破裂，急须用药疗治，而且身体不好过劳。剧场啦，酒店啦，人数众多，也不宜时常出入。慎起居，节饮食，勤沐浴，不时更换衣服。百斯笃病原虽狠，到此地位也就不能传染过来。即或传染过来，有一病人即须与之隔绝，或送入医院，如此则直接的传染病亦可销除。②

面对鼠疫的威胁，东清铁路管理局和哈尔滨自治公议会在道里积极采取措施，查验病患、维持清洁以及开展灭鼠。11 月 8 日，哈尔滨自治公议会董事会邀集各医院医生商议防疫之策，决定将哈尔滨分为 8 区，每区派正医生 1 人、副医生 2 人、卫生局役 4 人，随时调查报告有无染病者。为此，董事会拨款 5000 卢布预备一切应用之物，③ 同时筹建验病

---

① 于驷兴，字振甫，安徽寿县人。1905 年入赵尔巽幕府，善文章，精通内务、政典和刑律，深得赵信任。1909 年 6 月，任东三省蒙务局总办，11 月，调任黑龙江铁路交涉局总办。1910 年 8 月 1 日，以"留奉天补用道"身份署吉林西北路分巡兵备道，兼滨江关道、吉林铁路交涉局总办和铁路税捐局总办。
② 《说防疫》，《远东报》1910 年 11 月 12 日，第 1 版。
③ 《董事会议设防疫局》，《远东报》1910 年 11 月 10 日，第 2 版。

所，聘请医士、看护士数十名。① 10 日，东清铁路公司组织防疫队，设正医生 1 员、副医生 4 员、卫生局役 12 人，置买运尸车 1 具、运送疑似病者车 12 具及运送染疫者车 4 具，并在哈尔滨各处设立防疫所。② 巡警当局发布告谕，商行、客栈等须在两星期内一律收拾净洁，遇有疑似染疫之人，立即呈报，若有违背，将令其出资清理并严惩。对于因病死亡者，必须由医士查明到底是何病症，因何致死。董事会成员冯云翔因华人多不解卫生之道及瘟疫传染的危险，要求将瘟疫现象及传染之利害译成华文，印成传单发给华人。③ 此外，哈尔滨防疫卫生局花费巨资购买了若干防疫器具，包括花 12000 多卢布购买用热空气清除里外衣物中的微生物的器具，花 11500 卢布购买洒药水的器具，④ 以及大量消毒药剂和灭鼠毒药。⑤ 为了方便通信和联系，哈尔滨防疫急救会由交通不便的秦家岗移往江沿繁盛之区，并在防疫急救会、防疫总所、秦家岗医院和调验所分别安设电话。⑥

在采取上述措施的同时，俄方也与道外地方官联系，要求合作防疫。11 月 10 日，铁路公司照会中国地方官，要求派俄医到傅家甸查验，发现疑似染疫者都送交医院治疗。⑦ 中国地方官员对俄方交涉做出积极响应，成立防疫机构，颁布防疫章程，并聘请俄医协助防疫。14 日，于驷兴会同俄员、滨江厅巡警局警务长及自治会、商务会和三江闽粤会馆等各界人士，成立了滨江防疫会。⑧ 该会由滨江厅章鲁泉司马担任正会长，电报局吴椒甫任副会长，每日开会一次，由地方官、俄医士及商会、学界和报界人士发表各自看法。⑨ 防疫会议定的防疫办法有三：一是附设防疫事务所一处，办理相关事务；二是租赁楼房 25 间作为养病院，治疗

---

① 《董事会招取医生设立验病所》，《远东报》1910 年 11 月 12 日，第 2 版。
② 《铁路防疫情形》，《远东报》1910 年 11 月 11 日，第 1 版。
③ 《巡警局长条陈防疫办法》，《远东报》1910 年 11 月 15 日，第 2 版。
④ 《购买排除微生物之器具》，《远东报》1910 年 11 月 17 日，第 2 版。
⑤ 《防疫时所购之药料》，《远东报》1910 年 11 月 20 日，第 2 版；《卫生局杀鼠有药》，《远东报》1910 年 11 月 20 日，第 2 版。
⑥ 《防疫分所电话与总所相接》，《远东报》1910 年 11 月 20 日，第 2 版。
⑦ 《俄员拟派医士在道外验病》，《远东报》1910 年 11 月 11 日，第 2 版。
⑧ 《傅家甸防疫之计划》，《远东报》1910 年 11 月 16 日，第 2 版。
⑨ 《傅家甸城里卫生局近闻》，《远东报》1910 年 11 月 18 日，第 2 版。

患疫者；三是派卫生医士赴各区挨户查验，遇有患疫者则送往养病院医治。① 该会成立后，与道里卫生局议定，两局代办彼此参与两局事宜。②

　　傅家甸地方官将防疫事务放在首位，暂停办理一切公牍，每日亦到防疫会商议办法，随时调查患病之人。③ 于驷兴对于防疫事务不可谓不用心，他告知傅家甸官商各界，"果有善法防疫，虽需用巨款，可向管道衙门请领，以期防疫之得力"。④ 11 月 17 日，于驷兴派员送交滨江商会1000 卢布购备药品，⑤ 24 日又送交该会俄洋 2000 元。⑥ 28 日，他"以防疫会距道里颇远，不时有询问之件往返，殊为不便"，⑦ 在防疫会、消毒所、养病院、疑似病院以及巡警局暨四分局都安设了电话。⑧

　　防疫会的具体防疫事务主要从清洁、查验和捕鼠三方面展开。第一，该会认为防疫的最基本办法是注意清洁，在《滨江厅防疫之示谕》中提出民生防疫的三要素是"不衣污秽之衣，不食腐败之食，不住潮湿龌龊之地方"。⑨ 为此，该会派人调查污秽地方，饬令该处居民清理，并由自治会委派殷实商民，每日稽查各自管辖的院落是否净洁，并随时告知住户防疫办法。⑩ 但商民积习难改，不过略扫秽土、院内不存脏水而已，各客栈、饭馆等的卫生实际并未改善多少。⑪ 第二，防疫会聘请俄医每日携同调查员和警察查验各处，将各区病毙者呈报滨江道、厅各署。⑫ 但防疫会的调查人员分别由商界、学界、自治会和三江闽粤会馆派员担任，⑬ 他们既不懂防疫知识，亦不愿听从俄医指导，其成效可想而知。第三，老鼠被认为是鼠疫之源，傅家甸居民喜睡土炕，几乎家家都有老鼠。因而防疫会医士议定从捕鼠入手，由巡警局传谕各家一律搜捕，并

① 《傅家甸防疫详志》，《远东报》1910 年 11 月 18 日，第 2 版。
② 《傅家甸卫生局近闻》，《远东报》1910 年 11 月 17 日，第 2 版。
③ 《地方官防疫之殷》，《远东报》1910 年 11 月 19 日，第 2 版。
④ 《于关道之注意防疫》，《远东报》1910 年 11 月 27 日，第 2 版。
⑤ 《预防瘟疫经费有着》，《远东报》1910 年 11 月 18 日，第 2 版。
⑥ 《于观察注重防疫办法》，《远东报》1910 年 11 月 25 日，第 2 版。
⑦ 《关道饬防疫会安设电话》，《远东报》1910 年 11 月 29 日，第 2 版。
⑧ 《巡警局因防疫均安设电话》，《远东报》1911 年 1 月 2 日，第 2 版。
⑨ 婴：《滨江厅防疫章程书后》，《远东报》1910 年 11 月 17 日，第 1 版。
⑩ 《傅家甸防疫之周详》，《远东报》1910 年 11 月 25 日，第 2 版。
⑪ 《傅家甸防疫之状况》，《远东报》1910 年 11 月 23 日，第 2 版。
⑫ 《傅家甸病疫者之报告》，《远东报》1910 年 11 月 17 日，第 2 版。
⑬ 《关于防疫之会议》，《远东报》1910 年 11 月 16 日，第 2 版。

令暂停烧火炕,① 甚至命令停止杀猪一星期。② 道外防疫与道里防疫的组织形式和方法十分相似。截至 11 月 27 日，道外因疫死亡 17 人，多由满洲里而来，各区住户并未发现疫情。③

此时，俄国舆论对傅家甸的防疫较为认可，认为傅家甸官厅及自治会留意防疫，不仅通饬商民一律遵守卫生章程，俄员亦愿协助，而且"组织卫生局十分完全，如巡警局、自治会中外各医士，以及道里卫生局代表等皆参预其事"，因此"傅家甸不致盛行瘟疫"。④ 人们也认为天气寒冷之时，瘟疫将自发灭净。⑤

但与舆论不同的是，俄医对于瘟疫扫除的前景并不乐观，这也是中俄双方防疫分道扬镳的起因。11 月 21 日，道外防疫所代办俄医卜得白尔哥⑥指出道外防疫未尽得法，虽规定每日派专人调查疫情，但仅有 10 人接受调验，各街巷都没有设法防疫；地方官未令富商等购取各种防疫药料；防疫医院的厕所污秽异常，病人出入不知预防；监狱的病人也送至该医院，与染瘟者同卧于病床之上；调验所也未预备妥当。⑦ 从这位受过西方正规医学教育的医生的批评可以看出，防疫会前述各种措施不过是一种形式上的模仿。基于对鼠疫的不同认识，防疫会并不愿也无力真正遵照俄人办法进行防疫，且并未真正改变民众对瘟疫的态度。

事后，于驷兴在总结办疫经验时亦承认，"此间调查、消毒、检验诸法，早经照章实行"，却"惟小民安于自便，检查太严，辄相反对，绅商亦每称不便，办事员遂不免因此顾虑"。⑧ 如某小店内曾发现一具死尸，医生前往查验，确系染疫身死，但该店内与其同卧一炕的 20 余名华

① 《华人防疫之入手办法》，《远东报》1910 年 11 月 16 日，第 2 版。
② 《傅家甸为防疫断屠》，《远东报》1910 年 11 月 29 日，第 2 版。
③ 《傅家甸并无瘟疫发生》，《远东报》1910 年 11 月 27 日，第 2 版。
④ 《预防瘟疫之要》，《远东报》1910 年 11 月 24 日，第 1 版；《滨江防疫之效力》，《远东报》1910 年 11 月 21 日，第 2 版。
⑤ 此论常见于报刊，如"近日，又降大雪，天气较寒，咸望瘟灾可从此消减，将不至为患"。参见《喜雪》，《远东报》1910 年 11 月 18 日，第 2 版。又如"刻下天气亦寒，将来谅不至于为患矣"。参见《滨江防疫之效力》，《远东报》1910 年 11 月 21 日，第 2 版。
⑥ 即 Roger Budberg-Boenninghausen (1867-1926)，其妻是中国人，自学汉语，是傅家甸唯一的俄国医生。Mark Gamsa, "The Epidemic of Pneumonic Plague in Manchuria 1900-1911," *Past & Present*, Vol. 190, Feb. 2006, pp. 150-151.
⑦ 《卜医生言傅家甸之防疫办法》，《远东报》1910 年 11 月 21 日，第 2 版。
⑧ 《哈尔滨于道来电》（1910 年 12 月 31 日），近史所档案馆藏锡良档，甲 374-15。

人仍到各处做工。① 面对道外官民的无动于衷，卜大夫深感防疫一事十
分棘手，决意不再参与道外防疫事宜，请求道里将其撤回。② 对此，官
方以中西文化差异为说辞解释其去职原因："防疫医院聘任的俄国医生以
彼此风俗习惯不同，致与商民滋事生龌龊。"③

　　综上，在哈尔滨发现鼠疫之初，中俄地方管理机构都做出了正面的
响应，除了建立防疫机构、拨发防疫经费、聘请防疫人员，双方还在具
体事务上进行合作。但是，中西医学对防疫的理解根本不同，即使防疫
措施形式相似，内涵仍然不一，最终导致中俄双方在防疫事务上的合作
破裂，形成对峙的局面。

三　抵制俄人染指防疫领导权

　　1910 年 11 月 23 日，道外所聘俄医卜大夫辞职，中俄在防疫事务上
的合作正式中断。此后，俄方试图通过交涉手段干涉中方防疫，要求任
用俄医、采取隔离手段，但由地方绅商控制的防疫会则为维护主权和经
济利益加以拒绝，认为用中医防疫足矣。严苛的西法与中方自办之间的
冲突首先基于防疫理念和方法之异，同时又掺杂着强烈的民族情感。

　　卜大夫离开后，俄方舆论即转而开始批评华人防疫，为俄方干涉防
疫事务宣传造势。有俄文报纸指出，"傅家甸商民向不知卫生之要，沿街
任意抛弃秽物，室内亦不知扫除净洁，是以最易传染瘟症"，"华人中有
染瘟疫者并不报明，虽有染瘟疫而死者，亦多半弃之街市，从未闻医士
能由某房内起出因病倒毙之尸身"，④ 进而宣称如果傅家甸防疫不力，俄
人将会干涉防疫事务，"拟派兵队驻扎本埠过道一带"，"傅家甸必有外
国卫生医士前往查验"。⑤ 由于"西人对于此症非常注意，且素有历练，
一切防疫办法无不研究心得，文明社会亦皆承认，从未有闻反对西法防

①　《傅家甸防疫之不易着手》，《远东报》1910 年 11 月 25 日，第 2 版。
②　《卜大夫不干预傅家甸防疫事》，《远东报》1910 年 11 月 27 日，第 2 版。
③　《哈尔滨于道来电》（1910 年 12 月 29 日），近史所档案馆藏锡良档，甲 374-15。
④　《俄报之论防疫也如此》，《远东报》1910 年 11 月 27 日，第 1 版。
⑤　《预防瘟疫之要》，《远东报》1910 年 11 月 24 日，第 1 版。

疫者也"，① 俄人要求中国地方官在道外采用西法防疫，由"中俄合办此事"，② 且特别要求聘请俄医防疫。其称中国医士大多医术不精，不知预防疫症传染，更不解西法防疫之善，哈埠并无通泰西医术的中国医士，若由他埠聘请，未免多费时日，致使疫情不可收拾。③

11 月 25 日，霍尔瓦特前往道外，与于驷兴面商防疫事务。于驷兴表示将保证防疫需款无虞，愿意禁止道内外人员往来，但聘请洋医之事应由防疫会酌办。④ 次日，霍尔瓦特邀请于驷兴前往东清铁路公司会商防疫问题，要求"傅家甸防疫会一切规模，皆照道里办理，否则必须设法隔离，以免时疫之传染"。⑤ 同日，东清铁路公司代办达聂尔照会吉林铁路交涉局防疫办法 8 条，包括多用洋医、多设检疫所等项。⑥ 于驷兴拒绝接受俄人干涉，表示"俄人禁道内外往来一语已成口头禅，若派俄医、俄警越界查验，则我何能承认?"⑦ 他同意筹巨款组建医院数处，但反对聘用俄医查验。⑧ 对于断绝道内外交通一事，因"与商务、交通大有妨碍"，影响甚大，没有答应。⑨ 东清铁路公司及驻哈俄国领事前后照会七道，要求参与道外防疫事务，于驷兴均以言论自由驳复。⑩ 此举虽耽误了疫情的防治，却使中国得以独立办理防疫。

此时，民间开始纷传俄人将调重兵围守傅家甸，并摊派医士协同俄警赴傅家甸查验。在随即召开的防疫会会议上，自治、商务两会人员表示傅家甸是中国领土，中国自有行政主权，不容俄人干预，⑪ 并禀请于

---

① 《续论防疫之关系》，《远东报》1910 年 12 月 1 日，第 1 版。其实，早在 19 世纪上半叶，西欧各国就已放弃隔离和建立传染病医院这样的防疫措施，此法仅通行于亚非殖民统治地区。Mark Gamsa, "The Epidemic of Pneumonic Plague in Manchuria 1900–1911," *Past & Present*, Vol. 190, Feb. 2006, p. 166.
② 《三论防疫之关系》，《远东报》1910 年 12 月 2 日，第 1 版。
③ 《续论防疫之关系》，《远东报》1910 年 12 月 1 日，第 1 版。
④ 《中俄官场之会议防疫》，《远东报》1910 年 11 月 27 日，第 2 版。
⑤ 《俄报条陈防疫之言》，《远东报》1910 年 11 月 27 日，第 2 版。
⑥ 《防疫会特开会议原因》，《远东报》1910 年 11 月 27 日，第 2 版。
⑦ 《哈尔滨于道来电》（1910 年 11 月 29 日），近史所档案馆藏锡良档，甲 374-15。
⑧ 《关道会议防疫之近闻》，《远东报》1910 年 11 月 29 日，第 2 版。
⑨ 《哈尔滨于道来电》（1910 年 11 月 29 日），近史所档案馆藏锡良档，甲 374-15。
⑩ 《东陲公报被封之悲愤录（续）》，《申报》1911 年 4 月 4 日，第 2 张第 3 版。
⑪ 《自治、商务两会为防疫之争执》，《远东报》1910 年 11 月 27 日，第 2 版。

驷兴断绝道里道外交通来阻止俄方干涉华人防疫之事。① 在舆论界，华
人报纸《东陲公报》② 也不断发表文章，表示"坚意反对取用西法防疫，
并拒绝俄人商办防疫问题"，③ 主张"中国人有病用中国医生医治，此为
社会习惯，勿须俄医干预"。④ 道里防疫措施的严苛引发了华人的恐慌，
有关瘟疫的谣传不胜枚举，受到中俄双方的高度关注。如有传言称，"哈
埠界内俄人如查有华人受疫者，无论已死与否，即于掩埋，或带赴防疫
局，食以毒物"，⑤ 惊动了吉林巡抚陈昭常。为此他致电于驷兴，询问传
闻是否属实，于驷兴回电告知："铁路公司会同职道设法筹防，均经身亲
其事，亦无掩埋病人、食以毒物情事，确系谣传。"⑥ 另有传言谓"各医
士已受铁路公司贿赂，故遇有传染疫症者，即予以药水服之立毙"。《远东
报》非常重视该谣言可能引起的危害，指出："此等无稽之谈固然毫无价
值，不值一论。然在愚民一面，误信此事实为防疫前途之大障害，必致以
生命与防疫者抵抗，尤可危者，或因捕风捉影之谈酿成暴动之患。"⑦

　　从根本上说，中俄双方对鼠疫有着不同的认识与判断。中医认为鼠
疫并非不可治愈，服药或针灸即可治疗，俄医则认为鼠疫无法医治，只
能采取防疫办法阻止其传播。⑧ 傅家甸绅商认可施针之说，认为患疫者
经剃发匠施针就可治愈。⑨ 报纸也介绍了施针治疗的方式，即"以针刺
其两肋或按血管刺之出血可愈，有出紫血者，有出黑血者，若无血则难
治矣。医学家研究此症系气血过行，总在使其血气流通，即可治愈"。⑩
12 月 5 日，滨江防疫会会长禀请滨江关道，"电请精于针法医士来哈襄
理防疫"。⑪ 绅商借此大力提倡中医研究。傅家甸议事会以"中医与西医

① 《傅家甸商民之有自治力》，《远东报》1910 年 11 月 29 日，第 2 版。
② 该报由周浩创办，抵制《远东报》立场坚决，被沙俄视作眼中钉，后因"登载俄兵边
　　事多不确实"被查禁。参见黑龙江省地方志编纂委员会编《黑龙江省志·报刊志》，
　　黑龙江人民出版社，1993，第 27 页。
③ 《华俄人员会议防疫问题》，《远东报》1911 年 1 月 12 日，第 1 版。
④ 《三论防疫之关系》，《远东报》1910 年 12 月 2 日，第 1 版。
⑤ 《浮言之宜禁》，《远东报》1910 年 12 月 17 日，第 2 版。
⑥ 《关于谣言之申饬》，《远东报》1910 年 12 月 17 日，第 2 版。
⑦ 《注意谣传之奇异》，《远东报》1911 年 1 月 5 日，第 1 版。
⑧ 《郑司使自哈尔滨来电》(1910 年 12 月 4 日)，近史所档案馆藏锡良档，甲 374-15。
⑨ 《敬告部派、督派防疫专责者》，《远东报》1911 年 1 月 4 日，第 1 版。
⑩ 《染疫者之病状》，《远东报》1910 年 12 月 5 日，第 2 版。
⑪ 《电调医士来哈防疫》，《远东报》1910 年 12 月 6 日，第 2 版。

比较隔阂之处甚多，即防疫法亦诸多隔阂"为由，设立了医学研究所一处、卫生医院一处来研究中医。① 在接受现代医学的俄人看来，这种施针疗疫方式荒谬可笑，《远东报》对此评论道："姑无论此等剃发匠本未受有医学之教育，又未有医家之考验，不能胜如此防疫之重任，即令有一二获生者，亦可谓之幸免而究不能使剃发匠贪天功也。"②

傅家甸防疫会由商会、自治会主持，虽通过章程，在形式上采取西法办理防疫，但并未真正落实西法防疫措施，而是沿袭中国人将疫症视为天意的传统观念，对隔离、圈验、消毒和烧毁等措施坚决抵制，将俄方的强制防疫视为无理干涉。俄人指责其借口西法防疫不符合中国人习惯，"不特不加以研究之功，辅助尽行之方法，而竟有首先作梗者，梗之不已"。③ 如傅家甸大有店曾有一人染疫，宾州官吏封闭其居室，而商会、自治会坚决为之启封，最后导致复居是室者又死四五人。④ 当时，鼠疫的死亡率几近百分之百，很多病人进入医院后再未出来，人们"宁可死在室内，也不愿送入医院，更认为无病之人一入病院即登鬼录"。⑤

中国社会弥漫着强烈的民族主义情绪，俄人亦深知中俄双方在防疫事务上的分歧难以弥合，在干涉防疫的要求遭中国拒绝后，也并未采取过激措施，而是强制隔离道里道外的交通，彼此实行不同的防疫措施。11 月 27 日，俄报发表文章，要求断绝与傅家甸的往来：

> 为今之计，俄人不能瞻前顾后，因噎废食，必须自行设法防疫，以救社会之危险。固然华人为满洲之主人翁，且向来保护自己权力，每恐他人侵夺，而今置瘟疫于不顾者何耶？今也俄人所当注意者，果能如何设法，始可禁止瘟疫不致传染，况华人亦未必真不解瘟疫之危险以及传染之敏捷。然则有保民之责者，不得不注意禁绝瘟疫问题，尤不可拘守成格，贻误大局，故不得再事因循，亦势有不

① 《傅家甸将设医学研究所》，《远东报》1910 年 12 月 15 日，第 2 版。
② 《敬告部派、督派防疫专责者》，《远东报》1911 年 1 月 4 日，第 1 版。
③ 《半开通党之误事》，《远东报》1911 年 1 月 4 日，第 1 版。
④ 《敬告部派、督派防疫专责者》，《远东报》1911 年 1 月 4 日，第 1 版。
⑤ 《公私医院之并立》，《远东报》1911 年 1 月 5 日，第 1 版。

能求全者也。今之最要问题，必须与傅家甸断绝往来，庶可预防于万一。[①]

12 月 2 日晨，俄商各代表商议隔离道里道外，华商代表指出傅家甸商民不认可西法防疫，故对俄员提出的防疫办法不能照办。晚间，华商在贸易公所续议，一派认为隔离傅家甸与道里商务经济关系不大，傅家甸不过转运粮货及各种货品，于哈尔滨生计无足轻重，若能隔离，可免传染至东北各处；而以面粉公司为代表的一派，则认为隔离傅家甸对粮商大有影响，由于出口货物面粉等多由傅家甸商人包办，间有供给米粮由傅家甸绕行者，工人、大车亦多由傅家甸而来，隔离会致使傅家甸各商营业陷入困顿。但最后，粮商们不得不服从多数意见，同意隔离傅家甸。5 日，董事会议定隔离道里道外，华人仍可以出入粮台，只是"须由医士验明，发给执据放行，否则概行禁止"。[②] 道外的华人只许到粮台，如欲前往傅家甸或由傅家甸至道里，必须持有查验特别证明，[③] 由俄人送至道外，再由华人接收。[④] 为解决隔离之后日常生活品的供应问题，董事会决定从西伯利亚转运食用肉，青菜则由哈埠附近供给。[⑤]

滨江防疫会对隔离并无异议，但对由此给华商带来的经济损害较为关注。隔离当日，傅家甸官商各界商议，认为俄人应组织由他处运货，以免损害华商利益，[⑥] 但除此之外则似无其他应对措施。自 10 月发现鼠疫后，"凡进街粮车以及外埠客商均闻裹足"，哈尔滨的商业已大为萎缩。[⑦] 贸易停摆的状况，也许正是防疫会严词拒绝俄方干涉道外防疫的重要原因。道外居民受此影响较大，其中有很多人在道里学堂、秦家岗银行以及铁路公司任事，隔离消息传出后，均拟迁至道里居住。[⑧]

因俄人判断此次鼠疫为腺鼠疫，隔离之后，俄人在道里也加大了

---

① 《俄报之论防疫也如此》，《远东报》1910 年 11 月 27 日，第 1 版。
② 《实行隔离之主义》，《远东报》1910 年 12 月 6 日，第 2 版。
③ 《道里道外之不交通》，《远东报》1910 年 12 月 6 日，第 2 版。
④ 《俄商界关于隔离问题之会议》，《远东报》1910 年 12 月 9 日，第 2 版。
⑤ 《俄商会议防疫问题如此》，《远东报》1910 年 12 月 2 日，第 2 版。
⑥ 《傅家甸会议隔离问题》，《远东报》1910 年 12 月 6 日，第 2 版。
⑦ 《商业因时疫萧条》，《远东报》1911 年 1 月 13 日，第 2 版。
⑧ 《道外居民拟实行迁移》，《远东报》1910 年 12 月 18 日，第 2 版。

施种鼠疫疫苗和灭鼠的力度。俄人意识到，仅通过地方交涉难以促使中国人采用西法防疫，遂由俄驻华大使直接与清廷外务部交涉，以出兵干涉相威胁，向哈尔滨地方施压。12月9日，锡良致电外务部，表示傅家甸防疫事务办理妥当，道台已经拨给款项，创设了防疫会、养病院、检疫所，制定了会报，延聘了医员，并购置了药品。[①] 同日，外务部回电告知俄使的回函内容，称："中国地方官于该处防疫事，并不注意，致哈埠各人民颇有危险，且有传染加盛之势。尚无敷用之医士及防疫各药料，暨未定有应用防疫办法。"俄使要求外务部电饬地方官速与铁路公司商定防疫章程，并威胁道："如中国地方固执己是，本国应自行设法办理，并先隔断傅家甸道内行人往来。"外务部据此要求锡良拨专款，令滨江关道订立自办章程，妥速开办，以免借口干涉。[②] 对此，锡良似未予理会。

除通过中央交涉施压哈尔滨地方，俄方并未采取其他强硬手段。隔离后，道里道外仍在防疫事务上有所往来。12月中旬，滨江防疫会邀请道里防疫卫生局代表医士到会商议防疫办法，俄医提出应按日稽查中国客栈、酒馆、娼寮、监狱及习艺所等场所，督促清理淤秽，才能达到防疫效果。防疫会表示同意此建议，拟每日派会员带巡警分赴各处查看。[③]

为了维护中国政府管理地方的权力，道外的中国地方政府和防疫会试图维持应对瘟疫的传统习惯，虽一定程度上抵制了俄国人对防疫的干涉，却未能阻止鼠疫的蔓延。在道里道外不断交涉和隔离的同时，傅家甸疫情形势日益恶化，至12月21日，死于瘟疫者已达20多人，[④] 12月底每日毙命者更有四五十人之多。[⑤] 哈尔滨疫情日盛，各国驻京外交官紧急与外务部交涉施压，指责中国地方政府办理防疫不力，应立即加以改善，否则将出兵干涉。[⑥] 这种外力的推动，最终打破了哈尔滨防疫的僵局。

---

① 《致外务部电》(1910年12月9日)，近史所档案馆藏锡良档，甲374-15。
② 《外部来电》(1910年12月9日)，近史所档案馆藏锡良档，甲374-46。
③ 《两防疫会之联合》，《远东报》1910年12月15日，第2版。
④ 《傅家甸瘟疫之现状》，《远东报》1910年12月28日，第2版。
⑤ 《申斥于道防疫不力》，《远东报》1911年1月2日，第2版。
⑥ 《外部来电》(1910年12月30日)，近史所档案馆藏锡良档，甲374-46。

四　变革防疫机构与西医官获得防疫指导权

鼠疫暴发之初，道外虽按照俄式防疫制度仿建了防疫组织，但缺乏接受过西方医学教育的医生的参与。据地方官估计，当时傅家甸和四家子地区有华人4万余人，却没有一位懂得西方医学的中国医士，导致病人无人检验，染病地方无人消毒，疫死尸身亦无人掩埋，缺医的问题大大加剧了瘟疫的蔓延。① 虽然滨江防疫会相信依靠中医足以办理防疫事务，但地方官更愿意任用具有西方医学知识的医生。在拒绝俄方派医提议后，于驷兴认识到"中医实乏良士，俄医又拂舆情"，于11月29日致电京沪，延聘出洋毕业医士。② 12月10日，东三省总督锡良指派具有西方医学教育背景的日医1名和华医2名到哈尔滨。③

但是，这些医生到哈伊始并未得到地方官和防疫会的认可和支持。华医到哈后，经过调查，确认傅家甸疫情为人传人的肺鼠疫，对当地防疫措施提出了诸多改良办法，但防疫会阳奉阴违，并不遵照办理。由于华医人手有限，不可能对每个病例进行检查，只能依赖地方未受过医学训练的警察，将发现的病患送往防疫院，但后者并无隔离的安排。④ 日医到哈后，经过调查，亦发现防疫过程中的许多不合理之处，并提出改良办法数条，⑤ 但滨江防疫会仅采纳改造医院一项，择定商会隔壁宽大房舍，由日医指点仿照日本医院办理。⑥ 因此，锡良派来的中日医士都不愿留在防疫会工作，于17日请辞回奉，⑦ 经于驷兴极力挽留方留在哈尔滨，但直到12月21日，他们仍以"房屋工程未完竣，机器、药料未购齐"为由，未到所工作。⑧ 这些由上级官府派来的具有防疫知识的医

---

① 《无心肝者岂宜为小民之表率》，《远东报》1911年1月19日，第1版。
② 《哈尔滨于道来电》（1910年11月29日），近史所档案馆藏锡良档，甲374-15。
③ 《饬于道电》（1910年11月30日），近史所档案馆藏锡良档，甲374-15。华医均毕业于实行现代医学教育的北洋医学堂。参见 Wu Lien-Teh, *Plague Fighter: The Autobiography of a Modern Chinese Physician*, p. 5.
④ Wu Lien-Teh, *Plague Fighter: The Autobiography of a Modern Chinese Physician*, p. 7.
⑤ 《奉省派来医官提出防疫办法》，《远东报》1910年12月11日，第2版。
⑥ 《组织新医院之情形》，《远东报》1910年12月12日，第2版。
⑦ 《日医与华医皆请回奉》，《远东报》1910年12月17日，第2版。
⑧ 《哈尔滨于道来电》（1910年12月21日），近史所档案馆藏锡良档，甲374-15。

士，在长达 10 天的时间里，均被防疫会排挤在外，未能发挥出应有的作用，延误了防疫时机，防疫会除了将病人送往鼠疫病院以及支付固定的棺材费和安葬费用，并未采取其他防疫措施。[1] 对此，《远东报》感叹道："惟俄医讲求防疫一事，华人大不满意，以为俄人防疫办法不能施之于华人，故改用日本医士及中国精通西医者为之防疫。不意到哈不久，傅家甸又群起攻之，多谓日医办理防疫事宜过于严厉。"[2]

与此同时，外务部得知俄使在外交团大肆议论防疫之事，似有借口干涉之意，[3] 决定参与东北防疫事务，选派天津军医学堂会办伍连德及天津卫生总局法医梅聂，带同卫生巡差 5 人，于 12 月 20 日起程前往哈尔滨会同筹办，其川资由外务部发给。[4] 同日，应锡良之请，直隶总督陈夔龙派"深通西医，确有经验"的医官 3 员、医学生 6 名及随带巡捕 20 名，到东三省帮办防疫。[5] 31 日，锡良将其全数派往哈尔滨。[6] 此时，道外已聚集了奉医、津医以及英医、法医、日医共 13 人，还有医学生、巡差数十人。

12 月 25 日，伍连德到达哈尔滨后，首先拜会了于驷兴。此前锡良曾告知于驷兴，应尽力筹拨伍连德诸医到哈川资及购买药物的经费。[7] 于驷兴让其先正式拜访东清铁路公司的最高官员以及外国领事，访问中国辖区和医院，拜会傅家甸地方官和警察头目，获取更多信息后，再到访俄国医院并拜会俄国同行。[8] 随后，伍连德拜访了其他官员，然地方官和警察头目坚持认为控制疾病的所有措施均已采用，对于医生提出的建议仅"予以考虑"。[9] 上述情形使伍连德认识到，哈尔滨的地方官员不过将其视作来此调查与提出建议的一般医生，不可能支持其指导防疫。

伍连德等人的到来引起了防疫会的不快，后者拒绝前者指导，试图独自办理防疫。在防疫会看来，奉天、北洋派来的医生拟定的防疫办法

① Wu Lien-Teh, *Plague Fighter：The Autobiography of a Modern Chinese Physician*, p. 5.
② 《疫症关系之大如此》，《远东报》1910 年 12 月 28 日，第 1 版。
③ 《饬哈尔滨于道电》（1910 年 12 月 22 日），近史所档案馆藏锡良档，甲 374-15。
④ 《外部来电》（1910 年 12 月 20 日），近史所档案馆藏锡良档，甲 374-46。
⑤ 《通致吉江两省电》（1910 年 12 月 20 日），近史所档案馆藏锡良档，甲 374-15。
⑥ 《饬哈尔滨于道电》（1910 年 12 月 31 日），近史所档案馆藏锡良档，甲 374-15。
⑦ 《饬哈尔滨于道电》（1910 年 12 月 22 日），近史所档案馆藏锡良档，甲 374-15。
⑧ Wu Lien-Teh, *Plague Fighter：The Autobiography of a Modern Chinese Physician*, p. 5.
⑨ Wu Lien-Teh, *Plague Fighter：The Autobiography of a Modern Chinese Physician*, p. 8.

与当地商民习惯不符，不论是用石炭熏洗染病者，还是用药水洒扫染疫房屋，均属俄人防疫办法，施行颇为不便。某日，有老人因戒烟腹泻，消毒队用药水医治不愈，引起市民恐慌。傅家甸自治会、商会以此为借口，拟另行组织医院办理商民防疫，"以免受现在医院之严厉之法"。①12 月 27 日，滨江商会特邀绅商两界聚集筹议增添医院十数所，以便各区商民遇有病者送入医院施治，规定病人食物由商会提供，但亲属不能随便出入探视，病人住所则由医士消毒。此外，绅商两界将傅家甸分为16 段，推举 16 人各率领 2 人救急队负责清查。② 29 日，该会租巡警第二分区分所附近房屋 13 间，拟重加修葺，开办病院。③ 实际上，该院医士大都不识科学医术，不解瘟疫危险，唯知针灸之法而已，"用此等无教育、无意识之针医，殊不知不传染之害，至于胡底也"。④ 对防疫会与伍连德等医生之间的矛盾，于驷兴仅表示希望西学医生从权办理，"不得操之过急，以致人民视为畏途"。⑤

伍连德由外务部右丞施肇基推荐前往哈尔滨，可与之电报直接联系，背后更是有外务部尚书那桐的支持。由于有来自北京最高层的特许，伍连德有权按照自己的想法行事，故并不在意地方官的轻慢和防疫会的抵制。⑥ 但其毫无地方经验，若要在东北开展有效防疫，仍然离不开东北地方官的帮助。为此，外务部与东北地方官员就伍连德的职责进行反复交涉。伍连德直接致电外务部，说明"傅家甸防疫诸事，统由不明卫生术术之人管理"，自己仅能担任顾问，"于疫疾传染无法管辖，疫症院由中医经理，办法更无成效"，⑦ 于是外务部致电锡良，希望其饬令地方官尽力帮助伍连德办理防疫。⑧ 锡良一方面电令吉、江两省巡抚和西北路道切实整顿，对于绅商的阻挠亦不妨严办；⑨ 另一方面特派谭兆梁前往傅家甸帮助于驷兴切实整顿，并将原拟派往墨尔根、三姓两处的医生也

① 《公私医院之并立》，《远东报》1911 年 1 月 5 日，第 1 版。
② 《滨江商会会议防疫事宜》，《远东报》1910 年 12 月 27 日，第 2 版。
③ 《绅商自保会立病院租妥房屋》，《远东报》1910 年 12 月 30 日，第 2 版。
④ 《公私医院之并立》，《远东报》1911 年 1 月 5 日，第 1 版。
⑤ 《道外另设医院之原因》，《远东报》1910 年 12 月 30 日，第 2 版。
⑥ Wu Lien-Teh, *Plague Fighter: The Autobiography of a Modern Chinese Physician*, p. 10.
⑦ 《外部来电》（1910 年 12 月 31 日），近史所档案馆藏锡良档，甲 374-46。
⑧ 《外部来电》（1910 年 12 月 31 日），近史所档案馆藏锡良档，甲 374-46。
⑨ 《通致吉江两省电》（1910 年 12 月 31 日），近史所档案馆藏锡良档，甲 374-15。

派往哈尔滨协同办理防疫。① 此外，锡良还专电防疫会，训斥其排斥官派医生的做法和于驷兴似是而非的态度，指出"防疫为各国要政，官派医员生等实行检验，无非欲保全社会之安宁，允有病者必须受检，且必须入院受治。访闻该埠自治会多人开会演说，甚至明与官吏反对。该道不为惩办，以致检验一事未尽实行，故传染日多，疫势日厉，转令外人有所借口，而该道仍此敷衍粉饰，实属非是"。②

与此同时，伍连德在完成医学试验后，认为必须制定规划，成立有效的防疫组织。他直接向施肇基报告称："1. 从临床和细菌学已经确认了傅家甸是肺鼠疫；2. 该疫情是人人传播，暂时排除了鼠类传播，应集中控制人的活动与行为；3. 必须严格控制铁路交通，中国政府需同俄国当局合作；4. 应组织巡逻队控制道路和结冰河流的人流；5. 应命令傅家甸地方官修建更多的医院容纳病人，更多的隔离所容纳疑似病人；6. 应从南方招集更多的医生和助手；7. 地方道台应提供足够的财政支持；8. 应监视北京到东北的卫生状况，若发生疫情，应采取强硬的防疫措施，包括建立防疫医院和隔离所；9. 寻求日本南满铁路当局合作。"③ 该项报告后来成为东北防疫的指导文件，打消了之前外务部对伍连德的疑虑，亦得到了各国的认可。伍因此获得外务部的全力支持，被提名为防疫总医官。12 月 31 日，外务部致电锡良，指出"伍医士明于医理，一切应办事宜，自应授以全权，并由地方官绅协力扶助"。④ 当然，这也与西方各国不断要求由医官全权掌管防疫事务的外交压力有关。如驻京某使面告外务部官员，俄人拟借口医官无全权致使防疫未能达到目的，煽动驻京外交团对清廷施加压力。英国驻华大使亦致函外务部称，"该馆所派英医报告，中国所办防疫事宜已为完备，惟医官须有全权，方可得有实效"。⑤

然而，东北地方官认为防疫并非单纯的医学事务，而是对外交涉的大事，应由地方官统筹办理。伍连德到哈后不久，在与英、日、美领事

①　《饬哈尔滨于道电》（1910 年 12 月 31 日），近史所档案馆藏锡良档，甲 374-15。

②　《饬哈尔滨于道电》（1910 年 12 月 31 日），近史所档案馆藏锡良档，甲 374-15。

③　Wu Lien-Teh, *Plague Fighter: The Autobiography of a Modern Chinese Physician*, p. 12.

④　《外部来电》（1910 年 12 月 31 日），近史所档案馆藏锡良档，甲 374-46。

⑤　《外部来电》（1911 年 1 月 5 日），近史所档案馆藏锡良档，甲 374-46。

会晤时，提出由中方先行派兵隔离，① 此事让锡良大为紧张。次年 1 月 2 日，他一面电询于驷兴，伍连德为何径向外务部请派部队；一面电告外务部哈尔滨中俄杂处，派兵恐另生枝节，否定派兵之议。② 以此为契机，锡良提出应划分医官与地方官的权限，外务部虽派伍连德全权负责，但锡良认为"查验、消毒事与民人有关，又兼对待外人"，提议伍连德专主留诊、查验、消毒等医事，同时应与于驷兴随时商明办理。他请外务部命令伍连德为各医定下职责范围，确定在何处办何事。③ 7 日，他再次致电外务部，指出"伍医未知地方情形，动与东清公司枝节"，要求外务部饬令伍连德，若遇应与俄人筹议之事，先与地方官商明再办。④ 9 日，外务部致电锡良，确认伍连德专办防疫事宜，交涉事则仍由于驷兴主持。⑤至此，医官与地方官在防疫事务中的权限得到了明确划分。

在锡良与外务部明确医官与地方官防疫权限的同时，吉林巡抚陈昭常直接介入了防疫领导权之争。1 月 5 日，因"伍医不但全用西术，兼且不谙华言，内外沟通实多棘手"，⑥ 陈昭常乘坐中东铁路火车，抵哈督察防疫事务，⑦ 并立即传见各医官，了解旧设防疫会的腐败问题及之前呼应不灵的状况。⑧ 此时，防疫官员的各种丑闻已见诸报端。于驷兴派往傅家甸监察防疫事宜的翻译员傅如臣，每日花天酒地，仅每晚从防疫所取一信息报告回复。⑨ 防疫医士则素有烟癖，常住在交涉局吸食鸦片，若问及防疫事宜，则答曰"傅家甸之危险尽人皆知，岂能来此牺牲性命，不过为之指点而已"。⑩ 于驷兴成了弊端丛生、防疫不力的代罪羔羊，东北督抚为免担责任，屡次予以严责。陈昭常到哈后，"谓于道办理不善，

---

① 此处所言调兵一事，系指"伍医官电陈英、日、美领晤谈情形，并云可否先由我自行派兵防阻"。《外部来电》（1911 年 1 月 5 日），近史所档案馆藏锡良档，甲 374-46。
② 《饬哈尔滨于道电》（1911 年 1 月 2 日），近史所档案馆藏锡良档，甲 374-15。
③ 《致外部电》（1911 年 1 月 3 日），近史所档案馆藏锡良档，甲 374-46。
④ 《致外部电》（1911 年 1 月 7 日），近史所档案馆藏锡良档，甲 374-46。
⑤ 《外部来电》（1911 年 1 月 9 日），近史所档案馆藏锡良档，甲 374-46。
⑥ 《陈简帅来电》（1911 年 1 月 22 日），近史所档案馆藏锡良档，甲 374-15。
⑦ 《吉林巡抚到哈》，《远东报》1911 年 1 月 6 日，第 2 版。
⑧ 《陈简帅自哈尔滨来电》（1911 年 1 月 15 日），近史所档案馆藏锡良档，甲 374-15。
⑨ 《防疫医员乃如此耶》，《远东报》1911 年 1 月 4 日，第 2 版。
⑩ 《防疫医士亦如此耶》，《远东报》1911 年 1 月 4 日，第 2 版。

致酿成此等恶果"。① 为以儆效尤，警醒各地方官办理防疫，于驷兴被革职，但因其谙熟地方交涉事务，仍被留任防疫局总办。②

经过几日调查，1月10日，陈昭常亲到滨江防疫会，废止该会，改立防疫局，由于驷兴担任总办，锡良派来的谭兆梁为坐办，陈昭常的随员宋革道和春鳌为会办，伍连德为总医官，滨江厅章绍洙为提调。于驷兴、章绍洙是地方印官，在办理收买不能消毒、应行烧弃的民房和惩戒不服检疫的居民时，可动用地方官的权力；谭兆梁曾在唐山协同办理防疫，熟悉相关事务；宋革道熟悉哈尔滨情况，与绅商素有接洽，能够劝导商民配合防疫，避免官民与各医因隔膜而起误会；伍连德在防疫事务上被授予全权，统率各医办理，除了在公牍上与总办、会办会衔外，若遇地方官掣肘，亦可随时直接呈报巡抚。至此，在中央外务部的强力支持和吉林巡抚陈昭常的直接干预下，道外防疫体系得以重建，落实了锡良与外务部的商议结果，明确了地方官员与医生各自在防疫事务上的名分和职权，"医官实授全权，署司等对于防疫事实只在参议，不能决议，有供应之职，无指挥之权"，防疫局各员每日会议一次，接洽并改良一切。③ 以伍连德为首的医生最终取得了指导防疫的权力。

虽则如此，防疫局中的官员实际上各有来头，各自为政，事权难以统一，伍连德很难得到他们的全力配合。④ 防疫局成立之后，防疫官员仍怠惰疏忽，按照中俄双方议定每周三开会一次商筹防疫办法，1月11日本应召开第二次会议，但俄员到会等候，中方仅有伍连德到会，防疫局总办于驷兴和坐办谭兆梁迟迟未到，虽屡用电话相催，一小时后仍未见其身影。舆论慨言："夫今日疫症之甚，傅家甸每日必死百余人，而谭观察为专派来防疫之人，竟复如此优游耶！吾人不知此辈惰夫是何处选来？谭道等前曾声明愿与俄员合办，而今当傅家甸瘟疫日盛之时，竟不能到会，既失信于外人，又只欲牺牲华人生命，以固一己之差委。吾人

---

① 《关道撤任之风说》，《远东报》1911年1月10日，第2版。

② 《于道撤革原因》，《远东报》1911年1月23日，第2版。

③ 《哈尔滨郭司使来电》（1911年1月21日），近史所档案馆藏锡良档，甲374-15。

④ 当时的报纸注意到这个问题，道出人事任命背后的玄机："傅家甸防疫局两副办，一为谭道，一为宋道。谭道由奉天派来专办防疫者，而宋道由吉抚留哈办理防疫者。"《防疫人员岂得再生意见》，《远东报》1911年1月18日，第2版。

不知究是何等心肝也。"① 对此，陈昭常于 1 月 14 日宣布，于驷兴及谭兆梁因延误会议，贻外人口实，记大过一次，以示惩罚。② 此外，《远东报》也登载了谭兆梁疏于防疫的情形："始终居住吉局之内，其往傅家甸时间甚为稀少，且与医院医士一次未往医院研究。"③ 面对各方指责，锡良于 1 月 16 日撤换谭兆梁，改派吉林交涉使郭宗熙星夜前往，负责"用人用款及一切布置暨交涉事宜"。④ 24 日，锡良将谭兆梁撤差，饬令回奉。⑤ 而伍连德极力加以挽留，称其办事认真，与北洋各医素有感情，实属不可缺少之人。谭兆梁也与于驷兴一样，虽因防疫疏忽被革职，却仍留哈照常办理防疫事务。⑥

由此可见，虽有中央、上级严厉督责，哈尔滨地方官员仍如此敷衍了事，弊端丛生的地方吏治，实难为伍连德领导的防疫事务提供必要的支持。吉、黑两交涉局有疫死之人，此二局也并未按照防疫规则检查同居之人或用药水清洁房舍，反而极力掩饰。⑦ 时人感言："此等官局人员更何能为小民之表率耶？无怪乎瘟疫日盛。"⑧

五　停运火车与军队驰援

伍连德被任命为总医官，取得全权指导防疫的权力后，即开始严格实施西法防疫。他从临床医学和细菌学上确认此次疫病为肺鼠疫，几乎完全为人传人，因而提出控制鼠疫的努力，应集中在管理人群的行为习惯上。他要求分别隔离患病者、疑似病者和无病者，严格控制甚至断绝与哈尔滨的铁路交通和道里道外的往来，而为达此目的，亟须各级政府的支持和俄方的合作。

---

① 《防疫人员之心肝》，《远东报》1911 年 1 月 14 日，第 1 版。
② 《陈简帅自哈尔滨来电》(1911 年 1 月 15 日)，近史所档案馆藏锡良档，甲 374-15。
③ 《无心肝者岂宜为小民之表率》，《远东报》1911 年 1 月 19 日，第 1 版。
④ 《致陈简帅电》(1911 年 1 月 16 日)，近史所档案馆藏锡良档，甲 374-15。
⑤ 《致陈简帅电》(1911 年 1 月 24 日)，近史所档案馆藏锡良档，甲 374-15。
⑥ 《饬哈尔滨郭司使电》(1911 年 1 月 25 日)，近史所档案馆藏锡良档，甲 374-15。
⑦ "18 日，报载吉林交涉局前有卫队一名，因每日往来道里道外，因之传疫症而死。黑龙江交涉局内，日前亦有理发匠一名病疫而死。两局人员上下依然镇静，毫不以为怪，也不自行检验。"《吉江两局亦有疫症》，《远东报》1911 年 1 月 18 日，第 2 版。
⑧ 《无心肝者岂宜为小民之表率》，《远东报》1911 年 1 月 19 日，第 1 版。

　　哈尔滨中俄分治的二元模式，也使俄方的防疫措施成为地方官必须应对的问题。1 月 11 日，道里防疫局带人到华人聚居的街道，将华人全部送入莫斯科兵营查验数日，每家仅留一人看门兼清理房舍。据俄人统计，其界内隔离的华人甚多，"三十二所房内竟有华人三千八百余人，莫斯科兵营一千五百余人"。① 此事惊动锡良，他认为俄方做法不合人道，若华民不清洁或不遵章查验，应当告知中国官员督饬办理，断不能令安居无病之人于严寒之中迁徙，深受冻累之苦，甚至充作苦工。12 日，锡良致电在哈的陈昭常，要求其查明情形，不容俄人横行。② 13 日，陈昭常回电表示"尊处所闻，想系谣传过甚"，道里防疫局仅是因近日疫势日烈，派巡警到道里按户检查，将所有贫民及火房、小店内居住的下层百姓约计千人，全部圈送到秦家岗火车内。③ 铁路公司代办达聂尔照会吉林交涉局，请其派员前往查视，于驷兴即派张雨三往莫斯科军营查看，④ 发现被带走的华人不过留验 5 日，不准自由出入，并未充作苦工，亦无受虐情形。俄方每日供给两餐，车内均生有火堆。此后，交涉局每日派员前往察看。此事显示出以陈昭常为代表的中国地方官员已经接受西方防疫办法，认为隔离、检验虽为"中国人所罕见"，但"欧美各国则已视为固然，舍此亦无除清之法"，且表示道外的防疫局正拟仿照办理。⑤

　　此外，道里采取严格的防疫办法，驱逐了大量无业华人，地方官不得不加以紧急安置。就此，东清铁路公司与于驷兴进行了会商，⑥ 俄人决定由华员查明其有无职业，凡有本业者 6 日后一概放还，无业之人一概运送出境。⑦ 1 月 15 日，交涉局前往道里，连日会查俄人圈验的 1700 余名华人有业与否，除有业者验毕归业外，其余无业贫民 502 名，俄方决定送赴长春。⑧ 16 日，俄人告知中国官方，验明无病的无业贫民，留

---

①　《防疫局之会议》，《远东报》1911 年 1 月 12 日，第 2 版；《议事会之会议》，《远东报》1911 年 1 月 12 日，第 2 版。
②　《致陈简帅电》（1911 年 1 月 12 日），近史所档案馆藏锡良档，甲 374-15。
③　《陈简帅自哈尔滨来电》（1911 年 1 月 13 日），近史所档案馆藏锡良档，甲 374-15。
④　《派员照料华人》，《远东报》1911 年 1 月 13 日，第 2 版。
⑤　《陈简帅自哈尔滨来电》（1911 年 1 月 13 日），近史所档案馆藏锡良档，甲 374-15。
⑥　《防疫局之会议》，《远东报》1911 年 1 月 12 日，第 2 版；《议事会之会议》，《远东报》1911 年 1 月 12 日，第 2 版。
⑦　《拘去华人之将来》，《远东报》1911 年 1 月 13 日，第 2 版。
⑧　《陈简帅自哈尔滨来电》（1911 年 1 月 15 日），近史所档案馆藏锡良档，甲 374-15。

哈必易传染，要求中方于当日或次日速行送往他处安插。①

　　然而，此时长春也是瘟疫肆虐，如何接纳这些被逐无业贫民，成为长春地方官员面临的难题。吉林巡抚陈昭常表示："此项贫民到长，非设粥厂收留，断难自活，而长春房屋不敷，陆续送往，万难容纳，且疫气日甚，又恐多留一贫民，则多一传染。"他提议与满铁、京奉铁路公司商榷，将贫民转送内地，以保全性命，②但因京奉、南满火车先后于 13 日、14 日停运，无业贫民无法送入关内，此议只好作罢。锡良与陈昭常商议在哈尔滨附近各府县如双城县安置被逐贫民，若有房屋可以栖身，即分别移送，日给口粮、煤火，妥为安置，"即多所糜费，亦不能惜"。锡良电告于驷兴，就近饬知双城知府金永照此办理。③于驷兴却回复表示赶办不及，俄人亦不会应允此议，"窥其意在递送东清铁路以外，使之不易复回也"。④此时，长春李澍恩致电锡良，告知东清铁路公司已决定将圈验无业贫民 500 余人于 17 日晚送赴长春，⑤就近安置的计划亦告流产。接到长春来电后，锡良只好接受俄人驱逐贫民的现实，命令长春李澍恩速在附近村庄寻觅宽敞房屋，将被逐无疫贫民妥为安置，并酌给抚恤，毋令失所。⑥陈昭常则命令李澍恩，设法在附近州县及蒙古等处地方，安插运来的无业贫民。⑦19 日下午，饱受隔离和迁徙之苦的哈尔滨无业贫民 500 余人到达长春，被安置在附近村屯的店铺。为此，长春地方唯有将商埠及城内外贫民遣往僻乡安置。⑧俄国为防疫驱逐华人的霸道行径，以及地方官的逆来顺受，透露出当时中俄关系的基本态势。

　　在财政方面，哈尔滨防疫得到了朝廷的有力支持。早在 1910 年 12 月 17 日，锡良便致电度支部，告知防疫事务不仅关乎民命，而且事涉主权，必须认真筹办。其各项开支包括派医、购药及分别设所，需款甚巨，

---

① 《哈尔滨于道来电》（1911 年 1 月 16 日），近史所档案馆藏锡良档，甲 374-15。
② 《陈简帅自哈尔滨来电》（1911 年 1 月 15 日），近史所档案馆藏锡良档，甲 374-15。
③ 《饬哈尔滨于道电》（1911 年 1 月 16 日），近史所档案馆藏锡良档，甲 374-15。
④ 《哈尔滨于道来电》（1911 年 1 月 17 日），近史所档案馆藏锡良档，甲 374-15。
⑤ 《长春李道来电》（1911 年 1 月 17 日），近史所档案馆藏锡良档，甲 374-15。
⑥ 《饬长春李道电》（1911 年 1 月 17 日），近史所档案馆藏锡良档，甲 374-15。
⑦ 《陈简帅自长春来电》（1911 年 1 月 19 日），近史所档案馆藏锡良档，甲 374-15。
⑧ 《长春李道来电》（1911 年 1 月 19 日），近史所档案馆藏锡良档，甲 374-15。

请求该部命令各处陆续筹垫。[①] 度支部准防疫费作正开销，先行分咨，俟事竣后核实报销。[②] 1月12日，度支部由税关项下暂拨防疫经费4万元，咨行税务司照办，由税关如数拨给，以应防疫之需。[③] 13日，郭宗熙、于驷兴电告锡良，哈埠办理防疫并兼赈灾，事务复杂，用款浩繁，除预约各款外，又增加陆军津贴和各城调哈巡警薪饷，[④] 作为篷车内贫民购备米、面、火柴、棉衣之费，以及断绝交通后傅家甸无业苦工所需酌给口粮和火柴费。[⑤] 25日，哈埠防疫经费已在绥、满两关第二〇一结税款内提用5万元，滨江关存款项下提用8万元。[⑥]

在人才方面，防疫事务的展开必须依靠符合要求的医生。宣统二年九月二十四日（1910年10月26日），哈尔滨发现第一例鼠疫患者之时，议事会便决定溢价临时聘请医生进行防疫，其月薪为450卢布（约合310两），是平时的1.5倍，[⑦] 同时还为医生购买1万卢布（约合6896两）的保险。[⑧] 从十一月初一日（12月2日）起，该会先后雇用6名医士和10名医学生，每月支薪6000卢布（约合4140两）。[⑨] 此后不久，哈尔滨不断加重的疫情引起了各国关注，强大的外交压力迫使清政府决定全力防疫，准许东三省自行聘请医生，"所需款项，应请筹备，俟事竣核实报销"。[⑩] 在清政府的财政制度之下，这一命令意味着东三省总督得到授权，无须报请中央，可以根据实际需要支付此项费用。但由于东北地

---

① 《致度支部电》（1910年12月17日），近史所档案馆藏锡良档，甲374-46。

② 《通致吉江两省电》（1910年12月23日），近史所档案馆藏锡良档，甲374-15。

③ 《拨防疫经费四万元》，《远东报》1911年1月13日，第2版。

④ 此项薪饷始议由各城自行发放，哈局只给津贴和店食，后改为全由哈发放。

⑤ 《哈尔滨郭司使、于道来电》（1911年2月11日），近史所档案馆藏锡良档，甲374-15。

⑥ 《哈尔滨郭司使、于道来电》（1911年1月25日），近史所档案馆藏锡良档，甲374-15。

⑦ 疫情平息后，医士月薪恢复正常，降至300卢布（约合227两）。《哈埠医员之会议》，《远东报》1911年5月4日，第2版。

⑧ 《医治瘟疫者之薪金》，《远东报》1910年11月13日，第2版。海关两与卢布的比价按1∶1.45计算，参见《六十一年来海关两与各国货币比价表》，杨端六、侯厚培等：《六十五年来中国国际贸易统计》，第151页。

⑨ 《会议防疫问题》，《远东报》1910年11月17日，第1版。

⑩ 《通致吉江两省电》（1910年12月20日），近史所档案馆藏锡良档，甲374-15。

区本就缺乏西医，① 锡良不得不分别致电直隶总督陈夔龙、两江总督张人骏和兼署两广总督张鸣岐，请其在天津、上海和广州等拥有较多西医的城市代为聘请。接到电报后，陈夔龙选派"通晓西医，确有经验"的医官 3 名②以及医学堂毕业生 3 名到东北防疫。疫情加重后，北洋军医学堂又加派医官 2 名和医学生 20 名前往哈尔滨办理防疫。③ 根据最初议定的月薪，医官每人 300 两，医生每人 120 两，④ 然由于哈尔滨疫盛之时，法国有医生和医学生先后患疫身亡，伍连德等人上报辞职，吉林巡抚陈昭常不得不加薪留人，重定月薪：伍连德 500 两，正医官 300 两，医生220 两，医学生 100 两；如因疫而死，医官恤银 1 万两，医生 5000 两。⑤在得到经济保障之后，1 月 2—26 日，先后有 23 名医生和 29 名医学生到达哈尔滨参加防疫工作。⑥

　　另一方面，伍连德指出铁路是鼠疫传播的重要途径，故断绝交通为防疫第一要义，⑦ 亟须地方官与东清铁路公司以及道里防疫局进行交涉。鼠疫发生后，东清铁路公司一直没有停运火车，⑧ 仅颁布了华人乘坐火车的三条规定，⑨ 并与中方商定允派华医在哈尔滨车站及其他车站办理查验。⑩ 然而，1 月 6 日奉天发现疑似鼠疫患者，引起了铁路公司的高度重视；13 日，京奉二、三等客车停运；14 日，满铁也特发禁令，由长春

---

① 吉林巡抚陈昭常在给锡良的电文中指出，吉林只有 3 名西医，"实不敷用"。《陈简帅来电》（1911 年 1 月 24 日），近史所档案馆藏锡良档，甲 374-15。另据报载，"方今疫症流行，全省殆遍，本省（吉林）西医仅三四人，实在不敷应用"。程崇实：《防疫意见书》，《吉长日报》1911 年 2 月 18 日，第 1 张第 3 版。

② 分别是候选通判全绍卿、候补知县司徒宗元和黎树荣。《天津陈筱帅来电》（1910 年12 月 25 日），近史所档案馆藏锡良档，甲 374-18。

③ 《天津陈筱帅来电》（1911 年 1 月 8 日），近史所档案馆藏锡良档，甲 374-18。

④ 《天津陈筱帅来电》（1910 年 12 月 21 日），近史所档案馆藏锡良档，甲 374-18。

⑤ 《致外部电》（1911 年 1 月 13 日），近史所档案馆藏锡良档，甲 374-46。

⑥ 国际会议编辑委员会编辑《奉天国际鼠疫会议报告》，张士尊译，苑洁审校，中央编译出版社，2010，第 313 页。

⑦ 《致外部电》（1911 年 1 月 16 日），近史所档案馆藏锡良档，甲 374-46。

⑧ 这可能与俄国人对鼠疫的判断有关。

⑨ 具体内容包括：第一，华人不准乘坐邮车、快车，除乘快车经过之华人、由铁路总办发给特别执据者、中国税关人员、交涉局人员、满洲里站由防疫会代表发给者、哈尔滨由交涉处发给者外；第二，进入后贝加尔省的华人，须在满洲里站留验五日；第三，华人只准乘坐中东铁路的客货车。《铁路公司防疫办法》，《远东报》1911 年 1 月 12日，第 2 版。

⑩ 《哈尔滨谭道、于道来电》（1911 年 1 月 7 日），近史所档案馆藏锡良档，甲 374-15。

车站开至双庙子的三等车不对华人售卖车票，头等、二等车票须有特别执据方准乘坐。① 在此背景下，锡良以"东清不停，将来长春必与哈埠无异，危险更甚"为由，电令吉林巡抚陈昭常与俄方交涉中东铁路停运事宜，认为俄国既以文明国自居，自然不会拒绝阻断交通。② 同时锡良电请外务部与俄使交涉，将中东铁路二、三等客车即日起一律停运。③

1月14日，陈昭常率同于驷兴以贺年为名，到东清铁路公司与总办霍尔瓦特商谈，敦促其先暂停售卖二、三等火车票，霍尔瓦特答应暂停卖三等车票，二等车则采用留验办法。④ 16日，外务部向驻京各使声明，中东铁路应停运二、三等客车，并同俄使面商此事。⑤ 经过一再交涉，18日东清铁路公司同意自20日起一律停止售卖三、四等票，二等车在哈留验五日，无病方准通行。不过，车站检验所尚需两三日方能开办，届时由中国官府派华医会同查验。⑥

火车停运后，彻底断绝傅家甸内外交通成为防疫的下一个重要议题。14日，在中方交涉停运火车时，俄方即要求中方断绝傅家甸交通，清查陆路往来各处的骡马车辆，⑦ 并要求不论人员有病无病，一律禁止往来。⑧ 为防止患病者从陆路南行，地方官下令在哈尔滨南行大道扼要地方设卡，兼派医官查验。⑨ 外务部亦致电锡良，请其注意此事，⑩ 锡良奉此电令吉、黑巡抚严格限制骤增的长路骡车，遏制鼠疫的蔓延。⑪ 东北地方官员亦认为应先断绝交通，再逐渐清查，"其疫气最厉者为之廓除，亦所不惜"，⑫ 为此从各地抽调巡警到哈协助。

伍连德到哈之初，就已感到傅家甸巡警办理防疫不力。防疫队仅有

①　《铁道禁售华人四等车票》，《远东报》1911年1月16日，第2版。

②　《致陈简帅电》（1911年1月14日），近史所档案馆藏锡良档，甲374-15。

③　《致外部电》（1911年1月14日），近史所档案馆藏锡良档，甲374-46。

④　《陈简帅自哈尔滨来电》（1911年1月14日），近史所档案馆藏锡良档，甲374-15。

⑤　《致陈简帅电》（1911年1月17日），近史所档案馆藏锡良档，甲374-15。

⑥　《哈尔滨于道来电》（1911年1月18日），近史所档案馆藏锡良档，甲374-15。

⑦　《陈简帅自哈尔滨来电》（1911年1月14日），近史所档案馆藏锡良档，甲374-15。

⑧　《哈尔滨于道来电》（1911年1月14日），近史所档案馆藏锡良档，甲374-15。

⑨　《致陈简帅电》（1911年1月14日），近史所档案馆藏锡良档，甲374-15。

⑩　《外部来电》（1911年1月24日），近史所档案馆藏锡良档，甲374-46。

⑪　《通致吉江两省电》（1911年1月25日），近史所档案馆藏锡良档，甲374-15。

⑫　《饬哈尔滨郭司使电》（1911年1月26日），近史所档案馆藏锡良档，甲374-15。

队员 100 名，加之居民风气不开，必须借助武装力量方能有效防疫。① 他
向外务部提议派军队到哈协助防疫，锡良以"该埠中俄杂处，兵多固恐
另生枝节，龌龊且更不免有传染之事"为由予以反对，吉林巡抚陈昭常
则借口该省防军正在各处剿匪，拨不出兵员，更恐忽增 500 名士兵易与
俄兵起冲突，后患不堪设想，拒绝调兵之请。② 东北地方官员为配合伍连
德的工作，一面从外地调拨巡警到哈协助防疫，一面在傅家甸设法招募防
疫巡警。1 月 7 日，于驷兴饬令双城府派巡警 200 名到哈，并预备 100 名候
调。③ 10 日和 14 日，各有 100 名双城巡警到哈。后来，因鼠疫蔓延各处，
续到巡警仅有新城的 100 名，远远不敷应用。④ 且到哈的巡警也难逃疫病
感染，到 24 日，"被传染二十余人，已死其一，兵众皆怀去志"。⑤

在此窘迫情形之下，1 月 15 日，伍连德电告吉林巡抚陈昭常，"现
调来各处巡警三百五十名外，尚需千人始敷分布"，请求派兵协助防疫。
当时，鼠疫已沿铁路线蔓延开来，吉林省各处皆须办理防疫，且各防吃
紧，无兵可调，故陈昭常请锡良咨商陆军部，电饬驻长春陆军第三镇曹
锟选兵 1000 名，再"择定稍明卫生、通晓事理之队官多名，预备来
哈"。⑥ 18 日，陆军部致电锡良，告知如果办理防疫事务需军队襄理，可
以临时遣派曹锟陆军第三镇，该镇已有部电训条。⑦ 19 日，锡良致电驻
长春陆军第三镇曹锟，道明"吉省防、陆各军程度较低，哈埠为通商要
区，防查不力，深恐外人干涉，尤关国权"，请其克服困难，速酌派数百
名兵员驰往襄理。⑧

当时，驻扎在吉林的兵员数量非常有限，只有第三镇 12512 名和吉
林第一协 4036 名。⑨ 加之各地匪警迭报，纷纷请援，原有吉军不敷派遣，

① 《派兵五百之由来》，《远东报》1911 年 1 月 10 日，第 2 版；《巡警局支区添招警兵三十名》，《远东报》1911 年 1 月 6 日，第 2 版。
② 《致外部电》（1911 年 1 月 3 日），近史所档案馆藏锡良档，甲 374-46。
③ 《哈尔滨于道来电》（1911 年 1 月 7 日），近史所档案馆藏锡良档，甲 374-15。
④ 《哈尔滨郭司使来电》（1911 年 1 月 26 日），近史所档案馆藏锡良档，甲 374-15。
⑤ 《双城金守来电》（1911 年 1 月 24 日），近史所档案馆藏锡良档，甲 374-15。
⑥ 《陈简帅自哈尔滨来电》（1911 年 1 月 15 日），近史所档案馆藏锡良档，甲 374-15。
⑦ 《陆军部来电》（1911 年 1 月 18 日），近史所档案馆藏锡良档，甲 374-46。
⑧ 《致长春曹统制电》（1911 年 1 月 19 日），近史所档案馆藏锡良档，甲 374-15。
⑨ 《东三省总督锡良存官制改革等条例》，近史所档案馆藏锡良档，甲 374-174。

驻省步营由孟统制、高统领携带出外，以致就近军队实无一兵一卒可拨。① 而曹锟的陆军第三镇除分扎昌图一协、吉省一标外，驻长步队只有一标，且退伍人数甚多，实难派兵 1000 名赴哈。② 锡良力请曹锟无论如何酌派数百名前往襄理，不敷之数由陈昭常酌调吉省军队赴哈襄助。③ 20 日，陈昭常派李参议赴长春与曹锟接洽商办。按例，必须由东三省督练处对驻扎东省军队发出命令，督抚方可调兵，因此陈昭常请东三省总督锡良电饬曹锟即日调兵赴哈，并电达陆军部，请其速饬遵调。④ 同日，锡良致电曹锟，要求其电复"所派兵数若干、何日开拔"。⑤ 21 日曹锟回电，说明哈埠于驷兴来电告知哈尔滨房屋尚未备齐，等其电告再行起程。⑥ 22 日，陈昭常请曹锟至少派兵 500 名星夜赴哈，其余 500 名由驻省十九标调拨前往。⑦ 陆军部也电令曹锟与锡良协商防疫需兵事宜，并告知锡良可径电曹锟遵照执行调拨命令。⑧ 此时，该镇已挑选精壮步兵360 人，连同官佐夫役共计 400 人，准备好粮饷、服装和药品，等待火车预备妥当，即行开拔。⑨

　　由于俄使要挟干涉的压力，外务部于 22 日致电锡良告知各国通行的防疫办法，必须派兵围守发疫地方、不准居民外出，要求速派步兵千人前往哈埠，满足防疫所需。除已准备好的 400 人外，其余 600 人由该镇续派，或在长春步标内续选 600 人。⑩ 22 日，于驷兴电告曹锟，已租到可容纳 400 人居住的火磨空房，并请其随带 7 日粮食。23 日，曹锟致电郭宗熙，请其与东清铁路公司订定火车，以便开拔。⑪ 25 日，锡良电令郭宗熙速与东清铁路公司订定火车，将所派千人合为一批载运赴哈，并

① 《陈简帅来电》（1911 年 1 月 22 日），近史所档案馆藏锡良档，甲 374-15。
② 《致陈简帅电》（1911 年 1 月 19 日），近史所档案馆藏锡良档，甲 374-15。
③ 《致陈简帅电》（1911 年 1 月 20 日），近史所档案馆藏锡良档，甲 374-15。
④ 《陈简帅来电》（1911 年 1 月 20 日），近史所档案馆藏锡良档，甲 374-15。
⑤ 《饬长春曹统制电》（1911 年 1 月 20 日），近史所档案馆藏锡良档，甲 374-15。
⑥ 《长春曹统制来电》（1911 年 1 月 21 日），近史所档案馆藏锡良档，甲 374-15。
⑦ 《陈简帅来电》（1911 年 1 月 22 日），近史所档案馆藏锡良档，甲 374-15。
⑧ 《陆军部来电》（1911 年 1 月 22 日），近史所档案馆藏锡良档，甲 374-46。
⑨ 《长春曹统制来电》（1911 年 1 月 22 日），近史所档案馆藏锡良档，甲 374-15。
⑩ 《饬长春曹统制电》（1911 年 1 月 22 日），近史所档案馆藏锡良档，甲 374-15。
⑪ 《长春曹统制来电》（1911 年 1 月 24 日），近史所档案馆藏锡良档，甲 374-15。

觅定住处。① 又电称"外人以我派兵推迟，急图干涉，万一俄兵赴傅家甸围守，必至滋酿事端"，要求郭宗熙速与东清铁路公司商定派车赴长迎载，并为守候开拔哈埠的第三镇驻长营队 1000 名官兵赁备兵房。② 此外，哈尔滨地方为该镇官兵备好大皮袄千件，以御严寒。③ 郭宗熙为陆军千人觅得房屋，勉可敷住，并商定中东火车开赴长春三等车 1 辆、四等车 13 辆。④ 27 日、28 日两日，第三镇的千名官兵乘火车起程赴哈。⑤

综上，从 15 日到 28 日，经过清政府内部的反复交涉，伍连德防疫所需的 1000 名士兵终于陆续前往傅家甸，参与隔离疫区和阻断交通的事务。此中调兵之难，反映出清廷对军队的控制力减弱，已然很难使其令出即行。从某种程度而言，伍连德在防疫事务中取得的领导权仅是一种指导权，防疫具体事务的展开，仍然依赖清政府政治体系的运作，若缺少中央到地方各级政府在政治、外交、军事、人事和财政上的支持，防疫决策很难切实执行。这种倾举国之力勉强而为的防疫，对于清政府的政治运作和社会管理无疑是极大的挑战。

六　厉行西法防疫

如前所述，伍连德在获得防疫指导权之后，立即采取措施厉行西法防疫，并先后解决了两大问题：通过中俄交涉，达成了道里道外交通的阻绝和火车的停运，尽可能阻断了鼠疫向外扩散的途径；通过争取清政府支持，得到了医务人员和军队的援助，解决了人手短缺问题。由此，防疫局的触角得以延伸到城市的每个角落，保障防疫措施落实到每条街道、每间房屋、每个人。伍连德进而在傅家甸建立并逐步完善防疫体系，积极推行隔离、消毒、焚化尸体和施种疫苗等防疫措施，最终使疫情在 30 天内得到了控制，取得了每日因疫死亡人数从 200 余人降到零的防疫成效。⑥

----

① 《饬长春曹统制电》（1911 年 1 月 25 日），近史所档案馆藏锡良档，甲 374-15。
② 《饬哈尔滨郭司使电》（1911 年 1 月 25 日），近史所档案馆藏锡良档，甲 374-15。
③ 《饬长春曹统制电》（1911 年 1 月 26 日），近史所档案馆藏锡良档，甲 374-15。
④ 《哈尔滨郭司使来电》（1911 年 1 月 25 日），近史所档案馆藏锡良档，甲 374-15。
⑤ 《致军咨处、外部、陆军部电》（1911 年 1 月 29 日），近史所档案馆藏锡良档，甲 374-46。
⑥ 阿斯兰普：《在傅家甸采取的防疫措施》，《奉天国际鼠疫会议报告》，第 315 页。

1. 建立防疫体系

就任总医官后，伍连德很快设立了临时医院、疑似病院、隔离所和消毒所，① 并在中央和地方官员的协助下，充实和完善了傅家甸的防疫机构和措施。首先，清政府派遣中外医生、巡警和军队到哈，充实防疫局的力量，防疫局的中外医生人数达到了 54 名，其中外国医官 6 人，包括正医官英国 3 人、法国 1 人、日本 1 人、德国 1 人；中国医生 48 人，包括总医官 1 人、会办总医官 1 人、正医官 8 人、医官 8 人、医生 30 人。这些医生成为指导落实防疫措施的关键人物，他们有的驻守医院，负责医治患者，有的前往隔离所，负责诊断患者，有的则分赴各区，带领救急队进行消毒或抬埋死尸。

傅家甸除原有的巡警 174 人外，傅家甸防疫局还招募了 408 名救急巡警和 358 名夫役。清政府也从其他地方调来巡警，包括从天津调来的卫生巡捕 30 人，其中有一等巡警 3 人；从双城调来的巡警 198 名，外加科员、书记长各 1 名，共 200 名；从宾州调来的巡警 52 名；从新城调来的巡警 103 名。② 这些警察成为防疫局的骨干力量，在傅家甸的各个街市认真推行和落实防疫措施，努力扑灭疫情。

进而，防疫局逐步充实和完善检疫所、隔离所、诊病所和庇寒所等机构，使各项防疫措施能够得到有效的执行。在交通要道设立两处检疫所，派医官、医生、卫生巡捕和陆军把守，负责断绝傅家甸与外界的往来：其一设于大桥，检验由道里到道外者；其二设于太平桥，检验各处行人入傅家甸者。③ 1911 年 2 月 2 日，自长春调来的军队抵达后，防疫局将其分派驻扎于大小要道，正式以军事封锁圈断绝了傅家甸的外围交通。④ 这些士兵被统一安置在城外一家空旷的俄国面粉厂里，分成 4 组，24 小时轮班当值。防疫局在城市周边的各个地点均设立了岗亭，在周围安排巡逻，每个岗亭同时有 1—2 人值班。⑤

---

① 《哈尔滨郭司使来电》（1911 年 1 月 21 日），近史所档案馆藏锡良档，甲 374-15。
② 《东三省疫事报告书》，李文海、夏明方、朱浒主编《中国荒政书集成》第 12 册，第 8335 页。
③ 《东三省疫事报告书》，李文海、夏明方、朱浒主编《中国荒政书集成》第 12 册，第 8335 页。
④ 《哈尔滨郭司使等来电》（1911 年 1 月 31 日），近史所档案馆藏锡良档，甲 374-15。
⑤ 《奉天国际鼠疫会议报告》，第 331 页。

为了将染疫者、密切接触者和一般接触者区分开，防疫局设立诊病所、隔离所和庇寒所，分门别类予以收容。诊病所包括时疫病院 2 所、疑似病院 2 所以及在火车隔离所地方添设的病院 1 所，发现染疫者后即行送入。与染疫者有接触者则送往隔离所隔离观察 5 日。隔离所有三种类型：一为上级隔离所，主要收容"凡病院局所人员应行隔离者"；二为妇孺隔离所，专门收留妇孺人等；三为租用的俄国火车车厢，主要收容与染疫者同居之人。① 傅家甸贫民云集于街市，最易传染疫病，各客栈不敢收留，致使其冻饿而毙，因此防疫局资助三江闽粤会馆设立庇寒所两处。其中一处位于秦家岗南，将所有在埠贫民数百人圈入留养，以免其在街逗留，有害公共卫生。②

为便于开展地方防疫，防疫局把傅家甸划分为四区进行分区管理。早在 1 月 24 日，郭宗熙就与伍连德等商量好办法，"拟将傅家甸划为四段"，一面尽量安排已有警力，一面设法招选合格民人充作警兵。③ 每区居民分别发给白、红、黄、蓝四色袖标以标示其居住区域，规定其离开家中时必须佩戴；每个人只能在其所属分区内自由活动，若要前往另一个区，必须获得特许；④ 每区设日用物品转输所，贫者免费供给，富者出资自购；逐日为区内商民进行健康诊断，按脉息、看舌苔，有病即送隔断所；⑤ 每区派专司医官 1 员，学生数名，差遣庶务各 1 员，区长、巡警救急队、埋葬队、诊断队以及各项夫役，负责防疫事务。⑥

随着军队和巡警的到来，防疫局从 2 月 2 日起正式实行断绝交通和分区管理。⑦ 由陆军负责断绝外来交通，由巡警在街市中一面遍查染疫者、清查市内疫情，一面遏绝车辆、行人，断绝市内交通。⑧ 防疫局重

---

① 《东三省疫事报告书》，李文海、夏明方、朱浒主编《中国荒政书集成》第 12 册，第 8335 页。
② 《分设庇寒所于秦家岗》，《远东报》1911 年 1 月 14 日，第 2 版；《傅家甸人论瘟疫如此》，《远东报》1911 年 1 月 21 日，第 2 版。
③ 《哈尔滨郭司使、于道、谭道来电》（1911 年 1 月 24 日），近史所档案馆藏锡良档，甲374-15。
④ 《奉天国际鼠疫会议报告》，第 314 页。
⑤ 《饬长春孟道电》（1911 年 2 月 13 日），近史所档案馆藏锡良档，甲 374-15。
⑥ 《哈尔滨郭司使来电》（1911 年 1 月 29 日），近史所档案馆藏锡良档，甲 374-15。
⑦ 《哈尔滨郭司使来电》（1911 年 2 月 16 日），近史所档案馆藏锡良档，甲 374-15。
⑧ 《哈尔滨郭司使等来电》（1911 年 1 月 31 日），近史所档案馆藏锡良档，甲 374-15。

组了防疫机构，将医生、巡警和苦力有效组织起来。首先，防疫局成立防疫执行处，负责在各区执行防疫措施，由各医官以专责成。[①] 执行处下辖救急队，每区4段，安排1队，每队包括卫生巡警及队兵一百五六十名、夫役六七十名共200多名，在各区内分任诊断、消毒、抬埋及站岗诸务。诊断兵每段设七八名或十余名不等，每日前往该管地段，诊断居民有无患病，是否为传染病。消毒兵则分为入诊消毒兵和扫除房屋消毒兵，亦是每段设七八名或十余名不等。抬埋队每段各有20名左右，各区备有抬病人软床数具，拉死人车数辆，专为临时应用。每区防疫执行分处设有消毒所1处，内设澡堂1处，医官、医生、巡警、夫役执行职务后，即入澡堂沐浴消毒。[②]

与此同时，俄国人也于道里建设俄式防疫体系：创办哈尔滨防疫局办理防疫事务，下设检验所、化验所、验疫所等机构，其中共有医士16人，副医士54人，检疫夫役200名。检验所内备瓦罐车数十辆，可容纳4000余人，负责收容面带病容的疑似病人、染疫者的接触者和邻近居民等。化验所负责消毒事宜，备有消毒气机2具，载冰车14辆。在铁路局医院设立了验疫所，凡由哈埠乘车的华人，均在车站检验，如疑似染疫，即送检验所留验5日，无病始可放行。

在地方管理方面，防疫局将道里分为16个医疗区，每区都由1名医生及2—3名医疗助手组成工作组，并选举检查瘟疫的绅商100人，按段每日检验居民，落实防疫办法。各区组织有专门巡查院宇队，挑选精通汉语及通晓中国人情形的俄国医士1人，携带精明干练的翻译2名、医学生数名挨户检查，遇有染疫之人或因疫毙命者，报知该区医官，设法救治尚未传染之人。该队随时携带应用药料，以便斟酌情形消毒。还设立拆毁房产队，遇有不堪消毒的房屋，即予拆毁。[③]

2. 火车车厢隔离

哈尔滨作为重要的商业贸易和国际出口中心，吸引了大量外地体力

① 《防疫奏效原因》，《远东报》1911年2月16日，第2版。
② 《东三省疫事报告书》，李文海、夏明方、朱浒主编《中国荒政书集成》第12册，第8334页。
③ 《奉天国际鼠疫会议报告》，第241页；《东清铁路在满洲防疫办法之次序》，《远东报》1911年2月17日，附张3；《东清铁路在满洲防疫办法之次序（续）》，《远东报》1911年2月19日，第1版。

劳动者来此谋生，傅家甸的房屋在 1897—1911 年从 12 座增加到 3000 座，半数是低矮、肮脏、环境恶劣的客栈、饭店和大烟馆，挤满了大量苦力，而鼠疫患者多数出现在这些最贫穷的阶层当中，其聚集和流动加速了疫情的传播。①

如前所述，防疫须先找出染疫者，送往医院救治，同时将与染疫者同居之人收入隔离所，避免其在不知情的情况下将病毒传染给他人。基于此，1 月 20 日锡良令郭宗熙，"凡染疫之人固应入院"，与染疫者同居之人应入隔离所，"五日验明无病，方准外出"。② 然而，客栈和大烟馆的老板往往并不照办，而是直接将患者赶出去，将尸体弃于大街，所以很多患者和死尸是在街道上被发现的。在清理街道上的染疫者的同时，每区医官带领巡警挨家挨户检查，发现染疫者即送往病院隔离，同时将同居者送往观察。随着分区清查染疫者工作的展开，大多数染疫者都被送往医院治疗。到 2 月中旬，傅家甸每日因疫情死亡人数从 200 名降为 30 名左右，且 80% 都是在医院里病故。③ 其余与染疫者有接触的人也都相继被送往隔离所观察。

由于缺乏符合条件的隔离院所，染疫者居住的房屋、客栈和饭馆多被烧毁或关闭，必须找到合适的地方来收容和观察这些无处可去的人，为他们提供治疗和食宿。最早解决这一问题的是俄国人。早在 1910 年 11 月，他们已开始将火车车厢改造为观察车厢，专门容纳需要隔离观察的染疫接触者。截至 1911 年 2 月，道里先后有 10114 人被送往观察车厢，其中中国人 9899 名，俄国人 215 名。接受观察的居民的食物由防疫局免费提供。④ 俄国扎博罗特尼（Zabolotny）教授⑤认为，火车车厢具有易安装、易移动、易消毒的优点，"与普通的隔离室或夜间收容所或同一地点的中国房子相比，那里能容纳更多的人"。虽然隔离车厢也"不能说是理想的"，因为"某些可预防的传染病就发生在车厢里"，⑥ 但从死亡人

---

① 博格科伊：《这次鼠疫在哈尔滨的流行情况》，《奉天国际鼠疫会议报告》，第 240 页。
② 《饬郭交涉司电》（1911 年 1 月 20 日），近史所档案馆藏锡良档，甲 374-15。
③ 《瘟疫减轻之现象》，《远东报》1911 年 2 月 18 日，第 2 版。
④ 博格科伊：《这次鼠疫在哈尔滨的流行情况》，《奉天国际鼠疫会议报告》，第 242 页。
⑤ 圣彼得堡医学研究所细菌学教授，圣彼得堡帝国实验医学研究所梅毒实验室主任，中国鼠疫俄国调查委员会主任。
⑥ 《奉天国际鼠疫会议报告》，第 348 页。

数来看，因火车圈民的举措，道里死亡人数比傅家甸少，[①] 这引起了哈尔滨地方官员对这一做法的注意。

较早考虑租用隔离车厢的是傅家甸的绅商。1月10日，傅家甸防疫会与东清铁路公司商议借用瓦罐车，作为庇寒所收容贫民，[②] 但由于疫情急速恶化而未能实现。1月21日，郭宗熙在给锡良的电文中报告安置无病贫民的办法时，提到其拟"添用俄车圈禁"。[③] 29日，郭宗熙与俄国人交涉租用俄空车60辆，作为圈禁贫民之用，[④] 这一做法得到了在哈医生的大力支持。伍连德认为，火车车厢是最有效的隔离场所，小窗户和滑动门组成良好的通风系统，可以在车厢中间安放火炉取暖，而且一节火车车厢最多能容纳20人，能将隔离营完全分成相互孤立的小单元，可以早些检查出疑似患者。[⑤] 阿斯普兰医生也指出使用火车车厢作为隔离营的若干好处：首先，由于火车停运，铁路线上遍布可用车厢；其次，火车车厢两端都有铺位，门窗可以通风，中间有炉子取暖，较之苦力居住的小屋、地窖、客栈条件更好；更重要的是便于防疫，可以通过每天的例行检查迅速将相关人员转移到医院，再用压力泵喷雾、高氯化物和石炭酸液对整节车厢进行消毒，这些工作都可以在非常短的时间内完成。如果某节车厢中出现了很多鼠疫患者，毒性很强，可以将整节车厢移走。

傅家甸在仿照俄国办法租用隔离车厢之时，亦面临诸多实行上的困难。如长春调来的陆军担任断绝外围交通任务后不久，军中就有若干人疫毙。2月5日，防疫局速派医生前往消毒、查验，将接触者130多人都移入车厢隔离，[⑥] 是日又有7人疫毙。然而，这些军人不谙防疫办法，不守隔离规则，争相共住一室，让医官犯难，郭宗熙不得不电请曹锟派医官和官员前来处理。11日，曹锟派部下前往哈尔滨"弹压开导，务令兵

---

① 吉林巡抚陈昭常在给锡良的电文中提到，"至俄车圈民数百，前昨两日尚无毙者，惟各院及四区毙百八十人"。《陈简帅来电》（1911年1月23日），近史所档案馆藏锡良档，甲374-15。

② 《傅家甸亦拟净街》，《远东报》1911年1月10日，第2版。

③ 《哈尔滨郭司使来电》（1911年1月21日），近史所档案馆藏锡良档，甲374-15。

④ 《哈尔滨郭司使来电》（1911年1月29日），近史所档案馆藏锡良档，甲374-15。

⑤ 《奉天国际鼠疫会议报告》，第28页。

⑥ 《哈尔滨郭司使来电》（1911年2月5日），近史所档案馆藏锡良档，甲374-15。

等恪守规则，勿稍滋事"。① 在协统徐万鑫的干涉下，隔离军人待遇有所改善，将日供小米粥两餐改为每日加大米粥三碗，每三车共由一夫照顾改为每车用夫一名。② 此时已经疫毙 47 名士兵。③

在防疫过程中，傅家甸先后租用约 100 节车厢，建立了一个能容纳 2000—3000 人的隔离站，对中国人和俄国人进行隔离。每天每节车厢的租用价格是 3 卢布（合 1.8 美元），由中国政府购买木材作为燃料保证供暖。④ 清政府最后共支付了 13500 两作为租用车厢的租金。⑤ 隔离站先后收留了 4187 名接触者，由 300 名苦力和警察负责管理，死亡率只有 5.6%，⑥ 取得了较好的防疫效果。

3. 焚烧死尸

东北鼠疫扑灭后，防疫官员和地方舆论均认为焚烧尸体是有效的防疫措施。伍连德在奉天国际鼠疫会议报告中指出，焚烧尸体是可以永远作为防疫经验的两条措施之一。《远东报》也刊文指出，傅家甸疫情能够得到有效控制的重要原因在于"焚烧尸身、房舍，以决根株"。⑦ 然在防疫之初，此举并非各方认可的选择，最初处理疫死之人的普遍方法仍是传统的掩埋。

1 月 20 日，锡良饬令于驷兴，"死者妥为掩埋，如查有暴露道路或藏弃院舍，不为查报，惟各该地方官是问"。⑧ 此时，疫死之人必须经医官消毒才许埋葬，后来毙者日多，医官来不及消毒，导致停尸数日未埋。为了加紧处理，郭宗熙致电锡良，请求一面以救急队代行消毒，较前捷速，一面增队兵 197 人，并添派稽查 9 员，从事掩埋。⑨ 不久，因为地冻过坚，难以掘挖，积压的尸体越来越多，郭宗熙等地方官向俄人提出

---

① 《哈尔滨郭司使等来电》（1911 年 2 月 6 日），近史所档案馆藏锡良档，甲 374-15。
② 《长春曹统制来电》（1911 年 2 月 12 日），近史所档案馆藏锡良档，甲 374-15。
③ 《长春曹统制来电》（1911 年 2 月 12 日），近史所档案馆藏锡良档，甲 374-15。
④ 《奉天国际鼠疫会议报告》，第 348 页。
⑤ 《哈尔滨郭司使来电》（1911 年 4 月 13 日），近史所档案馆藏锡良档，甲 374-15。
⑥ 《奉天国际鼠疫会议报告》，第 346—347 页。
⑦ 《防疫多出于伍医士之力》，《远东报》1911 年 2 月 24 日，第 2 版。
⑧ 《饬哈尔滨于道电》（1911 年 1 月 20 日），近史所档案馆藏锡良档，甲 374-15。
⑨ 《哈尔滨郭司使来电》（1911 年 1 月 21 日），近史所档案馆藏锡良档，甲 374-15。

"用炸药开掘，当可从速深埋"，① 但此举仍然是困难重重。27 日，伍连德面请郭宗熙等人向锡良请示，若实在赶埋不及，可能传播疫气，应将尸体焚化，同时直接向外务部电请进行焚化。②

由于各国医生先后赴哈，锡良担心此地防疫举措不力，尤其是弃尸道路的状况引起各方重视，认为是生疫之由，"不但关系卫生，实有关国体"，遂于 25 日致电吉林巡抚陈昭常，要求注意掩埋死尸，"其有因疫致死之尸身，必须一一掩埋深固，毋令稍露"。③ 在接到请求焚化尸体的电报后，锡良回复道，"焚化疫尸，各国多有"，虽然中国"狃于习俗"，但是"惟掩埋不及，为防停积酿疫起见"，不得不采取此种办法。他提出必须消除民间疑虑，将焚尸理由迅速告知绅商各界，苦口说明此举乃万不得已。④ 29 日，锡良致电陈昭常，告知因"疫尸堆积最易酿疫"，他已经批准伍连德焚化尸体的提议，并得到了外务部电允。⑤ 同日，锡良又致电陈昭常和黑龙江巡抚周树模，要求他们向民众说明此举的重要性：

> 查死欲速朽，古有明训，佛法此辈，本崇火化，特习俗所在，孝子慈孙不忍出此。今疫染日厉，与其积尸酿疫，染及全家，祖宗不祀，未能全生者之孝愈以伤死者之心。况流毒社会，无所底止，部电亦万不得已，良已径电各属遵照实行并苦口演说，请再通饬。⑥

由此可见，焚烧死尸实是在万不得已的情况下，方被提出讨论。医生们亦知焚烧死尸是必要举措，但都对此非常慎重，担心引发民众的抵触和反抗。伍连德表示，在中国的传统习惯和民众的心里，焚烧死尸是令人厌恶和违背常理的。⑦ 哈尔滨防疫局的俄国医生也曾反复提出希望火化尸体，但其了解中国人对尸体极为尊重，不愿此举伤害中国人的感

---

① 《哈尔滨郭司使、于道来电》（1911 年 1 月 23 日），近史所档案馆藏锡良档，甲 374-15。
② 《哈尔滨郭司使来电》（1911 年 1 月 27 日），近史所档案馆藏锡良档，甲 374-15。
③ 《通致吉江两省电》（1911 年 1 月 26 日），近史所档案馆藏锡良档，甲 374-15。
④ 《饬哈尔滨郭司使电》（1911 年 1 月 28 日），近史所档案馆藏锡良档，甲 374-15。
⑤ 《致陈简帅电》（1911 年 1 月 29 日），近史所档案馆藏锡良档，甲 374-15。
⑥ 《通致吉江两省电》（1911 年 1 月 29 日），近史所档案馆藏锡良档，甲 374-15。
⑦ 《奉天国际鼠疫会议报告》，第 28—29 页。

情，因而道里早期亦采取掩埋疫毙尸体的办法，由于担心瘟疫种子无法因天寒冻灭，来春会变为蛆虫，或以鼠类为媒介，复有传染之虞，因此不用棺木葬埋，而是用粗布裹殓疫死者，加以砒霜，并在尸身上遍撒石灰，以免微菌重生，有害地方。① 在得到锡良和外务部同意后，伍连德并未即刻推行，而是首先召集商会、自治会的绅商开会说明此举的必要性。绅商对此表示支持，但也提出两个条件：一是非疫病故者经医官验明，须自行棺殓埋葬；二是疫故之人经医官消毒后，如有亲属愿领烧，准领出。② 伍连德同意了这两项要求，双方达成一致，焚化尸体工作得以顺利展开。

当日午间，累积的尸体被"抬出深坑，内用木柴逐层铺垫，四周用水龙盛火油喷散"，③ 一共焚化1150具。④ 具体做法为先用炸药爆破，挖出一个20英尺见方、10英尺深的每次能够装500具尸体的大坑。用棺材装着的，棺材本身的木材足以焚化其中的尸体；没有用棺材装的，焚化每具尸体需要2英尺宽、约4英尺长的木板4块。然后，按照每百具尸体10加仑的标准，用消防车在尸体上浇上煤油，点火焚烧。⑤ 需要指出的是，并非所有疫毙者一定会被火葬，如当时参加防疫染疫而亡的3名军人拒绝火葬，医生同意消毒后另行掩埋。⑥ 之后，道里防疫局和中国政府以及傅家甸防疫局主要官员再三协商，决定将最近的死尸和已经下葬的死尸也全部火化。⑦ 2月内共计火化1416具尸体，其中1002具是从坟墓之中挖掘出来的。火化事宜部分在砖窑中进行，也有部分在冻土地上专门爆炸出来的坑里进行。⑧ 疫情结束时，傅家甸、田家烧锅及野外搜获疫尸，共埋524具，烧6384具。⑨ 焚烧成为鼠疫大规模暴发后处理尸体的极好方法。

① 《新定收葬疫死者之办法》，《远东报》1911年1月13日，第2版。
② 《哈尔滨郭司使等来电》（1911年1月30日），近史所档案馆藏锡良档，甲374-15。
③ 《哈尔滨郭司使等来电》（1911年1月31日），近史所档案馆藏锡良档，甲374-15。
④ 《哈尔滨郭司使等来电》（1911年1月31日），近史所档案馆藏锡良档，甲374-15。
⑤ 《奉天国际鼠疫会议报告》，第28—29页。
⑥ 《哈埠郭司使等来电》（1911年2月2日），近史所档案馆藏锡良档，甲374-15。
⑦ 《奉天国际鼠疫会议报告》，第245页。
⑧ 《奉天国际鼠疫会议报告》，第245页。
⑨ 《哈尔滨郭司使来电》（1911年4月5日），近史所档案馆藏锡良档，甲374-15。

4. 消毒

在防疫过程中，消毒是非常重要的环节之一。防疫人员不仅要对染疫者待过的地方进行彻底消毒，还要依靠严格的消毒措施避免自身染上鼠疫。12 月 24 日，道里俄国人在将中国人隔离后的次日，就使用升华物溶液对他们的房屋进行了彻底消毒，价值低的物件直接焚烧，价值高的物件则送往安装在冷藏车里的消毒室进行消毒。消毒后的房屋墙壁用石灰水涂成白色，所有建筑都进行良好的通风处理。对于那些被宣布为不适合居住的中国人的房屋，则全部焚烧，按照建筑的估价偿还所有者。[①] 1 月 12 日，防疫局会议要求消毒队从严办理，务须设立消毒器具，"一时不得相离也"。[②]

傅家甸防疫工作展开之后，也对如下对象开展广泛的消毒工作：患者、尸体、旁人、患者尸体之运搬器、便所、堆尘秽器、沟渠、衣物、器具、寝具、房屋、水井、兽厩、汽车、火车、船舶等。[③] 当时采取的消毒方法有四：一是烧毁，包括染疫者及染疫死者所用之衣服、被铺、布片、便器及其他起居用品，呕吐物、排泄物、尘芥、动物尸体等；二是蒸汽消毒，包括衣服、被铺、布片及一切绢布、棉布、麻布、毛织布类，玻璃器、陶器、瓷器及其他矿制或木制品类；三是煮沸消毒，实施对象与蒸汽消毒相同，做法为将物品全部浸入水中，沸腾后煮 30 分钟以上；四是药物消毒，使用石炭酸、甲酚、氯化汞、生石灰、氯化石灰、软石碱、福尔马林。[④]

防疫局主要使用硫黄对房屋进行消毒，与其他国家采用的手段有所区别。北里柴三郎教授指出，使用硫黄和福尔马林熏蒸房屋没有作用，日本主要使用石炭酸和升华物，偶尔也使用来苏水。俄国人使用硫黄熏蒸对付虫子，消毒房屋则使用升华物溶液和石炭酸。根据扎博罗特尼教授的建议，哈尔滨道里使用加热的石炭酸溶液和绿皂进行消毒，这种方

① 《奉天国际鼠疫会议报告》，第 242 页。
② 《防疫局之会议》，《远东报》1911 年 1 月 12 日，第 2 版。
③ 《东三省疫事报告书》，李文海、夏明方、朱浒主编《中国荒政书集成》第 12 册，第 8414—8415 页。
④ 《东三省疫事报告书》，李文海、夏明方、朱浒主编《中国荒政书集成》第 12 册，第 8412—8414 页。

法既简单又有效。①

　　为了保护参与防疫的人员，防疫局特别注重消毒，仅纯石炭酸一项就使用了 5000 多磅。卫生苦力、警察、抬担架以及拉死尸的人要消毒和洗澡，所有的大车、救护车、担架车、四轮马车每天都要清洗并喷洒消毒剂，防疫局办公室则执行更加严格的消毒规定，据记载：

　　　　消毒站和办公室在一个大院里……从外面进来的送信人，经过一段很长的通道，来到各个小玻璃窗口旁，然后通过这些窗口把信和报告送进去。一名办公室勤杂人员接到报告以后，立刻把其浸入一种杀菌溶液中，当其干燥的时候，把他们交给那位负责的官员。那位负责的官员发布指示后，在必要的时候，把报告存档。……在完成任务后，所有医务官员和学生都匆忙返回，在大门洞后面的一个门进入，然后在那里用 1/40 的石碳［炭］酸溶液从头到脚进行喷雾消毒。接着他们进入更衣室。防护服、头盔、面罩、手套以及长靴和衣服都要在这里脱下来。再到另一个房间，脱下内衣。赤裸着进入浴室，首先用一种 1/3000 的升华物溶液洗手部、脸部和头部，用一种杀菌剂漱口和喉咙。然后在 1/3000 的升华物溶液中洗澡，再进入普通水的浴室里进行洗浴。最后进入一个干燥间，在那里穿上不当班的服装。能够清洗的感染衣服，要放在一种升华物溶液里浸泡，其他的衣服用福尔马林和硫黄气体熏蒸。②

　　在疫情过后的奉天国际鼠疫会议上，阿斯普兰医生表示："我在傅家甸得到总的印象是，对房屋进行消毒以后，没有发现人受到鼠疫的传染。"③ 但同时他也指出，傅家甸广泛进行房屋消毒，是因为他们不知道还有什么别的好做，没有一位医生曾处理过肺鼠疫问题，所以他们像对待其他任何传染病一样对待肺鼠疫，主张不管其是否具有传染性，都应该烧毁染疫者居住的房屋，认为这样做符合公共利益。④

---

① 《奉天国际鼠疫会议报告》，第 357 页。
② 阿斯兰普：《在傅家甸采取的防疫措施》，《奉天国际鼠疫会议报告》，第 314 页。
③ 《奉天国际鼠疫会议报告》，第 355 页。
④ 《奉天国际鼠疫会议报告》，第 353 页。

5. 预种疫苗

在应对全球流行的腺鼠疫的过程中，各国医生先后发明了各类疫苗，其中以俄国哈夫金疫苗最为知名，对预防腺鼠疫很有价值。[1] 当时的疫苗需接种两次，第一次接种时不觉疼痛，逾两小时即作痛，身体温度骤增至三十七八摄氏度，甚有至 39 摄氏度者，数小时后即愈；7 日后第二次接种。[2] 无论是俄国医生还是中国医生，都积极在哈尔滨给参加防疫的重要人员接种疫苗，以保护其不受疫病影响。

1911 年 1 月 1 日，俄国医生提出应该派医生数名专司接种疫苗之事，"如种瘟浆不足之时，可令其速定购，招人专司种瘟之事，须于报纸刊登告白，俾众周知"。[3] 扎博罗特尼教授总结防疫经验时写道，对民众宣讲、散发小册子和发布大众公告都是非常重要的措施，几周之内，哈尔滨民众就已理解接种的作用，并自愿前去接种。[4]

1 月 29 日，伍连德要求来哈协助防疫的陆军官兵均须接种解毒药浆。[5] 锡良致电郭宗熙，要求他与赴哈军官商量，并知照曹锟在施种时须明确告诉各官兵"种浆即不传染，以免各兵疑惑"。[6] 随后，又因"现在药浆恐不能种满千人"，郭宗熙与伍连德商议，决定陆军不必遍种，"如有不愿种者，即不勉强"。[7]

在鼠疫患者中间工作的多数人只能依靠面罩进行自我保护，甚至接种了疫苗也无济于事。傅家甸防疫人员认为，他们在抗击鼠疫的过程中获得了许多经验，其中最重要的无外乎防疫人员采取的个人预防措施，"没有什么预防手段抵得上由两层纱布、中间塞进一块 6×4 英寸的毛织简易衬垫更有价值"。[8] 在整个过程中，2943 名防疫工作人员中先后有 297 名死亡，占比超过 10%（详见表 4-1）。

---

① 《奉天国际鼠疫会议报告》，第 152 页。
② 《种瘟痘情形如此》，《远东报》1911 年 1 月 21 日，第 2 版。
③ 《防疫卫生局会议》，《远东报》1911 年 1 月 1 日，第 2 版。
④ 《奉天国际鼠疫会议报告》，第 328 页。
⑤ 《哈尔滨郭司使来电》（1911 年 1 月 29 日），近史所档案馆藏锡良档，甲 374-15。
⑥ 《饬哈尔滨郭司使电》（1911 年 1 月 29 日），近史所档案馆藏锡良档，甲 374-15。
⑦ 《哈尔滨郭司使等来电》（1911 年 1 月 31 日），近史所档案馆藏锡良档，甲 374-15。
⑧ 《在这次鼠疫流行期间，傅家甸的医务人员所采取的个人预防措施》，《奉天国际鼠疫会议报告》，第 341 页。

表 4-1　傅家甸抗击鼠疫工作人员死亡情况统计

单位：人，%

	死亡人数	总人数	占比
医生	1	20	5.0
医科学生	1	29	3.4
中医	4	9	44.4
负责卫生检查的警察	2	31	6.5
警察	30	688	4.4
卫生警察	11	206	5.3
骑警	5	80	6.3
消防人员	5	20	25.0
苦力	102	550	18.5
厨师	4	60	6.7
运送患者的工作人员	69	150	46.0
士兵	63	1100	5.7
总计	297	2943	10.1

资料来源：《奉天国际鼠疫会议报告》，第 287 页。

　　伍连德曾说明，在东北鼠疫流行过程中，清政府一共花了 10 万多美元购买疫苗。[1] 傅家甸接种人员总数为 439 人，每人接种 1—3 次不等。接种 3 次的 16 人，两次是哈夫金疫苗，一次是耶尔森疫苗，其中无人感染。接种 2 次的 30 人，一次是哈夫金疫苗，一次是耶尔森疫苗，或两次都是哈夫金疫苗，其中无人感染。接种 1 次的 393 人，只接种哈夫金疫苗，其中 4 人死亡：1 名医生接种 18 天后死亡，1 名学生接种 8 天后死亡，1 名士兵接种 10 天后死亡，1 名苦力接种 32 天后死亡。[2] 综合其他疫苗使用状况，专家认为接种疫苗的人常常得不到应有的保护。[3] 疫情结束后召开的奉天万国鼠疫大会，在决议中明确表示无法就接种的效果得出结论，[4] 但医生们认为，这不能动摇由现代科学所建立起来的接种

①　《奉天国际鼠疫会议报告》，第 391 页。
②　方擎：《在傅家甸用死培养菌进行预防接种的效果》，《奉天国际鼠疫会议报告》，第 122 页。
③　《奉天国际鼠疫会议报告》，第 152 页。
④　《奉天国际鼠疫会议报告》，第 549 页。

办法的重要性。①

经过一个月的艰苦努力，傅家甸疫情终于肃清，严格的防疫措施逐步取消，外地前来支援和当地临时招募的军警也相继撤离。② 4 月 28 日，到哈的天津卫生巡警队撤回。③ 3 月 30 日至 5 月 28 日，傅家甸警察局招募的救急巡警队 100 名队员，除留作巡警的 20 名外，相继裁撤完毕。④ 4 月中旬，到哈的第三镇官兵陆续返回驻地。⑤

综上所述，伍连德在傅家甸建立的防疫体系，与哈尔滨道里地区的俄式防疫原理基本一致：设立相应机构，建成有效运转的体系；通过隔离染疫者和疑似染疫者、接触者，避免交叉感染；通过消毒和处置死尸，避免残留病毒感染；通过阻断交通，避免病毒向外传播；通过施种疫苗，为健康者提供保障。上述内容恰是西法防疫的精髓所在。傅家甸的防疫经验为整个东北的防疫行动提供了范本，在各地不断被复制。

小　结

鼠疫初现之时，仅是一个由地方处理的突发事件，但由于东北特殊的空间情境，包括哈尔滨特殊的地理位置、中俄共治的二元管理体制、中西迥异的思想文化等，在此进行的防疫也并非简单的医学事务，而是事关交涉大局。中央政府、地方官府、地方绅商和俄国势力围绕哈尔滨防疫领导权不断展开斗争与角力，其中蕴含深层的中俄主权之争、中西医学之争和中央与地方的博弈。

中方对俄方可能的干涉极为敏感，担心其借口谋取中国土地、侵犯中国主权，故对俄方强硬的防疫要求尽可能予以抵制，避免其直接干涉。地方官绅采取合作态度，表面接受俄人做法，在形式上设立了与道里一样的机构，实际上则拒绝采取俄方粗暴的防疫措施，并拒绝俄医的参与。这种权宜之计虽引起俄人反感，导致双方防疫合作中断，但从另一个角

---

① 《奉天国际鼠疫会议报告》，第 244 页。
② 《防疫警兵撤退之期》，《远东报》1911 年 2 月 23 日，第 2 版。
③ 《天津卫生巡警撤回》，《远东报》1911 年 4 月 28 日，第 2 版。
④ 《又裁撤救急巡警五十名》，《远东报》1911 年 4 月 28 日，第 2 版。
⑤ 《驻哈陆军回宽有期》，《远东报》1911 年 4 月 15 日，第 2 版。

度来看，也体现出中国人应对中俄交涉时的政治智慧。在不平等的中俄关系里，中方在外交、军事、经济和地方管理上无不处于弱势，处处受其外交手段掣肘。面对俄方建立西式防疫体系的强硬要求，哈尔滨地方官绅的周旋和抵制，也为后来伍连德独立领导防疫事务提供了可能。

除了对主权旁落的担忧，道外抵制俄人插手防疫的另一重要原因在于中西防疫理念的不同。中医认为鼠疫并非不可治愈，服药或针灸都可起到防疫效果，俄方则认为鼠疫无法医治，必须采取隔离、消毒、检疫等手段将疫情控制在特定范围内。中国社会各界非常反感这些措施，更由于俄人防疫时对华人的粗暴行为而谣传丛生、舆论涌动，中国地方官和俄人均不得不及时辟谣，以免引起社会不安，地方官也因此更对西法防疫采取谨慎态度。

道外华人虽然维护了独立办理防疫的领导权，却未能控制住疫情的蔓延，更未能阻止外国驻华使团对外务部施加压力。哈尔滨铁路交通便利，可直达北京和莫斯科，使鼠疫流行的范围具有很大的延展性，自然受到国内外的高度关注。俄国人在无法干预道外防疫的情况下，只好同清政府外务部交涉，要求其严格防疫。由于清末外交事务的政治重要性，外务部在政治运作中拥有超然的地位，具有干预地方事务的权力，但其对地方事务的干预，也并非简单的行政命令即可达成，前文的讨论即展现了各方政治势力相互斗争、彼此妥协的过程。

清外务部在以俄国为首的外交威胁下，一再向地方官府施压，要求其采用西法防疫，然则其实也别无他法，唯有取得地方切实配合，才能使命令得到落实。哈尔滨是新兴的商贸城市，清廷在此设治较晚，官署实力有限，难有作为。一方面，东北地方官并不能完全控制绅商把持的防疫会，又必须依靠绅商势力履行社会管理的职责；另一方面，东北地方官不愿听从地位低下的医官指导，对外务部命令敷衍了事，中央派来的伍连德等医官也被排斥于防疫事务之外。直到疫情蔓延至一发不可收拾之时，在俄人的军事威胁之下，吉林巡抚陈昭常亲自到哈废除防疫会，将防疫机构收归官办，重新分配防疫职责，医官对防疫事务的领导权才从一纸空文变为现实，医官开始顺利按照外国使团的要求办理防疫事务。然因事涉外交，防疫事务的其余权力仍归地方官吏所有，若离开东北地方政治体系的配合运作，安置俄人驱逐的贫民、协商停运火车及调兵阻断交通等，伍连德的防疫措施亦难以得到切实执行。

对于傅家甸推行西法防疫过程中的重点和经验，锡良和伍连德均曾在不同时期谈及。1月26日，在疫情最紧要的关头，锡良致电吉林、黑龙江两省巡抚，指出防疫的首要之务是"实行断绝交通，然后逐渐清查，其疫气最厉者为之廓除"。[①] 伍连德在奉天国际鼠疫会议上总结了有效控制疫情的两项措施，即利用火车车厢进行隔离、用焚烧的办法处理尸体，认为其对未来发生的任何传染病都有重要的借鉴意义，可永远被当作经验。[②] 两人所谈内容涉及防疫的两个重要面相：一是切断疫情传播路线，防止疫情外溢；二是在疫区内有效地控制疫情。这些从哈尔滨防疫中得出的西法防疫经验，对整个东北乃至全国的防疫事务都起到了重要的指导作用。

必须指出的是，人类对疫病的认知经历了逐步发展的过程，医生所采取的措施，只有经过实践的检验才可知道是否有效，且一项措施在此处有效，在彼处则可能收效甚微。因此，可以看到医生对消毒、预种疫苗等措施在傅家甸究竟有无实效，其实并没有十分的把握，但他们仍然坚持以科学医学作为应对疫情的基础。正如俄国医生所言，"各级医务人员的接种没有显示出实际的效果"，但医生们认为"不能动摇由现代科学所建立起来的接种的重要性"。[③] 然而，这些原理性的措施在落实的过程中，面对不同人群和不同社会、政治、文化、经济等的限制，也会呈现浓重的地方色彩，勾勒出与傅家甸经验不同的丰富历史画卷。接下来，我们将进入整个东北空间，探析防疫在各地的具体实施状况，以及由此引发的各类问题。

① 《伤哈尔滨郭司使电》（1911年1月26日），近史所档案馆藏锡良档，甲374-15。
② 《奉天国际鼠疫会议报告》，第28页。
③ 博格科伊：《这次鼠疫在哈尔滨的流行情况》，《奉天国际鼠疫会议报告》，第244页。

第五章　决策：交涉与普行西法

哈尔滨的疫情沿着铁路向外蔓延，在很短时间内便传播至奉天、北京、直隶等地，各地死亡相继，引发了各界的恐慌。围绕东北防疫事务，列强凭借武力后盾，以外交干涉迫使清政府听从其安排，广泛采取西法防疫。清政府被迫应对来自公使团的压力，地方政府则面临来自同城的日俄势力的干涉——由于东北特殊的地缘政治环境，清政府有关防疫的诸多决策，都是在外国干涉的现实压力甚至威胁下做出的，不仅是应然的，而且某种程度上是必然的选择。

在整个防疫过程中，清政府始终坚持以抵制干涉为宗旨，要求各级政府掌握防疫的主动权，占据领导防疫的核心地位，避免主权旁落。各方政治势力的角力与博弈，构成了防疫的核心内容。从更深层次而言，避免干涉并非清政府此时才产生的临时性政策取向，而是自1900年以后，从中央到地方在处理涉外事务时的一贯政策和终极目标。这种通过遵从外人要求来达成保障的"弱势主权"，不仅是清政府对外交压力无可奈何的妥协，更是其应对外交压力、抵制干涉、维护主权的集体性迂回策略，事实上秉持着"中国人的事中国人自己处理"的原则。

从事件史和地方政治社会的角度来分析清末东北大鼠疫，可见清政府西法防疫的推行并非一蹴而就，而是经历了从外到内、从上到下的复杂过程。各地原已形成的处理交涉事务的日常政治模式，在疫情造成的非常状态下受到了冲击。从上而下的行政压力，迫使各地放弃由社会组织办理公共事务的旧有方式，不得不在东三省总督的直接监督下，由官府出面严格按照西法办理。如此，西法防疫成为由行政力量加持的具有合法性和合理性的法定办法，在整个东三省广泛推行。这一过程在客观上也达到了迫使清政府最终采纳西法防疫、接受科学医学的效果。

可以说，避免干涉与厉行西法之间存在必然的联系，两者互为因果，实际构成了整个清末东北鼠疫防疫过程的内在逻辑，也成为理解此次公共卫生紧急事件的关键所在。

一 日俄在东北各地的防疫

清末，东北铁路附属地与中国地方官府所在地相邻，时常发生中俄、中日间的交涉事件，故地方社会对日俄举动非常敏感，尤其担忧日俄出兵干涉，甚至俄国护路队换防，都会引起民众对俄国"增添军备""疑举战端"的恐慌。[①] 防疫一直是东北地区中外日常交涉的主要事务之一，日俄对鼠疫和对采取西法防疫的重视，成为清地方政府防疫的政策参照和压力来源。地方官在应对日俄日常交涉的过程中已形成一套自治办理的策略，即仿照日俄成立相关组织，仿行一些简单的卫生措施，但未大规模采用隔离和消毒的西法防疫内容。因此，在清末东北大鼠疫流行之初，铁路附属地周边的城市仍然采取旧有策略，为应付日俄那些外交措辞，早早成立防疫会，与日俄医官合作办理防疫。

然而，此次疫情与以往迥然不同，实为非常之情状，若不采用隔离、遮断交通和消毒等方法，不足以遏制疫情的蔓延。日俄在展开防疫的同时，也与东北地方官府进行交涉，要求其重视疫情并采取相似的防疫措施，以避免疫情的蔓延。这种干涉压力随着疫情的扩散与日俱增，日本甚至将防疫本部从大连迁至奉天，直接与东三省总督进行交涉，试图干预中国防疫。这对于习惯治疫原则的中国人而言，实在难以接受。

1905 年日俄战争结束之后，日俄两国在东北划分势力范围，俄国人控制中东铁路，日本人控制南满铁路。在各自控制铁路的附属地范围内，日俄两国非法建立起行政机构，管理包括卫生防疫在内的各项事务。清末东北鼠疫暴发之时，两国都遵循国际医学界标准，由医生深入疫区进行调查，确认其为肺鼠疫，此时西方医学界对此虽尚无有效的药物治疗方法，但在控制其扩散方面已有共识，即认为预防和控制疫情是行政部门的必要职责。日俄双方施行了严格的防疫措施：设立专门医院，收容患病者和疑似患病者；设立隔离所，观察病人的密切接触者；对病人居所或交通工具消毒；加强日常清洁卫生监督和管理；加强有关医学知识的宣传普及；等等。当然，由于面对不同的管辖范围和对象，日俄在基

---

① 《出示以安民心》，《泰东日报》1911 年 3 月 30 日，第 5 版。

本原则一致的情况下，也采取了不同的具体措施。

　　俄国方面，由于从 1899 年营口鼠疫至 1910 年，中东铁路先后暴发了 5 次鼠疫，俄国为此成立抗鼠疫委员会，颁布应对鼠疫的条例，由东清铁路公司设置总医士负责铁路防疫工作，积累了一定的防疫经验。1910 年 10 月 12 日，在满洲里发现第一例鼠疫病例后，总医士就开始调查其起源，发现鼠疫"之起源初在斯列勤［坚］斯克及黑河一带，设又传至阿穆尔及尼阔里斯克，十月初间由尼阔里斯克开至玻璃［伯力］之轮船，其中搭客不免有患病者，是以玻璃［伯力］始有此症渐达之于海参崴"。该医士立即采取了如下防疫措施：第一，在火车站对乘客进行医疗检查，大概每 80—86 英里的站台检查一次，"在玻璃［伯力］、瓦兹木等站查验搭客，并在双城子、穆拉耶夫等站修筑养病室，以便留病人"；① 第二，所有车站特聘医员对来往客货车逐一严行检查；② 第三，凡由满洲里站或海拉尔南下者都要检验搭客行李，③ 避免瘟疫进入东北境内。按照俄国医生艾阿森斯科的说法，这些措施主要"根据国内外鼠疫流行期间获得的经验，即最近奥德萨鼠疫和前些年的鼠疫，以及 1899 年至 1910 年间在这条铁路线上爆发的 5 次鼠疫"，其目的不仅在于防止鼠疫在当地蔓延，还在于阻止鼠疫沿着铁路线进一步扩散。但在火车上发现患者，实际上预示着鼠疫已然沿着铁路线扩散，因此俄国人很快放弃了此种方法，先是令离开满洲里车站的所有中国乘客必须进行 5 天隔离，后来直接停止出售满洲里和海拉尔间的火车票。④

　　俄国人将其在满洲里抗击鼠疫的行动分为两个阶段。第一阶段是 1910 年 10 月 13 日到 11 月 12 日，工作在定居点进行，重点在于尽快找到鼠疫患者，送到由火车车厢改建的鼠疫医院，并立即将接触者隔离在火车车厢内，同时对患者和接触者的住宅和衣服进行消毒。第二阶段是 11 月 12 日到 30 日，把所有易于传染的定居点居民共 3238 人（即几乎所有中国人）迁出，送往火车车厢内隔离观察 5 日，每日检查，测量疑似患者的体温。与此同时，还要消灭传染中心，对能够消毒的建筑总共 77

① 《肺卑斯杜疫猖獗汇志·肺卑斯杜疫之起原》，《盛京时报》1910 年 11 月 8 日，第 5 版。
② 《肺卑斯杜疫猖獗汇志·北满豆市亦受影响》，《盛京时报》1910 年 11 月 8 日，第 5 版。
③ 《肺卑斯杜疫猖獗汇志·火车上防疫之办法》，《盛京时报》1910 年 11 月 8 日，第 5 版。
④ 艾阿森斯科：《关于农村和城镇传染源的数据》，《奉天国际鼠疫会议报告》，第 262 页。

座房屋进行彻底消毒，剩余没有消毒价值的建筑即行焚烧。最后，将355名所谓"没有工作的懒汉"和"不懂贸易的中国人"驱逐到宽城子及齐齐哈尔等城市。满洲里管理当局采取了这些措施后，鼠疫很快在当地消失。① 此后，俄属中东铁路车站和附属地共发现鼠疫患者78名，70个车站中有12个发生了鼠疫。②

10月27日，哈尔滨发现第一个鼠疫病例后，东清铁路公司在哈尔滨至宽城子间设立了3所防疫所，并在宽城子专门设立了患者收容所和隔离医院，以期阻止该疫病蔓延。③ 其防疫措施仍是诊断、隔离和消毒：一是检查出患病者或疑似患病者，送入防疫医院医治；二是将同行者送入隔离医院观察若干日，确无病症方予释放；三是对患者住处或所搭乘火车进行消毒。据报载，有医士在经由扎兰屯站的邮车上验出患病中国人1名，当即移送该站室内养病，其余搭客到哈尔滨时均由中央医院验看，确无病症即放行，并对该火车进行了消毒。④

同时，俄国人也在哈尔滨道里采取了相应措施：第一，建立临时鼠疫病房、隔离房和观察病室；第二，为了方便卫生管理，将城市分为8个区；第三，从俄国派来足够数量的医官；第四，提供足够数量的大车，以便清洁城市卫生；第五，指定卫生官员，开展学术讲演，散布中文和俄文的简易传单。⑤ 1911年2月10日，应中国政府之邀，俄国派遣圣彼得堡著名鼠疫专家扎博罗特尼到达哈尔滨。⑥ 他不仅提出要通过建立鼠疫防治中心、及早发现病例和隔离病例、在入城口设立岗哨站对所有入城者进行检查等举措控制鼠疫，还注意到应消除引发鼠疫的经济、社会因素，如提高对人口健康的警惕、改善最贫穷阶级的家庭条件、为工人和失业者建立夜间庇护所和食棚等。⑦

除了控制铁路及其附属地内的鼠疫，俄国人也积极采取措施防止疫

---

① 艾阿森斯科：《关于农村和城镇传染源的数据》，《奉天国际鼠疫会议报告》，第263—264页。
② 艾阿森斯科：《关于农村和城镇传染源的数据》，《奉天国际鼠疫会议报告》，第262页。
③ 《俄员防疫南下之举动》，《盛京时报》1910年12月1日，第5版。
④ 《肺卑斯杜疫猖獗汇志·纪火车搭客验病事》，《盛京时报》1910年11月8日，第5版。
⑤ Wu Lien-Teh, *Plague Fighter*：*The Autobiography of a Modern Chinese Physician*，p. 25.
⑥ "Russia Plague Expert for China," *The New York Times*，Feb. 11, 1911.
⑦ Wu Lien-Teh, *Plague Fighter*：*The Autobiography of a Modern Chinese Physician*，p. 26.

情传入俄境内。2月4日，俄国公使照会清政府外务部，俄国伯力总督将在边境采取三项防疫措施：第一，禁止华工进入阿穆尔；第二，除头等搭客外，不准华人由瘟疫流行各处经海路前往俄境；第三，设立六处检验所，所有经过的华商须观察5日，检验无疫始可放行。① 2月10日，阿穆尔省卫生会会长瓦卢也夫遵照伯力总督谕令颁布告示，要求从中国进入俄境者必须在检察所查验5日，"如有不受检验暨自偷过、绕越、避匿，或独自或带领他人牵引牛畜或载运应行消毒物件，未经检验私往无疫地方者，应消除一切权利，并科以死刑"。此外，军队遇到"由检验所或病院潜逃，经两次威吓仍不停立者"，"解送病人赴病院或检验所时，被送之人或他人起而反抗"，"希图脱逃或由隔断往来处所逃离者，经两次威吓仍不停立者"，都可以开枪射击。② 这种极端的方式遭到了黑龙江巡抚周树模的反对。

日本方面，其早在东北鼠疫暴发之前，便已在"关东州"和铁路附属地建立起卫生防疫制度和组织，但由于军部、外务省、满铁之间存在矛盾，未能形成统一的行政体系，三者一直处于各自为政的状态。1910年11月6日，日本驻哈尔滨领事川上俊彦向外务省报告，鼠疫已从满洲里传入中国其他地区。③ 11月上旬，满铁派出大连医院细菌部主任安倍仲雄前往哈尔滨，确认"该病（鼠疫）已在当地扩散，事态严重"。④ 11月下旬，日本行政当局在南满铁路主要车站附近都设立了隔离医院和检疫站，为接收鼠疫患者及接触者做准备。11月20日，对所有乘客进行检查的正规系统开始运转，中国人尤其是苦力是检查的重点对象。25日，日本正式开始采取预防性措施，在长春、奉天、瓦房店、三姓等站各配备两名医师，登上列车进行随车检疫。⑤

1910年12月31日，长春发现了第一例鼠疫患者。鼠疫的蔓延使日本人高度紧张。次年1月6日，外务大臣小村寿太郎发布训令，要求领

---

① 《外部来电》（1911年2月4日），近史所档案馆藏锡良档，甲374-46。

② 《周朴帅来电》（1911年3月9日），近史所档案馆藏锡良档，甲374-23。

③ 『満洲ニ於ケル「ペスト」病勢及予防措置報告　第一卷』、JACAR（アジア歴史資料センター）、Ref. B12082369600。

④ 關東都督府臨時防疫部『明治四十三、四年南滿州「ペスト」流行誌』關東都督府臨時防疫部、1912、1頁。

⑤ 『明治四十三、四年南滿州「ペスト」流行誌』、2頁。

事馆、关东都督府、满铁各机关就防疫事务进行协商与协作。[①] 1 月 11 日，满铁在日租借地设立防疫会，分设验病部、验菌部、捕鼠部、隔离部、病室部、消毒部等。[②] 1 月 15 日，各方采取联合行动，协同开展防疫，在大连建立了一个专门的临时卫生委员会，所需工作人员由关东都督府和满铁选派。大连民政署署长吉村源太郎为防疫委员会委员长，警务系长田中君为副委员长，"分派警官驻埠内各街，从事清街，一面挨户调查有无染疫。卫生组织每日分派差役竭力从事清扫房屋内外，并奖励捕鼠等一切设置"。[③]

为对中国政府的防疫施加影响，1 月 21 日，关东都督府将大连防疫总局移至奉天。25 日，警视总长佐藤友熊、技师村田升清以及 15 名委员等抵达奉天。次日，将铁路租界内的日警务署充作办公场所，办理防疫事宜。[④] 日本政府调整策略，在东北组建了组织和财务独立的防疫机构——临时防疫本部，"掌理鼠疫防控事务"，其决策须经过委员会会议讨论与议决。委员会委员长为都督府警视总长佐藤友熊，委员则"以都督府官吏、满铁高级职员及驻地领事官充当"。[⑤] 日本政府又在拓殖局内设立临时防疫系作为对接主管部门，要求临时防疫本部直接向该系通报前线的疫情及防控信息。[⑥] 2 月 16 日，日本内阁正式颁布临时防疫部官制，临时防疫本部改称临时防疫部，饬令"关东都督"大岛义昌直接出任临时防疫部长，进一步强化该部的指挥权威。[⑦] 临时防疫部单独编制防疫经费预算，主要由日本国库支办。疫情期间，日本国库拨付的防疫补助金合计 1721437 日元，约占"关东州"及满铁附属地总防疫费用的 66%。[⑧]

---

① 『満洲ニ於ケル「ペスト」病勢及予防措置報告 第二ノ一巻』、JACAR（アジア歴史資料センター）、Ref. B12082370900。

② 《汇志防疫事宜种种》，《盛京时报》1911 年 1 月 13 日，第 5 版。

③ 《大连之防疫》，《顺天时报》1911 年 1 月 17 日，第 7 版。

④ 《大连防疫总局移设于奉天》，《盛京时报》1911 年 1 月 27 日，第 5 版。

⑤ 『南満州「ペスト」一件（3）』、JACAR（アジア歴史資料センター）、Ref. C07090216000。

⑥ 『満洲ニ於ケル「ペスト」一件/一般的防疫施設』、JACAR（アジア歴史資料センター）、Ref. B12082376000。

⑦ 『関東都督府官制中改正ノ件』（1907 年 12 月 25 日）、国立公文書館蔵、御 08772100。

⑧ 『明治四十三、四年南満州「ペスト」流行誌』、231—232 頁。

截至 1911 年 2 月，日本铁路附属地已先后发现感染鼠疫的苦力 4229 人。为防止鼠疫传入大连和旅顺两个重要城市，日本投入警力和军力，从"关东州"边界到旅顺港建立了 5 道警戒线：第一道警戒线设置在"关东州"与奉天之间的自然边界上，从东海岸到西海岸；第二道警戒线横穿普兰店；第三道警戒线在金州的南山；第四道和第五道警戒线穿越旅顺港防御线。因东北鼠疫基本扑灭，东北各埠交通重新开放，商业亦渐次恢复，关东都督府防疫本部便决定于 4 月 20 日从奉天撤回旅顺。①

除此之外，日本人还曾执行其他强制性防疫措施，如规定进出车站的所有乘客都要接受检查。日本在"关东州"几个车站建立了防疫站，收容鼠疫患者和疑似患者。在南满铁路沿线多数车站建立能够容纳 500—5000 人的隔离营，收容打算乘南满铁路火车出行的中国人，并很快停止使用火车运送苦力。经过 7 天隔离，那些确定健康者才被允许继续步行、乘车或乘船前往目的地。火车上还配备了医生和警察，每隔 2—3 小时对所有乘客进行一次检查。除乘坐火车者，日本也在"关东州"、铁路附属地和领事区内加紧检查下层中国人出入的旅舍、客栈。大连南山若狭、近江、摄津三町发现鼠疫后，官署用铅板隔离封锁中国人 5000 余名，并遮断交通半月余。② 在"关东州"和铁路附属地，日本人向房主和承租者分发捕鼠器，鼓励上交死老鼠和活老鼠，并给予相应报酬。在大连和旅顺港，日本人举行抽彩给奖活动，在支付民众上交老鼠的报酬时一起发放免费彩票，最高奖金 100 日元，最低奖金 2 日元。③ 旅奉日本人则以北里柴三郎博士的主张作为唯一防疫办法，厉行调查户口，若发现有染疫者立即送入病院，并将与其有关系之人概行隔离。④

正如时人所指出的那样，发生在铁路沿线的疫情严重威胁到日俄的利益，必然会引起日俄的干涉。日本人"经营南满久有终焉之志，南满有大疫，日本能否舍之而不顾，即以避疫而他去也，则势将必用强力的干涉，明也"。报纸也点出了中国的一条应对之道：由官绅商民组织防疫会办理防疫，"则外人自无多言矣，人种既可保全而主权亦不致尽失，是

① 《日本防疫本部定期撤回旅顺》，《盛京时报》1911 年 4 月 16 日，第 5 版。
② 《（大连）南山封锁町会已解禁矣》，《泰东日报》1911 年 2 月 9 日，第 5 版。
③ 《奉天国际鼠疫会议报告》，第 301—303 页。
④ 《日人对于奉天防疫之忧虑》，《泰东日报》1911 年 2 月 21 日，第 2 版。

则为正当之办法也"。①

在靠近铁路附属地的城市，如哈尔滨和长春，官府很快建立起相应的防疫会，与俄、日在防疫事务上进行合作。1910 年 11 月 15 日，于驷兴在傅家甸联合官商警学医及外国各团体成立防疫会，包括吉林交涉局、道内商务会、外国医官、滨江厅、巡警局、报馆各 2 员，三江闽粤会馆、自治公所、中国医官各 3 员，黑龙江交涉局、劝学所、道内防疫会、东清铁路公司各 1 员。该会会员皆有提议权，中西医官提出的各种防疫办法经多数议决后，交由滨江厅与巡警局负责具体执行。② 然而，该会担心仿行俄国防疫措施过于苛刻，拒绝采取与俄国一样的措施，虽然保住了防疫主权，却未能达到防疫目的，结果导致鼠疫在傅家甸的蔓延。

在南满铁路沿线的长春，知府何子璋也于 1910 年 12 月 4 日设立防疫会，颁布简章，13 日进一步修订和细化，内容由 5 条增加到 13 条。根据章程，该会"以预筹查验治疗各种方法，而保全生理为宗旨"，通过集中社会各种力量对有关防疫事务进行讨论，确定防疫方法，给警察局提供建议，表达地方民意。其成员囊括地方社会各种力量，有"道署一员、府署一员、开埠一员、吉长铁路公司一员、巡警总局一员、商埠巡警公所一员、商务会一员、府经历一员、自治公所一员、劝学所一员、报馆一员、医官二员"。此外，该会也要求与日、俄医官联系会同研究防疫办法。然具体防疫各职"终则以医官会同各区警察担任之"，防疫会本身并不执行防疫事项。③ 时人非常认可这种自主办理防疫的方式，认为"主权，我之主权也，操纵张弛在我而已"，"我国防疫之事往往求助于外人，致惹起种种意外之干涉，民命草菅，竟操纵于外人之手，殊堪痛恨"。长春自时疫发现后，李澍恩、何子璋及当地绅董即急筹防疫之策，以杜其传染之渐，所有一切布置独自认真讲求，与日俄两站之防疫分道并驰，既无混合之嫌，亦无干涉之累，数日内立见成效，死亡日少，

① 《警告奉天之防疫者》，《远东报》1911 年 1 月 24 日，第 1 版。
② 《东三省疫事报告书》，李文海、夏明方、朱浒主编《中国荒政书集成》第 12 册，第 8339—8340 页。
③ 《（长春）防疫会简章》，《盛京时报》1910 年 12 月 4 日，第 5 版；《（长春）议定防疫会之简章》，《盛京时报》1910 年 12 月 13 日，第 5 版。

民气渐苏，故"长春防疫主权独有完全之荣幸"。①

1911年1月6日，锡良在给长春道台的电文中，明确指出防疫事务"关系铁路界内，须与日领会商，彼此联合办理"。② 长春地方官与绅商筹定办法，在官医院内附设养病所、检疫所和防疫会，拟定防疫章程、添聘医生，并由府派检查员30名逐日按户检查，要求患疫症者即速前往官医院就医，"倘敢隐匿不可报治，一经查出或被举发，定必照章议罚，决不宽宥"。③ 与傅家甸的情况一样，长春虽通过设立防疫会表面遵从西法，保留了自办防疫的主权，却并未严格执行隔离和消毒等西法防疫措施，结果导致疫情恶化。④

此外，营口、安东、新民、昌图等地防疫事务也受到了日本人的干涉。1911年1月12日，因日本人在南满铁路沿线防检甚严，营口道台电称"营口系属南埠，非但各领事要求恳切，为生民货产团聚之地，尤应切实保卫"，赶紧办理预防。⑤ 1月14日，日本驻新民副领事北条与新民知府张翼廷会商，表示"与其病来而救不及，不若于未来而严防"，提出派日本医生守川办理防疫，"随同巡警逐日到站稽查，并查看旅店，半尽义务半支薪金"。⑥ 1月12日，安东道台赵臣翼与日本领事共商防疫，派员协同绅商合力筹办防疫所，制定防疫检疫章程，延请东西医生，购备药品，防疫费用暂由自治担任垫付。⑦ 2月4日，日本驻奉森田领事面见锡良，声称昌图车站中途之兴隆镇疫毙数十人，并未消毒，日本"拟派警干涉，代烧尸身、房屋"，锡良立即派遣医官带同防疫人员驰往，将疫毙者焚烧，并实行消毒。⑧ 此时情形正如锡良所言，若"我不自办"，则"外人必实行干预"，在外力干涉的压迫下，清政府为保主权，采用西法防疫势在必行。⑨ 2月11日，日本领事又致函张翼廷要求施行火葬，以免

---

① 《防疫主权之荣幸》，《长春公报》1911年1月24日，第5版。
② 《饬长春李道电》（1911年1月6日），近史所档案馆藏锡良档，甲374-15。
③ 《长春防疫示谕照录》，《盛京时报》1911年1月11日，第5版。
④ 《东三省疫事报告书》，李文海、夏明方、朱浒主编《中国荒政书集成》第12册，第8336页。
⑤ 《营口周道来电》（1911年1月12日），近史所档案馆藏锡良档，甲374-26。
⑥ 《新民张守来电》（1911年1月14日），近史所档案馆藏锡良档，甲374-26。
⑦ 《安东赵道来电》（1911年1月16日），近史所档案馆藏锡良档，甲374-26。
⑧ 《饬昌图李守铁岭徐令电》（1911年2月4日），近史所档案馆藏锡良档，甲374-26。
⑨ 《饬昌图李守铁岭徐令电》（1911年2月4日），近史所档案馆藏锡良档，甲374-26。

传染。为"保主权而免余毒"，张翼廷被迫接受，打算等疫情结束后再恢复旧制。[①]

俄国人也试图在北满干涉地方防疫。如 2 月 28 日，俄国医士带俄马兵 4 名、交涉局勇 1 名前往五常会晤知府汪德薰，称欲往山河屯及各站调查，并在五常设立医院，以防传染。汪德薰称该府已经开办城乡防疫局所、遴派员医、购备中西药物，并将府境当前疫气平靖情形缕析详告，"婉拒设院，并辞调查"，再四磋商，方打消俄医的念头。[②] 当俄国商议派各国医生考察防疫情况时，长春的官员急忙强调"除已分电所属各州县外，已严饬大小乡屯、民房实行洁净扫除，所有新旧各尸及棺木不分昼夜，悉数掩埋，不稍迟留，并派兵警实行断绝有疫村落交通。至城内外有疫人家亦一律禁止出入。至防疫检验、隔离各项机关早已成立，仍切实整顿，以求完备"。[③]

日俄的干涉客观上促使东北地方官提高了对防疫事务的重视，为避免干涉而下令厉行西法防疫，不敢有丝毫懈怠。除此之外，日本人还通过赠送编印防疫手册向地方政府宣传西法防疫，试图潜移默化地促使其加以认同。3 月 17 日，满洲日日新闻社将每日登载的防疫论说编辑成论集一卷，并译成中文，装印成册，由驻营口日本领事送 20 册给奉锦山海关道署，请转交防疫事务所阅览，以便参考学习防范之法。[④]

综上所述，在日俄的干涉和影响下，中国地方官府相继在各铁路站点和附属地附近设立了防疫会，展现出积极防疫的态度。但正如哈尔滨事例所显示的，地方社会因文化不同，地方官府因苛政之虑，都拒绝厉行类似防疫措施，结果导致鼠疫蔓延。相比之下，日俄的防疫措施则收效甚佳，其管辖范围内的因疫死亡人数较中国辖区少很多。[⑤] 这种状况更引发了中国对外人干预的担忧，因而清各级政府也日渐提高了对防疫事务的重视，朝廷颁布特别谕旨，表示郑重，"以期杜绝外人之干预"。对此，《盛京时报》时论指出："幸在今日，犹为可以用力遏止之时，但

---

① 《新民张守来电》（1911 年 2 月 11 日），近史所档案馆藏锡良档，甲 374-26。
② 《五常汪守来电》（1911 年 2 月 28 日），近史所档案馆藏锡良档，甲 374-15。
③ 《长春李道、黄道来电》（1911 年 1 月 28 日），近史所档案馆藏锡良档，甲 374-15。
④ 《分送防疫论集》，《盛京时报》1911 年 3 月 17 日，第 5 版。
⑤ 据俄国官方的数据，在东北鼠疫中死亡的俄国人为 476 人。见 Wu Lien-Teh, *Plague Fighter: The Autobiography of a Modern Chinese Physician*, p. 33。

使中国官宪，鉴于已往，出其全力，以从事于防遏，则保全东省一隅，即以保全中国全局，而况东省各埠，亦已开放，外人之踪迹，随在有之，设中国官宪，对于防疫一事，以敷衍因循出之，则外人势必出而抗议，或且干涉。"①

与此同时，日俄的防疫措施也使时人产生"外人之畏我甚于畏鼠"的观感，感叹"吾观于鼠疫之惨，华人之愚，生命之贱，卫生医学之不讲，而慨然有种族之忧也，鼠乎，有知当为华人作同声之哭"。② 这种强烈的感受也激发官绅起而关注防疫，在外人歧视下维护民族尊严。

二　外交压力与东北督抚的态度

除了地方交涉的压力，来自中央的外交压力也贯穿东北防疫的整个过程。在地方交涉进展缓慢、疫情恶化之时，日俄两国意识到仅凭地方交涉已无法迫使地方官绅遵照其意见办理，于是改变策略，转向寻求与清朝外务部的正式外交，甚至以武力干涉相威胁，借清政府之命令自上而下地迫使地方官府遵照办理。锡良曾言："查疫症流行，关系民命，最为各国所注重，哈埠染疫后，俄人屡欲借端干涉，驻京各国公使亦向外务部警告。"③ 民间社会也认识到防疫不仅关系百姓性命，更关系国土存亡，"所惧者，日俄居留民，既与吾共其危险，而各国外交团又纷纷派员观察，浸假流毒不已，人必以吾民为真劣种，无可救药，干涉之举动愈引愈长，夫岂可以设想？"④ 清政府又将外来压力自上而下转移施加至东北地方，使东三省总督锡良不得不谨慎对待，一方面迎合以日俄为首的列强的要求，采取西法防疫；另一方面主动行动，举办万国鼠疫大会，以此避免日俄干涉防疫甚或攫取中国防疫的主导权。

随着哈尔滨疫情恶化，俄国开始在北京展开外交行动，以出兵干涉为威胁，要求清政府按照西法办理防疫。1910 年 12 月 9 日，锡良致电外务部："防疫事关民命，又为外人所注视，业饬认真筹办，俄使何如以此

① 《百斯笃之可畏及其影响》，《盛京时报》1911 年 1 月 14 日，第 2 版。
② 《外人对于鼠疫之华人观》，《长春公报》1911 年 1 月 15 日，第 5 版。
③ 《致军机处电》（1911 年 1 月 11 日），近史所档案馆藏锡良档，甲 374-46。
④ 《防疫笔谈》，《吉长日报》1911 年 2 月 11 日，第 1 张第 6 版。

借口?"并令交涉司函告于驷兴,要其"认真筹办,以免借口"。① 俄国大使对锡良的说辞表示不满,给外务部回函称"中国地方官于该处防疫事,并不注意,致哈埠各人民颇有危险,且有传染加盛之势,尚此敷用之医士及防疫各药料,暨未定有应用防御",进而威胁称"如中国地方固执己是,本国应自行设法办理,并先隔断傅家甸道内行人往来"。为此,外务部电令锡良"应拨专款,饬哈关道订自办章程,妥速开办,以免借口干涉"。② 12 月 30 日,外务部又致电锡良,称驻京外交官密告哈尔滨疾疫益盛,每日死亡已逾 30 人,"外人多以我办理未能完备,俄拟借此派兵断绝交通,如果属实,既恐他国效尤,且虑不易撤退"。③

随着疫情传播至奉天、京津等地,清廷外务部遭受的外交压力愈来愈重。1911 年 1 月 9 日,法使前往外务部,表示"此间各使均视此事至为重要,务望政府于山海关、天津一带严厉防疫"。④ 25 日,奥地利大使向外务部表示,"俄使言哈疫猖獗,如中国再不派兵前往,俄必派兵到哈"。⑤ 当时风传外交团会议"咸以中国防疫断难完备,应在京自行举办,并将使馆界内禁绝交通",且打算派使馆卫队与中国军队协同阻止东北客货进入山海关。外务部对此竭力阻止,一面会同巡警部组织防疫公会,先行布置京城内的防疫事项;一面致函陆军部派军队驻扎山海关,以免外人借口干涉。⑥ 13 日,外务部致电锡良强调防疫的重要性,"外人注目,如任传播,必致干涉,影响甚巨,务希严防"。⑦ 15 日,外务部再次致电锡良,指出"哈埠防疫会员不能得力,各使领啧有烦言,俄人若再干预,各国必不我助。此权一失,后患方长"。⑧

来自各国的外交压力从外务部传递给地方官,客观上促使清政府和锡良重视防疫,并在决策之时将这些交涉作为第一考量因素,使东北防

---

① 《致外部电》(1910 年 12 月 9 日),近史所档案馆藏锡良档,甲 374-46。
② 《外部来电》(1910 年 12 月 9 日),近史所档案馆藏锡良档,甲 374-46。
③ 《外部来电》(1910 年 12 月 30 日),近史所档案馆藏锡良档,甲 374-46。
④ 《外部来电》(1911 年 1 月 9 日),近史所档案馆藏锡良档,甲 374-46。
⑤ 《陆军部来电》(1911 年 1 月 25 日),近史所档案馆藏锡良档,甲 374-46。
⑥ 《外部来电》(1911 年 1 月 15 日),近史所档案馆藏锡良档,甲 374-46;《外部来电》(1911 年 1 月 16 日),近史所档案馆藏锡良档,甲 374-46。
⑦ 《外部来电》(1911 年 1 月 13 日),近史所档案馆藏锡良档,甲 374-46。
⑧ 《外部来电》(1911 年 1 月 15 日),近史所档案馆藏锡良档,甲 374-46。

疫已然不是单纯的内政事务。如锡良所言："防疫事言易行难，沿铁路为外人视线所集，非力求实际不足以杜责言。"[①] 对他来说，来自外务部的直接压力尚非最大的麻烦，更需谨慎应对的，事实上是与日俄交涉之时处处存在的陷阱。

1910 年 12 月 17 日，俄使向外务部转达了俄国阿穆尔省伯力总督的要求，在中国附近阿穆尔省各处与清政府相商会同设立防疫办法，包括在墨尔根、三姓设立验疫所，分别派俄国驻齐齐哈尔领事、医官及东清铁路公司的医官，对经铁路线往黑龙江各地的中国人开展严查，只准放行执有俄国领事官签印之执照者，从瘟疫之地来者概不签印；并由中国各地方官晓谕华人，务须经墨尔根及三姓验疫所查验后，获得照印，才准前往黑龙江。[②] 锡良得知此事后，敏锐地注意到派俄医前往中国领土检验的不妥之处，恐怕将生枝节，故致电外务部表示"疫势方张，尤应竭力防范，俾免传染"，并请其转告俄使不用派俄医，应由中国政府派通晓西医的华人前往墨尔根、三姓等处办理。[③]

位于哈尔滨附近的呼兰地方积尸甚多、疫情严重，地方官府疏于处理，也引起了日俄的外交抗议。1911 年 2 月 6 日，日本大使到外务部面称，接奉天总领事报告，"呼兰府地方居民避疫死者甚众，尸骸累累，全未烧化，将来春暖冰开，尸骸等物若随流而下，则下游一带，病势又复蔓延。请饬知该地方官早日设法火葬，以免将来传染"。[④] 锡良对此立即做出回应，致电吉林、黑龙江巡抚："所称如果属实，希饬该处地方官妥速料理，以免后患"，"勿贻人口实为要"。[⑤] 2 月 8 日，俄使照会外务部呼兰河积尸情形，并谓中国地方官防范显系不足，准备派遣医生检查松花江上和中国境内码头的中国船只。这一做法明显"事关主权，显欲侵越"，外务部于是要求锡良饬知地方官派马队梭巡，速将呼兰等处积尸火化掩埋，禁止抛弃，以免后患。同时，外务部饬令总税务司立即选派医员自行赶办，开冻后则在松花江、黑龙江等处实行防疫检验章程，"毋令

---

① 《饬凤凰朱丞电》（1911 年 2 月 2 日），近史所档案馆藏锡良档，甲 374-26。
② 《外部来电》（1910 年 12 月 17 日），近史所档案馆藏锡良档，甲 374-46。
③ 《致外部电》（1910 年 12 月 17 日），近史所档案馆藏锡良档，甲 374-46。
④ 《外部来电》（1911 年 2 月 6 日），近史所档案馆藏锡良档，甲 374-46。
⑤ 《通致吉江两省电》（1911 年 2 月 7 日），近史所档案馆藏锡良档，甲 374-15。

其借词干预"。① 锡良认为："地方官深居简出，畏避不遑，遂至遍地遗尸，任其抛弃，伤心惨目，无怪外人指为野蛮。"其虽迭次电饬葬埋、焚烧尸体，各属仍奉行不力，故再次致电吉林、黑龙江巡抚，要求"切诚各地方官认真搜查妥办外，即遴派多员分赴各属，密切查明各地方官之办理防疫究竟是否认真"，同时多派武弁驰赴各有疫地方帮同遍处搜寻遗尸，找到后知会地方官立即火化。② 英国公使朱尔典不赞成以公使团名义干涉东北防疫，日本亦自知公使团并无立场干涉东北地方积尸问题，2月15日，外务大臣小村寿太郎向俄国驻日大使马列维奇正式表明日本政府的立场："如果俄方的要求只涉及中俄两国边境，且能够取得清政府的同意，那么我方对此做法基本不存在异议。"③ 此后，俄国亦转变策略，其公使和英国公使分别照会外务部谈及呼兰城至哈尔滨沿途积尸问题，要求清政府施压地方，切实办理。④

日本驻奉天领事小池张造也曾屡次借口清政府防疫办理不善，意图自行设医派警以资防卫，被地方官员多次拒绝。1月22日，该领事联络驻奉各国领事公共照会交涉司，"谓本城瘟疫日炽，各国驻奉之人过多，恐有传染，请督署迅速防范而免蔓延。如贵国无防疫之人，各领事拟即自由遴员严防"。⑤ 日本人自称办理防疫事务效果甚佳，"驻奉各国领事亦均满意，并盼日本当道指导中国，而速著防疫之效果也"，并指责"华官所管各处，防疫事宜毫不仿文明办法，惟装饰外面之形式而已，绝无实行，以致鼠疫日炽一日"。各国领事观此情形，甚滋恐慌，有驻京外交团联合监督中国防疫的说法。因此日本人认为："势不可不由各国领事团协同干涉中国之防疫事宜，亦属不得已。"⑥

事实上，自日本临时防疫部成立以后，满铁总裁和关东都督就一直与锡良进行直接交涉，试图干涉东北防疫事务。2月9日，日本外务大臣小村寿太郎电令本多代使面称，日本医学博士北里柴三郎精于医理，

① 《外部来电》（1911年2月8日），近史所档案馆藏锡良档，甲374-46。
② 《通致吉江两省电》（1911年2月10日），近史所档案馆藏锡良档，甲374-15。
③ 『満洲ニ於ケル「ペスト」一件/一般的防疫施設』、JACAR（アジア歴史資料センター）、Ref. B12082376000。
④ 《外部来电》（1911年2月15日），近史所档案馆藏锡良档，甲374-46。
⑤ 《鼠疫之波及主权》，《帝国日报》1911年1月23日，第2版。
⑥ 《奉天防疫之与各国领事》，《泰东日报》1911年2月11日，第2版。

"到奉时即希优加接待，如有应行参考之处，亦可借资顾问"。① 11日，日本关东都督大岛义昌到奉天会晤锡良，提议两国"共同防疫"，由总督及都督各派委员5人组成中日共同防疫会议，② 提供南满各种防疫事务之建议，兼备总督及都督之咨询。日本一方面表示"防疫应行之事，中国属于防疫总局，日本属于防疫本部，不相侵越"；另一方面又自称若中国因财政困难不能切实举行，愿尽力资助，强调"疫染不能早日扑灭，各国必从而干预"。③ 对于中日共同防疫会议的提议，外务部和锡良均予认同，锡良在给军机处的电文中指出，自防疫以来，"采取各国议论，以资防御矣，足为我利用，若你闭固坚拒，徒启猜疑，且彼必谓，我设备未周，妄肆抵排，横生干涉，特于主权有损"。由于各国领事一直通过交涉会晤，向其声明举办中日防疫会议"实于国权无碍"，锡良决定派员参会。④

　　2月28日，中日共同防疫会第一次会议召开，到4月14日，共计召开8次会议。锡良在会议解散后给军机处的报告中指出："所议均在权限范围以内，尚无借端干涉之事，日员亦毫无间言，现在疫情消减，彼此声明撤会。"⑤ 说明中日防疫会议虽然顺利召开，但日本人依然无法直接插手东北防疫事务。而日本人对于中日交涉的批评之声，亦从反面印证了锡良等中国官员避免外国干涉的策略发挥了作用："奉省当局非但毫无主见，乃借主权等政治的口头禅为词，而置此关于世界人道之公同问题于因循敷衍，且指协助为干涉，并官民互执意见从事议论。"⑥ 于是，满铁总裁中村是公不得不致电日本政府请示办法。

　　2月27日，大岛义昌向锡良面交意见书六条，大致内容包括：第一，举办中日防疫会议；第二，租界地除大连外，不准苦力登陆，在大连登陆者，须在收容所隔离7日；第三，清政府在营口、安东、秦皇岛三处建设隔离所；第四，山东、直隶两省苦力由海路进入东北者须收容留验一定时间，健康者方许其航海；第五，禁止用帆船输送苦力，拟以

① 《外部来电》（1911年2月9日），近史所档案馆藏锡良档，甲374-46。
② 『満洲ニ於ケル「ペスト」一件／一般的防疫施設』、JACAR（アジア歴史資料センター）、Ref. B12082376500。
③ 《致军机处电》（1911年2月13日），近史所档案馆藏锡良档，甲374-46。
④ 《致军机处电》（1911年2月17日），近史所档案馆藏锡良档，甲374-46。
⑤ 《致军机处电》（1911年4月22日），近史所档案馆藏锡良档，甲374-46。
⑥ 《满洲总裁之窘状》，《泰东日报》1911年2月21日，第2版。

水雷艇式炮舰监视；第六，清政府在山海关设立收容所，收容乘车及徒步到东北地区的苦力。[①] 锡良向外务部请示该办法，外务部认为其实际上"意在取缔苦工侵越权限"，第五条尤为窒碍，因此要求锡良遵照"各办各界，勿使侵越"之宗旨，相机驳论。[②]

由此可见，在与日本就防疫事务进行交涉的过程中，中国政府始终对日本人的侵越之举保持谨慎，尽量以有理有节的回应加以推拒，依靠中国自己的力量解决问题。锡良称："本大臣于此次防疫不少宽假雷厉风行，无非欲使疹疬早除，以杜外人干涉，但救一分民命，即保一分主权。"[③] 锡良非常在意其防疫政策是否让外国人满意，也凸显出防疫事务中避免干涉的政治追求。在给外务部的电文中，锡良写道："奉省防疫办法不敢谓无瑕可指。惟始疫至今，一意进行，实已不遗余力，英德美各领事及来奉医员尚无间言，足资印证。近与日领会议，尚无显然干涉情形。"[④] 在大连的日本医学博士山本忠孝称赞北京政界办理敏速，"能照此办法，外人可以毋庸干涉"。[⑤] 锡良达成这一目标的方法，实是迎合列强要求，强制推行断绝交通、隔离、消毒等西法防疫政策。

查各国防疫以断绝交通，严杜传染为要。着我国素无防疫之法，商民狃于习惯，对官府至禁阻交通，则以为虐政，每遇实行隔离消毒，百计抵制，谣诼繁兴，甚至疫毙之尸藏匿不报，以致蔓延未已，传染甚烈，实堪浩叹。如果熙仁子义，勉顺舆情，则外人责我防制未严，起而干涉，不特各国相约不购东三省货物，商务一败涂地，而主权民命关系实为重大。哈埠疫染初起，人民但图自便，渐至死亡枕藉。俄人屡欲派兵干预，可为前鉴。现该埠自调派军队严行防制后，疫势日轻，成效已著，各属亟应斟酌情形，仿照办理。至此次防疫以奉天省城较难。盖哈埠华户仅五万人，奉省则二十万人以上，人多类杂。倘严持强制执行主义，难保不聚众抵抗，致生事端。

① 《致外部电》（1911年2月27日），近史所档案馆藏锡良档，甲374-46。
② 《外部来电》（1911年3月2日），近史所档案馆藏锡良档，甲374-46。
③ 《昌图议事会日前条陈防疫事宜》，《吉长日报》1911年1月14日，第6版。
④ 《致外部电》（1911年3月9日），近史所档案馆藏锡良档，甲374-46。
⑤ 《山本博士称许北京之防疫》，《远东报》1911年2月22日，第2版。

然两害相较取其轻者，为主权计，为民命计，断不敢姑息从事，贻患无穷。锡良仍督饬在事人员苦口谕导，一面严饬军警妥为防范，冀保公安。再各属疫势，哈尔滨业已渐杀，长春、呼兰亦稍轻减，三省各省城日毙数人至二三十人，未甚剧烈。①

除厉行西法防疫，清政府还通过举办万国鼠疫大会，掌握了有关鼠疫研究和讨论的主动权，避免日俄利用医学优势垄断医学发言权。1月20日，俄国驻华公使廓索维慈照会清政府，要求"派各国专门医生，前往各该处考察最重之地及致疫之原，并报告瘟疫流行之情形"，且表示此议"已通告各国政府矣"。② 外务部认为"此事关系主权，碍难听彼干涉"，应由中国首倡举办。1月25日，清政府正式照会各国驻京大使和公使，请各国选派医生前来中国讨论致疫缘由和防救方法，并提供其在东北的一切旅费，由吉林、黑龙江两省巡抚妥善招待。③ 2月14日，伍连德在哈尔滨与郭宗熙、各医生商定，于4月3日在奉天召开鼠疫大会，以两星期至五星期为限。④ 20日，军机处电令锡良会同外务部迅速安排布置，并派施肇基届期赴奉莅会。⑤ 22日，锡良致电外务部谈及会议安排情况，将附近工艺传习所旧地作为会场，拟租赁沈阳城内两处西洋旅馆用于住宿，拟借用英教会施医院作为化学研究室。为保证大会顺利召开，东三省地方政府派员调查疫病发生蔓延情形及社会习惯、防卫方法，以备提问研究之用。⑥ 锡良还派员前往天津购办各项物品。⑦

事后，时人对施肇基举办万国鼠疫大会的决策评价颇高："盖早悬一发起召集万国会议之志望，卒如其所志望，而召集万国会议。中国人居

---

① 《致军机处电》（1911年2月16日），近史所档案馆藏锡良档，甲374-46。
② 『満洲二於ケル「ペスト」一件/一般的防疫施設』、JACAR（アジア歴史資料センター）、Ref. B12082376900。
③ 『満洲二於ケル「ペスト」一件/一般的防疫施設』、JACAR（アジア歴史資料センター）、Ref. B12082376900；《外部来电》（1911年1月25日），近史所档案馆藏锡良档，甲374-46。
④ 《外部来电》（1911年2月15日），近史所档案馆藏锡良档，甲374-46。
⑤ 《军机处来电》（1911年2月20日），近史所档案馆藏锡良档，甲374-46。
⑥ 《致外部电》（1911年2月22日），近史所档案馆藏锡良档，甲374-46。
⑦ 《致外部电》（1911年3月2日），近史所档案馆藏锡良档，甲374-46。

发起人之荣名者，以是为权舆噫？是宁得以寻常战绩相提并论乎？"[1]　在厉行西法防疫的同时筹备举办万国鼠疫大会，既是清政府维护防疫主导权和话语权的一种策略，也在客观上为东北地区采取西法防疫增加了一层压力。3月18日，锡良在给外务部和邮传部的电文中，再次强调为避免各国的批评，不能放松防疫，"开会期近，不得不力图扑灭，防疫办法，各国观听所系，不如是不能杜责言。现已因关不留验纷纷驱出，大为西医所关，乞亮察，迅饬京奉路局遵照"。[2]

　　除此之外，在清末东北鼠疫的整个过程中，外国势力始终不分地域、不分时间地予以关注和监视，趁机干涉，以武力威胁。1911年2月17日，在哈尔滨疫情已日渐平息之时，俄国驻华公使还致函外务部，称铁路公司拟派人随同中国防疫队赴哈埠一带查验情形，并宣称此举只涉卫生，无关政治。[3]　东北疫情初定，山东烟台疫势渐盛，外国人又将目光投向该地，指责其"并未建设留验所，直省出关小工络绎在途，概未留验，啧有烦言"。[4]　由于鼠疫在暴发之初未能得到及时控制，从哈尔滨沿着铁路线蔓延开来，"传播于长春矣，蔓延于奉天及大连矣，而铁岭、公主岭等，亦以次延及，且既由北南下"，[5]　北京外交使团对此异常注意，群起要求清政府立即设法扑灭瘟疫："中国政府虽在中国土地自有高上主权，然瘟疫之危险奚止关乎中俄两国，固不得不共起谋之。"[6]

三　弱势主权下的西法防疫

　　如前所述，随着疫情日盛，来自外国的交涉压力和中央的行政压力与日俱增，东三省总督锡良明确立场，要求下属厉行西法防疫。总体上看，清政府维护防疫主权的方式是以遵从西法防疫换取外国放弃干涉，实为一种弱势主权下的外交策略，同时也在客观上达到了尽快控制疫情的目的。在防疫措施具体执行的过程中，锡良等地方官员也并非一味盲

---

[1]　旁观者：《战胜北方鼠疫之二杰》，《青年》第14卷第8期，1911年9月，第166页。

[2]　《致外部、邮传部电》（1911年3月28日），近史所档案馆藏锡良档，甲374-46。

[3]　《外部来电》（1911年2月17日），近史所档案馆藏锡良档，甲374-46。

[4]　《致军机处电》（1911年3月18日），近史所档案馆藏锡良档，甲374-46。

[5]　《论防疫之效果》，《顺天时报》1911年2月8日，第1版。

[6]　《瘟疫与中国政府》，《远东报》1911年2月16日，第1版。

目推行西法，而是多从地方实际出发进行改良和调适，力图在西法与国情之间维持一定的平衡。

首先，锡良确定中国自办防疫的原则，与日俄协议防疫办法，将防疫主权握在中国政府手中。1 月 16 日，郑孝胥与东北地方官员韩紫石谈及哈尔滨防疫之时，提议与日俄合办：

> 防疫大事，世界各国皆利用"毒蛇螫手，壮士断腕"之策，非惨忍也，乃不得已也。世界各国遇此患者，又利用"同风遇风，胡越一家"之策。盖当此时，惟有同类拒害之意，毫无国际思想参入其间。中国政事素以姑息为主义，其知识、手段万不足以施行防疫之政；苟坐听蔓延，则外人必施其自救之办法，更无交涉之可言矣。为今之计，惟有速令哈尔滨与俄合办，奉天与日合办，同心协力，捐除猜嫌，务使疫毒早息，则中国之名誉必可骤起，外人必将加敬，更不虑主权之或损也。①

之后，他请见锡良，提出"防疫万急，愿公速电奏宜与俄、日合办。闻日人请于奉天设总局，劝公自为局长，此上策也"。② 从实践来看，锡良并未采纳此策，而是坚持中国自主办理防疫，与日俄进行协商的策略。

中外对有关防疫的交涉有着不同的阐释。中国认为这些交涉实是干涉中国内政，背后潜藏着更大的政治阴谋。如傅家甸的中国报纸指出，"俄人借防疫为名，谋夺傅家甸"；③ 又如《神州日报》的一篇社论指出，"今日之东三省其处危急之中，为吾人所日夜绕心者，正以与国家大局着有特别深切之关系，故不能一息暂舍而必勤勉筹策，以谋回复其主权也"。④ 而在外国人看来，外方是由于华人冥顽不灵、不愿接受新的医学知识，才不得不采取干涉办法强迫其接受西法防疫。俄国报纸指出："俄员在界外防疫之权多不承认，俄国及外国各医士，华员多维持在无知之小民，尤以西医为仇敌。至今西医尚未研究明确医治瘟疫之法，但设法

① 劳祖德整理《郑孝胥日记》第 3 册，中华书局，1993，第 1302 页。
② 劳祖德整理《郑孝胥日记》第 3 册，第 1302 页。
③ 《各报记载之失实》，《远东报》1911 年 2 月 19 日，第 1 版。
④ 《救疫篇（续）》，《神州日报》1911 年 1 月 23 日，第 1 页。

使人民少死于疫症可耳。此次满洲受疫症传染者多为华人。然中国官吏仍抱其固陋主义，俄国界内死于疫症者固属无几，其所筹防疫办法，华员每不赞成，且有时为之阻挠。"① 俄国人认为，"中国官宪对于卫生防疫等事宜，诸多松懈，无济于事"，以中方在防疫上不予配合为借口，拟派军队在哈尔滨进行防疫，"行将在哈埠新市街及埠头区境上，多派军队，用兵力禁止中国人之入租界地内"。② 外来压力也引发国内舆论批判防疫问题，如《盛京时报》发表时论，指出"今日之从事于防疫者，殆全为外人，我国官吏，则犹晏如"，"染疫致毙者，吾国人民实居最多数，胡吾国官吏，竟若罔闻知耶也"。③

　　事实上，放言出兵亦仅是俄国人恐吓清政府的外交伎俩，目的在于胁迫其听从自己的要求，接受西法防疫。若真正出兵干涉，中俄漫长的边境线需要投入大量兵力，俄国政府权衡利弊，是不愿承担如此巨大的经济风险的。1 月 18 日，俄国内阁会议决定不干预中国境内瘟疫，只是设法预防瘟疫侵入俄国远东。④ 2 月中旬，俄国召开内阁会议，决定仅在俄国远东边界试行防疫，"不干预中国境内防疫之事"，原因有三：一是其派兵围守傅家甸的举动已遭到反对，若在中国境内办理防疫，恐将进一步招致中国政府反对和中国人民反感；二是担心其他国家会制造"俄国人散布瘟疫毒害华人从而占据满洲"的谣言；三是由于中俄边境线漫长，各处都有瘟疫，俄国实际上无力予以干涉。⑤

　　锡良在防疫过程中逐渐掌握了西法防疫的精髓，确定了应严格推行的防疫措施，以行政命令的方式要求各地官府执行。1 月 14 日，锡良在给府厅州县的电文中，指出"哈尔滨、长春一带百斯笃染疫病蔓延日甚，死亡相继"，要求各地无论疫病波及与否，都应立即组织防疫检验事宜，但并未论及如何防疫，只提及可以临时聘任日本军医和传教士医生。⑥ 20 日，锡良在给哈尔滨郭宗熙的电文中明确指出，办理防疫要做到"凡染疫之人固应入院，若与有疫病同居之人，亦应入隔离所五日，验明无

---

①　《俄报论中国瘟疫》，《远东报》1911 年 2 月 23 日，第 2 版。
②　《东清铁路公司之防疫举动》，《盛京时报》1910 年 11 月 30 日，第 5 版。
③　《防疫谈》，《盛京时报》1910 年 11 月 18 日，第 2 版。
④　《俄报论中国瘟疫》，《远东报》1911 年 2 月 23 日，第 2 版。
⑤　《俄京会议防疫问题》，《远东报》1911 年 2 月 18 日，第 1 版。
⑥　《饬各省府厅州县电》（1911 年 1 月 14 日），近史所档案馆藏锡良档，甲 374-26。

病方准外出"，同时把验系无疫之人徙至他处，"第一以不使冻饿为要"。①
25 日，锡良在给军机处的电文中，指出疫盛之区的情况非常严峻，必须
"病者治疗，生者隔离，死者消毒掩埋，非西医不办"。② 2 月 9 日，锡良
通饬东北各地方官，特别指出在怀德、昌图、宾州等地有所谓治愈的染
疫者，经西医用显微镜检验发现只是普通感冒患者，并再次强调鼠疫无
完全疗治方法，故应注重预防，以消毒、隔离遏其传染。③ 2 月 21 日，
锡良致电吉林、黑龙江巡抚，"请遵旨严饬各属并劝谕绅民共同一致，厉
行隔离、消毒诸法，以期疫气早日扑灭"。④

除隔离、消毒外，东三省还推行了其他防疫方法。锡良"查鼠为染
疫之媒介"，通令各地官府重视捕鼠，迅即制定悬赏规则，包括奖励民间
养猫者、制作捕鼠笼出售者，筹集保存猫种之法，并由各区巡警每星期
在通衢告示民间捕获鼠数和给赏银数。⑤ 锡良还针对因疫焚烧民房一事
通令三省官府，指出焚烧民房"本应估价给偿，以免小民无端受累"，
然而各属多未向民间宣布，因而民人对于此举多滋生疑惧，或讳死匿尸，
或谣言反对，故锡良令各该地方官立即清查因疫烧毁的民房，共同估价，
饬令事主具领。此后，各地疫死者居住的房屋，若适于消毒，则妥为消
毒关闭；若一屋连毙数人，则必须焚烧，由官府给价赔偿，"毋令民间疑
畏，是为至要"。⑥

锡良的三令五申，暗示地方官府并未完全遵从清政府命令，达成预
期防疫效果。对于疫情的报道，吉林、黑龙江官报反而不如外国报纸所
载情形详细，两省只有一二厅州县电报疫毙人数及防疫情形，而"有疫
各地，以不通电局者为多，有只字不告者"。⑦ 如怀德县范家屯等处疫死
多人，并未掩埋消毒，锡良表示"本大臣屡饬严防，乃令死尸暴露，足
见该县毫无布置，深堪痛恨，着即申斥"，并强调"嗣后如有疫死之人，

① 《饬郭交涉司电》（1911 年 1 月 20 日），近史所档案馆藏锡良档，甲 374-15。
② 《致军机处电》（1911 年 1 月 25 日），近史所档案馆藏锡良档，甲 374-46。
③ 《通饬三省各道府厅州县电》（1911 年 2 月 9 日），近史所档案馆藏锡良档，甲 374-26。
④ 《通致吉江两省电》（1911 年 2 月 21 日），近史所档案馆藏锡良档，甲 374-15。
⑤ 《饬各府厅州县电》（1911 年 3 月 3 日），近史所档案馆藏锡良档，甲 374-26。
⑥ 《通饬各府厅州县电》（1911 年 3 月 14 日），近史所档案馆藏锡良档，甲 374-26。
⑦ 《致吉江两省电》（1911 年 2 月 23 日），近史所档案馆藏锡良档，甲 374-15。

亟应派队抬埋，及实行消毒"。① 地方官虽不断出示晓谕，但"各乡屯愚民无者往往有疫毙惧焚房屋及烧尸体，竟弃尸于深山河岸雪堆中，又或隐匿不报偷埋于二三尺深土内"，锡良唯有采取问责方式迫使地方官遵照命令，令其"不时派人密查，如查有上项情事，定惟该地方官是问"。②

质言之，囿于中国的传统习惯，官民以西法防疫为苛政，往往不愿意遵从，是西医措施难以切实推行的重要原因。③《盛京时报》对此有所分析，指出中国人"讥俄人之防疫手段为惨暴而无人理"，"反对防疫者，则仍无处无之，计同剧可惨痛之事实矣。夫官家之办理是事，讵无不是处，又讵无投置不完备处，而要之其宗旨则并无不合也，若以不经见故，稍涉于刻苛，故群起而非议焉，则防疫行政之掣肘处固多，而疫气之日益猖狂，抑亦可揣而得之矣"。④

因此，以锡良为代表的东北行政长官在具体执行西法防疫的过程中，并未对外国及中央政府的要求言听计从，而是从权办理、适当调适，在任用医官全权指导防疫事务的同时，也强调必须由地方官具体办理防疫措施，才能使其有效落实。1月5日，外务部致电锡良："前据某使等面告，谓中国办防疫事颇为合宜。惟医官因勿全权，一切办法有未能达到目的之处，俄人拟以此借口煽动驻京外交团，若不赶紧设法，恐彼横相干预。"英国驻华大使向外务部转述其派往哈尔滨的英医意见，称"中国所办防疫示意已为完备，惟医官须有全权，方可得有实效"。在这些压力之下，外务部电令锡良授医官以全权，但要"遇事与哈道商办"。⑤ 22日，锡良在给郭宗熙的电文中，表明各国防疫本应授医生以全权，不过中国"民智未开，士绅又不能深体官中之意，巡警程度不及，故须该司等实力监察，必令人人各尽其职"，强调官府必须以强力保障执行防疫措施，才能产生良好的防疫效果。⑥

对于大量聘请来东北防疫的外国医生，锡良等人非常重视，力图留

---

① 《饬怀德赵令电》（1911年1月31日），近史所档案馆藏锡良档，甲374-26。
② 《饬各道府厅州县电》（1911年2月17日），近史所档案馆藏锡良档，甲374-26。
③ "有人奏参东三省、京师办理防疫诸欠完善，竟有伤残民命、扰害生业等情。"《特颁防疫谕旨之原因》，《盛京时报》1911年2月28日，第2版。
④ 《东三省之悲观》，《盛京时报》1911年2月19日，第2版。
⑤ 《外部来电》（1911年1月5日），近史所档案馆藏锡良档，甲374-46。
⑥ 《饬哈尔滨郭司使电》（1911年1月22日），近史所档案馆藏锡良档，甲374-15。

下认真办理防疫的良好印象。1月26日，他专门致电吉林、黑龙江巡抚，"一俟各国派医到时，即应加意接待，并饬将街衢、房屋大为打扫，务期清洁，其有因疫致死之尸身，必须一一掩埋深固，毋令稍露。此事不但关系卫生，实有关国体"。① 由于西医数量有限，仅能派遣至部分主要城市，很多小县难觅西医指导。如绥中县境内没有医院，教堂亦无深明医理之人，复向榆关商聘，亦云不敷分布。2月初，沟帮子防疫所美医裴思礼来县查疫3次，并为搜疫人员注射疫苗以免传染。裴思礼称由于染疫者无药医治，只能隔离疑似者、深埋消毒疫死者，知县照该医指导办理隔离、消毒防疫措施，后又延聘略有治疫经验的直隶医生周振铎担任临时病院西医。② "防疫事宜各属苦无经验，又鲜西医，殊难收效"，锡良想到采用培训的方式解决防疫人才急缺的问题。当时提法司开办的检验学习所招收了不少学生，且对生理卫生已经粗有根底，于是锡良要求各地将学生送省，专派讲员讲习防疫一切方法，再派回各地方以供任使。③

在执行断绝交通、隔离、消毒等措施的过程中，东北地方官员也面临诸多困难。1月28日，吉林巡抚陈昭常致电锡良，称隔离病人、断绝交通为防疫最要之举，但隔离病人方面，因"华人笃于亲，知家有疫死之人未肯舍之而去"，对于外来须隔离者则"难觅宽大能容之屋"；掩埋方面，由于"地土坚冻，每日集工挖掘，兼用火力日才尺许，深虑浅埋无益"。地方官"素无此等经验，骤然责效，必至茫无所措"，因此提出对地方官予以监督，"其敷衍漠视者严参撤回，其处事明白而不力者，予以革职留任，俾观后效，其办理虽勤而不合法者，派员协同改正"。④ 锡良接到电文后表示认同，指出隔离为防疫第一要务，断难稍为迁就，"民风虽然锢闭，但使措置尽善，当无间言"。消毒方法亦不可不备，要让警务毕业生知其大要，将方法布告各属，并多购消毒药水分发，以补救万一。若西医实在不够，可以起用华医，并允许火化尸体。⑤

---

① 《通致吉江两省电》（1911年1月26日），近史所档案馆藏锡良档，甲374-15。
② 《绥中徐令来电》（1911年2月8日），近史所档案馆藏锡良档，甲374-26。
③ 《通饬各府州县电》（1911年2月13日），近史所档案馆藏锡良档，甲374-26。
④ 《陈简帅来电》（1911年1月28日），近史所档案馆藏锡良档，甲374-15。
⑤ 《致陈简帅电》（1911年1月29日），近史所档案馆藏锡良档，甲374-15。

2月8日，锡良再次饬令各道府厅州县，强调防疫办法不外"遮断交通，设所留验"，并进一步做出详细规定：哈尔滨、呼兰、双城、长春等疫盛之区的车辆行人一律不准南下；在发现疫情的地方，应分别地方情形采取多种措施，而不是简单地一律隔离；在要道设卡查验，来自无疫处所的车辆行人验明放行，来自有疫处所者截留7日，验系无病仍给照放行；车辆仅能装运粮食、柴煤等日用必需品，不准运输兽类皮革、陈旧衣服。① 除此之外，锡良还通饬各地注重"死者消毒，生者隔离"：偏僻地方可用石灰一分掺水九分，代替石炭酸作为消毒药物，用石灰末殓葬，烧硫黄熏房进行消毒；染疫者禁止与他人往来，家属亦不可接近；截断交通后，各乡村间也应彼此严守，杜绝往来，防止疫病传入，保全身家性命。② 由于东北时值冬日，地冻深厚，难以掘土埋葬疫尸，火葬成为处理疫尸的应行之策。外务部电令锡良"以疫死非火葬不足消余毒，积棺多掩埋不及，或不能深埋，特足酿疫，从权暂准火葬"后，锡良便谕令各道府厅州县在疫盛之区遵照实行，并通过演说劝谕民众接受火葬，免滋谣惑。③ 锡良曾致电新民知府张翼廷称："从权火葬原属万不得已之举，且系疫盛之处地冻冰坚，掩埋不及，而出此策。该府疫毙人尚不多，如能从深掩埋，自可暂从旧制，以顺舆情。惟挖窟必过七尺，乃免后患。"④

清末东北鼠疫的暴发，促使清廷以西法防疫作为应对鼠疫的国家政策，京师、湖北、直隶、山东等地亦先后发布章程予以办理。直隶在沟帮子、山海关一带设局查验，并设立临时医院和留验处所，后又在秦皇岛、天津等口岸进行检疫，在天津遇到因疫症病亡之人，"即为薰涤霉菌，隔离家属，实行消弭方法"。⑤ 1911年1月27日，民政部设立京师临时防疫事务局，办理检菌、捕鼠、诊断、检验、清洁、消毒、注射等事务，并在永定门外设立传染病室和隔离病室。⑥ 2月26日，湖广总督

---

① 《通饬三省各道府州县电》（1911年2月8日），近史所档案馆藏锡良档，甲374-26。
② 《饬各道府厅州县电》（1911年2月15日），近史所档案馆藏锡良档，甲374-26。
③ 《饬各道厅州县电》（1911年1月31日），近史所档案馆藏锡良档，甲374-26。
④ 《饬新民张守电》（1911年2月10日），近史所档案馆藏锡良档，甲374-26。
⑤ 《直隶总督陈夔龙为报直省筹办防疫情形奏折》（1911年2月26日），中国第一历史档案馆：《清末东北地区爆发鼠疫史料（上）》，《历史档案》2005年第1期。
⑥ 《民政部为京师设立防疫局拟定章程请旨事奏折》（1911年1月27日），中国第一历史档案馆：《清末东北地区爆发鼠疫史料（上）》，《历史档案》2005年第1期。

瑞澂奏称已在汉口大智门及广水两车站各设防疫所办事处一所，派医生对每日到武汉的火车进行查验，并在空旷地方设立临时医院收容带疫之人。① 山东在省城中西医院设立全省防疫公所，办理铁路防疫和海港检疫，负责收留染疫之人、截留往来旅客及消毒事务。②

综上所述，清末东北鼠疫的防治已然不限于医学范围，而是成为非常重要的涉外政治事务。在清政府利用弱势外交策略，采纳西法防疫作为国家政策的同时，以锡良为首的东北地方官员不得不面对政策实施之中的诸多矛盾，不断进行调适，维系整个防疫体系的动态平衡：既要保障防疫效果、杜绝外人干涉之意，又要考虑地方情况和官民心理，避免社会反抗之举。如时人对遮断交通怨声载道，认为"当此酷寒就仆无所，斯衣食居处无着，霜雪中宵，冻饿交迫，不死又将何待？是数千人不死于疫乃死于防疫！"③ 官员不得不考虑遮断交通后人群的健康维护问题。为此锡良要求各地完善办法，按照标准逐日查记、详列报告，并每五日呈报一次，其内容包括病院及隔离所或留养所数量、所在地、设备状况、房屋状况、人员容纳状况以及管理程序，医员、消毒队、掩埋队及检查弹压者等办理关于防疫事务之人数，每日入病院及隔离所者、治愈者、疫毙者人数。④ 锡良在给铁岭、开原、奉化、怀德、昌图的电文中要求："除分电各县外，该府应饬警在各要道口查有步行南来之苦工，一体截留，就近择有空旷房屋暂为安置，过七日后验明无病，方准放行，尤应分给口粮煤火，以免冻饿致毙。"⑤ 此外，锡良曾谈及虽然西法防疫视受病之人为必死，注重保护生者避免传染，但这一要旨"诚非民情所愿"，因而主张一面遵从西医预防之道，一面仍尽力设法疗治，以顺民情。

① 《湖广总督瑞澂为报已于汉口设立防疫所事奏折》（1911年2月26日），中国第一历史档案馆：《清末东北地区爆发鼠疫史料（上）》，《历史档案》2005年第1期。
② 《山东巡抚孙宝琦为报山东疫情及办理情形事奏折》（1911年3月12日），中国第一历史档案馆：《清末东北地区爆发鼠疫史料（上）》，《历史档案》2005年第1期。
③ 《时评》，《吉长日报》1911年1月16日，第2版。
④ 《饬各府厅州县电》（1911年1月24日），近史所档案馆藏锡良档，甲374-26。
⑤ 《饬铁岭、开原、奉化、怀德各令电》《饬昌图李守电》（1911年1月18日），近史所档案馆藏锡良档，甲374-26。

小　结

本章聚焦于两个并行交错的政治过程：日俄等帝国主义国家的直接干涉和使团外交压力，由外而内迫使清政府采取西法防疫作为政府决策；清政府在压迫之下对东北地方的指令，由上而下推动东北地方官员展开西法防疫。

由于防疫并非单纯的医学事务，而是涉及主权，清政府不得不采用应对外交事务的态度来处理东北大鼠疫的防控，以避免外国干涉为基本准则，被迫采纳推行其根本抵触的西法防疫。这既是由东北地区的政治格局决定的，也是由清政府中外关系实质决定的，是其日常政治态势在疫情突发事件中的延续。日本人曾评价锡良称："锡督详察隔离处，注意一切之举动，乃见其公忠尽职，至诚恫瘝之精神，自然洋溢乎眉目间，诚不禁为深钦佩也。"① 然锡良身体力行推动西法防疫，应对列强在防疫事务上咄咄逼人之势，并非言听计从、盲目执行，而是对防疫政策的执行有着诸多考量。

随着西法防疫的实行，锡良也开始形成自己的防疫认知，指出防疫是国家卫生行政的职责，而有效防疫的根基在于国家平日的卫生行政："窃查各国防疫办法，国家有颁定临时遵守之各种法律，平时注意卫生行政，全国一致，无一息之懈忽，是以一有病发见，但遮断其一小部分之交通，便足以遏其传播之机，即不幸而境内蔓延，疫病所至，地方厉行断绝往来，扑灭亦易于为力。"②

同时，锡良深知官僚机构弊端所在，往往需要采取措施约束官员行为，以保证防疫的行政效率。地方官员也逐步认识到防疫措施执行的难度和行政命令的有限性，难以做到令行禁止，故时时考虑和回应社会尤其是舆论的声音，尽量不使其西法防疫的政策伤害民众感情、破坏社会秩序。为此，锡良提倡医官和地方官合作办疫，在允许医官全权指挥防疫的同时，告知地方官应避免医生做出干涉地方行政的行为。如前所述，

---

① 《日报对于锡督之评论》，《泰东日报》1911 年 2 月 23 日，第 2 版。

② 《致军机处电》（1911 年 3 月 9 日），近史所档案馆藏锡良档，甲 374-46。

锡良在遵从医生建议遮断交通的同时，也要求地方官保障被隔离者的衣、食、住、行，避免出现"不死于疫而死于隔离"的现象。从地方层面来看，这些防疫措施的执行与各地的政治经济格局和社会组织状况密切相关，因此本书也设专章对东北防疫的不同模式进行分析讨论，揭示其异同之处。

第六章 遮断：省际政治博弈

面对各国驻华使团的胁迫和东北地区日俄势力的渗透，清政府不得不厉行西法防疫。其中，隔断东三省的内外交通是最重要的措施之一，具体内容为将来自疫区的人隔离若干日，经检验无病后放行，以此防止瘟疫的蔓延。其时东北地区的流动人口，绝大多数是直隶、山东两省出关谋生、冬归春往的苦工，因而各地政府遮断交通的核心，便是阻止苦工流动。但在此过程中，中央与地方、各省之间、各地之间以及中外之间的不同利益诉求交织碰撞，东北地方官与直隶、山东地方官均试图维护自身的利益，处处显露出以邻为壑的意味。本章尝试重现这一图景，说明东北防疫在接受西方预防医学指导的同时，仍由各级官僚按已有政治模式办理。这既反映了政府采取西法防疫时面临的现实问题，也透露出清末国家在应对突发事件时的内部博弈。

一 停运火车与阻止苦工流动

清末东北地方现代交通的发展使其管理范围日渐广阔，大量劳动力的季节性流动，已然超出政府有限的社会管理能力。因此，在防疫之中遮断交通时，截留四处流窜的苦工、安置滞留各地的苦工、安置俄人驱逐回国的苦工，以及禁止苦工从陆路、海路出入东北，成为各级地方政府必须应对的难题。

宣统二年（1910）九月，根据东清铁路总医士的调查，鼠疫起源于斯利坚斯克及黑河一带，后传至阿穆尔及庙街，再经由轮船传播至伯力和海参崴。[①] 在俄华人恐慌不已，大都经海拉尔、蔡家沟和满沟站逃回东北。[②] 为防止鼠疫传入中国，东清铁路公司在伯力、瓦兹木、双

---

① 《满洲瘟疫之由来》，《远东报》1910 年 11 月 2 日，第 2 版。
② 《瘟疫必须设法预防》，《远东报》1910 年 11 月 3 日，第 1 版。

城子（乌苏里斯克）、穆拉耶夫等站采取隔断交通的措施，查验搭客，并修筑养病室以供病人留寓。① 11 月中旬满洲里疫盛，当地卫生局和东清铁路公司也开始隔断此地交通，将南下火车停运 5 日，华人验明无病后准其乘坐客货车离开，并禁止其进入客房。② 23 日，东清铁路公司禁止华人从满洲里进入俄境，乌苏里站停止售票，声称"满洲里一日瘟疫不除，一日不令华人入阿穆尔境"。③ 但为保证劳动力供给，仍特别规定允许入境的区别条件：华商经各站验明确无瘟病即可入境，华工若愿至后贝加尔湖担任铁路夫役，须在满洲里站调验所查验 5 日无病后方可入境，④ 且不准其乘坐快车及邮政车，只许乘坐客货车或特定车次，不准其进入海滨省。⑤

东清铁路公司上述措施并非主动承担防疫责任，仅是意在保护俄人免受疫情影响。随着鼠疫肆虐，留验措施逐渐演变为完全禁止苦工进入俄境，直接将留验的苦工驱逐出铁路公司的管辖范围。一时之间，满洲里、札兰诺尔及铁路其他各站调验的华人达一两千人之多，俄人决定将其连日免费运至哈尔滨、齐齐哈尔、宽城子等处。⑥ 12 月 3 日，满洲里调验期满的 452 名华人，由医生及马队护送至齐齐哈尔站 197 名、哈尔滨 152 名、长春 103 名。⑦ 此后传言纷起，称东清铁路公司将驱逐所有散在北满疫区的中国苦工，对此，俄驻长春领事在《盛京时报》发表声明予以否认。⑧

1911 年 1 月初，哈尔滨防疫失当，不仅当地疫情恶化、死亡人数剧

---

① 《传染病之原来》，《远东报》1910 年 11 月 5 日，第 2 版。
② 《华人仅准乘客货车》，《远东报》1910 年 11 月 15 日，第 2 版。
③ 《华工入俄境者须有调验所之执照》，《远东报》1910 年 11 月 24 日，第 2 版。
④ 《满洲里防疫所纪事》，《远东报》1910 年 11 月 23 日，第 2 版。
⑤ 如齐齐哈尔、穆棱、宽城子仅准搭乘客货车之双号之车，且仅开至穆棱站；穆棱以东各站，凡双号车不准搭载华工，单号车仅准往来于中东铁路线内。《东清铁路搭载华人章程》，《远东报》1910 年 12 月 2 日，第 2 版。
⑥ 《调验之华人应注意》，《远东报》1910 年 11 月 30 日，第 2 版。此外，另有报道称："惟火车到哈之后，不准下车，必须送至宽城子。"《铁路防疫之一斑》，《远东报》1910 年 11 月 24 日，第 2 版。
⑦ 《火车运送调验期满之华人》，《远东报》1910 年 12 月 7 日，第 2 版。
⑧ 《俄员防疫南下之举动》，《盛京时报》1910 年 12 月 1 日，第 5 版。

增，① 南下的苦工还导致疫情在东北各地蔓延开来。东三省总督锡良电告军机处，"此次疫症因东清、南满火车往来，蔓延甚远，闻大连亦已传染"，为防止疫情蔓延至京师，已采取遮断交通措施，截留乘火车由哈尔滨赴长春和由长春赴奉天的商民，一律送往检疫所查验 7 日无病后方准放行。② 锡良还与邮传部尚书盛宣怀电商留验铁路乘客，请其速派专员在奉天车站专司查验。③ 盛宣怀派遣华医徐华清等分赴榆关、沟帮子等站设立分所查验，以邮传部津贴作为检疫经费。④ 1 月 6 日，奉天发现 3 例疑似鼠疫猝毙者，引起各界的高度重视，各国驻京使团立即照会清政府，要求其派遣军队在山海关、天津一带严行防疫，阻止客货入关，以免疫情传至关内。⑤ 13 日，清廷下旨在山海关设局派员，会同北洋严防鼠疫入关，⑥ 且与各国医士团议决，在山海关设检疫所，从 1 月 15 日开始留验南下旅客 5 日。⑦

上述措施，与东清铁路公司所为不谋而合。由于京师已然面临疫情传入的风险，清政府甚至采取了比外人要求更为极端的措施——直接断绝京奉铁路交通，其内在逻辑实是王朝政治中"京畿为要"的价值取向。锡良在给盛宣怀的电文中指出："京奉与津京一气衔接，交通便利，传染亦极迅速，若不严为之防，一经蔓延，恐将不可收拾。"⑧ 载沣令直隶总督陈夔龙积极防疫，"总以京津一带不致染疫为要"。⑨ 1 月 14 日，京奉铁路客车停止搭载二、三等旅客，15 日所有客车一律禁止搭运。⑩ 货运也一度完全停止，牲畜及死禽兽禁止入关，各项贡品停止上贡，其

---

① 哈尔滨死亡人数日增：十一月三十日死 36 人，十二月初一日死 56 人，此后每天死六七十人，初八日死 103 人，初九日死 90 人。《哈尔滨于道来电》（1911 年 1 月 2 日、1911 年 1 月 8 日），近史所档案馆藏锡良档，甲 374-15。

② 《致军机处电》（1911 年 1 月 11 日），近史所档案馆藏锡良档，甲 374-46。

③ 《致邮传部盛宫保电》（1911 年 1 月 12 日），近史所档案馆藏锡良档，甲 374-46。

④ 《盛宫保来电》（1911 年 1 月 14 日），近史所档案馆藏锡良档，甲 374-46。

⑤ 《外部来电》（1911 年 1 月 9 日），近史所档案馆藏锡良档，甲 374-46。

⑥ 《东三省疫事报告书》，李文海、夏明方、朱浒主编《中国荒政书集成》第 12 册，第 8367 页。

⑦ 《协商销疫办法》，《顺天时报》1911 年 1 月 15 日，第 7 版。

⑧ 《致邮传部盛宫保电》（1911 年 1 月 12 日），近史所档案馆藏锡良档，甲 374-46。

⑨ 《摄政王注重防疫》，《顺天时报》1911 年 1 月 7 日，第 7 版。

⑩ 《关于防疫事宜之种种报告》，《盛京时报》1911 年 1 月 27 日，第 5 版。

至经榆关晋京的信件和货物也必须在榆关留置 5 日方准通过。[①] 1 月 21
日，中央政府要求"天津一带如有传染情形，即将京津火车一律停止"。[②]
可以说，京师地理位置的重要性和政治影响力是铁路停运的直接原因，这
表明清政府并非全无迅速应对疫情的能力，但只有在其政治敏感点——朝
廷安危和外人交涉被直接触及之时，才会立即采取铁腕之策。

　　然而，完全断绝京奉铁路交通的措施毕竟过于极端，引起部分大员
的异议。锡良致电外务部，指出京奉铁路与西伯利亚大铁路相通，若停
售头等票，将断绝与世界的交通，"不特奉省壅塞可虞，即各国亦恐有所
诘责"，应当恢复头等车的运行，采取留验后放行的措施。[③] 盛宣怀在给
锡良的电文中抱怨道："外国防疫重在留验，本不断绝交通，现在我车一
律饬停，系北洋奏准，无如东清、南满仍未停驶，秦皇岛轮船往来更多，
各国亦催开车承接。"[④]

　　事实上，日俄遮断交通的措施乃针对苦力人群，火车并未一律停运。
南满铁路为防止鼠疫由北向南蔓延，从 1 月 15 日起禁止苦工搭载长春往
南的火车，[⑤] 17 日起停止售卖长春南去的三等车票，仅售往北的一、二
等车票，"因乘三等车者，多系苦力，尤易传染时疫"。[⑥] 20 日，南满铁
路二、三等车均停运，东清铁路公司也停止售卖三、四等车票，但仍允
许持有特别执照、在哈留验 5 日无病者搭乘二等车。[⑦] 并且中东铁路和南
满铁路均未停止货运，日俄商业贸易在疫情的冲击下依然保持运行。[⑧]
因而，面对诸种现实弊端，清政府不得不对火车停运措施予以适当修正。
京奉客运一等车于 20 日恢复运行，分段查验。[⑨] 外务部、邮传部奉旨酌

---

① 《邮传部来电》（1911 年 1 月 16 日）、《军机处来电》（1911 年 1 月 17 日），近史所档案馆藏锡良档，甲 374-46；《东省信件、货物先在关消疫》，《顺天时报》1911 年 1 月 18 日，第 7 版。
② 《清实录》第 60 册，中华书局，1988 年影印本，第 841 页。
③ 《致外部电》（1911 年 1 月 18 日），近史所档案馆藏锡良档，甲 374-46。
④ 《邮传部盛宫保来电》（1911 年 2 月 5 日），近史所档案馆藏锡良档，甲 374-46。
⑤ 《亟宜禁止苦工徒步南下》，《盛京时报》1911 年 1 月 20 日，第 5 版。
⑥ 《停卖三等车票》，《盛京时报》1911 年 1 月 18 日，第 5 版。
⑦ 《哈尔滨于道来电》（1911 年 1 月 18 日），近史所档案馆藏锡良档，甲 374-15。
⑧ 据统计，1910 年 11 月至 1911 年 2 月，中东铁路运往爱尔士码头的粮食，"不但未受恶疫之挫折，且有加乎前三年之上者"。《东清铁路运车数目之比较》，《远东报》1911 年 4 月 28 日，附张 3。
⑨ 《清实录》第 60 册，第 833 页。

办铁路开车事宜，议定"西伯利亚来客及东省官差，秦皇岛船客暨装卸脚夫、押货人等，均准留验七日，由医官给照放行，货物除皮革、水果，余经医官验过，亦准放行"。①

而且，铁路停运事实上并不能禁绝人口尤其是苦工的流动。东北道路四通八达，又值地冻冰坚，随处可以绕越，苦工为躲避瘟疫，纷纷沿铁路徒步南下。加之东北地区各地方官府的态度已由消极放任转变为严厉干涉，大城市多命令驱逐城内贫民，禁止乡民及苦工入城。如哈尔滨地方官认为，傅家甸贫民多半没有住处，"传染瘟疫亦以此项贫民为甚"，② 故向铁路公司借篷车 20 辆，圈验贫民 200 人。③ 辽阳地方官认为"此疫之发生，多出于下等社会"，故于 1 月 19 日令警察"将各管界小店、伙房、住所苦力概行驱逐出境"。④ 2 月 12 日，长春在日本人的要求下断绝城内外交通，并将城内苦工移往乡村指定地方。14 日起，奉天亦一概禁止苦力及大车进城。⑤ 种种严苛的防疫措施尤其是驱逐苦工的做法，加剧了苦工的恐慌情绪，促使其纷纷徒步南下返乡。

二　京畿为要与阻止苦工入关

锡良注意到，大量步行南下的苦工若不四处截留，"不但辽阳隘不能容，即奉天亦无容足之地"。故锡良电令铁岭、开原、奉化和怀德等县令，在各要道口截留步行南来的苦工，暂时安置在附近空旷房屋内，留验 7 日验明无病后方准放行，并由各官府分给留验苦工口粮和煤火，以免冻饿致毙，费用事后报销。⑥ 这一措施较为缓和，并非完全禁绝苦工流动。但外务部和直隶总督不愿承担疫情蔓延至京师的风险，依然命驻扎在山海关的军队禁止苦工入关。如此一来，不仅锡良的措施难以推行，东北地区截留于关外的苦工数量更是日渐增多。火车停运一周后，从吉、

① 《邮传部来电》（1911 年 2 月 5 日），近史所档案馆藏锡良档，甲 374-46。
② 《哈尔滨谭道、于道来电》（1911 年 1 月 8 日），近史所档案馆藏锡良档，甲 374-15。
③ 《哈尔滨于道来电》（1911 年 1 月 14 日），近史所档案馆藏锡良档，甲 374-15。
④ 《（辽阳）严防时疫驱逐苦力》，《盛京时报》1911 年 1 月 20 日，第 5 版。
⑤ 《奉天防疫会议之内容》，《泰东日报》1911 年 2 月 18 日，第 2 版。
⑥ 《饬铁岭、开原、奉化、怀德各令电》（1911 年 1 月 18 日），近史所档案馆藏锡良档，甲 374-26。

黑南下的苦工日多，留滞奉天者已不下 4000 人，仍有很多络绎于途，各州县虽四处截留，仍难禁止。"若仅留验而无入关之期，则来者无穷。此辈愈聚愈多，不但人类不齐，易于滋事，且更足以酿疫疠。"①

　　其中，锡良尤其注意遮断吉林和奉天两省的交通，派军队在长春以南与奉天交界处禁止苦工南下，防止疫情由北蔓延而下。② 除持有各局署之印文或官衙戳记信件的文报局信差、邮政局信差，以及各处军队、学堂、巡警及各局所衙门持有印文的专差，任何人一概不准放行。③ 但在这一南下要道上，各县以邻为壑，并未一致遵循截留苦工的命令，部分认真执行，部分却置之不理，引起前者的抗议。如铁岭县令徐麟瑞向锡良报告，该县每日截留的北来苦工达 1000 余人，人满为患，正是因铁岭以北各府县并未有效截留，请求令其迅速实行留隔，"否则铁岭将为疫薮，防不胜防"。④ 为此，锡良训斥怀德县令赵荣山"漫不经心，实堪痛恨"，命其在该县境大岭、五家子、姚家烧锅三处堵截，并将各处堵截人数按日电报。⑤ 接到训令后，赵荣山方到各防疫所查看，严令各处增加人手，占据扼要地势，不许松懈，并详细汇报遮断交通的状况。⑥ 又如奉化县令戴章勋迟迟未截留苦工，锡良电斥昌图知府李丙吉，要求其立即办理。⑦

　　同时，锡良不得不反复电请外务部及直隶总督允许放行留验无病的苦工，指出奉天各州县都有留验，怀德一处有 800 余人，铁岭每日到者 1000 余人，昌图、开原等各处皆有数百人，"壅滞过多，深为可虑，设酿成事故，外人干涉，其祸将不忍言"。⑧ 然而锡良多次请求，均被严拒。如前所述，外务部和直隶总督派遣军队在山海关严密设防，禁止苦工入关，乃是由于受到来自朝廷和驻京各国使团的压力，基于"京畿为要"之考量而做出的决策。外务部向锡良表明，允许苦工入关难处有三：

---

① 《致天津陈筱帅电》（1911 年 1 月 31 日），近史所档案馆藏锡良档，甲 374-18。
② 《饬长春孟道电》（1911 年 2 月 17 日），近史所档案馆藏锡良档，甲 374-15。
③ 《东三省疫事报告书》，第 8380 页。
④ 《铁岭徐令来电》（1911 年 1 月 27 日），近史所档案馆藏锡良档，甲 374-15。
⑤ 《饬怀德赵令电》（1911 年 1 月 28 日），近史所档案馆藏锡良档，甲 374-15。
⑥ 《怀德赵令来电》（1911 年 1 月 31 日），近史所档案馆藏锡良档，甲 374-15。
⑦ 《饬昌图府李守、奉化戴令电》（1911 年 1 月 28 日），近史所档案馆藏锡良档，甲 374-26。
⑧ 《致天津陈筱帅电》（1911 年 2 月 8 日），近史所档案馆藏锡良档，甲 374-18。

一是缺少留验苦工的居所，二是缺少可随时对苦工进行查验的医生，三是会引起外人的疑虑。故该部要求东北地方暂为设法安置。① 外务部同时推卸责任，将皮球踢给直隶总督和邮传部，让锡良与之商议，妥筹办法，"希于交通防疫两无窒碍"。② 直隶总督则以保卫京畿为由拒绝接纳苦工入关，表示"直为近畿要地。迭奉谕饬令严密防查，未敢稍涉大意"，③ 且称直隶境内发现的疫症皆由关外工人传染，若允许苦工入关，更可能造成疫情四处蔓延，甚至引起外人关注，"致滋察议"。他提出东北地方应暂行留养，"俟疫气稍平，再当体察情形，随时商办"。④

于是，东北各地自1911年1月中旬开始截留的苦工，到3月仍未获准入关，大量滞留关外，如何安置这些苦工，成为各地方政府面临的首要难题。军机处指示："其行近榆关者"由直隶总督陈夔龙设法安置留养；"在奉天境内者"则由锡良妥为安置，"毋任流离"。⑤ 对于前者，直隶总督电饬沿关文武各员加急筹办，并由津遴派妥慎干练人员前往榆关，计划在关外设法妥善安置苦工，"给资养赡，以免流离失所，滋生事端"。⑥ 但这些措施并未缓和苦工急于入关返乡的情绪。1911年1月底，仍有2000余人试图闯入关内。⑦ 为此，直隶总督陈夔龙电告锡良，当前防疫状况紧急，苦工断难入关，请其在关外妥为安置。⑧ 锡良不得不要求关外各地自行留养截留的苦工。1月24日，锡良电令各府厅州县抓紧设立隔离院、留养所，制定管理办法，保证伙食和煤火供应，⑨ "不论有疫无疫，一律设卡查验，无病者留养七日，始准他往"。⑩ 1月31日，锡良在给新民府的电文中要其查明"该处现在截留人数究有若干"，并要

①　《外部来电》（1911年1月20日），近史所档案馆藏锡良档，甲374-46。

②　《东直两督与外务部之鼠疫忙》，《帝国日报》1911年2月6日，第3版。

③　《致陈筱帅电》（1911年2月9日），近史所档案馆藏锡良档，甲374-18。

④　《天津陈筱帅来电》（1911年2月2日），近史所档案馆藏锡良档，甲374-18。

⑤　《军机处来电》（1911年1月31日），近史所档案馆藏锡良档，甲374-46。

⑥　《天津陈筱帅来电》（1911年1月29日），近史所档案馆藏锡良档，甲374-18。

⑦　报载，山海关凌晨"有华工二千余人麇集关下，多半形容憔悴，颜色枯槁，共起要求进关。铁道局向前力阻，人情大为汹涌。幸守关兵报知陆军韩管带增兵防御，并会同县令杨灏生大令共往弹压"。《满洲安置华工议（上）》，《远东报》1911年4月5日，第1版。

⑧　《饬锦州豫守等电》（1911年1月29日），近史所档案馆藏锡良档，甲374-26。

⑨　《饬各府厅州县电》（1911年1月24日），近史所档案馆藏锡良档，甲374-26。

⑩　《致军机处电》（1911年2月13日），近史所档案馆藏锡良档，甲374-46。

求其"妥为留养，以免流离失所"。① 绥中县紧邻山海关，聚集苦工 200
余人，各店不肯容留，只有散处山野，② 县令徐埏芝便分饬各区所将苦
工安置于就近庙宇，每人日给小洋 1 角，所需柴米由区巡官代为购买，
不与当地居民接触，以免滋扰。③ 锦州知府豫敬接锡良令，于各属添派
巡警，在来往通衢截留欲进关的苦工，将其安置到指定伙房，供给食宿，
每人每日发给小洋 2 角，"断不使流离失所"。④

　　在给军机处的报告中，锡良指出，由于鼠疫传染性强，各地乡屯纷
纷严格自卫，不许外来行人进村，若要留养截留苦工，"安插、供应已难
为继"。⑤ 一方面，各地缺少足以容留大量苦工的房屋，官府往往敷衍了
事，截留苦工无处可居，唯有四处转徙。如昌图安置截留苦工，仅在城
外空地用木板、洋铁瓦修筑简陋房屋，"如此房屋即不病死，亦将冻
死"，⑥ 引发时人感叹："当此酷寒就仆无所，斯衣食居处无着，霜雪中
宵，冻饿交迫，不死又将何待？是数千人不死于疫乃死于防疫！"⑦ 又如
新民府在街外十里地方"觅一荒店，派人经理，遇有小工过境，即行截
留，送寓留养"，⑧ 名义上保证截留苦工的饱暖，实际上并未提供良好的
留养条件，致使苦工依然挣扎于冻饿之苦和被疫病传染的风险中。因此，
为保证留养苦工的基本生活需要，衣食和柴火的开支亦成为各地沉重的
经济负担，各地多向锡良请示从正款中拨用此项费用，事后"据实报
销"，⑨ 并尽量于留验 7 日检验无病后迅速放行。

　　另一方面，官府担心苦工"半属贫困无依，一经释放，入夜各处栖
息奔窜，恐又酿成传染"，甚至发生社会动乱，即使当地鼠疫已然平息，
苦工均经检验无病，亦不敢及早开释。如小岗收容所采取折中办法安置

　① 《饬新民张守电》（1911 年 1 月 31 日），近史所档案馆藏锡良档，甲 374—26。
　② 《绥中徐令来电》（1911 年 2 月 5 日），近史所档案馆藏锡良档，甲 374—26。
　③ 《绥中徐令来电》（1911 年 2 月 2 日），近史所档案馆藏锡良档，甲 374—26。
　④ 《锦州豫守来电》（1911 年 2 月 2 日）、《锦县郭令来电》（1911 年 2 月 1 日），近史所
　　档案馆藏锡良档，甲 374—26。
　⑤ 《致军机处电》（1911 年 3 月 4 日），近史所档案馆藏锡良档，甲 374—46。
　⑥ 《昌图人民阻扰防疫之情形》，《顺天时报》1911 年 2 月 22 日，第 4 版。
　⑦ 《时评》，《吉长日报》1911 年 1 月 16 日，第 2 版。
　⑧ 《新民张守来电》（1911 年 2 月 1 日），近史所档案馆藏锡良档，甲 374—26。
　⑨ 《宁远史牧来电》（1911 年 2 月 3 日），近史所档案馆藏锡良档，甲 374—26。

190余名苦工，每日仅提供晚饭，白天任其外出谋食。① 亦有地方官员主张区别对待截留苦工，只留养其中穷无可归者，如吉林度支司在呈给督抚的防疫意见书中，提出来自非疫地的苦工应任其出境或酌量资遣；来自疫地的苦工隔离消毒一星期后，诊验无病，仍酌量资遣；而实在穷无可归者既不能远寻工作，又不能返回关内，则应加以留养，"俟春融疫消，再行分别遣散，以遏乱萌"。② 新民知府张翼廷主张仅留养家在关内者，奉省人士则责令其各归各家，且为避免留养之民拥挤聚集、滋生事端，他下令在新民府境三处分别截留确系东来的苦工，若15日后验明无病，则准其就近做工营生。③

综上所述，苦工截留与安置的事务错综多绪、庞杂难办，各地以邻为壑，客观上使截断交通的决策难以落实。如2月13日，绥中县令徐埏芝亦电请锡良，以避免聚集生疫为由，令其余沿途各县将苦工多留数日，实是为了减轻自己辖区内的管理压力。④ 吉林巡抚陈昭常指出，深冬地冻之后，山原平衍四通八达，虽官府逐日增设分卡，但10处分卡仍难以禁绝孤身越岭者，这实际上已然超出地方官府的管理能力。各地存在三类办理遮断交通不力的情况：一是敷衍漠视，应当"严参撤回"；二是处事明白但实效不佳，应当革职留用，以观后效；三是办理虽勤却不得法，应当派员协同改正。但是，陈昭常借口临时难寻合适人才接替，更虑及"漫无头绪，转误事机"，实际上并未处理截留苦工不力的地方官员，将各地不愿截留苦工的原因，归结为各地方官对遮断交通素无经验，"骤然责效必至茫无所措"。⑤ 陈昭常的说法，一则反映出许多地方官对截留苦工的畏难情绪，二则隐含某种开脱和默许的态度。事实上，若下属不积极截留从吉林南下的苦工，任其进入奉天境内，反而能减轻陈昭常辖境内的压力。

此外需要指出的是，每年10月至次年3月是东北地区粮食出口的重要时期，各地粮户多在此时将农产品运往铁路沿线各站，再经铁路运往

① 《小岗收容所之现状》，《泰东日报》1911年2月24日，第5版。
② 《吉林度支司徐司使呈抚帅防疫意见书》，《吉长日报》1911年2月28日，第1张第4版。
③ 《新民张守来电》（1911年2月8日），近史所档案馆藏锡良档，甲374-26。
④ 《锦州豫守来电》（1911年2月13日），近史所档案馆藏锡良档，甲374-26。
⑤ 《陈简帅来电》（1911年1月28日），近史所档案馆藏锡良档，甲374-15。

海参崴、大连、营口等港口，转运至海外市场。1月22日，铁岭、开原、昌图、奉化等各府县在铁岭开会商议防疫事宜，拟禁止所有大车来往，引发商界人士担忧。每日北来粮车2000辆左右，约有一半在孙家台及开原县城卸载，一半运往铁岭，若将粮食、大豆等经济贸易一律禁绝，势必给东北经济造成极大困扰。① 有些地方官听从上令，选择绝对禁止，将商人利益置之度外，致使其群起反抗。如怀德县令赵荣山遮断交通，柴草、粮食、行人一概禁止通行，公主岭商务总会斥之为"殃民之举"，号召各商家共同对官界进行罢市，拒绝卖给官界一粒米、一片肉，并且组织了自己的防疫公所及隔离所，自办防疫事务。② 有些地方官则采取灵活变通的方式保证粮食供应、维护经济利益，并未完全断绝粮食运输。如开原对运粮车辆悉心检验，如无疫病即放行，但不许其前往附属地及有疫地区。③

三　内外交困与阻止苦工出关

农历新年过后，大批苦工重又北上谋生，人口流动趋向倒转，使遮断交通的核心由阻止苦工入关转变为阻止其出关，关内外官员的态度和立场亦随之发生对调。直隶、山东两省为当地经济和治安考量，力图说服锡良允许苦工北上。锡良则虑及大量苦工北上将使东北防疫雪上加霜，更可能致使疫情复炽，加之俄国于正月底开始将在俄华工驱逐回国，更加重了东北安置苦工的压力，内外交困之下，锡良要求直隶总督和山东巡抚力阻两地苦工出关。各方从自身利益出发，再度围绕截断交通，展开了一系列的交涉与博弈。

鼠疫暴发之后，除允许华商留验5日无病后仍可来往之外，中俄边境的人员往来已经基本停止。④ 如前所述，俄人对赴俄工作的华人早已颇为不满，故乘此防疫之机大量驱逐华工。2月21日，黑龙江巡抚电告锡良，俄国决定禁止中俄间的人员和货物往来，俄境内华商铺只准留下

① 《各府县会议防疫事宜》，《盛京时报》1911年1月22日，第5版。
② 《公主岭商民与防疫官之大冲突》，《泰东日报》1911年3月2日，第2版。
③ 《开原王令来电》（1911年2月9日），近史所档案馆藏锡良档，甲374-26。
④ 《俄境防疫之条件》，《帝国日报》1911年2月6日，第3版。

5 人，其余一律驱逐。锡良电请外务部照会俄使，请其缓行驱逐，待火车开行后再陆续遣返，以便安置。① 但俄人对此置之不理，于 23 日便开始驱逐华人。中俄边境的瑷珲连年灾歉，十室九空，遣送回国的华工"遣之则齐哈不通，养之则粮食缺乏"，官府担忧"骤以数万无业之人麇集"，可能滋生乱萌，进而引起外人干涉。② 为此，黑龙江巡抚请锡良通饬各地禁止苦工前往瑷珲，锡良向直隶总督和山东巡抚电知此事，并令海关严行禁阻。③

为安抚日以千计涌入境内的华工，黑龙江地方政府只得在黑河税局及广信分司拨款，酌购米粮，并将其安插至各金厂，"愿垦者归入村屯，愿归者资遣"。与此同时，黑龙江民政司拟定安置计划，希望借此获得中央的拨款或借款权。事实上，由于清末东北财政困难，督抚为获取筑路、兴工商和招垦的资本，已屡屡向中央请求借款权，但均未获准。④ 锡良借此机会，拟定了一份安置华工的计划上报军机处，声称"非二三百万金不能举办"，请军机处"饬下度支部先速借拨银三百万两，或准由锡良等径向各国商借"。⑤ 虽则如此，度支部依然没有批准锡良的请款要求。⑥

此时，俄国又拟将海滨省无业华民 4000 名经海道送至烟台，外务部要求直隶总督设法安置。虽然俄国此举最后并未付诸实施，但在直隶、山东和东北地方官之间引发了一场关于安置苦工的争议。各地方大员既担忧大量聚集的苦工影响当地治安，又不愿花费财力予以安置，唯有互相推诿、敷衍塞责、以邻为壑。直隶总督与山东巡抚认为，当时山东烟台已聚集了上年返家的数万名苦工，而且内地生计迫促，实在无力安插

---

① 《致外部电》（1911 年 2 月 23 日），近史所档案馆藏锡良档，甲 374-46。

② 《周朴帅来电》（1911 年 2 月 21 日），近史所档案馆藏锡良档，甲 374-23。

③ 《致直督、鲁抚电》（1911 年 2 月 22 日），近史所档案馆藏锡良档，甲 374-18。

④ 自宣统元年起，锡良多次奏请借款。宣统元年八月，他奏请借美款三四百万金镑，修筑锦瑷铁路；宣统二年，他三次奏请借外债数千万两；同年九月，他拟从美国麻细和勒公司借款一千万两。参见许毅《清代外债史资料》中册，中国财政经济出版社，1996，第 521 页；许毅：《清代外债史资料》下册，第 41—42 页；《锡清帅借美国公司款》，《顺天时报》1910 年 10 月 19 日，第 7 版。

⑤ 《致军机处电》（1911 年 2 月 23 日），近史所档案馆藏锡良档，甲 374-46。

⑥ 对此，军机处仅电示："着度支部速议具奏。"《致周朴帅电》（1911 年 2 月 24 日），近史所档案馆藏锡良档，甲 374-23。

遣送回来的苦工；而吉林地旷人稀，尤其是与海滨相邻的东宁、虎林、密山等处急需垦作，若将海滨省华民就近送至吉林边境，正好予以安置。并且，在俄工作的华民不避艰苦、谋食域外，并非游惰之人，若令其开垦荒地，亦无须担忧其游闲酿事。① 因此，直隶和山东两省电请锡良和陈昭常将这些苦工安置在吉林境内，并提出愿意共同摊认招垦安置的经费。②

对此，吉林地方官员逐一驳斥，拒绝安置海滨遣返的华民。他们指出，山东工商繁盛，觅食较东北容易，且被遣苦工的籍贯本即均属直隶和山东，苦工在本地若有族人和邻里周恤，流离失所的风险较小，故应送往烟台。③ 陈昭常强调，"俄境华工皆属游民，不安分者实居多数"，与吉林马贼猖獗大有关系。加之粮户雇用需要切实保证，若仅依靠官府安置，不能勉强垦户屯留，只能将其安置在荒地。④ 由此可见，吉林地方官员担忧的核心问题之一，是苦工"一旦来境，无屋可居，无食可食，势必骚扰地方"，⑤ 而吉省地广兵稀，难以应对，恐终成大患。各地方官为保治安、防止民变，大都拒绝接纳任何可能引发"乱萌"的人和事，更反映出了时局的紧张。

3 月 11 日起，俄国加紧驱逐华工，中俄边界陆续驱逐达 6000 余人。锡良认为被逐华工怠惰者居多，虽然其愿意就地安置，但考虑到"若辈无业可就，不耐工作，归思之切，非官力所能强制"，为避免苦工聚集，决定留验 7 日后，由医生给确系无病者出具诊断书，即行遣送内地，⑥ 当地官员每日派警遣送两三百名不等。⑦ 俄人驱逐华工之举，对东北防疫而言不啻为雪上加霜，东北地方政府内外交困，亦以此为借口阻止冬季返家的苦工继续北上谋生。锡良致电外务部、邮传部、直隶总督和山东巡抚告知情况，请直隶、山东地方迅即出示晓谕："无业苦工勿冒险出关。"⑧

而对直隶、山东两省而言，苦工前往东北谋生，不仅缓解了当地人

---

① 《天津陈筱帅、济南孙慕帅来电》(1911 年 3 月 3 日)，近史所档案馆藏锡良档，甲 374-18。
② 《天津陈筱帅、济南孙慕帅来电》(1911 年 3 月 8 日)，近史所档案馆藏锡良档，甲 374-18。
③ 《陈简帅来电》(1911 年 3 月 7 日)，近史所档案馆藏锡良档，甲 374-15。
④ 《陈简帅来电》(1911 年 3 月 10 日)，近史所档案馆藏锡良档，甲 374-15。
⑤ 《陈简帅来电》(1911 年 3 月 7 日)，近史所档案馆藏锡良档，甲 374-15。
⑥ 《致外部、邮部、直督、鲁抚电》(1911 年 3 月 19 日)，近史所档案馆藏锡良档，甲 374-46。
⑦ 《瑷珲姚道来电》(1911 年 3 月 17 日)，近史所档案馆藏锡良档，甲 374-23。
⑧ 《致直督、鲁抚电》(1911 年 3 月 16 日)，近史所档案馆藏锡良档，甲 374-18。

地矛盾的紧张，而且每年携带回籍约 450 万元，对当地经济的促进作用巨大。[①] 若禁止苦工北上，大量人口聚集榆关，还将额外增加修建或租用房屋、提供衣食的支出，无疑将极大加重两地经济与治安的压力。因此，两地官员力主不行留验，直接允许苦工出关。为促使东北接受出关苦工，他们提出与锡良合作，向度支部、农工商部筹借款项，招募直隶、山东两省工人开发东北荒地，修筑锦兆铁路。[②]

锡良拒绝了合作开发东北的提议。事实上，对于直隶长期不许关外截留的苦工入关的做法，锡良早已深感不满："苦工竟使来而不往，是以三省为尾闾，深恐人满为患，流离失所。"[③] 此时人口流向倒转，考虑到苦工北上主要是赴俄工作，但俄人已然驱逐华工，东北地方实难容纳大量失业人群；且东北疫情方缓，来自直隶、山东疫区的苦工出关可能导致疫情反复，[④] 直隶、山东两省的提议无疑是推卸责任，增加东北防疫与社会管理的负担。更关键的是，万国防疫大会即将于 4 月初在奉天召开，保障会议期间奉天不出现疫情，亦是当下的首要之务。基于上述考量，锡良提出允许苦工北上的两个条件：一是直隶、山东两省在铁路、轮船所至之处广置留验所，对往来者均留验 7 日，经医官验明无病，出具诊断书，方准通行；二是仅允许有地待耕者出关，同时要求准许在东北的无业者回籍。[⑤]

于是，各方争执的焦点集中在苦工出关是否需要留验的问题上。直隶总督和山东巡抚认为，关外疫情重于关内，故出关人等无须检验，致电外务部请求允许工人照常出关。[⑥] 外务部则让其与锡良商议，只有得到锡良同意后方可允许苦工出关，[⑦] 从而又将皮球踢给锡良。邮传部虽令有疫的滦州、昌黎、北戴河暂停售票，但锡良认为直隶和山东疫区之人可能从附近其他车站登车，若不尽行留验，传播风险无有尽时。因此，

---

① 《日本论禁止苦力渡满问题》，《远东报》1911 年 3 月 5 日，附张 3。
② 《天津陈筱帅来电》（1911 年 2 月 25 日），近史所档案馆藏锡良档，甲 374-18。
③ 《致济南孙慕帅电》（1911 年 3 月 4 日），近史所档案馆藏锡良档，甲 374-18。
④ 3 月初，东北疫情已基本控制住，锡良在给军机处的电文中表示担心来自同为疫区的直隶、山东两省的苦工可能传染疫情。《致军机处电》（1911 年 3 月 9 日），近史所档案馆藏锡良档，甲 374-46。
⑤ 《致天津陈筱帅、济南孙慕帅电》（1911 年 3 月 2 日），近史所档案馆藏锡良档，甲 374-18。
⑥ 《天津陈筱帅来电》（1911 年 3 月 10 日），近史所档案馆藏锡良档，甲 374-18。
⑦ 《外部来电》（1911 年 3 月 12 日），近史所档案馆藏锡良档，甲 374-46。

锡良电请军机处，令外务部与邮传部议定往来留验章程，凡出关者概于榆关留验 7 日，入关者则由沈阳、沟帮子两处留验，往来者均须出具验明无疫证明书，方准通行。①

同时，京奉铁路自停运货车、客车后，每日赔累不下 12000 两，至 2 月 25 日已亏损 200 余万两。② 为避免继续停运火车带来更多亏损，加之顾虑"遏阻行车，日人将独擅其利"，③ 邮传部力主恢复交通，聘请 5 名日本医生在京奉铁路站点严行消毒，施行防疫办法。京奉铁路于 3 月 7 日重新开通，增加了锡良阻止苦工出关的难度。锡良试图取得邮传部的配合，办理火车旅客留验事宜，要求其在榆关、奉天、沟帮子站修筑留验所，使有疫地方之苦工不能闯入奉天。④ 他还要求京奉铁路局逐日询明奉天能容人数，再照数准许榆关卖票，若未询问，则不准其在奉天下车。⑤ 但是，邮传部不愿多花经费修筑留验所，对锡良的请求置之不理，而是支持直隶总督关内无疫则无须留验的观点，认为锡良所虑"按之事实，似不尽然"，要其"转饬沈站医员验明车客所持执照，即予放行"。⑥

此时，部分苦工未经留验，即由榆关到达无疫的营口，致使日本领事诘问营口地方长官周长龄："直鲁早已发生疫病，若漫无限制，不特外人借口，一经传染，营埠将损失不赀。"⑦ 锡良不得不再度致电直隶总督，要求直隶必须在榆关留验出关苦工，⑧ 电请邮传部速饬停止搭载苦工，⑨ 同时电请外务部力主停售苦工车票，由直隶在榆关办理留验。⑩

多方努力之下，东北疫情在 3 月初基本得到控制，直隶总督一再强调其辖境已基本无疫，出关者无须留验。⑪ 但鉴于上年疫始以来因未能

---

① 《致军机处电》（1911 年 3 月 9 日），近史所档案馆藏锡良档，甲 374-46。
② 《京奉路日亏万金》，《泰东日报》1911 年 2 月 25 日，第 2 版。
③ 《致外部电》（1911 年 3 月 21 日），近史所档案馆藏锡良档，甲 374-46。
④ 《致邮传部》（1911 年 3 月 21 日），近史所档案馆藏锡良档，甲 374-46。
⑤ 《致外部、邮传部电》（1911 年 3 月 16 日），近史所档案馆藏锡良档，甲 374-46。
⑥ 《邮传部来电》（1911 年 3 月 21 日），近史所档案馆藏锡良档，甲 374-46。
⑦ 《致天津陈筱帅电》（1911 年 3 月 15 日），近史所档案馆藏锡良档，甲 374-18。
⑧ 《致外部电》（1911 年 3 月 14 日），近史所档案馆藏锡良档，甲 374-46；《致天津陈筱帅电》（1911 年 3 月 14 日），近史所档案馆藏锡良档，甲 374-18。
⑨ 《致邮传部电》（1911 年 3 月 15 日），近史所档案馆藏锡良档，甲 374-46。
⑩ 《致外部电》（1911 年 3 月 15 日），近史所档案馆藏锡良档，甲 374-46。
⑪ 直隶总督在电文中一直持此种观点。《天津陈筱帅来电》（1911 年 3 月 16 日）、《天津陈筱帅来电》（1911 年 3 月 18 日），近史所档案馆藏锡良档，甲 374-18。

厉行断绝交通，疫情蔓延迅速，锡良仍担心苦工仓促北上将导致疫势复炽，① 更为保证 4 月 3 日万国防疫大会的顺利召开，故依然厉行留验，严格禁止苦工出关。② 对于未留验的苦工，锡良坚决将其遣返回榆关。③ 截至 3 月 29 日，被送回榆关的苦工达 3000 余人。④ 此外，锡良特派英医慕大夫前往滦州、昌黎、开平、北戴河、天津、保定各处，调查疫气是否全消。⑤ 3 月 28 日，该医实地调查证实无疫，锡良才致电军机处，报告东三省鼠疫业已消灭。⑥ 虽则如此，锡良仍坚持要求对出关苦工实行留验，直到 4 月 8 日才裁撤防疫机关，彻底取消遮断陆路交通的措施。

四 海路阻止苦工北上

除乘坐京奉铁路火车或步行北上外，苦工还可经由便利的海路客运进入东北地区，因此清政府必须同时截断海路交通。南部的安东、营口和大连等港口，均与烟台、天津、龙口等港之间通有航线，是直隶、山东苦工北上谋生的重要入口。其中大连是不冻港，营口和安东虽自 11 月下旬进入结冰期，"已失水上交通之作用，一切防范措置法与陆上无殊"，⑦ 但至次年 2 月春暖开河之际，又有大量的苦工循旧例乘船通过各港口返回东北谋生。除轮船客运外，还有大量的帆船运载苦工北上，在各处登陆。营口和安东作为开放的口岸城市，均有驻地外国领事，故在防疫过程中经受不小的外交压力，尤其需要面对日本领事的交涉。⑧

宣统三年（1911），山东出现疫情，其中以烟台最为严重，德州、

---

① 《致外部、邮传部电》（1911 年 3 月 17 日），近史所档案馆藏锡良档，甲 374-46。
② 锡良认为，"开会期近，不得不力图扑灭，防疫办法，各国观听所系，不如是不能杜责言"。《致外部、邮传部电》（1911 年 3 月 18 日），近史所档案馆藏锡良档，甲 374-46。
③ 《饬营口周道电》（1911 年 3 月 17 日）、《营口周道来电》（1911 年 3 月 19 日），近史所档案馆藏锡良档，甲 374-26。
④ 《天津陈筱帅来电》（1911 年 3 月 29 日），近史所档案馆藏锡良档，甲 374-18。
⑤ 《致天津陈筱帅电》（1911 年 3 月 21 日），近史所档案馆藏锡良档，甲 374-18。
⑥ 《锡督电奏鼠疫消灭》，《顺天时报》1911 年 3 月 28 日，第 7 版。
⑦ 《东三省疫事报告书》，李文海、夏明方、朱浒主编《中国荒政书集成》第 12 册，第 8375 页。
⑧ 1858 年中英《天津条约》规定增设牛庄为通商口岸，1864 年设立牛庄海关；安东开埠通商始于光绪二十九年（1903），中美《通商行船续订条约》第十三款规定安东县地方由中国自行开埠通商。1907 年设立安东海关，时任税务司为美国人侯礼威。

淄川、胶州、即墨等十地均被传染，死亡百余人。锡良为防疫情由海路经山东传入东北，禁止苦工沿海路北上，不仅电请山东巡抚孙宝琦"严饬沿海地方禁阻苦工续来"，① 还请外务部转饬直隶、山东两省"各海关禁止小轮民船装运苦工北来，以维大局，而免后患"。② 2 月 14 日，万成源轮船由烟台载运数百名苦工在大孤山进口，此时烟台疫情正盛，③ 侯礼威函知赵臣翼要其派人前往查验，令该轮在港口外停泊留验 7 日，并电请东海关徐世光暂停运送苦工前来。④ 次日，锡良指示，若一船 7 日内有疫死或染病之人，则令全船载回，不许登岸。⑤ 19 日，侯礼威与赵臣翼商议在东沟、三道浪头及六道沟等处添设查验所、隔离所，并电请锡良禁绝轮船、帆船装载苦工，防止更多轮船、帆船纷至沓来。⑥ 起初，锡良试图禁绝苦工登岸，但由于地方商务的需要和日本的外交压力，更因禁绝方案实际难行，只有采取折中办法，改为留验后允许登岸。22 日，锡良表示沿海一带口岸甚众，难以处处设所检验，唯有择地行之，⑦ 故又做出进一步修正，将往来口岸按有疫和无疫分别对待。

营口因已具备较为严密的防疫制度，⑧ 在整个东北鼠疫流行期间均未发现染疫者。鼠疫初起时，锦新营口道台周长龄和营口直隶厅同知高暄阳就设立了埠东和河北两处检验所，派医官检验到营火车及大车乘客，无疫者随验随放。⑨ 随着疫情恶化，营口地方政府严格断绝交通，在四海店、牛家屯、五台子、河北等处设立检疫部，逐一检验由外埠抵

---

① 《致济南孙慕帅电》（1911 年 2 月 15 日），近史所档案馆藏锡良档，甲 374-18。
② 《致外部电》（1911 年 2 月 20 日），近史所档案馆藏锡良档，甲 374-46。
③ 截至宣统三年正月十九日，烟台共计死亡 325 人，日均死亡 23 人。《安东赵道来电》（1911 年 2 月 20 日），近史所档案馆藏锡良档，甲 374-26。
④ 《安东赵道来电》（1911 年 2 月 15 日），近史所档案馆藏锡良档，甲 374-26。
⑤ 《饬安东赵道电》（1911 年 2 月 15 日），近史所档案馆藏锡良档，甲 374-26。
⑥ 《安东赵道来电》（1911 年 2 月 19 日），近史所档案馆藏锡良档，甲 374-26。
⑦ 《饬安东赵道电》（1911 年 2 月 22 日），近史所档案馆藏锡良档，甲 374-26。
⑧ 营口曾于 1899 年暴发鼠疫，1901 年暴发霍乱，1906 年暴发鼠疫，引发俄、日的干涉，以及其他西方国家的高度关注，客观上促成了该地防疫制度的形成。早在 1906 年 9 月，营口就在日本关东都督府的要求下颁布了《牛庄港防疫规则》。"Quarantine Regulations for the Port of Newchwang," *Public Health Reports*, Vol. 21, No. 45, Nov. 1906, pp. 1327-1330. 日人称赞营口防疫道："遍阅营埠防疫情形，确见其实事求是，亦与向来敷衍了事不同，尤可称卓然。"《日报赞扬营口防疫办法之合宜》，《泰东日报》1911 年 2 月 14 日，第 2 版。
⑨ 《营口周道高丞来电》（1911 年 1 月 25 日），近史所档案馆藏锡良档，甲 374-26。

达营口者。① 与此同时，安东道台赵臣翼也与日、美领事及安东海关税务司美国人侯礼威商议，断绝铁路和陆路交通，② 结果"成绩良好，未致蔓延"。③

然而，随着农历新年一过，结冰期行将结束，苦工大量乘船北上，营口和安东也开始面临严峻考验，尤其营口作为东北海陆交通枢纽，必须兼顾海陆双重检疫责任。2月17日，锡良电令周长龄认真阻截搭载苦工的帆船，"一律不准登岸"。④ 接到此电后，周长龄开始策划阻断交通事宜，不仅注意陆路防疫以应对自京奉铁路来营的苦工，而且开始注意海路防疫，应对辽河及海水解冻后经海路来营的苦工。铁路留验所因须与邮传部商议，一直未有定论，而辽河解冻后，每日沿河来营的各地民船有60余只，行人两三百名，营口不得不设置留验关卡，对来自无疫地方者随验随放，来自有疫地方者则令其在关卡外停船留验7天，验明无疫方准驶入埠内装卸。⑤

同时，营口为维持正常贸易，需要大量的苦工从事运输扛载及河岸驳卸等工作。据商会调查，除本地已有苦工外，还须从烟台、龙口轮运万人，从大沽车运两三千人，才能满足需求。但考虑到东三省只有营口无疫，"似不得不严紧保守"，地方官决定暂停从有疫的烟台和龙口轮运苦工，拟改为仅从无疫的大沽车运苦工前来。⑥ 周长龄就此事与日本领事议定，由该道先派西医前往大沽考察，确保当地无疫且该3000人均未感染后，再车运来营。⑦

在"关东州"，日方为阻止外来船只在规定场所以外的海岸私自登陆，除动用已建成的隔离、检疫设施外，还不惜投入大量人力、物力，沿海岸线增设97个船舶监视所，并派巡逻船在海上巡回警戒。⑧ 但是，每年经由各港口进入东北的苦工达十数万人，若绝对禁止苦工北上，也将极大威胁

---

① 《营口周道高丞来电》（1911年1月28日），近史所档案馆藏锡良档，甲374-26。

② 《安东赵道来电》（1911年1月23日），近史所档案馆藏锡良档，甲374-26。

③ 孙化龙校注《安东县志》，辽宁民族出版社，2003，第501页。

④ 《饬营口周道电》（1911年2月17日），近史所档案馆藏锡良档，甲374-26。

⑤ 《营口周道来电》（1911年2月18日），近史所档案馆藏锡良档，甲374-26。

⑥ 《营口周道来电》（1911年2月26日），近史所档案馆藏锡良档，甲374-26。

⑦ 《饬营口周道电》（1911年3月11日），近史所档案馆藏锡良档，甲374-26。

⑧ 『明治四十三、四年南满州「ペスト」流行誌』、126頁。

日本人的商业利益。2 月 19 日，满铁总裁中村是公向锡良试探，称"按照往年的习惯，此时山东方面的苦力已出关，今年却一个人都没来……如果没有苦力到来，今年满洲的农作将陷入绝境，山东方面也会出现大量的无业游民"，建议中方在完善隔离设施的基础上，逐步开放各项交通管制。锡良则回复道，自疫情发生以来，朝廷一直坚持禁止运送劳工的方针，目前山东、直隶方面亦不允许劳工出关，因此他本人在短期内不会考虑变更此方针。同时，他还将矛头引向俄国，称"现在俄国完全禁止苦力入境，而从山东出发的苦力，大部分都是前往俄国境内的矿山等工地务工"。①

2 月 27 日，关东都督府海务局宣布，自即日起从山东省及渤海沿岸各地出发的船客可以在大连港登陆，但上岸后须前往指定隔离所接受 7 天隔离检疫。28 日，满铁决定从 3 月 1 日起，持各等车票的中国乘客在长春站、奉天站或营口站接受 7 天隔离检疫后，均可正常乘车，而从大房身站以南各站出发的北行客车则取消乘客身份限制。② 在满铁附属地，日本临时防疫部亦允许疫情发生后离开附属地的商民返回，条件是须接受 7 天隔离检疫。③ 日本关东都督大岛义昌和满铁总裁中村是公与周长龄交涉，提出苦工一律由大连进口，该处已然无疫，加之已有现成的隔离所及医士员司，"防疫须紧，地方商务亦应兼顾"，若一律禁止苦工北上，"恐于三省垦殖、商业有碍"，要求其同步开放交通管制。④

2 月下旬，为加紧赶筑桥工铁道，日领要求赵臣翼允许其在天津招收的 400 名苦工从安东登陆，为安奉铁道工作。由于天津是有疫口岸，赵臣翼不许苦工北上，大岛义昌亲赴安东与赵臣翼交涉，后者依然不予同意，请锡良坚持原议。⑤ 3 月下旬，日本拟由直隶募集 800 名苦工改筑安奉线路，⑥ 由山东募集约 3000 名苦工开展南满筑港工程，经过日本领

①　『満洲地方「ペスト」病防疫ノ為同地方ニ出入スル清国労働者取締ニ関スル件』、JACAR（アジア歴史資料センター）、Ref. B12082418400。
②　『ペスト防疫施設報告書（十一）』満洲日日新聞社、1911、1—2、16—17 頁。
③　『ペスト防疫施設報告書（十六）』、6 頁。
④　《营口周道来电》（1911 年 2 月 26 日），近史所档案馆藏锡良档，甲 374-26。
⑤　《安东赵道来电》（1911 年 2 月 26 日），近史所档案馆藏锡良档，甲 374-26。
⑥　《致天津陈筱帅电》（1911 年 3 月 21 日），近史所档案馆藏锡良档，甲 374-18。

事的交涉，① 锡良不得不做出妥协，同意在直隶、山东分别招募苦工运往安东、大连。②

同时，中日之间经济利益的竞争亦被纳入地方政府截断交通政策的考量。赵臣翼认为，若日人在大连口岸任意装载，而中国海路防疫在开冻之后仍一概禁止轮船、帆船在各口岸出入，即可能将各项商机驱往大连，严重影响中国经济利益。因此，他与侯礼威议定不再一律禁止轮船、帆船进口，指定东沟为轮船、帆船进口地点，黄土坎、庄河、孤山、青堆子为帆船进口地点。③ 3 月 13 日，侯礼威与日美各领事议定：烟台、龙口为有疫口岸，来船由离港日起，在大江口外停泊 7 日，查验消毒后给照放行；天津、秦皇岛、营口、大连等处为疑似口岸，来船检验消毒后即可放行，如载有苦力，须在离港原口隔离 5 日，发给消毒凭证，无原口凭证者，照有疫口岸办法，仍须隔离 7 日。④ 是日早晨 8 点，大东沟港口开河，百余艘帆船聚集口外，等待进口。

营口海岸线西至锦州，东迄盖平、复州，长数百里，可登岸之处甚多，锡良曾电令沿海各府州县拦阻进口，择要派医检验，并派轮梭巡。⑤ 但面对日人压迫，锡良亦意识到禁绝苦工北上是不可行之策。他致电营口、安东两地长官，告知"船载小工虽暂禁北来"，但虑及商务、生计，"势不能长此绝对禁止"，要求赶建大隔离所，以备办理检疫。⑥ 周长龄预计建造 12000 人的隔离所需花费 60 万元，故放弃此计划，在与驻营口领事团、税务司及各国轮船公司代表商议后，决定建造一座造价约为 10 万元的可容 2000 人的隔离所。⑦ 锡良同意此议，隔离所建成之后，由烟台、龙口等处乘船来营的苦工隔离留验 7 日后即可登岸。⑧ 随着交通管制逐步松动，周长龄在复州娘娘宫和锦州天桥厂两处派医检验，准令来船

① 《致济南孙慕帅电》（1911 年 3 月 21 日），近史所档案馆藏锡良档，甲 374-18。
② 《天津陈筱帅来电》（1911 年 3 月 22 日），近史所档案馆藏锡良档，甲 374-18。
③ 《安东赵道来电》（1911 年 3 月 18 日），近史所档案馆藏锡良档，甲 374-26。
④ 《安东赵道来电》（1911 年 3 月 13 日），近史所档案馆藏锡良档，甲 374-26。
⑤ 《饬营口周道电》（1911 年 3 月 8 日），近史所档案馆藏锡良档，甲 374-26。
⑥ 《饬营口周道电》（1911 年 2 月 27 日）、《饬安东赵道电》（1911 年 2 月 27 日），近史所档案馆藏锡良档，甲 374-26。
⑦ 《营口周道来电》（1911 年 3 月 2 日），近史所档案馆藏锡良档，甲 374-26。
⑧ 《饬营口周道电》（1911 年 3 月 3 日），近史所档案馆藏锡良档，甲 374-26。

进口。① 3 月 19 日，周长龄与领事团、税务司等会议商定营口港口检疫办法。② 4 月 5 日，疫气已消，营口裁并防疫机关，但未裁海口检疫。③ 8 日，锡良指示，"海口检疫暂难裁并，应俟烟台各口疫势渐消再议，应确速探明随时报告"。④ 18 日，锡良电令周长龄，称据英医慕大夫调查，直隶疫气已灭，命其停止留验直隶来船及装载苦工，但因山东烟台各口疫尚未净，仍照旧章办理，其他各口如天津、秦皇岛、大连、旅顺、安东等处船舶，应检验放行。⑤ 30 日，由烟台及山东其他各海口轮船、民船驶赴各省海口，概免留验，各海关亦遵旨取消防疫章程。⑥ 至此，营口检疫结束，苦工出入恢复正常。

小　结

从 1911 年 1 月 15 日清政府停运京奉铁路火车，到 4 月 28 日东北各港口停止检疫的 3 个多月，东北地区内部及其与关内的陆海交通受到管制，疫情完全得到控制。既有研究已肯定交通遮断措施在东北鼠疫防控中的重要作用，本章则着眼于地方各级政府采取交通遮断办理防疫时的实际考量，有助于从地方政治运作的角度深化对清末东北防疫史的理解。

就其本质而言，疫情下的交通遮断实是一场政治博弈，清政府从中央到地方的各种政治力量均参与其中：外务部及地方官府须应对来自日俄等国的外交压力，就具体事项与其进行商议和交涉；地方督抚之间须彼此沟通，达成让苦工进入对方辖境的条件；各地政府须参与其中，力行阻断城乡交通和城际交通，承担截留并留养苦工、供给隔断交通城市生活物资、避免动乱等社会管理的责任。

交通遮断的过程，展现出晚清政府应对疫情的三点政治考量，实际上反映了晚清政府在应对突发事件时所遵循的基本政治逻辑。第一，将维护京畿的安全作为首要目的，而将此举可能导致的不利后果置于次级

---

① 《饬安东赵道电》（1911 年 3 月 17 日），近史所档案馆藏锡良档，甲 374-26。
② 《营口周道来电》（1911 年 3 月 19 日），近史所档案馆藏锡良档，甲 374-26。
③ 《饬营口周道电》（1911 年 4 月 5 日），近史所档案馆藏锡良档，甲 374-26。
④ 《饬安东赵道电》（1911 年 4 月 8 日），近史所档案馆藏锡良档，甲 374-26。
⑤ 《饬营口周道电》（1911 年 4 月 18 日），近史所档案馆藏锡良档，甲 374-26。
⑥ 《饬赵道、周道电》（1911 年 4 月 28 日），近史所档案馆藏锡良档，甲 374-26。

考量，因而直隶总督完全禁止苦工入关，导致大量苦工滞留东北，给当地官员造成巨大压力。第二，为避免干涉而对外人的要求言听计从，如外务部官员对驻京外国使团的防疫要求迅速回应，连日派军队前往山海关检疫，留验入关旅客，地方官对于外国领事的要求亦总是酌情容允，以免纠纷。第三，防疫事务由各地、各部门协商办理，缺乏中央的统一协调，致使地方督抚往往自扫门前雪，难以实现共赢局面。

在此背景下，清政府官员为控制疫情蔓延，曾将交通遮断的防疫措施极端化，希望依靠行政力量禁绝关内外人员和货物的流动，罔顾客观社会经济条件，忽视商人和苦工群体利益，势必难以真正落实。已有防疫经验的营口虽然有效地预防了疫情蔓延，却并未得到上级认可，不得不遵照命令，绝对化地断绝交通，忽视该措施现实所需的合理时限要求。究其原因，正在于各级政府办理防疫时以避免民变和外衅为首要政治目的，结果造成远远超出防疫本身的社会问题。但受制于现实的社会经济条件，对于交通遮断的策略失误，政府也唯有做出妥协，灵活调整。

一则，直隶和山东两省每年有二三十万苦工前往东北谋生，并遵循趋利避害的商业逻辑，按照一定周期往来于关内外，不会因官府的一纸禁令即完全停止流动。故官员必须根据苦工流动趋向的变动调整遮断交通的应对策略，由防"入关"转变为防"出关"。

二则，遮断交通对东北地方经济无疑会造成巨大打击。东北鼠疫盛行以来，商业萧条已致使大量商家面临歇业之虞；[1] 奉天商务总会的商务受京奉铁路火车停运影响匪浅；[2] 经营轮船往来烟台、营口和大连之间的船行，也因禁止苦工登岸，来往过客和所运货物大大减少，赔累甚巨；[3] 此外，遮断交通导致的盐业贸易停顿，也严重影响到民众的日常生活。[4] 商界人士多有不满，迫使地方政府不得不在防疫时兼顾地方经济，灵活办理遮断交通，避免引发经济和社会混乱。

再者，东北与直隶、山东相互依存、紧密联系，仅靠官府力量很难真正遮断人员往来。锡良虽下令禁止苦工北上，但实际施行缺乏足够的

---

① 《鼠疫与商务之大影响》，《泰东日报》1911年2月28日，第2版。
② 《京奉铁路日亏万金》，《泰东日报》1911年2月25日，第2版。
③ 《船行大受亏累》，《泰东日报》1911年3月3日，第2版。
④ 《乡民乏盐之现象》，《泰东日报》1911年3月5日，第2版。

人力、财力，而且这些苦工既是东北的劳动者，也是各种输入品的消费者，实为东北地方正常运作不可或缺的社会力量。① 由于以上种种原因，地方政府只能不断调整遮断交通的措施，以适应社会需要。同时也应当看到，由于中外之间、中央与地方以及各地方政府间的政治利益纠葛，苦工不得不承受交通遮断带来的麻烦和损失，成了防疫的间接受害者。

　　概言之，本章从政治史视角切入清末东北防疫交通遮断的议题，反映出辛亥年间，当疫情引发一系列突发事件时，晚清政府依然具备一定的应对能力，由上而下的王朝统治系统依然行之有效。但面对前所未有的肺鼠疫，清政府显然也缺乏必要的智识，往往根据既有经验，一刀切地实施具有特定内涵的防疫措施，导致问题迭出。由此亦可看出，清政府虽采纳了以预防医学为指导的西法防疫，但各级地方官员在推行的具体过程中，依然会根据现实需要做出在地化处理，将防疫与维持地方政治安全和社会稳定结合起来。东北防疫虽具有某种程度的现代性，但遵循的依然是日常政治运作的逻辑。

---

① 《日本论禁止苦力渡满问题》，《远东报》1911 年 3 月 5 日，附张 3。

第七章　模式：地方官府的实践

清末东北鼠疫的突发，对社会的日常运行造成了巨大冲击，内外压力交织下，清政府不得不紧急应对，命东北督抚转令其下属府县均采取规范化西法防疫措施。锡良主要通过两种形式自上而下推行西法防疫：一是颁布行政命令，要求各地方官遵照西法办理防疫事务；二是惩罚违抗者，更换实施不力的地方官，从而以儆效尤，促使各地改弦更张，厉行西法防疫。其中，前者是常规行政流程，只能反映上级要求，地方官的应卯回复，难以显示其执行是否认真有效；后者则是带有审判意味的行政处罚，在双方往来电文的指责与辩护之中，反而真正呈现出地方对上级虚与委蛇、敷衍应付的生动图景。

通过行政命令强制推行的西法防疫，违反了其时国人对医学的了解与认知，绝大多数人依然对西医感到陌生，并抱持怀疑的态度，故必然面临社会的挑战。各地官府基于文化背景和社会心理考虑，并不愿意厉行西法防疫，地方官要有效落实防疫措施，而非流于形式，必须得到社会支持，与绅商、市民、乡民等进行合作与协商，对上级政策做出变通。因而，督抚与州县之间围绕采取何种方式防疫，产生了一系列政治博弈，亦反映出外生动力若不能很好地与地方情境相结合，就无法转化为地方行动的内生动力。

因此，本章尝试从地方社会的视角切入，分别探讨三种不同的防疫模式：督抚直管的奉天模式、中外协议办理的长春模式与官民合作的双城模式。其一，奉天为东三省总督衙署所在地，是东北的政治权力中心，该处防疫完全由官府主导，商会的力量受到打压。其二，长春是南满铁路的重要站点，官府作为主导力量领导防疫，商会作为辅助力量协助防疫，日俄也以中外防疫会议的形式参与防疫。其三，双城虽然距离哈尔滨只有130里，却并未得到督抚的关照，地方政府只能在有限的经费和人力支持下办理防疫，因此转而寻求与地方士绅的合作。来自哈尔滨医官的严苛检查，揭示出该地防疫合理外衣之下的真实状况。奉天作为政治中心，其疫情受到官府严密监控，最终疫毙者1686人，死亡率为1%；而长春和双城是吉林省除哈尔滨外疫情最盛的城市，分别因疫死亡5827人和4609人。① 三种模式虽无法完全概括东北防疫的全部情形，但基本涵盖了东北城市防疫的主要类型。在奉天国际鼠疫大会上，三座城市均有个案提交讨论，受到医生们的关注，足以说明其代表性。

在此基础上，本章试图进一步分析各地受不同权力中心影响而形成不同模式的规律，说明权力中心与防疫模式之间存在一种正相关关系：距离中国权力中心越近的地方，越易受官府命令控制，形成趋近于官府直管的模式；距离外国权力中心越近的地方，越易受外国人协商交涉的压力，形成趋近于协议办理的模式；在远离两种权力中心的地方，地方官员较难从上级获取足够支持，越易形成趋近于官民合作的模式。② 在此过程中，东北防疫依循"中心-边缘"自内而外弥散的逻辑，外力与内力交互作用，最终扑灭了这场来势汹汹的疫情。

一　奉天：督抚直管的西法防疫

1911年1月2日，奉天城出现了第一例鼠疫患者。此人从哈尔滨乘火车而来，病倒在街上，次日病殁于公立医院。及至6日，奉天已有3个疑似鼠疫猝毙者。为防止疫症蔓延，奉天警务局当日下令各区巡警切实调查各旅店及伙房，若发现患病者，立即报告，以便派医官前往医治。③ 8日，《盛京时报》发表时论，提出"地方官厅，若民政司、警务局等，尔时宜特发一种紧急命令，宣告人民以肺卑斯笃之业已发见，无论住户、商铺务各加意清洁，遍洒石灰及石炭酸等，以祛除秽恶，借免

---

① 《东三省疫事报告书》，李文海、夏明方、朱浒主编《中国荒政书集成》第12册，第8221页。
② 社会学者对当代社会的研究也显示出相似的状况：在资源有限的情况下，基层政府往往会根据对工作性质的界定对其进行重要程度排序，然后依据优先顺序对各项工作进行逐级资源分配，越接近中心，分配到的资源和精力也就越多，越接近边缘，分配到的资源和精力越少。随着资源分配的差序递减，基层政府的行为也从按部就班地常规化执行逐渐变为被动应付，甚至出现任务悬置。陈那波、李伟：《把"管理"带回政治——任务、资源与街道办网格化政策推行的案例比较》，《社会学研究》2020年第4期。
③ 《警局饬防时疫》，《盛京时报》1911年1月7日，第5版。

该疫之发生及传染"。①

此时哈尔滨疫情严重，锡良已然承受相当大的外交压力，又因该报为日本人之喉舌，透露出日方对奉天疫情的关注，锡良亦非常警觉，立即电请度支部支拨巨款充作奉天防疫经费，且将小西便门外新盖楼房作为验疫办事处。他还请关东都督府技师村田升清筹划预防办法，通饬各属严行遵办，并请其于1月10日在商品陈列所向巡警总局及其余各局所人员演讲，介绍鼠疫病菌状况和预防事宜。②

1月9日，在奉天民政使张元奇和交涉使韩国钧的监督与指挥下，奉天卫生医院和巡警总局会同组织成立了奉天临时防疫事务所。该所委任分省补用道张俊生为所长，候补知府朱淑薪、奉天府知府都林布、候选知县王恩诏、承德县知县忠林、外务部七品小官京庄景珂共同办理。此外，该所下设稽核部（王恩诏）、医务部（志雄贞治）、埋葬部（陆军军医副军校张用魁）、病人户口调查部（刘梦庚）、检诊部（志雄贞治）、隔离部（何铨）、消毒部（杉本浩三）、药料部（医科举人王麟书）、捕鼠部（奥地利医官魏义）、微生物实验部（王数男）等机构，并聘用了中外医生负责办理具体事务。③

1月10日，奉天临时防疫事务所颁布办事规则，明确了巡警总局与卫生医院的职责。巡警总局负责的事项有：颁发防疫规则告示；捕鼠以防传染；调查户口，检验疫病并进行健康诊断；报告疑似病例；检验尸体；管理搬运病毒污秽物品；管理戏园、会场、妓馆等场所；注意一般卫生状况；检验旅客。卫生医院负责的事项有：筹备能容纳100人或200人的临时病院；准备隔离患者接触者的隔离所；组织消毒队，准备消毒药品。④ 11日，奉天警务局也颁布巡警各分区办理防疫规则，进一步完善了基层防疫体制。由奉天警务局与卫生医院在西关车站附近设立防疫事务所、治疫医院，选派搜疫巡警挨户查报。此外，该局出示晓谕，告

---

① 《防疫之必要》，《盛京时报》1911年1月8日，第2版。
② 《锡督筹备防疫事宜之认真》，《盛京时报》1911年1月11日，第5版。
③ 《东三省疫事报告书》，李文海、夏明方、朱浒主编《中国荒政书集成》第12册，第8322页。
④ 《奉天临时防疫所办事规则》，《盛京时报》1911年1月10日，第5版。

知市民预防方法重在清洁消毒，说明巡警防疫职责，还悬赏购买老鼠。①
然而，由于缺乏防疫人员、隔离医院或其他可资利用的建筑，防疫事务
所事实上并未采取任何隔离和断绝内外交通的措施。到 12 日，奉天城已
经出现 15 名鼠疫患者，他们大多乘火车从北部而来，相继死在铁路车
站、路边、小客栈或茶馆里。②

　　直到 12 日，奉天临时防疫事务所才制定出台具体的防疫计划，将奉天
城划分为 7 个区，每区建立一个防疫组织，由两名医学毕业生或在校医学
生、负责搜查住宅的 12 名警察、负责消毒的 10 名苦力以及若干担架工组
成。奉天鼠疫患者多数是以打零工为生的底层人民，其居住场所相当拥
挤，生活条件十分恶劣。在鼠疫流行初期，多数死亡者出现在第七区，
即奉天城和中东铁路线之间的地段，那里有很多客栈和简陋的小屋。清
末整个东北鼠疫期间，奉天共计死亡 1686 人，占总人口的 10.03‰，其
中第七区死亡 540 人，占该区总人口的 46.68‰；毗邻的第五区紧随其
后，共死亡 519 人，占该区总人口的 12.95‰；第四区也是劳务市场所在
区域，共死亡 213 人，占该区总人口的 8.75‰；奉天其余 4 区死亡总数
占 4 区总人口的 2‰，还有 329 名染疫身亡者是途经此地的苦力。③ 由于
各区长警数量较少，平时本就难以遍布，自办理防疫后，人数更显不足。
锡良令巡警教练所拨出学生 100 名，分送各区帮同站岗，另由各区拨出
巡警 100 名，饬赴第五、第七区帮同办理防疫事务。④

　　奉天临时防疫事务所在奉天各城门设置警卫，禁止面带病容者通行，
并控制城内各个分区之间的交通，对大车、人力车和电车进行系统的检
查和消毒。在鼠疫中心办公室附近建立一间细菌实验室，进行细菌诊断
和研究。在城市西部建立消毒站，每日工作结束后，所有卫生防疫人员
回城前都要在此进行彻底的消毒。自 12 日起，各区开始逐户查疫，以客
栈、旅馆和茶馆为重点检查对象。由于缺少防疫人员，没有出现鼠疫患
者的区即每两天检查一次，出现鼠疫患者的区，尽可能每天检查一次。

① 《奉天省城警务局关于防疫之告示》，《盛京时报》1911 年 1 月 11 日，第 2 版；《奉天
　　警务局拟定通饬巡警各分区办理防疫规则》，《盛京时报》1911 年 1 月 11 日，第 5 版。
② 《鼠疫在奉天流行的记录》，《奉天国际鼠疫会议报告》，第 297 页。
③ 《东三省疫事报告书》，李文海、夏明方、朱浒主编《中国荒政书集成》第 12 册，第
　　8268 页。
④ 《添拨防疫巡警》，《盛京时报》1911 年 3 月 4 日，第 5 版。

若发现鼠疫患者，立即将其和所有接触者迁出，焚烧床铺和衣服，消毒并封闭房屋，严重的予以烧毁。若发现死尸，立即装入棺材，用石灰和消毒剂进行处理，然后送到专门为鼠疫患者准备的墓地，埋葬在深 7 英尺的墓穴里。

1 月 14 日，奉天临时防疫事务所正式开展工作两日后，奉天行省公署下设奉天防疫总局，由民政、交涉两司负责办理。该局是奉天防疫行政的总机关，一方面负责与吉林、黑龙江两省电商联络，协同扑灭疫情；另一方面负责监督奉天各属堵截疫线，以防蔓延。① 由此，奉天城防疫很快被纳入奉天省防疫体系，从一开始就受到官府的严密领导，防疫事务受到省级政府的指挥和监督。

防疫总局组织严密，下设医务科、文牍科、报告科、调查科、会计科、庶务科等。医务科专司医务事项，由奏调翰林院检讨王焕文、民政部主事王若宜、陆军部主事王若俨、小京官侯毓文任事；其余各科则遴委公署及各司道科员任之，大半为义务服务，不支薪水。总局设有专门研究疫病的部门，一是细菌研究室，一是防疫讲习所。防疫讲习所的前身是提法司创办的检验学习所，因该所学生已有一定的生理卫生基础，故召集其中 41 人到奉天接受为期半月的培训。日医志雄贞治、杉本浩三为该所讲师，讲授防疫上一切防检处置方法，包括搜疫法、遮断交通法、隔离法、疫病院之心得、消毒法、尸体措置法、捕鼠法和鼠疫病理。②

此时，各级官员对防疫的认识仍然停留在清洁卫生层面。14 日，锡良传见奉天各区区官，强调清洁而非隔离。15 日，民政、交涉两司传谕"防疫之法以清洁为第一之要旨，须速饬所管各巡官长警督饬商铺住户将庭除道路秽物扫除净尽，以免传染"。③ 对此，《盛京时报》发表时论，提出要扑灭鼠疫，必须以隔离为主要手段，"不隔离，则病毒飞散，势将遍及，不独同处一室以内者，将无异类，即其邻佑，亦岂有幸也"。④ 同城日本人的积极防疫，也对奉天地方政府的防疫产生了重要影响。1 月

---

① 《东三省疫事报告书》，李文海、夏明方、朱浒主编《中国荒政书集成》第 12 册，第 8322 页。

② 《东三省疫事报告书》，李文海、夏明方、朱浒主编《中国荒政书集成》第 12 册，第 8323 页。

③ 《锡督办理防疫事宜之认真》，《盛京时报》1911 年 1 月 15 日，第 5 版。

④ 《论防疫必宜隔离》，《盛京时报》1911 年 1 月 17 日，第 2 版。

11 日，疫情甫经发现，奉天日租界就选举防疫委员，成立防疫会，下设验病部、验菌部、捕鼠部、隔离部、病室部、消毒部等，由各委员负责管理。次日，防疫会在大西关奉天俱乐部开始办公。① 1 月 21 日，日本大连防疫总局移至奉天。25 日，佐藤友熊总长、村田升清技师以及委员 15 名等抵达奉天。次日，该局开始在铁路租界内日警务署办理防疫事务。② 此后，锡良不得不时常与日本防疫机构打交道，奉天官方亦不得不遵循西法防疫模式，采取以检疫、隔离、阻断交通和消毒为主的防疫措施。

从 1 月 15 日开始，奉天的死亡率明显增长，每天都有许多苦力死亡，大部分客栈遭受疫病传染。③ 18 日，锡良谕饬奉天府孟宪彝与卫生医院院长，会同外务部派来的医员"妥议设局检察、施疗、防范各项办法"，各项防疫措施此时才真正得到落实。④ 民政司与交涉司晓谕民众，"倘有患染各项病症者，速赴局区报明，以便送入医院诊治，倘如隐匿，一被查出，即行惩罚"。⑤ 奉天警务局局长则令各区择宽敞官房设立隔离医院，收治染疫住户。⑥ 防疫总局下令，对疫死者所居房屋及所用器皿、寝具进行严格消毒甚至焚毁。防疫事务所总办张俊生令该所医员配制驱疫消毒熏药，发给各区熏烧驱疫。⑦ 消毒用料主要为石灰，因此自鼠疫发生后，奉天石灰销路畅旺，不久后各灰铺存货即售罄，每天需从南灰窑购买数十车进城。⑧ 防疫总局要求警务局命消防会与第五区署一道，用火烧毁小西关西城根马家馆、宝兴园一带因染疫死亡查封的 13 家房屋，每间房屋由官府给价 20 元。⑨

若要真正落实西法防疫，必须有可供隔离和治疗的场所。奉天城前后开办了 5 处隔离所：1910 年 12 月 28 日设立可容纳 60 人的南关隔离所，1911 年 1 月 24 日设立可容纳 150 人的西关隔离所，1 月 25 日设立可容纳 51 人的小东关隔离所，2 月 4 日设立可容纳 60 人的北关隔离所，

① 《汇志防疫事宜种种》，《盛京时报》1911 年 1 月 13 日，第 5 版。
② 《大连防疫总局移设于奉天》，《盛京时报》1911 年 1 月 27 日，第 5 版。
③ 《鼠疫在奉天流行的记录》，《奉天国际鼠疫会议报告》，第 299 页。
④ 《谕饬会议防疫方法》，《盛京时报》1911 年 1 月 19 日，第 5 版。
⑤ 《交涉、民政二司防疫之示谕》，《盛京时报》1911 年 1 月 19 日，第 5 版。
⑥ 《饬各区设立隔离医院》，《盛京时报》1911 年 1 月 19 日，第 5 版。
⑦ 《分发防疫熏药》，《盛京时报》1911 年 1 月 28 日，第 5 版。
⑧ 《石灰销路因防疫颇形畅旺》，《盛京时报》1911 年 2 月 26 日，第 5 版。
⑨ 《烧毁染疫之房屋》，《盛京时报》1911 年 1 月 19 日，第 5 版。

2月14日设立可容纳180人的东关隔离所。[①] 患疫家属及同房共居者须隔离7日，诊断无病后方能出所。所有被隔离者一律不准携带行李，由官方负责提供寝具、伙食。被隔离者先由消毒员司监督，施行身体、衣服消毒，然后进入隔离宿室。隔离期间所用衣物、餐具等类，也须进行消毒方可再次使用。被隔离者每日接受隔离医官诊断两次，若有任何疾病症状，立即送入只可容纳一人的休养室。若有发热现象，则将其材料送至微生物实验部检验，如确定是鼠疫，则直接送入避病院，患者的住宿室须严格消毒。[②]

　　奉天的隔离场所条件恶劣，死亡率较高，实际状况非常糟糕，为时人所诟病。1月14日，478名苦力乘坐火车从奉天前往山海关，被送回奉天城，但当时城内隔离所无法容纳，他们只能被安置在铁路车站附近的客栈，由巡警警戒防止其逃跑。这里的房屋低矮、阴暗、肮脏，根本不符合隔离条件。苦力中有一人忽然染疫，被立即运至奉天卫生医院调养，负责监视该处的巡警加强了警戒，"将所有枪支一律装弹，若有敢图潜脱者，当即击毙，以杜后患"。[③] 至24日，该处收容的400名苦力已有100余名染疫毙命，除留下40余名患疫者外，释放115名健康无恙者，其余疑似患者分送村落隔离所收容。[④] 时论对隔离所糟糕的环境记载道："房屋空敞，并无暖炉，一切病人悉卧于地，铺以石灰，原有衣服被褥概不准用，以防毒患。况又饮食不足，雇用夫役亦不留意扶持。故由关运回之行客，因苦生愁，因愁生病，又不认真施治，仅以药水淋洒。医官怕染，永不往视。近日死亡相继，厥状甚惨。"[⑤] 到了3月初，奉天民政使张元奇在添设健康隔离所时，也认为其存在风险："将收容之人同居一处，恐无病者反致传染。"[⑥]

　　其时，奉天城内缺乏合适的地方设立医院。1月13日，锡良打算在大西边门外选择空地修筑医院，[⑦] 但由于天气酷寒，难以施工建造正式

---

① 《奉天防疫事务所规定隔离所章程（续）》，《盛京时报》1911年2月21日，第3版。

② 《奉天防疫事务所规定隔离所章程》，《盛京时报》1911年2月16日，第5版。

③ 《隔离所之戒严》，《盛京时报》1911年1月19日，第5版。

④ 《被隔离苦工之现状》，《盛京时报》1911年1月27日，第5版。

⑤ 《防疫所果有缺点欤》，《盛京时报》1911年1月26日，第5版。

⑥ 《添设健康隔离所》，《盛京时报》1911年3月3日，第5版。

⑦ 《汇志防疫事宜种种》，《盛京时报》1911年1月13日，第5版。

建筑，只能搭建临时疫病院，同时征用地方房屋。① 建设期间，官府在城西临时征用了一家小客栈作为鼠疫防治医院，后来又征用了第七区的山西庙准备投入使用，但因房间太小、光线太暗，只好放弃。2月8日，临时疫病院开始检诊和治疗鼠疫患者及疑似鼠疫患者。院内设有办公室3间，医官室2间，药库室3间，微生物室3间，预诊室2间，浴室、消毒更衣室共8间，男女轻病室8间（平常可容男女24人，非常之时可容男女32人），男女重病室12间（平常可容39人，非常之时可容52人），男女疑似病室7间（平常可容21人，非常之时可容28人），看护室3间，司药宿舍1间，女看护室5间，回复室2间，消毒夫役宿舍2间，夫役病室1间，死尸室3间，焚烧秽物室1间，杂具库2间，学生宿舍2间，饭厅2间，厨房2间，医官夫役宿舍2间，病人厕所2间，共78间。②

　　该院病室统分男女两种，又细分为疑似病室、轻症病室、重症病室和回复室4种。疑似病室收容诊断有鼠疫症状、尚未经显微镜检查而入院者，若经显微镜检查后确有鼠疫病菌者，移入轻症或重症病室，无鼠疫病菌者则退院。回复室收容治疗渐愈者。患者的食物必须单独准备，其所用食器必须经煮沸消毒，方可再用。该院设有微生物实验室，专门进行微生物实验、细菌学实验，结果须报告医务部。病者死后速移到死尸室，根据消毒规定，由病院埋葬队埋葬。对死者使用过的被褥及其他病毒污染之什物进行消毒，难以消毒者用火烧毁。③

　　临时医院执行严格的消毒措施。病室医官、看病人、夫役及其他接触病人或病毒者均备有特别卫生作业服，包括覆面遮眼布、眼镜、及膝皮制长靴等，出入时必须到职员消毒所进行完全消毒，并时常用1：1000之氯化汞清洗双手、头部、面部、鼻孔和耳朵等，用1：20之氯化汞清洗避病衣。病室地床等处常洒1：20之石炭酸溶液，痰壶内常注1：20之石炭酸溶液，消毒所用1：5000的氯化汞消毒，浴室用1：1000的氯化汞消毒。④

　　此时，奉天省城防疫事务所已经认识到："防疫之道甚于防川，仅恃

---

① 《鼠疫在奉天流行的记录》，《奉天国际鼠疫会议报告》，第298页。
② 《临时疫病院章程》，《盛京时报》1911年2月15日，第3版。
③ 《临时疫病院章程》，《盛京时报》1911年2月15日，第3版。
④ 《临时疫病院章程》，《盛京时报》1911年2月15日，第3版。

搜疫、隔离、消毒方法，虽可收效于事后，而思患预防仍以截断疫线，不使蔓延，始为完全办法。"故该所在城内八关设立了检疫分所，每所设检疫委员 2 名、巡警排长 1 名、兵士 10 名，由该地方区巡官轮派。1 月 27 日起，奉天城内各官署停止办公 10 日，停止市内交通。① 30 日起，检疫委员督饬杂役，指挥巡警，会同排长、兵士办理检疫事务，亲自检查出入行人及车辆，决定是否准许其通行；巡警指定出入行人及车辆的官定路线；陆军兵士分别站立在瓮城左右两门与正门中间，协助查察行人及车辆；杂役向瓮城左右出入行人及车辆洒布药水。行人及车辆分左右出入，方便检查，遇有病人则交附近巡警区所送请医官诊视，载病人之车用药水消毒。头面污垢带有病容者及污秽之车辆，纸屑、破棉絮及褴褛衣物等物件，腐败不洁之菜蔬鱼肉等食物，一概不许进城。来自鼠疫流行地的货物，必须用药水消毒。② 该检疫所开办后，"各界人等暨外国官商，尚能遵守候验，毫无阻碍"。③

除上述措施外，奉天防疫机构还非常注重维持街道清洁、屠宰场清洁以及收买老鼠、印制医书和宣讲教育等事务。防疫事务所认为"当以清洁为第一之要务"，饬各区每日雇大车数十辆，将大街小巷积雪秽物一律拉运净尽，先后花去 3 万余元。④ 2 月初，警务局命令屠宰场"凡宰杀猪牛者每日须消毒一次，并着白色衣服，以资防卫。猪牛之五脏亦须在场收拾洁净，另造装盛板箱、肉脏储箱不准暴露，以重清洁而防时疫"。⑤ 2 月 28 日，奉天提高了收购老鼠的价格，每只由铜子 7 枚改为洋 2 角。⑥ 此后，每日收买的老鼠数量增至 100 只以上。⑦ 为对民众进行相关知识教育，奉天地方政府采用了如下几种办法：指派一些有文化的市民到城市各个角落进行宣讲；四处张贴布告，用通俗语言解释这次鼠疫的性质以及防疫措施，敦促百姓报告鼠疫信息、协助政府开展工作；由医务人员

---

① 《各衙署停止办公》，《盛京时报》1911 年 1 月 27 日，第 5 版。
② 《奉天省城防疫事务所修改八关检疫分所暂行规则》，《盛京时报》1911 年 2 月 14 日，第 3 版。
③ 《关于防疫之公牍》，《盛京时报》1911 年 2 月 15 日，第 3 版。
④ 《拉运积雪之巨款》，《盛京时报》1911 年 3 月 4 日，第 5 版。
⑤ 《取缔屠宰》，《盛京时报》1911 年 2 月 9 日，第 5 版。
⑥ 《老鼠之价值》，《盛京时报》1911 年 2 月 28 日，第 5 版。
⑦ 《警区收鼠日多》，《盛京时报》1911 年 3 月 10 日，第 5 版。

借助显微镜示范向民众宣讲；① 将外务部所咨送英人德来格著《鼠疫论》印制 300 本，"分散各局所、学堂、工场、会社及明白事理之住户、店商，以资遵循而免传染"。②

奉天防疫虽然主要由奉天省公署主办，但为弥补不足之处，亦联合社会各界成立防疫会，"赖绅民同心协虑补助官力之所穷"。③ 1 月 18 日，民政使张元奇和交涉使韩国钧提倡设立防疫会，邀集士绅筹商防疫方法。④ 20 日，奉天防疫会成立，"以预防瘟疫传染及研究实行清洁疗治之方法为宗旨"，广邀学界、商会、自治会、农务会诸团体及其他有志于防疫人士参加。根据防疫会章程，该会与防疫总局及巡警局"联络一气，以互相协助"，但其实际作用仅为协同搜疫巡警调查疫症，就防疫事项向防疫总局及巡警局提供参考意见，难以支持民间的不同主张。⑤

奉天当局厉行西法防疫，采取隔离和遮断交通措施，严格禁止苦力从东北北部乘坐火车南下，种种严苛措施如搜查住宅、迁出所有染疫疑似者，亦激起了市民的强烈反感，尤以商人群体反对为甚。主事官员对此心知肚明，但仍认为"防疫行政非赖官府强制之力，则民间不易服从。然风气未开，大半以生命为儿戏，迷信鬼神，托诸命运，或畏警察之检视，而讳疾不言，或安污浊之习惯，而以身殉死，或奸人煽惑、播散谣言，或搜索太严，致生反抗，至以卫民之良法，疑为贼民之苛政"。⑥ 防疫会成立之重要目的，即是发动社会力量、劝导市民配合卫生行政，但实际效果显然有限。商人相信他们能够改进官方的做法，于是募集金钱，建立起自己的隔离医院，任用中医管理。此举造成了严重后果，两个星期之内，商会开办的隔离医院有 160 人死亡，此外还有 4 名医生染疫身亡。2 月 20 日，政府关闭了商人开办的隔离医院，⑦ 但官民之间围绕防疫措施推行产生的敌对情绪并未因此减轻，双方继续进行着博弈。

总体而言，奉天地方政府遵循西法抗击鼠疫的举措很快发挥了作用，

---

① 《鼠疫在奉天流行的记录》，《奉天国际鼠疫会议报告》，第 299 页。
② 《分送〈鼠疫论〉以免传染》，《盛京时报》1911 年 1 月 12 日，第 5 版。
③ 《民政司张贞午司使亲临防疫会演说词》，《盛京时报》1911 年 1 月 20 日，第 3 版。
④ 《奉天防疫会开会》，《盛京时报》1911 年 1 月 18 日，第 5 版。
⑤ 《奉天防疫会草章》，《盛京时报》1911 年 1 月 20 日，第 3 版。
⑥ 《民政司张贞午司使亲临防疫会演说词》，《盛京时报》1911 年 1 月 20 日，第 3 版。
⑦ 《鼠疫在奉天流行的记录》，《奉天国际鼠疫会议报告》，第 300 页。

奉天城的人口死亡率迅速降低。在 2 月的最后一个星期，奉天每日平均死亡人数减少到 33 人。3 月的 4 个星期里，每周的日平均死亡人数分别为 26 人、14 人、7 人、2 人。① 4 月 9 日，民政司将防疫事务所裁撤，将所有防疫事务归并警务局办理，奉天城取消隔离，恢复交通。② 关东都督府防疫本部办公处决定于 20 日从奉天警务署撤回旅顺。③

二　长春：协议办理的西法防疫

自哈尔滨出现疫情，长春即急筹防疫之策，杜其传染之渐。1910 年 11 月 20 日，长春巡警局局长札饬各区长警，传令各商民扫除门前街心所有积土积冰，清扫院内和室内，并出示晓谕，要求商民注重卫生。④ 11 月底，长春道台札饬府署，转饬医学研究所医生详细研究防疫方法。⑤ 12 月 4 日，长春知府何子璋因哈埠、库伦一带瘟疫流行，组织长春地方各种社会力量⑥成立防疫会，与日、俄医官联合研究防疫方法，讨论防疫相关事务，为警察局提供建议，而具体防疫各职"终则以医官会同各区警察担任之"，防疫会本身并不执行防疫事项。⑦ 12 月 13 日，防疫会对成立之初颁布的简章进行了修订和细化，根据章程，该会"以预筹查验治疗各种方法，而保全生理为宗旨"。⑧ 1911 年 1 月，长春地方官与绅商筹定办法，在官医院内附设养病所、检疫所和防疫会，并拟定防疫章程、添聘医生，由官府派检查员 30 名逐日按户检查，要求患疫症者速赴官医院就医，"倘敢隐匿不可报治，一经查出或被举发，定必照章议罚，决不宽宥"。⑨

---

① 《鼠疫在奉天流行的记录》，《奉天国际鼠疫会议报告》，第 301 页。
② 《防疫所归并之预备》《断绝交通令之撤销》，《盛京时报》1911 年 4 月 9 日，第 5 版。
③ 《日本防疫本部定期撤回旅顺》，《盛京时报》1911 年 4 月 16 日，第 5 版。
④ 《警务局防御时疫》，《盛京时报》1910 年 11 月 20 日，第 5 版。
⑤ 《道宪注意传染病》，《盛京时报》1910 年 11 月 29 日，第 5 版。
⑥ 包括"道署一员、府署一员、开埠一员、吉长铁路公司一员、巡警总局一员、商埠巡警公所一员、商务会一员、府经历一员、自治公所一所、劝学所一员、报馆一员、医官二员"。
⑦ 《（长春）防疫会简章》，《盛京时报》1910 年 12 月 4 日，第 5 版。
⑧ 《（长春）议定防疫会之简章》，《盛京时报》1910 年 12 月 13 日，第 5 版。
⑨ 《防疫示谕照录》，《盛京时报》1911 年 1 月 11 日，第 5 版。

　　起初对于长春设立防疫会的举动，时论予以高度评价，认为吉林西南路分巡兵备道李澍恩、长春知府何子璋及当地绅董"与日俄两站之防疫分道并驰，既无混合之嫌，亦无干涉之累，数日内立见成效，死亡日少，民气渐苏，故长春防疫主权独有完全之荣幸"。① 然而，该会后续办理不善，屡为各国所干涉，李澍恩自吉林巡抚处禀请 2 万吊作为防疫会经费于 1 月 2 日回署布置工作，又拟 10 日晚乘车赴奉禀见督宪，请示办法。② 由于长春缺乏医务人员，官医院下设的防疫会仅有医官 1 名，日夜忙碌，仍顾此失彼，官绅会商"拟添聘医官数员，以期一律施治"。③

　　1 月 7 日，长春疫症渐有蔓延之势，数人感染鼠疫，中日双方开始合力从事防疫工作。④ 随着疫死者渐至百名之多，日本一般民户人心惶惶，正金、三井及其他公司的工作人员全部搬至头道沟大和屋居住。⑤ 15 日，为防止鼠疫蔓延，满铁由长春南往之火车，一律禁止苦工搭乘。⑥ 22 日，日本租界警署发布命令，无紧急事件不准日人进入长春城，租界内的日本料理店关门歇业，饭馆不准长春城内居民就食。⑦

　　长春防疫不力引起各方不满，第二隔离所的苦力陆续毙命，14 名被隔离者因此潜行逃脱，"其流毒之所播，实甚于放虎于市"，激起公愤。⑧ 为此，商会总协理与商董等商议设立防疫院，聘请中外医员妥为防疫。此外，各街选派商董若干人，每日随时按户调查，若发现染疫者，立即抬送防疫院医治，以免鼠疫蔓延。⑨ 1 月 11 日，李澍恩招设检疫队 50人，查验各城关有无染症者，又札饬各区每区选巡警 6 名，专门查验城内各处。⑩ 次日，长春巡警局刊印数万张防疫预戒令四处张贴，以便商民周知。⑪ 1 月 15 日，官府添派"队官一员，队长一员，一等探访员二

① 《防疫主权之荣幸》，《长春公报》1911 年 1 月 24 日，第 5 版。
② 《李道又拟赴奉之原因》，《盛京时报》1911 年 1 月 13 日，第 5 版。
③ 《防疫会添聘医官》，《盛京时报》1911 年 1 月 15 日，第 5 版。
④ 《鼠疫日见蔓延》，《盛京时报》1911 年 1 月 7 日，第 5 版。
⑤ 《日人畏疫迁居》，《盛京时报》1911 年 1 月 21 日，第 5 版。
⑥ 《亟宜禁止苦工徒步南下》，《盛京时报》1911 年 1 月 20 日，第 5 版。
⑦ 《日警署防疫之命令》，《长春公报》1911 年 1 月 22 日，第 5 版。
⑧ 《收容之苦力屡屡脱逃》，《盛京时报》1911 年 1 月 19 日，第 5 版。
⑨ 《商会拟设医院》，《盛京时报》1911 年 1 月 17 日，第 5 版。
⑩ 《招设检验疫症队》，《盛京时报》1911 年 1 月 11 日，第 5 版。
⑪ 《刊发防疫预戒令》，《吉长日报》1911 年 1 月 12 日，第 2 张第 13 版。

员、二等四员、三等八员，备补四员，书记一员"挨户详查，凡染疫者立即送医院施治。① 长春绅商洞明利害，各举代表逐日到局会议防务，在城外西南老虎沟地方设置掩埋义地，又设卫生清道处，多雇大车民夫，清洁城内外积秽。此外，在乡间十里铺、二十五里铺、十五里铺、碑子沟四处各设贫民留养所。1 月 18 日，留养所贫民共 1097 人，到 29 日，经医官验明无病放行者共 927 人，死者 146 人。② 在要道烧锅店、太平山、炮坛窝堡三处，赴奉大道十里铺一处，各设验疫所。即使隆冬地冻挖地甚难，亦饬令一切新旧棺柩，不论疫死病死冻饿死者，克日全埋。③

但是，长春防疫依然存在种种弊端。如掩埋队、消毒队概归防疫局管辖，各区巡警长官无权直接指挥，巡警遇到染疫人家，必须报知防疫局，由该局指挥办理，其中周折既多，往往援救不及。正如时论所言："中国种种善举一经官办，往往拘循成例，致滋流弊。"④ 直至 1 月 28 日后，李澍恩方修改此项规则，规定巡警一旦发现染疫者，可由区官自行指挥掩埋、消毒各队直接扑救。

长春作为铁路枢纽，其防疫状况自始至终颇受重视，为防止疫情沿铁路蔓延，锡良要求长春在铁路车站施行留验 7 日方能放行的措施，但长春疫情依然外溢到吉林省城，有 7 名来自长春的苦力染疫而亡，故后者断绝了与长春的交通往来。检疫所移设二道岭子要道，租定可容千人的客店 7 家，并在西关外民居空旷处租用宽大庙宇作为诊疫所。从长春前往省城的中外商民，一律留验 5 日，无病始准入城。邮政信件一并熏洗、消毒。19 日，省城派医警在栈房、旅店强制查验有无染疫之人。⑤

同时，锡良"以日人占用地毗连商埠，必协商日官，彼此严重防遏，始克急遽奏效"，要求李澍恩注意与日本协商防疫。⑥ 1 月 8 日，李澍恩在会见满铁总裁中村是公与日本领事松原一雄时，提出"（满铁）附属地内彼此合作防疫，附属地外由中方单独负责"，后亲赴奉天面谒锡良请

① 《防疫会添派查疫人员》，《盛京时报》1911 年 1 月 15 日，第 5 版。
② 《长春孟道来电》（1911 年 2 月 10 日），近史所档案馆藏锡良档，甲 374-15。
③ 《长春李道、黄道来电》（1911 年 1 月 28 日），近史所档案馆藏锡良档，甲 374-15。
④ 《关心民命》，《长春公报》1911 年 1 月 28 日，第 3 版。
⑤ 《郑司使来电》（1911 年 1 月 22 日），近史所档案馆藏锡良档，甲 374-15。
⑥ 《饬长春李道电》（1911 年 1 月 6 日），中国社会科学院近代史研究所编《近代史所藏清代名人稿本抄本》第 3 辑第 31 册，大象出版社，2017，第 435 页。

示机宜，并请另派专员驻长办理，于 11 日返回长春。① 然而在 12 日，奉天领事小池张造便致函锡良，拒绝清政府参与满铁附属地内的防疫事务，反以满铁附属地接壤各州县的防疫措施存在不足为借口，请锡良命令铁路沿线各处官员"与日本方面合作执行充分的防疫措施，以实现防疫目的"，并且威胁"如果沿线各地的贵国官员的防疫措施不合格，那么在不得已情况下，我方将采取自认为必要的防疫手段"。② 同日，中村是公向奉天交涉使韩国钧提出，满铁附属地接壤地区的防疫情况关涉附属地的安全，"出于人道主义目的，目前不应拘泥于国别如何……只有采取统一的行动才能达到防疫效果，因此必须建立强有力的中日合作组织"。③ 1 月 27 日，何子璋与日领松原一雄及满铁理事久保田政周共同议定了两国协议人员：中方代表包括李澍恩、何子璋以及长春府稽察长、长春巡警总局局长金其相，商埠巡警公所所长汪虎，道署外交科科长赵宗卿等；日方代表包括警务署警视田中宇一郎、居留民会评议员柏原孝久和前田丰三郎等。于是，长春防疫正式确立中日协作的方式，"除研究办法、联络感情外，我之主权自在，原无毫末之损失，外人不得干涉我也"。④

　　1 月 18 日，钟宝逊出任长春防疫医官，指挥 10 名医生进行防疫，并发布公告宣传鼠疫的严重性，号召人民服从隔离和消毒。21 日，将长春划为 7 个区，城乡 5 个区，商埠 2 个区，各派医官随带救急、消毒、掩埋各队分别办理，令十家长⑤帮同检查，并会同各区巡警以资联络。此时，长春城内外留养所收留贫民已达 2000 人，"均住热炕，食高粮米饭"，留验 7 日后，无病者发资遣散，死者从速掩埋。⑥ 但是，其时长春居民大多不信任西医，中医带头反对隔离、消毒的措施。李澍恩认为"西医防而不治，绅民啧有烦言"，而中医却有治愈鼠疫者，因此添用中

---

① 《李观察回长》，《吉长日报》1911 年 1 月 17 日，第 2 张第 11 版。
② 『満洲ニ於ケル「ペスト」一件/一般的防疫施設』、JACAR（アジア歴史資料センター）、Ref. B12082376500。
③ 『満洲ニ於ケル「ペスト」病勢及予防措置報告　第四ノ甲巻』、JACAR（アジア歴史資料センター）、Ref. B12082376500。
④ 《清日协议防疫纪闻》，《长春公报》1911 年 1 月 28 日，第 3 版。
⑤ 长春防疫过程中执行的一种制度，即"十家举一长稽查，该管十家有无病人，会同各区巡警、区官，添派卫生委员稽查员，以佐治各防疫分局"。《长春李道、黄道来电》（1911 年 1 月 28 日），近史所档案馆藏锡良档，甲 374-15。
⑥ 《长春李道来电》（1911 年 1 月 21 日），近史所档案馆藏锡良档，甲 374-15。

医分别诊治。① 长春府城议事会成立自治施医处，以方药、针法两门应症施医，并预备救急药品按症施药。② 为避免中医给防疫实施带来更多障碍，钟宝逊勉强同意中医建立并独立管理一家鼠疫医院，然而该医院仅运行 7 天，就有 9 名医生感染鼠疫死去。此次事故给长春市民敲响了警钟，使他们意识到鼠疫的危险性和预防的必要性，开始接受西法防疫。③

长春防疫不力的消息引起锡良的注意。1 月 26 日，锡良拟将试署吉林西南路分巡兵备道李澍恩撤任，改派孟宪彝署理，陈昭常电复同意，请锡良挈衔会委孟宪彝前往接署，再由吉省循例补札。④ 2 月 1 日，朝廷批准锡良电奏，将李澍恩撤销试署，着准孟宪彝暂行署理，但命李澍恩"仍留长春帮办防疫事宜，以观后效，不得置身事外"。⑤ 李澍恩得知自己将被革职，"传谕巡警总局将长春城内小本经营及伙房间居人等，限于 27 日尽驱逐，相距城 10 里之外"，导致长春城内一时间群情激愤，几有暴动之势。何子璋闻此，急召绅商向李澍恩陈明利害，方停止驱逐之令，人心始安。⑥ 锡良引用查疫员的报告，展现了当时长春防疫的真实情况：

> 现选据查疫员呈报长春办疫情形，殊甚痛恨。李道深居简出，在差人员畏疫如虎，并未躬亲防检，民人不死于疫而死于冻者实居多数。北门外病院房屋四层，前三层住号房办事人、看护人，整齐温暖。后层重病室，人已死尽，轻病室无火，令人寒颤，破烂衣被，狼藉内外，无人看护，仅有两病人奄奄一息。又分设居留所四处，惟碑子沟十五里两处，各住五六十人，屋尚温暖，其

---

① 《长春李道来电》（1911 年 1 月 21 日），近史所档案馆藏锡良档，甲 374-15。

② 《自治施医处公启》，《长春公报》1911 年 1 月 27 日，第 5 版。

③ 钟宝逊：《鼠疫在长春的流行》，《奉天国际鼠疫会议报告》，第 311 页。

④ 《陈简帅来电》（1911 年 1 月 27 日），近史所档案馆藏锡良档，甲 374-15。

⑤ 《饬长春孟道、黄道、李道电》（1911 年 2 月 1 日），近史所档案馆藏锡良档，甲 374-15。疫情结束后，锡良为留办防疫的李澍恩请旨开复暂销试署，留在吉林，"遇有相当之缺，酌量补署"。《东三省总督锡良为防疫不力革职官员奉恩开复事片》（1911 年 4 月 10 日），中国第一历史档案馆：《清末东北地区爆发鼠疫史料（下）》，《历史档案》2005 年第 2 期。

⑥ 《何太守能消暴动于顷刻》，《泰东日报》1911 年 3 月 8 日，第 5 版。

十里铺一处住四百余人，屋小人多，多炕上下皆满，无炉火、炕火，寒冷难忍，亦无医药、无茶水，日有死者。又二十五铺一处，住二百余人，东屋与厨灶连尚温暖，西屋与十里铺相等，有医无药，亦日有死者。现后院有卧尸两具，小屋内死尸一具。以上各处均未施用销毒药物。又南门外陈尸十数具，多日未埋。该门外数里及东门外河沿各有死尸一具，尤可异者。哈埠及南满来人除散去外，尚几千人，十八等日驱赴十五里铺及碑子沟分住，乃竟陆续逃去。李道派队四截，所得无几。近拟募苦工五百名，以弥缝此事。此情形不胜枚举。①

对于锡良的批评，李澍恩辩解道：积尸并非都是染疫而亡，多为冻死的乞丐，此在长春每年冬间不下 300 人，而乞丐问题向来归长春官府管理，乞丐死后由检察厅验埋。此次乞丐冻死人数较多，虽不全因疫毙，但"易启外人口舌"，其虽已催促检察厅前往验埋，但该厅一再迁延，自己又不敢过分干涉，唯有令巡警将尸身抬往义地深埋。② 锡良回复道，栖流所办理不善，固应设法整顿，但"路毙无刑事关系者本不庸检察，相验积尸在路，使外人目为野蛮，行政官不能辞责"。③

同时，锡良和李澍恩还就尸体的处理问题展开了讨论。李澍恩表示"地冻难挖，而所挖之坑非七尺深不可，加以疫气流行，人人自危，掩埋队尤难招募"，"惟有多用柴火烧融，从速挖坑深埋而已"。④ 但锡良认为"焚尸骇俗，恐疫死多隐匿，即婉告日领"。⑤ 1 月 29 日，随着疫尸堆积问题渐趋恶化，锡良不得不同意火化，"郭司使电报称伍医意主焚化，敝处现准，外部电已允照办，事出万不得已，只可准行"。⑥ 31 日，孟宪彝报告称，长春未葬尸身不过数十具，正日夜赶工制棺、挖坑，争取数日内埋竣，可以暂时不用火葬。⑦ 然而，长春疫气正炽，从 2 月 1 日至 12

---

① 《致陈简帅电》（1911 年 1 月 26 日），近史所档案馆藏锡良档，甲 374-15。
② 《长春李道来电》（1911 年 1 月 27 日），近史所档案馆藏锡良档，甲 374-15。
③ 《饬长春李守电》（1911 年 1 月 27 日），近史所档案馆藏锡良档，甲 374-15。
④ 《长春李道来电》（1911 年 1 月 27 日），近史所档案馆藏锡良档，甲 374-15。
⑤ 《饬长春李守电》（1911 年 1 月 27 日），近史所档案馆藏锡良档，甲 374-15。
⑥ 《致陈简帅电》（1911 年 1 月 29 日），近史所档案馆藏锡良档，甲 374-15。
⑦ 《长春孟道来电》（1911 年 1 月 31 日），近史所档案馆藏锡良档，甲 374-15。

日之间刨坑工人染疫死亡 40 余人，致使"虽多给工价，无敢前来"，官府不得已采用火葬。

为稳妥起见，官府先晓谕居民，召集绅商会议，后者"均表同情"，外人亦极力赞成。因此，孟宪彝决定将未葬尸棺 700 余具，以及四乡疫毙无名未埋尸躯 500 余具，共计 1200 余具，全部运赴离城较远的老虎沟。2 月 9 日午后，孟宪彝等亲自到场监视，仿照哈尔滨火化办法，分挖九坑，将尸棺逐层用木柴等物铺垫，灌以火油焚化，撒用芝麻以去疹气。① 12 日，在老虎沟地方进行第二次火葬，焚烧运集城关的染疫死棺和四乡无主棺木尸躯共 500 具。② 2 月 19 日，老虎沟再次焚化长春城乡疫毙尸棺 390 余具，以及各处搜集尸身、未埋无主棺木共 800 余具。③

日本人对于火葬疫毙尸棺的事务非常积极，并参与长春火葬场的设计与建造。2 月 8 日，满铁细野喜市带领工程师平泽怡平拜访孟宪彝，向其展示火葬场图纸。④ 14 日，孟宪彝正式委托细野喜市和平泽怡平建造火葬场。⑤ 19 日，该火葬场竣工投入使用，所有疫死者一律运送该场进行焚烧。⑥ 截至 4 月 2 日，长春共计火化疫尸 4643 具，深埋疫尸 1165 具，烧去房屋 21 间。⑦

孟宪彝出任长春道台后，将防疫会改为官商合办，并颁发防疫章程。2 月 13 日，锡良电令孟宪彝断绝长春城内外交通，"仿照分区诊察办法"，⑧ 将城市和四郊分为 7 区，每区设防疫分所 1 处，由 1 名接受过西方医学教育的医生负责，并委派检查员数名，协同当地警察每日挨户认真检验有无疫病，报告死亡和卫生情况；⑨ 每区各带掩埋队、消毒队，严格实行消毒措施；一旦确定某地发生鼠疫，马上切断该处与外界的交通，对毗邻的街道、房屋和院落进行彻底消毒，将患者与健康者隔离开

① 《长春孟道等来电》（1911 年 2 月 11 日），近史所档案馆藏锡良档，甲 374-15。
② 《长春孟道等来电》（1911 年 2 月 13 日），近史所档案馆藏锡良档，甲 374-15。
③ 《长春孟道等来电》（1911 年 2 月 19 日），近史所档案馆藏锡良档，甲 374-15。
④ 彭国忠整理《孟宪彝日记》（上），凤凰出版社，2016，第 6 页。
⑤ 彭国忠整理《孟宪彝日记》（上），第 9 页。
⑥ 《火葬场工程告竣》，《盛京时报》1911 年 2 月 19 日，第 5 版。
⑦ 《长春孟道、黄道来电》（1911 年 4 月 2 日），近史所档案馆藏锡良档，甲 374-15。
⑧ 《饬长春孟道电》（1911 年 2 月 13 日），近史所档案馆藏锡良档，甲 374-15。
⑨ 《新道防疫之政策汇志》，《长春公报》1911 年 2 月 11 日，第 5 版。

来，防止疫情传播；① 并禁止把死尸抛置街道，消灭野狗和捕捉老鼠。14日，长春官绅商学警各界举行会议，决定仿照日俄办法设立隔离病院，在双桥以西巡警教练所附近地方租赁民房，收留染疫者及其家属。② 至 3 月25 日，长春共设立城关商埠疫症院、疑似病院及俄站二道沟医院三所隔离病院，聘用西医官 7 人、新医 1 人。③

在消毒方面，何子璋也在办理防疫过程中总结了经验办法，即将门窗紧闭，箱笼打开，硫黄熏数小时，继用石炭酸遍洒全屋，院中多铺石灰。何子璋认为其消毒得法之后，长春不死一人，便电请锡良推广。④ 锡良则认为，挨户消毒办法甚佳，庶可遍及，但硫黄熏蒸效力不甚可靠，不如用 1000 倍氯化汞或 20 倍石炭酸溶液喷雾法，或福尔马林熏蒸法。⑤

长春疫情渐成燎原之势，非遮断交通万难收效，故孟宪彝决定从 2 月18 日起断绝城内外交通，在城壁另开设进出路二道，由巡警 200 名严行监视，除携有免票者外，无论中外人士一律禁止通行。⑥ 同时，孟宪彝也与日租界防疫委员会同协定中外间往来章程，确定断绝府城和村屯之间的交通，日本官民来往长春城，必须经过验疫所指定的道路，携带中国官宪给付的免票，经验疫所验明方可通行。此外，各村庄装载原豆及其他杂粮的大车，若不经府城则可直接进入日租界，若经府城则须经验疫所指定的道路进入日租界。⑦ 长春地方官还电令淮军派拨马步队，在长春以南与奉天交界处查禁北来行人。⑧

由于孟宪彝接任长春道台后未能有效控制疫情，"竟将一切防疫布置悉予以野蛮自由，任使黑疫猖獗蔓延，至不可收拾，先则每日不过死十余人者，而今骤增至百数十人"，⑨ 引发了日本人的关注。据日本报纸

① 钟宝逊：《鼠疫在长春的流行》，《奉天国际鼠疫会议报告》，第 310—312 页。
② 《设隔离病院》，《盛京时报》1911 年 2 月 14 日，第 5 版。
③ 《长春孟道来电》（1911 年 3 月 25 日），近史所档案馆藏锡良档，甲 374-15。
④ 《长春何守来电》（1911 年 3 月 1 日），近史所档案馆藏锡良档，甲 374-15。
⑤ 《饬长春何守》（1911 年 3 月 7 日），近史所档案馆藏锡良档，甲 374-15。
⑥ 《城内外隔断交通办法》，《盛京时报》1911 年 2 月 19 日，第 5 版。
⑦ 《中日合订隔断交通之章程》，《盛京时报》1911 年 2 月 19 日，第 5 版。
⑧ 《饬长春孟道电》（1911 年 2 月 17 日），近史所档案馆藏锡良档，甲 374-15。
⑨ 《呜呼！长春之酿疫者其可恕乎？》，《远东报》1911 年 2 月 24 日，第 1 版。

载，因调查户口，在长春城内发现隐匿尸体 300 余具，附近百七十里堡及百里堡 90 余具。① 锡良知晓后，要求孟宪彝查明是否属实，孟回复道"恐惧亦深，万不敢草率贻误"。② 日本大使直接向外务部发出诘责，亦使长春官府不得不积极与之协商，避免日人干涉。日本驻奉总领事小池张造曾与锡良协议长春防疫办法三条：长春城内外严行遮断交通；由满铁暂时召集消毒班前往长春城内外帮同消毒，每班有日人 3 名；将城内之苦力等移往乡村指定地方进行隔离。由于担心日人参与会危害主权，锡良提出由中方出资雇用日人消毒。③

　　整体而言，长春在防控鼠疫的过程中受各国医生帮助颇多。协和医学堂的美国医生杨怀德在长春担任防疫局顾问，采用最新方法用患疫者血液制造血清，满足了大量注射之需；④ 戈登医生以及日本和俄国的铁路医生提供了许多有价值的建议；日本的宇山道硕和平见医生帮助培训消毒人员，改进各居民点的消毒工作；⑤ 日本鼠疫专家北里柴三郎来到长春后，在与孟宪彝面谈中指出，遮断交通和及时清查户口是最重要的事务。⑥ 1911 年 2 月 13 日，孟宪彝在道署设立防疫会，组织中外防疫员及地方绅商共同商议防疫办法。该会每周一下午 2—4 时开会，先后召开了 6 次会议，"谋研究进步，联络中外感情"，各国医生亦积极为长春的防疫出谋划策（见表 7-1）。在 3 月初的一次防疫会中，日俄领事表示"食物中惟果品鱼腥最易传染疫毒，不如付之一炬，使根株净绝"，孟宪彝便派人检查，将各铺梨橘、鱼虾等都运到城外宽阔地方，用火焚烧净尽。⑦ 与此同时，孟宪彝也逐渐接受了外国提出的防疫方法，即遮断交通、实行火葬、多设隔离所、清扫街道、采用日本消毒法，以及派队专司捕鼠等。⑧ 日本官员在参观了长春隔离所、疫症院和火葬场后，均表

① 《饬长春孟道电》（1911 年 2 月 10 日），近史所档案馆藏锡良档，甲 374-15。
② 《长春孟道来电》（1911 年 2 月 10 日），近史所档案馆藏锡良档，甲 374-15。
③ 《饬长春孟道电》（1911 年 2 月 22 日），近史所档案馆藏锡良档，甲 374-15。
④ 《长春孟道来电》（1911 年 3 月 9 日），近史所档案馆藏锡良档，甲 374-15；《东省疫证警告》，《吉长日报》1911 年 2 月 18 日，第 1 张第 4 版。
⑤ 钟宝逊：《鼠疫在长春的流行》，《奉天国际鼠疫会议报告》，第 309—313 页。
⑥ 《长春孟道等来电》（1911 年 2 月 22 日），近史所档案馆藏锡良档，甲 374-15。
⑦ 《动植物为传疫之媒介》，《盛京时报》1911 年 3 月 3 日，第 5 版。
⑧ 《中外防疫会议订条件》，《盛京时报》1911 年 3 月 5 日，第 5 版。

示其"办理合法，处处优于奉天"。①

表 7-1　长春防疫会中外会议防疫概况

单位：人

次别	参会人数				内容
	中国人	日本人	美国人	俄国人	
第一次	20 余人	15	1		注意隔离、消毒，派消毒队夫役到南满铁路隔离所病院学习数日
第二次	26	8		2	城内需逐户调查确切人数，方有实效；城内附属地二道沟，须一律办法
第三次	32	8		24	多购消毒药分散四乡；日医报告头道沟隔离所内有腺鼠疫和肺鼠疫两种；研究学理及病状治法
第四次	14			8	疫气稍消，不可懈息；捕鼠为要
第五次					滨江关道提议善后办法
第六次	15	日俄医共6 人			公布医员所制标本及解剖各事，交流验疫经验

资料来源：《东三省疫事报告书》，李文海、夏明方、朱浒主编《中国荒政书集成》第 12 册，第 8340 页。

　　尽管如此，长春官员依然对外人参与防疫保持谨慎。如在 2 月 14 日的防疫会上，日本满铁病院院长宇山道硕提议中国派人到日本隔离所学习消毒方法，5 日即可学成。防疫会议决由警局选派识字明理的 30 名长警前往学习，分布各处防疫机关。锡良认为此举甚好，既可弥补西医人数之缺，又不必由日本人召集消毒班进行消毒，从而可保护主权而免窒碍。② 不久，关东都督大岛义昌来到长春，召集日领以下各防疫委员详细询问防疫情形，并亲阅各隔离所。③ 日本驻长春领事松原一雄电约孟宪彝到领事馆与大岛义昌会晤，后者认为东省疫症惨然，宜中日合防免致蔓延，孟宪彝则表示，根据宇山道硕的提议，派警学习消毒数日可成，无须另聘日本消毒班。久保田政周提出，"日消毒班最熟习，必较新习之警为优"；孟宪彝则回复道，已商请日医北里为顾问，可以教导新习之

---

① 彭国忠整理《孟宪彝日记》（上），第 17 页。
② 《长春孟道等来电》（1911 年 2 月 14 日），近史所档案馆藏锡良档，甲 374-15。
③ 《大岛爵帅莅长检察防疫情形》，《盛京时报》1911 年 2 月 16 日，第 5 版。

警，或可雇用日消毒班 3 人为我 30 人队长，亦必能济事。18 日，满铁病院宇山道硕、防疫员广海医学士、黑泽及西村等带同消毒队一班 6 人，携带消毒器具，到商埠空房两处教习该 30 名警兵应对病人、死者、屋宇、器具等的消毒方法及捕鼠方法。中国方面则逐日轮流派警 12 人，分两班到满铁病院学习，直到完全学会为止。[①] 经过学习，至 3 月 12 日，巡警消毒班的操作技术已"十分熟练"，孟宪彝随即辞退了日方人员。[②]

除此之外，在防疫过程中，长春官府还得到了驻长春陆军第三镇的支持。曹锟在长春附近协助李澍恩办理防疫，派兵 150 名分道截留、查缉、弹压，不准民众擅自出入，"一切布置办法均由李道指挥"。[③] 后应长春防疫局之请，曹锟再拨兵 100 名，官长 10 员，作巡逻稽查之用。[④] 然而，这些参与防疫的军人自身未做好防护，相继染疫病故数十人。最初传染病故排长 1 名、兵员 3 名，此后医员带同医兵检验患病者时，又传染给医务人员多人，致使 8 人死亡，包括医长 3 名、医生 2 名、医兵 3 名。疫情扩散开后，各营往返取送药物的士兵染疫病故者亦有十数名。[⑤] 曹锟将发生疫情的炮三标第三营管带王为蔚撤差，以队官刘廷森署理。[⑥] 锡良得知军队疫情蔓延，致电曹锟要其转饬各营恪遵防疫规则，毋稍疏懈。[⑦] 为隔离染疫者，军队建盖木板房 40 余间，[⑧] 修建隔离房、购买中西药品以及雇练掩埋、消毒各队的费用，都由地方承担。曹锟致电锡良，要求拨给加盖隔离房工料费 3000 两、防疫费 2000 两，共计 5000 两，[⑨] 锡良同意由粮饷局照数支给。[⑩] 2 月 23 日，曹锟根据陆军部军队防疫章程第二章"防预要则"第十六条，"如患病者多须将营内之健兵移居他处，以免传染"，将染疫的马三标第一营移至伊通州地方，暂行租房居

① 《长春孟道等来电》（1911 年 2 月 18 日），近史所档案馆藏锡良档，甲 374-15。
② 『ペスト防疫施設報告書（十五）』满洲日日新闻社、1911、32—33 页。
③ 《长春曹统制来电》（1911 年 1 月 19 日），近史所档案馆藏锡良档，甲 374-15。
④ 《长春曹统制来电》（1911 年 2 月 21 日），近史所档案馆藏锡良档，甲 374-15。
⑤ 《长春曹统制来电》（1911 年 2 月 10 日），近史所档案馆藏锡良档，甲 374-15。
⑥ 《长春曹统制来电》（1911 年 2 月 2 日），近史所档案馆藏锡良档，甲 374-15。
⑦ 《饬长春曹统制电》（1911 年 2 月 7 日），近史所档案馆藏锡良档，甲 374-15。
⑧ 《长春曹统制来电》（1911 年 2 月 10 日），近史所档案馆藏锡良档，甲 374-15。
⑨ 《长春曹统制来电》（1911 年 2 月 21 日），近史所档案馆藏锡良档，甲 374-15。
⑩ 《饬长春曹统制电》（1911 年 2 月 22 日），近史所档案馆藏锡良档，甲 374-15。

住，以避时疫而资保卫。① 然而军队转移到伊通州后，先后疫毙 8 人，又被迫移驻城外。3 月 10 日，伊通州州牧汪士仁致电锡良，称"军队各处闲散，几如堤决，防范为难"，当地绅商公恳调回，以拯民命。②

从 1 月 2 日到 3 月 26 日，长春报告死亡人数共 3849 人，死亡率为 7‰。其中城关死亡 1571 人，占死亡人口的 40.82%；四乡死亡 977 人，占死亡人口的 25.38%。此外，送到鼠疫医院的往来旅客中有 1201 人死亡，占死亡人口的 31.2%。③

三　双城：官民合作的西法防疫

双城府位于哈尔滨南 130 里，是一座拥有约 6 万人口的城市，"土地膏腴，商贾辐辏，又兼接近哈埠，交通便利，运输货物朝发夕至，近年以来生齿日渐繁庶，工商逐渐增多"。④ 在当时的防疫医生看来，双城经济富庶、卫生状况良好，在遭到鼠疫侵袭时理应受害最轻，然而事实恰恰相反。在奉天国际鼠疫会议主席的开幕致辞中，伍连德对双城状况描述如下：

> 双城府是经过很好设计的城市，宽阔的街道，有些竟达 80—100 英尺，而且纵横交错都成 90 度直角。这座城市以院子宽阔、房屋宏大且良好著称。众多的大客栈、油坊、烧锅、当铺等占有很宽阔的空间。在城内居民中，至少有一半人口过着优裕的生活，穷人很少，而且绝大多数有家庭。这与傅家甸多数居民仅仅靠体力劳动糊口为生形成鲜明的对比。约有一半的双城府居民是满族人，许多人是家境殷实的地主，也有富甲一方的大商人，他们的生活习惯和居住环境都是相当卫生的。但是，仅仅在 7 个星期之内，这座约 6

---

① 《长春曹统制来电》（1911 年 2 月 23 日），近史所档案馆藏锡良档，甲 374-15。

② 《伊通汪牧来电》（1911 年 3 月 10 日），近史所档案馆藏锡良档，甲 374-15。

③ 长春在中西医院收留的病人中有 1273 人疫毙，基本上是来往旅客，并非当地居民，故未算入死亡率中。此外还有俄国铁道附属地二道沟 157 名疫毙者，也未算入死亡率中。《东三省疫事报告书》，李文海、夏明方、朱浒主编《中国荒政书集成》第 12 册，第 8253 页。

④ 民国《双城县志》第 9 卷《实业志》，1926 年铅印本，第 29 页。

万人的城市，就有 1500 人丧生。①

1911 年 1 月 2 日，双城出现第一例鼠疫患者——商人宫老祉。他从哈尔滨染疫后返回双城，导致全家疫毙 4 人，疫情由此在双城扩散。② 2 月 20 日，双城鼠疫流行进入高峰期，大约持续了 4 个星期，几乎每天死亡 200 人左右，至 3 月 16 日才降到每天 5 人以下。短短一个月内，双城 200 名警察中有 140 名死亡，约 200 名搬运患者和死尸的苦力中亦有 100 名死亡，③ 防疫养病院院长姚舜钦因奔波救治，也染疫而亡。④ 除了府城之内，双城周边乡村也出现了大量疫死者。据事后统计，双城总疫期长达 79 天（1911 年 1 月 2 日到 3 月 21 日），城乡共计死亡 4609 人，死亡率达 43‰，其中城关死亡 1018 人，死亡率为 3%，四乡死亡 3591 人，死亡率为 4.87%。⑤ 造成这种状况的原因，可能是双城府城防疫不严，导致城内疫情扩散到乡村，亦可能是哈尔滨染疫者从陆路逃窜时，将鼠疫带到了双城乡村。

总之，双城府的疫情严重程度，在吉林省内仅次于哈尔滨和长春，但由于地理位置重要性远逊于哈尔滨，双城并未得到东三省总督和吉林巡抚的特别关照。东三省在全力扑灭哈尔滨疫情的过程中，无暇顾及邻近遭到波及的双城，反而在 1 月 2 日因防疫警兵不敷分拨，从双城府拨巡警 300 名前往哈尔滨。⑥ 双城知府金永回复称本地亦有疫情，加之发匪滋扰，只能分别于 10 日、14 日各调拨 100 名巡警，自备饷钱 3000 串，由胡炳楠带领赴哈协助防疫。⑦ 锡良得知情况后，电告金永，其已令滨江关道筹发双城在哈巡警的警饷，允许金永"就正款先行动用"，并指

① 《会议主席伍连德医生的致辞》，《奉天国际鼠疫会议报告》，第 27 页。
② 《东三省疫事报告书》，李文海、夏明方、朱浒主编《中国荒政书集成》第 12 册，第 8240 页。
③ 阿斯普兰：《鼠疫的自然消退》，《奉天国际鼠疫会议报告》，第 231 页。另据报载，1911 年 1 月中旬到 2 月中旬，双城府城乡之巡警因防疫而染疫毙命者 100 余名。《双城巡警染疫毙命之数目》，《远东报》1911 年 2 月 28 日，附张 1。
④ 《双城金守来电》（1911 年 1 月 24 日），近史所档案馆藏锡良档，甲 374-15。
⑤ 双城共计死亡 5572 名，有 963 名是过路的旅客，并非当地人。《东三省疫事报告书》，李文海、夏明方、朱浒主编《中国荒政书集成》第 12 册，第 8240—8243 页。
⑥ 《陈简帅来电》（1911 年 1 月 2 日），近史所档案馆藏锡良档，甲 374-15。
⑦ 《双城金守来电》（1911 年 1 月 24 日），近史所档案馆藏锡良档，甲 374-15。

出"哈双道路间死亡如是之多，于道置之不问，玩误可恨"。① 双城几无外援，人力、财力、物力皆捉襟见肘，不增反减，唯有依靠地方力量进行防疫。作为远离权力中心的地区，双城展现出一种不同于奉天或长春的官民自救防疫模式。

根据金永致锡良的电文，双城办理防疫的措施有"设立施医、防疫、养病各院，延选精于中西各医，悉心诊治，并向哈购到应用药品分投施治"。② 金永下令陆续在城北门外设立养病所、防疫总所及隔离所各一处，东、西、南三门各设分所一处，并亲自监督，遴选绅商自治，由学界素具热忱、深明公益者，分别担任总办、帮办、稽查、庶务各员。官府延聘中西医官 10 名，③ 广购消毒疗疫药品，并雇募救急队员 32 名、检疫队员 30 名、看护夫和殓尸夫 20 名，负责搜检疫症、调护汤药、掩埋尸棺等事。将伙房小店关闭并洗涤洁净，改为庇寒所，收留无病贫民，饮食、茶水、火炉、煤炭等费均由官给。2 月 15 日，双城府城东南有何姓、李姓两家人染疫毙命，警务长孙祥麟担心疫毒蔓延，殃及邻居，便督饬消防队将两家房屋用火焚毁。④ 防疫局提调董典五会同刺史、议长在北街租赁顺升、德恒升店及东街福元店、西街义和店各房屋，预备扩充作防疫之用。⑤ 董典五派稽查员协同检疫委员按户检验，⑥ 知府另派教员宣讲防疫利害，使民间人人知自卫。

在处理疫尸的问题上，双城也与东北其他许多地方一样，遇到地冻挖坑不易的难题。在得到上级允许火化的指示后，金永直接与民众沟通，苦口演说，出示晓谕，有主者劝限 10 日内速即自为深埋，如逾限不遵，即与无主者一律由官火化。⑦ 截至 2 月 9 日，双城防疫局会同巡警在城关、四乡详细调查，发现疫死男女 2338 名。疫情期间，双城城乡疫尸由民间自

---

① 《饬双城金守电》（1911 年 1 月 24 日），近史所档案馆藏锡良档，甲 374-15。

② 《双城金守来电》（1911 年 1 月 21 日），近史所档案馆藏锡良档，甲 374-15。

③ 其中，防疫局驻局医官 2 员，中医姜士林专司针灸，西医刘斗南应症处方，并司消毒。城里四隅，每隅设医官 2 员，共医官 8 员，每日身佩药料赴医，以襄助防疫之急务。《双城防疫局医官之人数》，《远东报》1911 年 2 月 28 日，附张 1。

④ 《（双城）烧毁染疫死者之房屋》，《盛京时报》1911 年 2 月 15 日，第 5 版。

⑤ 《（双城）防疫局大加扩充》，《盛京时报》1911 年 3 月 3 日，第 5 版。

⑥ 《（双城）防疫局防范益严》，《盛京时报》1911 年 3 月 19 日，第 5 版。

⑦ 《双城金守来电》（1911 年 2 月 3 日），近史所档案馆藏锡良档，甲 374-15；《双城金守来电》（1911 年 2 月 13 日），近史所档案馆藏锡良档，甲 374-15。

行焚埋 2228 具，由官焚埋 2381 具，城关、四乡焚烧房屋共计 97 间。[①]

除城内防疫外，双城府对四乡防疫也投入了很大精力，选派干员分投四乡，会同巡警、商会在哈双往来大道上各乡屯均设巡区 1 所，如厢红旗五屯，正黄旗五屯，二道沟、徐家屯穿心店、太平庄方家窝堡、报马正白旗三屯等处，专门截留查验过往行旅和车辆。在各屯均设养病、防疫分所 1 处，隔离所 1 处，又于拉林城设养病、防疫所 1 处，隔离所 2 处。注意处理疫毙者尸体，有主者劝限深埋，无主者由官用药炸坑一律埋葬，不准暴露。双城府还出示悬赏，举报未埋尸身一具赏钱 10 串，挖一个长 6 尺、宽 3 尺、深 7 尺的坑赏钱 20 串。[②] 截至 3 月 9 日，双城府城乡防疫人员共计 397 人。[③] 锡良还饬令金永在乡村使用生石灰和水混合成灰乳消毒，并尽力搜捕老鼠。[④]

但是，双城本地缺医少药，财力紧张，筹集防疫经费极为困难。双城知府金永首先捐廉 500 吊，并邀集绅商就地劝筹款项，捐助市钱 2000 吊，然区区 500 吊防疫费，也仅够购买石炭酸 400 封而已。虽然奉天曾两次邮寄防疫药品，但双城一个多月都未接收到，若派人往购，则火车难行，需费过多。金永电请锡良电咨邮传部，并照会日俄总领事，与铁路公司商议迅速邮寄防疫应需药品器物。[⑤] 接到电报后，锡良让哈尔滨为双城代买消毒药品器具，包括石炭酸 500 磅、氯化汞 180 磅、盐酸 100 磅、棉花 100 磅及喷壶，并在 2 月 19 日送往双城。[⑥] 此外，金永还派遣巡警教练所所长董典五赴长春购买防疫药材。[⑦]

在人力方面，双城医生数量很少且多为中医，对鼠疫了解非常有限。1 月 6 日，双城施医院医官兼禁烟分所委员姚舜钦邀请哈尔滨阿城县泰东报馆通讯员，叩问其"染肺卑斯笃者之颜色、声音、气味、舌苔、鼻孔、二目形状"，[⑧] 可见其在防疫中采用中医成方，多购用消毒散、救急

---

① 《双城金守来电》（1911 年 4 月 3 日），近史所档案馆藏锡良档，甲 374-15。
② 《双城金守来电》（1911 年 2 月 6 日），近史所档案馆藏锡良档，甲 374-15。
③ 《双城防疫分所人员一览表》，《远东报》1911 年 3 月 9 日，附张 1。
④ 《饬双城金守电》（1911 年 2 月 24 日），近史所档案馆藏锡良档，甲 374-15。
⑤ 《双城金守来电》（1911 年 2 月 17 日），近史所档案馆藏锡良档，甲 374-15。
⑥ 《哈尔滨郭司使来电》（1911 年 2 月 19 日、22 日），近史所档案馆藏锡良档，甲 374-15。
⑦ 《（双城）派员购到防疫药品》，《盛京时报》1911 年 2 月 16 日，第 5 版。
⑧ 《（双城）姚医官之留心鼠疫》，《盛京时报》1911 年 1 月 7 日，第 5 版。

丹、白痧药以及针扎各法加以救治，但疫症传染迅速，唯有一经觉察即予施治，方能见效。姚舜钦染疫身故后，疫气又复日盛。① 由于缺乏医生，双城府只好临时多方延聘，以鼠疫问题考取医生 12 名，派往四隅各 2 名、四门各 1 名。② 有个别医生颇受好评，如东街防疫分所所长德远楼，每日必令医官逐名诊视疑似病院病人，甚至亲手调药、常相慰问，"其尽心之处均印入病人脑髓"，病愈出院者无不转颂其美意，有口皆碑。③ 但面对肆虐的疫情，该地医生大多束手无策，官立医院收治的染疫者十死八九。④

至 2 月下旬，各处疫势已经慢慢消退，双城府每日毙命者仍有百余人。⑤ 锡良令金永隔断交通，外来者一概不准入境，乡间各屯也禁止往来，病户更须隔离，病者家属亦不准与之同居一室。⑥ 2 月 15 日，因鼠疫蔓延，金永断绝双城城内外交通，不准外来商贩以及四乡人民出入城关。断绝交通后，人民生活陷入困顿，"凡住四隅之人民，柴米告匮者所在皆有"。时论担心若不立即放开交通，可能不仅会让独老弱者有转乎沟壑之虞，而且会滋生意外事端。金永令提调于琥岑刺史购买柴草，堆积在关帝庙市场，以备接济贫民。⑦ 2 月下旬，各处疫势已经慢慢消退，双城府每日毙命者仍有百余人，锡良令金永，"宜实行隔断交通，外来者一概不准入境"，乡间此屯不准与他屯往来，病户更不准与他户往来，病者家属不准同居一室。乡村警力不能及，就责成村甲长办理。此后，双城村屯居民知道疫症传染凶猛，皆自行断绝交通。城西厢蓝旗五屯有人潜往邻屯探亲，被同屯人查出，不准其回屯。⑧

事实上，双城因无医生从事检疫，一切办法形同虚设，而民众迷信甚深，开导匪易，该地"只得紧闭城门检验行人而已"。及至疫情临近结束，双城才如实上报死亡人数，朝野上下惊觉该地"死亡之多，竟与

① 《双城金守来电》（1911 年 1 月 26 日），近史所档案馆藏锡良档，甲 374-15。
② 《防疫之认真》，《泰东日报》1911 年 2 月 9 日，第 5 版。
③ 《（双城）防疫所长之尽心》，《盛京时报》1911 年 3 月 17 日，第 5 版。
④ 《（双城）医院急宜整顿》，《盛京时报》1911 年 2 月 15 日，第 5 版。
⑤ 《其奈双城苍生何》，《泰东日报》1911 年 2 月 25 日，第 2 版。
⑥ 《饬双城金守电》（1911 年 2 月 24 日），近史所档案馆藏锡良档，甲 374-15。
⑦ 《（双城）防疫局惠爱贫民》，《盛京时报》1911 年 3 月 14 日，第 5 版。
⑧ 《可见民智已开通矣》，《盛京时报》1911 年 3 月 17 日，第 5 版。

哈长相并"，东北督抚方重视起双城疫情，"力求减灭，勿以星星之火又贻我国家之大忧也"。① 哈尔滨的医官就近被派往双城检查，指出其"没有努力采取隔离措施，没有为患者特设的医院，没有使用消毒剂，采取各种预防措施花的钱也非常少"，从而揭示出当地防疫的不当之处，暴露出许多官方报告中难以反映的真实情况。这座看似已经交出防疫合格答卷的城市，又先后遭到了三次严重批评。

第一次批评来自伍连德和锡良。3 月初，伍连德到双城视察，指出双城的数据存在问题：首先，双城府有民 45 万余口，即使是无疫之时，每日也应有老病死亡 80 人，而据城乡查报，疫期每日却只有三四十人死亡，显然不合实际；其次，按每日疫毙 30 人，合 7 日计之，一家 10 口亦当有 200 余人，而城关隔离所只有八九十人，由此可判断隔离并未实行；再次，隔离所应有 7 处，以 7 日轮流收放方为合法，而双城只有男女隔离所 4 处，远远不敷应用。② 伍连德批评双城绅商、百姓皆不愿防疫，金永则称民众"初意皆反对"，但自 2 月 18 日将病人收入病院隔离后死亡日减，人人尽知防疫有效，"已无一不愿意者"。③ 伍连德又提议派医官 10 员，前往双城协助防疫，金永则以双城疫事将竣、不必再浪费公款派遣医官为由，婉拒伍连德的提议，并表示定将城乡男隔离所竭力添设至 7 处、女隔离所添为 4 处，再多派员大力搜检，以期早日清肃。

双城绅民听闻伍连德将派医官到此办理防疫，均不胜惊骇，联名陈请锡良收回成命。他们认为当疫气剧烈、遮断交通之时，人心已然万分不安，官府却并未派人帮助双城，而如今疫情已消，各方相庆，反而要派医生办理防疫，不过是靡费款项，抑且扰乱治安、动摇人心，"其患有不堪设想者"。④ 但是，金永与绅民的意见并未阻止伍连德的计划，3 月 10 日前后，他仍派遣西医官 1 员、医生 5 名，带救急、消毒、卫生、检验各队 21 名到达双城。这些训练有素的防疫人员到达后，首先建立消毒所、制备防疫服。14 日，金永不得不依照伍连德之言，命防疫局提调于

---

① 《警告双城之防疫者》，《远东报》1911 年 3 月 24 日，第 1 版。
② 《总医官来双》，《远东报》1911 年 3 月 11 日，附张 1。
③ 《双城金守来电》（1911 年 3 月 9 日），近史所档案馆藏锡良档，甲 374-15。
④ 《双城议事会来电》（1911 年 3 月 14 日），近史所档案馆藏锡良档，甲 374-15。

琥岑邀请绅界，商议设立隔离所5处。①

与此同时，相近的榆树县县丞致电锡良，请求查办双城知府金永。他指出双城疫症剧烈，"疫毙数千，糜款巨万，榆树疫毙五百余人，疫费不过七千余吊"，而金永枉己正人，借口邻县交通未断，反将责任推给榆树县。②锡良在电文中斥责了金永，称"该府防疫屡经饬派调查，咸谓办理敷衍"，"该守竟能饰词卸过，其平日办事欺饰更可概见"，要求金永克日扑灭，"勿再因循粉饰，致干重咎"。③金永在回电中再次辩白，称自己已在屯镇间设立局所巡卡数十处，共领过公款钱8万吊，合银1.5万余两，加之医官兵队薪饷及中西药品器物并棺埋、火化所需一切经费，不及哈尔滨的1/20，不及长春的1/5。④但时论指出，金永虽然实行了隔离和消毒等措施，却并未真正按照医学要求办理防疫，而是将设立医士更衣所、医士防疫沐浴所以及每日将医生穿戴的衣服巾履焚弃等措施均视为浪费金钱，⑤因而其防疫经费是否物有所值、物尽其用，并非毫无疑义。

第二次批评是锡良针对双城禁止外商运输粮食的举措所提出的。双城遵奉督抚命令，与众绅公议，并得到俄车站及官兵的赞同，采取了断绝交通、关闭城门的防疫措施。俄商亦同意暂不运粮，只是由防疫局发给执照，办理与各商家的银钱往来。但3月11日，华俄道胜银行、伦敦洋行和德国秫满洋行持滨江关道批文，在双城购买粮食一万数千石，金永却不允放行，担心此禁一开，疫情将死灰复燃。据金永称，此举是与地方绅民各界会议决定的，也得到了洋商的允许。⑥但3月16日，外国洋行负责人又通过德国领事和东清铁路公司与吉林交涉使郭宗熙进行交涉，要求发给执照准其起运，由城内运赴车站。他们指出，哈尔滨各车均已检验放行，各地办法应当一律照办，且双城忽然禁运粮食，也并未按照惯例先期知照。郭宗熙立即将情况反映给锡良，指出哈埠为疫甚之区，办理防疫最为严密，于运粮车辆尚予通融，究亦无害，双城防疫尚

---

① 《组织隔离所》，《远东报》1911年3月15日，附张1。
② 《榆树刘丞来电》（1911年3月14日），近史所档案馆藏锡良档，甲374-15。
③ 《饬双城金守电》（1911年3月13日），近史所档案馆藏锡良档，甲374-15。
④ 《双城金守来电》（1911年3月14日），近史所档案馆藏锡良档，甲374-15。
⑤ 《警告双城之防疫者》，《远东报》1911年3月24日，第1版。
⑥ 《双城金守来电》（1911年3月12日），近史所档案馆藏锡良档，甲374-15。

不如哈埠之严，金永却于洋商运粮坚执不允。[①] 锡良责备金永"意气不平，非任事之道"，指出粮食流通为民命所关，疫情期间奉天全省粮车亦全部检验放行，即使在办理最严的公主岭，也不过在城内街道外设立交换所，不使外来车夫进入街道，由街内备车接运。而且疫情已日渐消退，锡良要求金永"仰速自行弛禁，勿得固执"。[②] 19 日，双城先开西北二城门，每日早半天开通 6 小时，准柴粮出入买卖拉运，并知会洋商一律开运，唯车辆夫脚仍须认真检验消毒，以期审慎，伙房、客店、摊床、饭馆、茶肆、娼寮仍一律关闭，严禁出入闲游。[③]

第三次批评则是锡良针对双城发现疑似核疫（腺鼠疫）病例时做出的。4 月 3 日，因疫气渐消，双城裁撤四乡陆路诊疫、养病、检验、隔离、庇寒等所，仅在城内保留了防疫局、男女隔离所、养病院、疑似病院各一处。[④] 锡良斥责金永来电所言"疫已消减"恐不可信，所谓因针治而愈者未必真疫，称"始疫之时，假使该守信防疫为有效，该处断不能疫死 4500 人以上"，命其一面呈复，一面仍详查严防，[⑤] 并令郭宗熙派员前往视察，"倘该守始终掩饰，查有实据，请即予撤任"。[⑥] 于是，金永不得不商请哈尔滨派来的西医官，对城关内连日按户重新仔细检查一次，以早日消除余疫。[⑦]

恰在此次检查之中，西医官发现有一平民潘永才病故，认为其死于腺鼠疫。虽然当地员医认为其是疔毒散黄而死，但金永不明中西医理，此时已不敢提出异议，只得将潘姓家属 5 人送往隔离所逐日检验，并经医官指点，用西法将尸体保存。[⑧] 因此一事，锡良更加重了对金永的责难，指出双城染疫本较各属为重，更因金永不信西医、防范未必尽合，命令民政司将其撤任，另委文守锦前往代理。[⑨] 金永辩解道，"固不敢稍

---

① 《哈尔滨郭司使来电》（1911 年 3 月 16 日），近史所档案馆藏锡良档，甲 374-15。
② 《饬双城金守电》（1911 年 3 月 17 日），近史所档案馆藏锡良档，甲 374-15。
③ 《双城金守来电》（1911 年 3 月 21 日），近史所档案馆藏锡良档，甲 374-15。
④ 《双城金守来电》（1911 年 4 月 14 日），近史所档案馆藏锡良档，甲 374-15。
⑤ 《饬双城金守电》（1911 年 4 月 2 日），近史所档案馆藏锡良档，甲 374-15。
⑥ 《致陈简帅电》《饬哈尔滨郭司使电》（1911 年 4 月 2 日），近史所档案馆藏锡良档，甲 374-15。
⑦ 《双城金守来电》（1911 年 4 月 5 日），近史所档案馆藏锡良档，甲 374-15。
⑧ 《双城金守来电》（1911 年 4 月 7 日），近史所档案馆藏锡良档，甲 374-15。
⑨ 《陈简帅来电》（1911 年 4 月 4 日），近史所档案馆藏锡良档，甲 374-15。

存成见，委弃西法，至负帅台期望，慎重民命之至意"，并说明在查出该病例后六七日内，城关并未传染一人，该家口在隔离所数日，亦没有染及此病症；加之双城城乡旬日无一患疫之人，实属消灭净尽。① 因锡良令郭宗熙派医官到双城检验，金永也称已将腺鼠疫患者尸身用西法保存，候奉派西医到来。②

4月11日，从奉天派来的英国医生鲍克斯到达双城，会同俄国医生礼布全眼和中国医官信海，对死者尸身细加查看、解剖检验，证实其并未感染腺鼠疫，而是重败血病症，将验过情形先后回电报告锡良。③ 事实虽然水落石出，但金永已然丧失公信力，依然因报告防疫不实被撤职。之后，双城府绅学商各界联合电报锡良，称双城肺鼠疫自3月初已经消灭，知府金永犹恐余焰未尽，对于检验消毒仍极认真，历时半月不见疫死一人。且其电留各西医官认真检验，"宪政各界爱戴方殷，一旦失所依恃，实非地方之福"，"叩恳仁恩，俯念人地相宜，暂为留任"。④ 然而，锡良并未采纳地方士绅的挽留请求。4月11日，双城疫气消灭已久，不致有死灰复燃之害，防疫所乡区各分所全部裁撤。⑤ 至此，双城疫情告一段落。

小　结

在清末东北鼠疫防治过程中，各地虽然基本采取了断绝交通、隔离患者、消毒等西法防疫措施，但由于政治地位、社会经济等条件相异，往往以不同方式推行。本章以奉天、长春和双城三地为例，探讨了三种具有代表性的防疫模式：督抚直管、中外协议办理和官民合作。

首先，三种模式依靠的主要力量不同，因而对于防疫中出现不同声音的包容度也各不相同：奉天完全依靠官府进行防疫，执行西法最为严苛，因此基本不允许民办防疫的存在，对商会等社会力量兼予利用和压

① 《双城金守来电》（1911年4月6日），近史所档案馆藏锡良档，甲374-15。
② 《双城金守来电》（1911年4月10日），近史所档案馆藏锡良档，甲374-15。
③ 《双城金守来电》（1911年4月14日），近史所档案馆藏锡良档，甲374-15。
④ 《双城各界来电》（1911年4月6日），近史所档案馆藏锡良档，甲374-15。
⑤ 《（双城）乡间防疫分所裁撤》，《盛京时报》1911年4月11日，第5版。

制；长春由于日俄势力的存在，官府力量有限，因而不得不协议防疫，对商会代表的民间声音亦能够有所容忍，相较奉天更为温和；双城官府财力、物力有限，急需地方势力的支持，因此采取更加折中的策略，虽然表面推行西法防疫，但仍用中医和中药，避免与民间习俗产生冲突，从而保障官府的防疫措施得以顺利推行。

其次，防疫并不只是医学问题，更是一项财政消耗颇巨的社会工程，三地与权力中心距离远近不同，其防疫经费的调配与使用也各具特点：距离东北政治中心最近的奉天能够及时得到省财政的支持，保障防疫措施坚决执行；距离外国权力中心最近的长春因可能涉及交涉而受到督抚重视，也在经费上得到优先供给，加之长春本身经济实力较强，商人也是政府工作的重要支持力量；而远离东北政治中心的双城，即使经济富庶，也无法支撑消耗巨大的防疫事务。按照双城知府金永的说法，该地防疫经费不到哈尔滨的 1/20，也不及长春的 1/5。[①]

再次，三种模式在行政体系中所受评价及其影响也大相径庭：距离权力中心越近，上下级政府间越能保持认同和信任。奉天防疫基本处于东三省总督的直接管理之下，没有批评或指责。长春由于同日俄协议办理防疫，并在更换吉林西南路分巡兵备道后受到督抚直接领导，也得到了日本人的认可。但在距离政治中心较远之处，上下级关系亦更为疏远，双城虽然及时控制住了疫情，却因防疫医官的评语而不断受到苛责，锡良不信任知府金永，认为其在防疫中阳奉阴违，并因此将其免职。

最后需指出的是，虽然各地都采取了西法防疫，但并不意味着所有地方官都对此表示支持和理解。恰如《远东报》所指出的："吾官吏之智识有限，平时即未尝熟读各国历史，临事又缺乏实地经验，事非经验不足，其为难不可以天纵聪明相绳，犹可为之曲恕也。"更有甚者，地方督抚在选官任人时往往"取其易制"而非看重才能，致使防疫推行过程中多是依葫芦画瓢的强行模仿，难见因地制宜的创新方法。

---

① 《双城金守来电》（1911 年 3 月 14 日），近史所档案馆藏锡良档，甲 374-15。

第八章 落地：医官绅合作与冲突

西法防疫是清政府在内外压力之下采纳的国家政策，但要在基层具体落实，除由地方官府组织执行外，还需要获取社会支持。一方面，东北地区医学欠发达，防疫事务的最大障碍之一即是缺医少药的客观现实，锡良等人采取多种措施，如从全国各地招募西医、就地聘用日本医生等，暂时解决了主要城市的防疫指导问题；另一方面，医官所主张的具体防疫措施，必须依靠官府和地方绅商的合作才能真正落地。本章将聚焦于医、官、绅在防疫过程之中的斗争博弈与协商合作，揭示其中与医学认知和人道主义相关的冲突与矛盾。

一 广聘西医领导防疫

20世纪初，东北地区尚处于开发初期，医疗水平低下，缺乏经验充足的医生，遑论具备科学医学知识的西医。① 清末东北暴发鼠疫之时，清政府虽确定以西法防疫为国家政策，亦任用西医作为医官指导防疫，但各地依然面临"医少不敷分布"的窘境。② 急聘中外西医赶赴东北，成了防疫工作的当务之急。清政府准许东三省"所需款项，应请筹备，俟事竣核实报销"，③ 赋予东三省总督锡良无须事先报请中央、根据实际需要自行招聘医生的权力。

1月14日，锡良饬令东北各道府厅州县招聘各国医生，"倘无西医，可商之日军医或其病院，或传教士所立医院"。④ 锡良又分别致电直隶总

① 吉林巡抚陈昭常在给锡良的电文中指出，吉林只有3名西医，"实不敷用"。《陈简帅来电》（1910年12月23日），近史所档案馆藏锡良档，甲374-15。另据报载，"方今疫症流行全省殆遍，本省（吉林）西医仅三四人，实在不敷应用"。程崇实：《防疫意见书》，《吉长日报》1911年2月18日，第1张第3版。
② 《致学部电》（1911年1月26日），近史所档案馆藏锡良档，甲374-46。
③ 《通致吉江两省电》（1910年12月20日），近史所档案馆藏锡良档，甲374-15。
④ 《饬各道府厅州县电》（1911年1月14日），近史所档案馆藏锡良档，甲374-26。

督陈夔龙、两江总督张人骏和兼署两广总督张鸣岐，请其在天津、上海和广州等拥有较多西医的城市代为聘请。受聘的医生一般与官府签订3个月的短期合同，约定300两左右的月薪以及保险金或抚恤金，^①为在防疫过程中意外染疫身亡的医生家属提供一定的经济补偿。哈尔滨的俄国人通过购买商业保险为医生提供保障，而清政府则通过发放恤银的政府行为，为聘请的医生支付此项费用。这些高薪聘请来的西医主要被派往哈尔滨、奉天、长春等疫情最严重的政治中心城市，而其他地方则就地聘请附近西医或中医，以解决医官短缺问题。

具体而言，1910年12月，锡良首先电请直隶总督陈夔龙，派遣北洋医务人员前往哈尔滨。后者接到电报后，派遣3名"通晓西医，确有经验"的医官及3名医学堂毕业生前往东北防疫。^②随着疫情加剧，北洋军医学堂又加派2名医官和20名医学生前往哈尔滨。^③根据最初的约定，医官每人月薪300两，医生每人月薪120两，^④但由于哈尔滨疫盛之时，法国有医生和医学生先后患疫身亡，伍连德等人上报辞职，吉林巡抚陈昭常不得不重薪挽留，重定月薪：伍连德500两，正医官300两，医生220两，医学生100两。此外，若医官或医生因疫而死，则分别提供1万两和5000两的恤银。^⑤

1911年1月11日，锡良电请两江总督张人骏，饬上海道"就近选派防疫素有经验之员五六员"到奉，另请聘定英国医生1员。^⑥上海道台代为聘定"曾在医院检疫，极有经验"的2名医生前往东北防疫，议定月薪260两、川资100两，随带药学生1名，月薪、川资各25两。^⑦然人数过少，锡良深感不敷分布，请求多派十数名速往。^⑧上海附近医生却"为自顾性命起见，愿往者甚少"，虽"遍登广告延聘，应者迄尚

① 当然，并非所有地方聘请的医生都有这样的待遇。例如，吉林五常防疫局聘用西医李鸿洲担任医官，月薪龙元银140两，伙食钱30吊。《五常刘守来电》（1911年3月12日），近史所档案馆藏锡良档，甲374-15。
② 《天津陈筱帅来电》（1910年12月23日），近史所档案馆藏锡良档，甲374-18。
③ 《天津陈筱帅来电》（1911年1月8日），近史所档案馆藏锡良档，甲374-18。
④ 《天津陈筱帅来电》（1910年12月19日），近史所档案馆藏锡良档，甲374-18。
⑤ 《致外部电》（1911年1月13日），近史所档案馆藏锡良档，甲374-46。
⑥ 《致南京张安帅电》（1911年1月11日），近史所档案馆藏锡良档，甲374-18。
⑦ 《南京张安帅来电》（1911年1月19日），近史所档案馆藏锡良档，甲374-18。
⑧ 《致南京张安帅电》（1911年1月19日），近史所档案馆藏锡良档，甲374-18。

无人"。① 上述情形似乎表明该月薪数额对于上海地区的医生而言并没有太大的吸引力，但外国医生又索薪过巨，加之官府担心其"争揽大权，致在事人员或生意见"，故未聘定。② 如江海关税务司曾觅得英国医生巴地利格，后者却提出诸多不合理要求："一、合同须由中国官签押领事特递；二、合同从上海起程日起 3 月为期；三、薪水每月 1500 两，不含旅费寓费医贴；四、合同满后展期不得过 1 月，薪水及各费一律照前；五、合同期内应向英国人取保险公司保银 3 万两。"③ 无论薪水还是保银，都是一般聘医价格的数倍，漫天要价，吓退了东北官员。

因此，锡良只好转而致电两广总督张鸣岐："现望医如望岁，贵省华生学西医者甚众，乞遣派十数员即日航海来奉。"④ 张鸣岐在广东四处罗致愿赴东北的西医，觅得中国医生 9 名和外国医生 1 名。⑤ 根据合同规定，医生月薪按照北洋医官标准每人 250 两，另加宿膳费 50 两，共计300 两；⑥ 每人川资 400 两；合同期至少 4 个月；若医生因公病故，给恤银薪水 6 个月（1500 两）。⑦

同时，外务部亦在北京为东北聘请旅华教会医士。英国大使馆的德国医官致函外务部，表示"旅华教会医士品格高尚，谙习华语者甚多，如给月薪 300 两，恤款 1 万两，一经邀请必尽义务"。⑧ 外务部将此消息电告锡良，锡良马上表示愿延聘 6 人，支付月薪 300 两。⑨ 外务部指出其"饮食、车马，似应与哈尔滨一律"，⑩ 锡良则因东省延聘的洋员都并未供给饮食和车马，为免歧异，改为将薪水提升至 350 两。⑪

① 《南京张安帅来电》（1911 年 1 月 26 日），近史所档案馆藏锡良档，甲 374-18。
② 《致南京张安帅电》（1911 年 1 月 19 日），近史所档案馆藏锡良档，甲 374-18。
③ 《南京张安帅来电》（1911 年 1 月 22 日），近史所档案馆藏锡良档，甲 374-18。
④ 《致广东张坚帅电》（1911 年 1 月 26 日），近史所档案馆藏锡良档，甲 374-18。
⑤ 当时有 3 名外国医生应聘，锡良担心"事权不一，转生意见"，故提出"此来西人以能中语为好"。因此，最后仅聘请外国医生 1 名，颇谙粤语，且中国医生能为之翻译。《致广东张坚帅电》（1911 年 2 月 7 日），近史所档案馆藏锡良档，甲 374-18。
⑥ 因"宿膳费由公家开支，难以预计"，最后议定每员月薪水 300 两，宿膳自理。《致广东张坚帅电》（1911 年 2 月 7 日），近史所档案馆藏锡良档，甲 374-18。
⑦ 《广东张坚帅来电》（1911 年 2 月 4 日），近史所档案馆藏锡良档，甲 374-18。
⑧ 《外部来电》（1911 年 2 月 9 日），近史所档案馆藏锡良档，甲 374-46。
⑨ 《致外部电》（1911 年 2 月 10 日），近史所档案馆藏锡良档，甲 374-46。
⑩ 《外部来电》（1911 年 2 月 11 日），近史所档案馆藏锡良档，甲 374-46。
⑪ 《致外部电》（1911 年 2 月 12 日），近史所档案馆藏锡良档，甲 374-46。

除由总督出面在全国招聘中外西医，东北地方还聘请了 20 名左右的日本医生。[①] 疫情之初，锡良即咨请满铁总裁和日本总领事代聘"谙练鼠疫之日医，以充防疫事务所医官"，7 名日医经推荐受聘到奉天办理防疫。[②] 小池张造认为，日方应该利用清政府的求助心态扩大自身影响力，故在合同具体条件上可做出适当让步。[③] 黑龙江巡抚周树模亦委托日本领事代聘日本医生，选定爱知县技师稻垣刀利太郎和原高知县检疫官村松六助二人前往黑龙江办理防疫事务。遵照奉省先例，双方订定合同 6 条，规定每员每月薪金 450 日元（约合银 340 两），川资 400 日元（约合银 300 两），合同期限 3 个月，如因防疫死亡，加给薪金 10 个月（约银 3400 两）。[④] 1911 年 1 月 14 日，在驻新民府日本副领事北条的要求下，新民知府张翼廷延聘日本医士守川出任防疫医官，"该医半尽义务，月送小洋 100 元"。[⑤] 长春拟聘请的日本医师，议定每月薪金 300 两，若殉职则赐恤金 1 万两。[⑥]

根据受聘于铁岭县的医生鲛岛正彦给关东都督府的报告，其工作内容包括：巡视各处防疫设施及高风险场所，将须予注意的情况及应采取的处理办法告知中方负责人员；对疑似感染者进行诊察与甄别；向当地防疫人员讲解消毒药品的调制、喷雾器的使用、病亡者遗体的处理、消毒作业的实施步骤等基本方法，并指导其现场操作。[⑦] 可见，这些日本医生仅是"临时延聘以备顾问筹划，至执行属诸巡警"。[⑧]

除奉天、长春、哈尔滨这些大城市外，铁路附属地邻近的府县以及开放口岸商埠城市，基本只聘请从国内外医学堂毕业或肄业的西医，出

---

① 日本北里柴三郎博士曾道，"目下中国佣聘之日本医师共有二十人"。《北里博士之黑疫视察谈》，《吉长日报》1911 年 3 月 19 日，第 1 张第 3 版。此外，据关东都督府的不完全统计，疫情期间清政府雇用的日籍医生不少于 17 人。『明治四十三、四年南満州「ペスト」流行誌』、346—348 頁。

② 《督帅延聘日医从事防疫》，《盛京时报》1911 年 1 月 20 日，第 5 版。

③ 『満洲ニ於ケル「ペスト」病防疫ノ為医師備聘及薬品購送ノ件』、JACAR（アジア歴史資料センター）、Ref. B12082378000。

④ 《致周朴帅电》（1911 年 1 月 30 日），近史所档案馆藏锡良档，甲 374-23。

⑤ 《饬新民张守电》（1911 年 1 月 16 日），近史所档案馆藏锡良档，甲 374-26。

⑥ 《请看日人生命之代价》，《长春公报》1911 年 1 月 22 日，第 5 版。

⑦ 鲛岛正彦「付録　開原昌図附近ノペスト状況報告」『ペスト防疫施設報告書（十）』満洲日日新聞社、1911、1—4 頁。

⑧ 《饬各道府厅州县电》（1911 年 1 月 14 日），近史所档案馆藏锡良档，甲 374-26。

任警察局卫生官员或官立医院的医生。如营口防疫医院院长暨警务局卫生股股员郭钟韶，为医科举人、学部司务，毕业于日本熊本医学院，复于东京传染病研究所毕业，历任北洋医学堂教习、营口防疫医院医官。营口防疫医院医官邓松年，医官通判职衔，毕业于北洋医学堂，历任民政部官医院头等医官、营口施医院医官。① 凤凰厅聘用的杨富荣，原系吉川医院牲技师，学习有年，考有日本军医证书。② 锦州防疫局医官王玉麟毕业于奉天基督教公立医学堂，乔宝龄毕业于营口普济医院，女医士张守道、张进忠均于锦州英国施医院肄业。③

　　疫情结束之后，奉天省防疫总局编写的《东三省疫事报告书》中统计了东三省防疫人员数目，记录了各省府厅州县任用医官的数量，表8-1根据该数据制作而成，大致反映了防疫期间东三省的医生人数概况。东三省共计任用1069名医官，办理了83个地方的防疫，平均每地约有13名医生。从医官具体分布来看，奉天省最多，吉林省次之，两省相差不是很大，黑龙江省则几乎是断崖式的落后，这也是三省社会经济发展状况的真实写照。遗憾的是，该数据并未区分中医和西医，只能作为大致依据，但事实上这些医生中绝大多数是中医，真正的西医数量非常有限。

表8-1　东三省防疫医官数统计

奉天省			吉林省			黑龙江省		
医官总数	府厅州县数	每地平均医官数	医官总数	府厅州县数	每地平均医官数	医官总数	府厅州县数	每地平均医官数
629	33	19	420	33	13	20	17	1

资料来源：《东三省疫事报告书》，李文海、夏明方、朱浒主编《中国荒政书集成》第12册，第8331—8345页。

　　此外，医官在各省内部的分布也非常不均衡。在交通便利、商业发达之处，虽然缺乏西医，但也有足够数量的中医可供聘用，医官数量与地方繁荣程度呈正相关。奉天省雇用医官最多的地方是辽阳（49人）、辽源

① 《营口周道来电》（1911年2月10日），近史所档案馆藏锡良档，甲374-26。
② 《凤凰朱丞来电》（1911年2月9日），近史所档案馆藏锡良档，甲374-26。
③ 《锦州豫守来电》（1911年2月9日），近史所档案馆藏锡良档，甲374-26。

（43人）、昌图（42人）、法库（41人）、营口（40人）、开原（36人）、奉天（30人）等地，而有的地方则只有一两名医生，如海城县（2人）、复州（3人）、镇安县（2人），盘山和彰武甚至一名医官也没有。吉林的情况与奉天相似，哈尔滨（57人）、长春（34人）、吉林（41人）、双城（44人）、宾州（30人）、新城（25人）等地医官较多，其中双城商业发达，本地不乏中医，因而该府医官数目在整个吉林省位居第二。黑龙江地方开发晚，医生短缺，只有省城和龙江府有医官，其他地方都没有医官。

表8-2根据安东、营口、辽阳、昌图、宁远五地给锡良的报告内容制作而成，可资了解东三省医官的大致分布状况。如前所述，由于锡良的特别关照，来自北洋和全国的西医主要被派往哈尔滨、奉天和长春三座城市，而其他地方只能就地解决。由表8-2可见，作为开放口岸的安东和营口不仅已经办理过海港检疫事务，还有外国人开办的医院，因而有足够数量的西医可供任用。作为铁路沿线站点的辽阳商业繁荣，可从本地直接聘用中医，且由于日本铁路附属地的存在，还可以就近聘请日本医生。作为陆军第三镇驻扎之地的昌图，可借助军医支持防疫。而宁远等远离铁路和港口的地方则缺乏西医，基本只能由中医担任医官，负责地方防疫事务。

表8-2 东三省部分地方任用医官情况统计

	聘用者		医官概况
安东	道台	西医	沈得宝，丹麦人，医科大学毕业，历办施医院。 崔润亭，山东人，美国宝生医院毕业，在粤东广济医院、美国陆军医士研究所复试二等，得医学免证银牌二等宝星。 吴步瀛，上海仁济医院毕业，在本院实习4年，行医8年。 李前营，历充上海检疫医生、北洋警局卫生科科员。 宋文魁、杨流树均系本埠丹麦医院五年毕业，现充该院试医生
营口	道台	西医	郭钟韶，医科举人、学部司务，系日本熊本医学院毕业，复于东京传染病研究所毕业，历充北洋医学堂教习、营口防疫院医官，现充防疫医院院长及警务局卫生股股员。 邓松年，通判职衔，系北洋医学堂毕业，历充民政部官医院头等医官、营口施医院医官，现充防疫医院医官。 英医官达利，英国爱尔兰智林大学堂毕业，任营口防疫检疫医官十余年。 内田镇一，日本陆军三等军医，系日本熊本医学院毕业，历充日本陆军军医、营口警务局卫生医官。

续表

	聘用者		医官概况
营口	道台	西医	费力司，英医官，英国爱尔兰来牙大学堂毕业，任营口普济医院院长。 古川米吉，日本陆军三等军医，现充古川医院院长。 横山春树，日本陆军三等军医，东京医学专门济生学舍毕业，现充横山医院院长。 黑川知胜，日本陆军二等军医，日本陆军军医学校防疫专门科毕业。平井穰，日本陆军三等军医，长崎医学专门学校毕业。 梅田金作，日本陆军二等看护长。 大石秀雄，日本陆军三等看护长
辽阳	地方官	西医	西川嘉，日本医学专门学校济生舍毕业，内务省医馆考试合格，历充日本警视厅检疫医员、陆军三等军医、山口县检疫医生，现充辽阳官医院医官。 内藤亥三郎，日本医学考试毕业，曾任大仓救护部医务室职务；安连周太郎，日本经科医学毕业，曾任岛根病院十字社救护职务；现均充辽阳官医院助手
		中医	郭恩荣行医 10 年，刘萍行医 15 年，吴承林行医 29 年，杨永馨行医 20 年，刘福田行医 25 年，刘国辅行医 7 年，祁钟林行医 3 年，刘佩卿行医 11 年，徐万清行医 20 年，曹永清行医 10 年，均系素有经验
昌图	防疫所	西医	西医借用陆军医官黄敏仁、孙继升，又延西医李阔仙，均有文凭
		中医	中医而兼明西法，陈国治、王庆进、田承露，中医陈炳父等，均无文凭
宁远	自治会		6 名中医，战子臣曾充哈尔滨卫生局医士，素有经验，李宏远、马子昂、纪荫春、韩庆令、杨子元均系在宁行医多年，并擅针灸

资料来源：《安东赵道来电》（1911 年 2 月 9 日），近史所档案馆藏锡良档，甲 374-26；《营口周道来电》（1911 年 2 月 10 日），近史所档案馆藏锡良档，甲 374-26；《辽阳史牧来电》（1911 年 2 月 7 日），近史所档案馆藏锡良档，甲 374-26；《昌图李守来电》（1911 年 2 月 7 日），近史所档案馆藏锡良档，甲 374-26；《宁远史牧来电》（1911 年 2 月 7 日），近史所档案馆藏锡良档，甲 374-26。

二　官绅合作西法防疫

除官医关系外，官民之间的合作与斗争亦是东北防疫措施在基层社会落实过程中的重要议题。整体而言，东北各地官府缺乏足够的人力和物力办理防疫一类社会事务，唯有通过官民合作，获得社会支持，方能顺利推行防疫措施。如奉天省民政使张元奇所言："非官绅协力共谋良方，既恐人民误解群起惊疑，又恐防护未周难收速效。"① 这种合作是全方位的，有的地方绅商为防疫提供人力、物力，有的地方绅商则负责办理部分防疫事务，但其发挥作用之处还是相当有限，防疫事务整体仍由官方主导。为深入剖析东北防疫，需从社会侧面进行回顾和反思，既要从政策研究视角，探究各地具体采取何种方式让民众适应和接受，保障防疫措施落地生根，也要从官民博弈视角，观察地方推行西法防疫对社会的冲击，理解官民之间的合作与斗争。同时，清末东北防疫也为我们打开了观看辛亥年间风云激荡的一扇窗户，防疫过程中出现的官民对立、官府腐败、官员滥用私权等问题，恰恰暴露出了清朝机体的痼疾。

随着东北经济的发展，以商会为代表的各类近代社会组织逐步建立起来。1862年，盛京省城出现公议会的雏形。1875年，盛京省城正式成立公议会，并按街道设立16处分会，每一分会推举头目数名，除办理本辖区内的商务外，还有权处理市场上扰乱治安、违反行规的行为，"俨然似地方警察"。1903年，农商部颁布命令要求各地成立商会，奉天省先后设立各级商会64处。② 盛京省城商业公议会更名为奉天商务总会，不但积极参与奉天省城的社会管理和社会救济事务，还积极投入清末立宪运动，因此，其与东北地方政府在很多问题上，实际处于一种抗衡的状态。1910年12月10日，奉天省各界公举国会请愿代表赴京，向政府上书恳请速开国会。12月24日，代表们前往资政院上书，民政部命步军统领衙门派陆军将其护送回奉天，交谘议局安置。③ 但各界请愿召开国会的努力并未停止，奉天商界继续推选商会协理崔立瀛为赴京代表。④ 此外，辽阳、新民等地的绅学各界也相继召开大会，要求速开国会。⑤ 鼠疫蔓延开后，各界的国会请愿活动随之停息，但奉天官民之间的隔阂由此可见一斑。

在长春，商家公议会于19世纪70年代成立，负责制定商业规则和调节商号利益，同时也致力于城市内的社会服务与救济。1907年底，商

① 《民政司张贞午司使亲临防疫会演说词》，《盛京时报》1911年1月20日，第3版。
② 《沈阳商会志》编纂委员会编《沈阳商会志》，白山出版社，1998，第12—13页。
③ 《民政部派员护送国会代表旋省》，《盛京时报》1910年12月28日，第5版。
④ 《商务协理定期陈说赴京请愿情形》，《盛京时报》1910年12月28日，第5版。
⑤ 《请开国会之后盾》《关于请愿即开国会之演说种种》，《盛京时报》1910年12月29日，第5版。

家公议会改组为长春商务总会，并向商部呈递《长春商务总会试办章程》，次年 1 月商部批准后，长春商务总会正式成立，并与政府保持着密切关系。长春官府处理财政不支或社会矛盾等问题时，常常倚重商务总会，长春商务总会大多时候也愿为政府提供人力、财力支持，如承担警饷、维护社会治安等，尤其在灾情发生之时，长春商务总会很少坐视不理，而是积极捐款资助。如 1909 年 8 月，长春饮马河一带发生水灾，长春商务总会召开大会，决定拨款 2000 吊赈济灾民。① 同时，商会作为商人利益的代表，也力争在与政府的合作之中获得有利于商界的商业政策和政治环境。因此，长春商务总会和官府之间并未出现如奉天那样的矛盾，在防疫过程中，双方也基本保持着各取所需的良好合作态势，长春商务总会一如既往积极支持官府的防疫，官府也为其争取朝廷的褒奖。为了驱散鼠疫，长春知府何子璋与长春商务总会商议后，请各商家于 1911 年 1 月 14 日夜间一起燃放爆竹，是夜爆竹声繁，仿似除夕，"谅该处瘟神从此亦退避三舍"。② 2 月 26 日，孟宪彝亲临长春商务总会演说，说明防疫经费难以为继，该商会不顾"去腊因患疫生意多艰"，及遮断交通营业暂停，"乃能急公好义，慨捐巨款"，承担助款银元 2 万元，于是孟宪彝向锡良请求赏给该商会匾额一方，以资奖励。③

　　然而，防疫毕竟极大地影响了地方商务，连维系日常的税收都成为难题，如长春商务总会这般具备实力且有意愿支持防疫者尚为少数，大多数地方绅商只能提供有限的帮助。如呼兰议事会议员王润芝捐资设立民立宣讲所；④ 昌图组织防疫宣讲所，由议事会公举议员，分赴各乡会协同演说，给车马费洋 80 元；⑤ 又如法库地方先后开办疗病院、普通病院、检疫所和隔离所，一切费用至少需银约 2000 两，同知不得不向各团体倡捐，称地方绅商"不顾危险，甘尽义务，颇具热心，对于此项用款，匪独不敢视为利薮，抑亦不忍"。⑥

　　通过对多种史料的综合分析，可以发现防疫宣传是官民合作程度最

---

① 《商会捐款救灾》，《盛京时报》1909 年 8 月 10 日，第 5 版。
② 《长春防疫谈片》，《吉长日报》1911 年 1 月 18 日，第 4 版。
③ 《长春孟道等来电》（1911 年 2 月 26 日），近史所档案馆藏锡良档，甲 374-15。
④ 《任劳任怨之热诚公益》，《泰东日报》1911 年 2 月 11 日，第 5 版。
⑤ 《昌图郑守等来电》（1911 年 3 月 1 日），近史所档案馆藏锡良档，甲 374-26。
⑥ 《法库张丞来电》（1911 年 2 月 3 日），近史所档案馆藏锡良档，甲 374-26。

深、效果最显著的部分。正如参加防疫的英国医生克里斯滕所指出的：在奉天附近的村庄，当人们得到用通俗语言宣传的传单，就会到处散播，因此各种防疫措施在农村取得了相当好的效果。村民在村子外围建立起封锁线，没有村长的许可，不允许任何人进出。为了获取生活必需品，村民联合起来，派人赶车进入奉天，但不允许他们接触城市生活，在得到必需品之后，必须立刻返回。① 为曲体舆情、利导行政，政府在设计防疫程序时非常重视防疫宣传，以此劝告民众遵从官方办理防疫的规则，消灭不利于防疫开展的谣言。如 1911 年 2 月，奉天出现疫气系外人投毒井中所导致的谣言，此事引起外国使馆的关注，并与外务部进行交涉，外务部因此致电锡良，指出"此种谰言本属无稽，但恐乡愚无知，辗转流布，致生误会"，要求其随时随地查禁类似谣言。②

为有效开展宣传，奉天防疫总局主要采取了发布行政布告和设立宣讲所进行宣讲两种方式。1911 年 1 月 27 日，官报部创办《防疫官报》，负责将应公布的行政事项，如纶音、电文、办事规程及检诊死亡、隔离消毒等内容逐日收录，免费分发给东三省各属，张贴在通衢地方，以便时人阅读，其至 4 月 22 日停刊，共出版 78 期。此外，吉林、黑龙江也创办了各自的《防疫日报》，由省自治筹办处的自治旬刊机关编辑出版。但是，这种官报采取纯文言文体裁，难以覆盖社会绝大多数百姓，为使家喻户晓，防疫机构还将官报的内容改编为浅明易晓的短篇白话，与官报一起发布和张贴。据报刊记载，省城印发的防疫官报在营口按日张贴，到处皆有，众人周知。如永世街顺昌店东首悬贴官报处有多人立看，一老者谓："鼠疫如此利害，一天直死若干人，照此看来，本埠力行检疫，实是紧要之事也。"又谓："北边遭此大害，我营独获安然，诚乃检疫之力也。吾等宜各嘱家人极力捕鼠，严防要紧。"③ 呈现出防疫官报经过识字者进一步讲解，在普通百姓中发挥宣传之效的情形。

宣讲所包括编译和宣讲两部。编译部附设在奉天提学司图书馆内，负责文字出版宣传。其创办《防疫宣讲白话报》，由各员访得社会疫病中触目惊心的故事，以及民众对于防疫行政的一切疑虑风说，罕譬曲喻，

---

① 《奉天国际鼠疫会议报告》，第 320 页。
② 《通致吉江两省电》（1911 年 2 月 1 日），近史所档案馆藏锡良档，甲 374-15。
③ 《防疫官报之效力》，《泰东日报》1911 年 2 月 21 日，第 5 版。

写成白话文，隔日一次印刷出版。此外，该部还翻译关于鼠疫流行病的东西医学大家著述，或将防疫办法撰为文章、歌谣，印成小册子发行。宣讲所开办的防疫宣讲亦对社会影响甚大。2 月 21 日，锡良电饬各府厅州县：

> 愚民短于知识，于一切隔离、消毒方法百计反抗，因而谣诼纷纭，人心惶惑，急须上流社会人士到处演说，剀切劝导，使一般人民疑虑全消，咸晓于各种防卫设施，原冀早靖疫气，保全民命。查省城及有疫各府厅州县现已展缓开学，应即迅速组织防疫宣讲所，由各堂职教员担任宣讲事宜，任事勤劳者事竣择优酌给津贴，以资奖励，疲玩不任事者，即将其停学日期内薪膳停支。至宣讲所应需费用，即由停学后堂中公费项下暂行垫支，将来汇集，专案报销。除饬学司在省城即日举办外，各属有疫地方应即一律克日照办，并将遵办情形电复。再宣讲资料，已饬学司会同防疫总局按日编发。①

因奉天教育厅在鼠疫暴发初期关闭了所有学校，各校教员便成为宣讲所的讲员，讲授疫病之历史、起源、预防法、送治法以及染疫尸体之处置法、染疫家屋之消毒法等内容。② 锦州开办了 65 处防疫宣讲之所，包括小学堂 7 处、宣讲所 2 处、四乡小学堂 56 处，由知县邀同劝学总董、教育会会长相继筹办。一般情况下，宣讲所在收到奉天防疫局印制的白话演说稿后即行开讲，知县也经常往各乡剀切劝导，③ "以求全境人民家喻户晓，免至疑阻致碍"。④ 2 月下旬，凤凰厅城乡学堂相继开学，各小学教员 70 余人负责宣讲疫病之危险性，介绍清洁预防方法，还要求学生回到家乡后也进行宣讲，让自治团体联合城乡防疫会认真检查。2 月下旬，镇安 50 余处学堂全部开学，当地令各教员每日下午 2 时义务宣讲。宣讲资料送达后，则另派自治学员 10 人，分赴各区，协同百家长逐

---

① 《饬各府厅州县电》（1911 年 2 月 21 日），近史所档案馆藏锡良档，甲 374-26。
② 《东三省疫事报告书》，李文海、夏明方、朱浒主编《中国荒政书集成》第 12 册，第 8447 页。
③ 《锦州郭令来电》（1911 年 2 月 23 日），近史所档案馆藏锡良档，甲 374-26。
④ 《凤凰朱丞来电》（1911 年 2 月 25 日），近史所档案馆藏锡良档，甲 374-26。

村进行演说。① 海城县属没有疫事发生，学堂一直未关闭，故防疫宣讲所附设在城乡各自治宣讲所内，派自治毕业及城镇乡议董各员将鼠疫学说分发各处，宣讲预防、消毒等防疫方法。②

除此之外，地方官员还采取了其他形式的防疫宣传办法。如安东地方官考虑到防疫事务"不特商民疑阻，即外人亦谓我国人无防疫知识，多存腹诽"，督促警局人员自1月25日起每日出版报告书，使中外人士对防疫情形有所了解，"外人颇惊讶，谓此次防疫秩序为从来所未有，商民人等亦涣然冰释"，③"商民亦增长知识，发行以来颇有效果"。④ 法库地方官认为任人麇集听讲于防疫有碍，因而以刊行白话报按户分送代替听讲，或选在隔离所进行宣讲，隔离人员期满出所，还可广为传布。⑤ 又如在面临掩埋疫尸的困难之时，怀德地方为顺利开展火化，虽已得到外务部和东三省总督同意，但还是邀集商民，耐心演说焚化尸体的原因，得到各界的理解和支持之后，方得实行。⑥

三 矛盾与冲突

东北鼠疫的突发性和破坏性，严重地冲击了旧有的社会应对机制，官府在推行西法防疫时始终寻求与医官、社会各界多方合作，亦反映出防疫措施本即与社会存在难以调和的矛盾。地方官与商会团体虽"昕夕磋商，唇焦舌敝，亦云瘁矣"，但隔离、断绝交通、消毒等措施仍受到商民的抵制，"以习俗所在，百出其技以相抵抗，甚至长官莅会演说，词意甫吐，哗声已喧于四座"。⑦《长春公报》就发表社论质疑断绝交通的措施："物质可断绝，空气岂能断绝？火车断绝，徒步之绕越者岂能断绝？"更将烧毁房屋、器具及尸身等措施视为苛虐之举，表示中国人以往

---

① 《镇安谢令来电》（1911年2月25日），近史所档案馆藏锡良档，甲374-26。
② 《海城赵令来电》（1911年2月26日），近史所档案馆藏锡良档，甲374-26。
③ 《安东赵道来电》（1911年2月3日），近史所档案馆藏锡良档，甲374-26。
④ 《安东陈令来电》（1911年2月3日），近史所档案馆藏锡良档，甲374-26。
⑤ 《法库张丞来电》（1911年2月25日），近史所档案馆藏锡良档，甲374-26。
⑥ 《怀德赵令来电》（1911年2月7日），近史所档案馆藏锡良档，甲374-26。
⑦ 《东三省疫事报告书》，李文海、夏明方、朱浒主编《中国荒政书集成》第12册，第8303页。

未因没有纵火新法而患疫，人类亦未见得因疫灭绝，"不过华人之财产因国势积弱之故，人人得而焚之就是了"。① 一定程度上反映了其时许多国人的看法。锡良等督抚大员知晓此情，只能通饬各府厅州县转饬城镇乡议事会，会同商会执行西法防疫，以期减少冲突。②

根据防疫官员在疫情结束后撰写的疫事报告书，社会各界反对西法防疫措施的根源在于其与中国人的习俗相违背，民众难以从内心深处接受。一则，焚化疫尸的措施与传统丧葬习惯相冲突。中国有死后停灵的习俗，贫者停 3 日或 7 日，富者则有停至经年者，甚有寡妇无子，停夫棺于堂，待天年后与之同举殡者。传统丧葬多讲求吉时、方位，而不会关注掘土深浅或掩土消毒。当政府强制推行急葬甚至焚埋时，即遭到民众抵制，民间也由此出现了匿尸现象。

二则，强制诊治及隔离染疫者的措施与民间忌医习俗相冲突。据调查，当时东三省民间风气未开，多有讳疾忌医者，也有部分人接受中医，对西医则完全排拒。主要原因在于民众对中医治疗方法和药物较为熟悉。更重要的是，西医认为鼠疫不可治愈、唯有预防，而中医则宣传鼠疫并非不治之病；病人一入西医病院，基本无可生还，而中医却报告有不少治愈者。因此，民间更对二者有偏见。

三则，断绝交通的举措与民间返乡过年的乡土观念相冲突。如前所述，因气候原因，东三省大量来自直隶、山东等地的苦力往往春天出关，年终时结队返乡过年。但为防止疫情蔓延，京奉火车全部停运，中东、南满火车亦停售二、三等票，"遏绝其归途，而使之用羁于异乡也"。此举引发民众极度不满，有的言行抵抗，有的则私自逃逸，取径荒僻徒步前行。

四则，隔离和消毒举措与中国传统伦理观念相冲突。中国家庭讲求孝道与养亲，以生离死别为家庭大事，譬如父子间若有一方罹病者，另一方必亲尝汤药，目睹含殓，以尽其骨肉之分也。而隔离措施使骨肉血亲不能团圆，"卑者不能侍奉，则正所离间其至亲之骨肉，而阻其孝养慈爱之心矣"。又如前述，中国人对死后孝道亦非常重视，而西法防疫却对

---

① 《对于外人防疫烦苛之感言》，《长春公报》1911 年 2 月 11 日，第 5 版。
② 《通饬自治议会防疫》，《泰东日报》1911 年 2 月 26 日，第 5 版。

神圣不可侵犯的尸体施行种种消毒之法，潦草掩埋甚至火化，这对于死者亲属而言，是难以接受的。①

正因如此，社会各界虽迫于官府命令接受西法防疫，却并非真心服从，而是抓住各种机会对防疫局和防疫人员加以批评讽刺。报刊登载的各类消息和评论虽不能尽信，却也证实了各界对官办防疫的不满。如《长春公报》登载的一则故事，从侧面反映出时人对防疫措施之惊惶，甚至类同打仗：

> 一农人与一儒服者，立谈于城东北隅，状颇惊惶，予过而窃听之。
>
> 农人道：这四门都用兵把守，八成是要开仗吧。
>
> 儒者道：非也。因为这瘟疫实是传染，不得不遮断交通，以巡警不敷分布，所以用陆军帮同防疫，并无别项缘故。千万不要胡说。②

并且，各种官场腐败和社会民情掺杂于防疫之中，招致民众质疑，也引发了许多矛盾冲突。有些北洋调来的医官领取高额报酬，却未能提供良好服务，引起各界不满。有关医员不学无术、装腔作势、敷衍塞责的新闻亦多载于报端，其"每遇报病之家请验，该医并不敢入屋，仅令消毒队视差"，无论老病新疾，一律指为疫症，遇到死者即令取棺抬埋。如奉天某商号东家因患痨病月余，被检查人员发现后送往病院，不容诊治，竟被活埋。督宪将所捕获医员数人交由特别厅审讯，该医员等竟对治疫之方法，防疫之预备，新病、旧病、疫病之分别茫然无知。③ 又如奉天西关贫民收容所有一人偶感风寒，驻所医官却指其为疫，令送病院，病人恳求未果，激起众怒，手持铁木器械围攻医员室，该医只好易服逃遁。④ 奉天防疫病院曾任命由北洋调来的医官孟某为院长，但孟某见染疫者死亡相继，心生畏惧，竟私自潜逃，看护、夫役亦随之逃去，后经

① 《东三省疫事报告书》，李文海、夏明方、朱浒主编《中国荒政书集成》第12册，第8305页。
② 《长春疫事舆论之真相》，《长春公报》1911年1月26日，第1版。
③ 《防疫官无识被押》，《泰东日报》1911年2月26日，第2版。
④ 《贫民反对医官之暴动》，《泰东日报》1911年3月15日，第5版。

防疫巡警拿获，特别审判厅询明治罪。① 怀德县防疫医官王芝臣仅略谙中药性味，甚至不知鼠疫为何物，当县城疫发，该医疫毙，染及家人，导致大小 7 口先后疫死，所遗仅男女小孩各一名，留养健康隔离所中，后亦染疫而亡。② 傅家甸一名执行断绝交通任务的陆军士兵在循例检查时，对一名路过医官说道："我等原为国民之生命而来，非为尔等庸医而设，绝阻交通，尔之主张使我辈受此冻苦，尔犹自犯禁令焉，得服人如是。"③ 一定程度上反映了时人对医官的看法。

　　时人对其他防疫人员的所作所为亦颇有不满之处。如奉天绅商在民政司揭控防疫人员种种劣迹，不仅医官不敢验视，胡乱指为时疫，送往医院，检疫巡警也不遵防疫所章程、任意妄为。张元奇表示，"验疫本为保民而设，岂可反以殃民"，札饬巡警局严饬检疫巡警认真办理，不得肆意妄为，致遭民怨。④ 又如傅家甸有防疫稽查为讨好由省派来某大人，代理其调查，却身着宪兵服制、携带宪兵佩刀，终日栖于娼窑，媒体斥责其"狗仗人势，大作威福，实令人可恨之至"。⑤ 媒体还揭露傅家甸防疫各医因恐传染，匿而不露，直到疫情消除才开始验病和焚烧房产。⑥

　　社会舆论认为，各地办理防疫，遍设防疫、消毒、隔离、施医各所，并雇用苦力、大车及置备各种防疫药料等，支出浩繁，多有防疫人员以此为升官发财之机，虚报账目，或抢夺商店财物，"皆以瘟神即财贵神也"。⑦ 有传言称交涉局委员郝毓芝的弟弟任公主岭防疫事务所总办，买办药水仅花 280 元，却以 1200 元之数向奉天报销。⑧ 又据报载，傅家甸巡警四局某医生每日带领救急队十余名挨户验病，一日验至大街某商号，偶有患病者，便指为染疫，喝令救急队将该铺人等尽送病院。该铺执事检点物件时，却发现失去羌洋 800 元、皮袄 20 身、金表 2 挂，遂跟往病院检验 7 日，病人果无疫释出，执事便到局控告该医，后该医被送交地

---

① 《疫院员役惩办近闻》，《泰东日报》1911 年 3 月 4 日，第 5 版。
② 《饬公主岭郑守电》（1911 年 3 月 23 日），近史所档案馆藏锡良档，甲 374-26。
③ 《陆军羞医官》，《泰东日报》1911 年 3 月 18 日，第 5 版。
④ 《申饬严谨查疫》，《泰东日报》1911 年 3 月 1 日，第 5 版。
⑤ 《稽查恃势有因（哈尔滨）》，《泰东日报》1911 年 3 月 15 日，第 3 版。
⑥ 《防疫员之可防（哈尔滨）》，《泰东日报》1911 年 3 月 5 日，第 3 版。
⑦ 《瘟神即是财贵神（长春）》，《泰东日报》1911 年 2 月 28 日，第 3 版。
⑧ 《防疫事务所果有是弊乎？》，《泰东日报》1911 年 2 月 24 日，第 5 版。

方官严押。①

　　有时，防疫措施在执行过程中也会引发官民冲突，甚至激起更大范围的地方暴动。如双城街面禁绝交通，唯有执照验明始许放行。一次电报局某差役出街，被岗兵查验时，因携带执照却未得放行，彼此互动口角，大起冲突，旋交手用武，并往衙署辩理。② 又有吉林永吉县派遣消毒生2名到桦皮厂，时常借端骚扰，乡民蓄怨已久。疫气肃清后，四乡巡警公所令其急速回城，但其仍复逗留，被乡民痛殴，消毒生孙鸿声身受重伤，区官侯某前往弹压，亦被殴辱。桦皮厂附近大荒地乡民联合115个村屯共2000余人发起民变，风潮更甚，县令只好派谘议局议员祝立三下乡与乡民沟通，百般解释，并以全家80余口生命财产作保，方平息乡民的怒火。③

　　官府办理防疫存在的种种问题招致商会的反感，后者遂自行组织防疫会，自办防疫事务。如公主岭交涉局委员郝毓芝"招集一股贫民，膊附一白布，上写交涉巡警防疫字样，手持木棍在街搜查商号盖戳，其势强横"，④ 商界以交涉局所办防疫"一味妄事铺张，虚縻巨款，并无关心民瘼之诚，只怀借端渔利之意，不惟国家实惠难沾，转觉遗误苍生匪浅"。⑤ 为反对交涉局继续办理防疫，公主岭商务分会总理邀集各商筹款6000余元，设立同善防疫事务所及商务医院1座，聘请医官1名，购办药水等物，准备将该地防疫事收归自办，避免官界之干预。⑥ 此外，公主岭是大宗粮食交易之地，磨盘山、伊通州、吉省一带粮食皆运集于此，交涉局阻断交通也让商会大受影响，引发全埠商界抗官风潮，联络一气针对官界全行罢市，即使是一粒米、一片肉，也拒绝卖与。⑦

　　公主岭商会的矛头直指办理防疫的交涉局委员，但其他地方商会为自身利益起见，并不排除与官府合作。有些地方官员一面防疫，一面与商会商酌特别通融办法，适当照顾其利益，尽量减少其经济损失。如怀

---

① 《医生被押》，《泰东日报》1911年3月14日，第5版。

② 《官差互起冲突》，《泰东日报》1911年3月15日，第5版。

③ 《防疫激成暴动余闻》，《吉长日报》1911年4月9日，第1张第5版。

④ 《交涉局商务会因防疫滋起镠辖》，《泰东日报》1911年3月2日，第2版。

⑤ 《商界特立防疫会》，《泰东日报》1911年3月4日，第5版。

⑥ 《商务医院成立》，《泰东日报》1911年3月2日，第5版。

⑦ 《公主岭商民与防疫官之大冲突》，《泰东日报》1911年3月2日，第2版。

德地方官员鉴于遮断交通影响粮食交易，便与商会、交涉委员、奉化县令商定办法，在岭街附近分设交换场两处，所有外来粮食禁止入街，但可至交换场卸载消毒，换由本街检定车辆接送，车站其余交通仍旧遮断。①

　　其中，奉天城的防疫展现出极为复杂而尖锐的官民矛盾。此地官办防疫最为强势，不愿听取商会意见，有时甚至肆意妄为，捣毁报馆，招致众怒；而商会具备一定实力，又有新政改革加持，往往要求自行办理防疫，与官府已然出现对立迹象。1911 年 2 月中旬，随着防疫延续，官民之间的积怨日渐凸显。奉天商务总会认为官设防疫局的防疫办法不合机宜，并反对中国与日本合作办理防疫，指出官办防疫"惟利心太重，每办一事，必从中多方渔利，因而诸事致多敷衍"，决定自备款项，自办防疫，不受官家之挟制。② 随后，奉天商务总会、谘议局和自治会合办奉天防疫会，公举谘议局议长为总理，自治会议长及商务总长为副总理，由商界公举干事员 3 名，③ 速派代表谒见张元奇、韩国钧阐明己见，同时设立民办隔离处及留养处，另办防疫。这种与官方截然分立的态度，透露出"总商会反对官宪之气焰甚炽"。④ 锡良得知此事后，担心"循此任其自由举动，疫祸前途不堪设想"，遂召集各司道、谘议局议董、总商会议董等到公署商议防疫办法。会上，锡良道出其为难之处："朝廷已谕本督以厉行防疫，外国亦深注意于此。惟欲厉行防疫，则惹人民之反对，不厉行防疫，则上背朝廷，外招外国之干涉，本督诚不知所出。"⑤ 此时疫势仍烈，各代表决计仍将防疫归官办理，防疫经费与当道商妥。⑥

　　尽管如此，省商会依然执意自办防疫。2 月 25 日，省城商务总会与城厢议事会一道派员逐户搜查疫症，但由于城关地域辽阔、商户林立、人数不敷，该会决定再招集 20—35 岁粗通文理的防疫队员 500 名，每月支付其薪金 8 两，赴八门协同巡警稽查出入行人，并随同医员在城关内外搜查。⑦ 30 日，防疫队员人数招足后，立即派赴各关任差，城内 2 区、

①　《怀德赵令来电》（1911 年 2 月 28 日），近史所档案馆藏锡良档，甲 374-26。

②　《官商防疫之意见》，《泰东日报》1911 年 2 月 21 日，第 5 版。

③　《奉省自治团之防疫会》，《泰东日报》1911 年 2 月 28 日，第 2 版。

④　《奉天防疫之与日报臆测》，《泰东日报》1911 年 2 月 19 日，第 2 版。

⑤　《锡制军之苦哀》，《泰东日报》1911 年 2 月 23 日，第 2 版。

⑥　《官民和衷之喜音》，《泰东日报》1911 年 2 月 24 日，第 2 版。

⑦　《商会招募防疫队》，《泰东日报》1911 年 2 月 26 日，第 5 版。

八关 4 区，每区 80 名，昼间在各街逐户清疫，夜间则稽查街巷、严缉贼匪，以补巡警之不足。该队甚至呈请锡良发给枪支。① 3 月 8 日，锡良命令劝业道和民政司，转令商务总会撤去商立病院、停办商招防疫队，"以免纷歧而归划一"。② 但商务总会并未听从锡良的命令，此后仍拟招募防疫队 200 名，以资保卫商民，防止疫势复燃。③

3 月中旬，疫情临近尾声之时，奉天防疫官捣毁大中公报馆一事惊动了全国。起因是 3 月 5 日该报登载"请问巡警总局防疫所并告国人预备自由行动一则"，讲述防疫所陆军及二区巡警无端干涉妇女坐车之事，引起奉天防疫公所大西门分所所长露厚的强烈不满。露厚率领防疫委员 5 名、埋葬队员 24 名、陆军士兵 9 名、巡警 2 名闯入大中公报馆，将之捣毁，并将报社袁监督押往西关防疫事务所，由奉天临时防疫事务所总办张俊生设座审问，对其口出恶言，如审大盗，最后又将其转交巡警总局。④

对此，报界公会公禀锡良，称奉天临时防疫事务所总办张俊生仇视《大中公报》，擅动陆军，私开法庭，羁押无罪，监禁发报，擅作威福，要求将其撤差。⑤ 但锡良并未处理张俊生，而是拉出露厚顶罪。3 月 14 日，大中公报馆直接与防疫所所长交涉，后者下令将露厚撤差，交地方审判厅讯办，⑥ 但审判厅迭次差传开庭审讯，露厚皆不到案，⑦ 并且 14 日，奉天警务局长还下令报馆停刊 7 天。该报回应，现行钦定报律著有明文，必须指实该报馆所犯之罪为报律第几条第几项，然后方可处以相当之罚，"今敝馆既未经贵局长明谕宣布其所犯为何罪，焉得骤行勒令停刊？"且关于该律之诉讼，应由审判衙门按照法院编制法审理，该报即使干犯报律，亦当由裁判衙门判断，不应由警务局局长代为执行，故绝不敢含糊受罚。⑧

① 《新招防疫队之职任》，《泰东日报》1911 年 3 月 5 日，第 5 版。
② 《商务防疫队已归泡影》，《泰东日报》1911 年 3 月 9 日，第 5 版。
③ 《商会又招防疫队》，《泰东日报》1911 年 3 月 22 日，第 5 版。
④ 《防疫耶？摧残舆论耶？》，《申报》1911 年 3 月 17 日，第 10 版；《防疫员对于报馆之蛮动》，《泰东日报》1911 年 3 月 8 日，第 2 版；《报界厄运至此》，《泰东日报》1911 年 3 月 9 日，第 2 版。
⑤ 《防疫总办易人消息》，《泰东日报》1911 年 3 月 14 日，第 5 版。
⑥ 《大中公报战胜之露布》，《大公报》1911 年 3 月 15 日，第 10 版。
⑦ 《露委员手眼通天》，《泰东日报》1911 年 3 月 16 日，第 2 版。
⑧ 《大中公报质问警务总长书》，《顺天时报》1911 年 3 月 15 日，第 4 版。

　　奉天大中公报馆与防疫局交涉一案，交审判厅正式审理后，被以新报律未到为由不予受理。报馆只好致电宪政编查馆、民政部、法部请示办法，而宪政编查馆复电表示，"新报律既未奉到，即仍照旧律科罚"。[①]进而该报以防疫公所纵兵打闹报馆、擅行监押主笔为由，向地方检察厅进行控告，要求法办，并与京津、上海各报馆同人集议对付办法。《大中公报》遭遇不公，得到了其他报刊的同情与声援，如《申报》即发表社论谴责东北官府："当此外交紧迫之时，所恃以维持者，惟此报纸之鼓吹民气，以为政府之后盾。东省官吏乃不惜代外人百计摧残，必欲将不绝如缕之舆论界，尽数毁灭而后快，是诚何心欤？"[②]

　　此时，社会舆论也开始将矛头对准张俊生。传闻有人向锡良密陈其办事多不合法，任意妄为，任用私人，挥霍巨款。3月16日，锡良传见交涉使和民政使，提及防疫事务所张俊生办事不力，恐有虚糜巨款、敷衍荒唐之行，令其派员清查防疫款项。[③]3月23日，有人将张俊生告到朝廷，要求惩办，其诉状内容大致反映了时人对防疫大员所作所为的看法：

　　　　该道上下相蒙，冀图他日优保。检疫医官多系该道私人，罕通医术，每于出入人等任意欺虐，借口消毒，动辄以石炭酸向人面部激射，石炭酸内含毒质，只备去秽之用，非为治病之药，中人面部，力致肿痛，以此为戏，是何居心！隔离所每日拘留数十人，只闻因疫送入，不闻治愈送出。并有瘪疾咳嗽、年老宿疾之人，该所径行拘留，不问是疫非疫，即以疫药施治。药不对症，病自增剧，甚至气尚未绝，即用棺殓派人抬埋。每疫死一人，由防疫所发给棺木及抬埋费洋八十元，派人抬埋只出廉价购买薄劣棺木，借以分肥渔利。甚至遇见有人行走街市，因冬令冰雪滑跌，亦指为染疫，归入隔离所，希得报销医药、掩埋银两。又或以送入防疫所欺压乡愚，索贿私饱。夫防疫之事，本系公家善政，乃该道动用压力，民家一人染

①　《宪政馆任意弁髦法令》，《申报》1911年3月26日，第5版。
②　《时评》，《申报》1911年3月18日，第6版。
③　《暗查浪费巨款之志闻》，《泰东日报》1911年3月14日，第2版；《督宪派员清查疫款》，《泰东日报》1911年3月17日，第5版。

疫，即将全家拘入防疫所，借此搜取财宝、贵品，致民间实有染鼠
疫死者不敢具报，传染愈多，疫势日盛。外国防疫原为取信民间，
今该道如此防疫，适令民间畏惧。①

此事最终虽然不了了之，但防疫所的恶行已经传遍各地，舆论纷纷
谴责。

小　结

西法防疫的国家政策，要在基层社会广泛推行，除了由地方官府组
织执行外，还需要获得社会层面的普遍支持。首要之务，便是任用西医
为医官，授予其防疫指导权，才能顺利遵照西方防疫措施办理防疫。清
末东北地区地域辽阔，缺医少药，西医数量尤为稀少，不得不求诸外援，
花费巨资从北京、上海、广州、天津等大都市聘请西医。但由于种种原
因，应聘西医数量有限，只能用于保障重要中心城市的防疫事务。除了
省城、开放口岸和铁路站点等城市西医数量足敷外，绝大多数地方被迫
采用中西医兼用的方针。在没有西医的边远府厅州县，只能纯任中医为
防疫医官。

同时，各地方官在接受上级命令，采取西法防疫之时，对其违背民
间传统习俗而可能引发的社会矛盾知之甚深："防疫行政非赖官府强制之
力，则民间不易服从。然风气未开，大半以生命为儿戏，迷信鬼神，托
诸命运，或畏警察之检视，而讳疾不言，或安污浊之习惯，而以身殉死，
或奸人煽惑、播散谣言，或搜索太严，致生反抗，至以卫民之良法，疑
为贼民之苛政。"②

因此，本章聚焦于医、官、绅在防疫过程之中的斗争博弈与协商合
作，揭示其中与医学认知和人道主义相关的冲突与矛盾，展现出多数地

---

① 《奉为奉省防疫所总办道员残暴、谬妄为邀功夸大蒙蔽督宪事》（1911 年 3 月 23 日），
中国第一历史档案馆藏，03-7578-010；《给事中陈应禧为参奉省防疫总办道员张俊生
事奏折》，中国第一历史档案馆：《清末东北地区爆发鼠疫史料（下）》，《历史档案》
2005 年第 2 期。

② 《民政司张贞午司使亲临防疫会演说词》，《盛京时报》1911 年 1 月 20 日，第 3 版。

方官员灵活实施决策，在应对上级的同时安抚地方绅商及百姓情绪，大体维持了多方平衡，不致引发过分反抗的防疫过程。这种防疫之中的平衡兼顾，恰恰是基层治理能力的一种体现，某种程度上反映了传统王朝治理模式的韧性。值得深思的是，真正引起地方激烈冲突的官员仅为少数，却往往出现在官府势力最强的城市。造成此种情况的原因，或许是国家力量越强大，对社会力量则越忽视，往往倾向于采取强制性的武断措施。然而在清末辛亥年间，经济发展与新政改革已为社会组织的崛起提供了经济和政治保证，尤其是新法律的颁布，赋予社会各界以法律为武器维护自身利益的可能性，由此出现了民间通过法律武器对抗官府的新现象。

第九章　代价：经济花销与损失

清末鼠疫暴发，于短短数月间蔓延至整个东北地区，在内有疫情肆虐、外有列强施压的严峻局势之下，清政府不得不自上而下厉行西法防疫。此举不仅对社会管理、传统中医和民众思想产生了巨大冲击，更动用了全国范围内的人力、物力和财力，"糜三百余万之金钱"，[①] 几乎相当于东三省一年财政收入的1/3，[②] 让清政府付出了巨大的经济代价。由于防疫完全按照国际通行规则办理，已非简单的施药赈济，而是一项牵涉面极广的行政工程，大量经费不得不花费在设施建设和人员雇用上，这对于财政窘迫的清政府而言不啻雪上加霜。中央政府向下督促东北地方厉行防疫，形成了中央—省—府县的政治压力链，但东北官员财政窘迫，为此积极向中央请款，却难有所获，不得不依靠既有财政体制就地挪垫自支，以解决防疫经费的来源问题。既往的清末东北大鼠疫研究较少关注经费的筹集与花销，[③] 但其不失为一个了解清末财政运作和防疫行政的重要视角。此外，对于普通民众的经济生活而言，东北大鼠疫无疑也带来了巨大的冲击和伤害。

一　经费筹集

清季以前，各地虽疫情频发，但地方官府基本将其作为灾异，交由

---

① 《东三省疫事报告书》，李文海、夏明方、朱浒主编《中国荒政书集成》第12册，第8204页。

② 宣统元年，东三省的财政收入总额在950万两左右，支出约1590万两，亏空近640万两。《三省财政大概情形》，《盛京时报》1909年9月2日，第5版。

③ 已有学者对东北防疫的经费做了一些初步研究。如焦润明讨论了防疫款项的来源和用途，但未考究其实际运作状况（焦润明：《清末东北三省鼠疫灾难及防疫措施研究》，北京师范大学出版社，2011，第二章）；杜丽红讨论了雇用西医防疫的状况（杜丽红：《清末东北官聘西医及其薪津状况考析》，《中国经济史研究》2018年第4期）。

社会组织处理，极少演变为动员各种国家力量加以应对的政治事件。①
近代以后，疫情波及面更广，出现跨区域、跨国传播的情况，列强为保
障自身生命财产安全，干涉开放口岸的卫生防疫，质疑传统防疫机制，
通过交涉强迫中国地方官府遵行其意见。为避免由此引发外交纠纷，清
政府不得不做出相应调适，在清末鼠疫流行之时采取西法防疫，花销不
菲。中央政府虽然重视防疫，并拨付了部分经费，但清政府财政支出中
并无防疫一项，② 在东北防疫经费的筹措过程中，东三省总督锡良扮演
了关键角色。其不仅要向清廷军机处、户部请款，寻求中央财政资助，
还要在全国范围内调动各种资源，给下属府县拨款以实施各项防疫措施，
建立卫生防疫机构和制度，并监督管理各地的经费筹集。这也标志着防
疫责任已被纳入政府职责范围，因而清末东北鼠疫防疫在中国卫生防疫
史上具有标志性意义。

1. 请款中央

1910 年 10 月 25 日，满洲里发现疫情。11 月 8 日，哈尔滨出现病
患，逐渐引起中央重视，外务部开始要求东北地方官积极防疫，东三省
总督锡良表示"防疫事关民命，又为外人所注视，业饬认真筹办"。③ 为
满足各地对防疫经费的需求，锡良积极向中央请款，希望得到来自中央
的经费支持。1911 年 1 月 14 日和 21 日，锡良先后两次电奏军机处，称
"染疫区域较广，经费浩繁，三省同一拮据，实属力有未逮"，共获准在
大连税关筹拨库平银 30 万两、伸平银 12000 两。④

然而，这些经费对于东北防疫而言只是杯水车薪，不足以支撑半

① 参见梁其姿《面对疾病——传统中国社会的医疗观念与组织》，中国人民大学出版社，
　　2012，第七章。
② 光绪三十三年（1907）东三省岁出包括行政官经费、公署经费、司法经费、外交经
　　费、旗务经费、民政经费、教育经费、财政经费、实业经费、军政经费、建筑经费和
　　交通经费等项。徐世昌等编纂《东三省政略》（上），第 25—29 页。
③ 《致外务部电》（1911 年 12 月 9 日），近史所档案馆藏锡良档，甲 374-46。
④ 《致军机处电》（1911 年 1 月 11 日），近史所档案馆藏锡良档，甲 374-46；《致度支部
　　税务处电》（1911 年 1 月 15 日），近史所档案馆藏锡良档，甲 374-46；《度支部来电》
　　（1911 年 1 月 28 日），近史所档案馆藏锡良档，甲 374-46；《奉天全省防疫总局谨将
　　自二年十二月开办至三年四月十五日止收支各款开折呈请》（1911 年 5 月），《锡良任
　　云贵东三省总督及热河都统时文件》，近史所档案馆藏锡良档，甲 374-31。

月，① 锡良不得不另寻财源。当时，邮传部大臣盛宣怀不仅控制着邮传部和交通银行，② 还管理着救灾赈济的专项经费——江皖赈捐，③ 并且其以办理江皖赈捐为由，奏准停办其他赈捐，东北唯有在江皖赈捐项下寻求资助。④ 为此，锡良不厌其烦地与盛宣怀打交道，力图从后者那里得到经费支持。在以锡良为首的东北官员看来，赈捐本即为救灾而设，理应及时拨付给东北，即如吉林巡抚陈昭常所言："三省疫患亦与巨灾无异，且揆之情势，当更急于江皖，似可援案请拨五成，专济三省之急，俟疫患肃清再议停拨，鄙意朝廷必无歧视。"⑤ 然而事与愿违，由于盛宣怀处处阻挠，锡良在此过程中一无所获。

1 月 27 日，锡良致电盛宣怀，表示"惟有奏办赈捐，援尊处皖省赈捐奏定章程办法，或可捐集巨款"，希望盛宣怀能为其筹划。⑥ 1 月 29 日，盛宣怀回电表示捐款数额寥寥，又奉旨添办豫灾，不便在江皖灾赈中筹款，而"鼠疫需款甚急，若请开捐，窃恐于办疫经费缓不济急"。他向锡良提议，现今政府非常重视防疫，如拨款不敷，可据实奏请加拨，"谅无不允"。⑦ 接电后，锡良再次试探，提出"在赈款内设法挪借，以济急需，一面附入皖豫赈捐之内，俾得接济"。⑧ 2 月 4 日，盛宣怀致电锡良，言明江皖赈捐已无款可挪，两部挪垫和银行息借款项都已分拨江皖灾区散放，并转而建议锡良"先向各银行认息借用，日后或就地筹完，或归并江皖新捐，展期推广劝办"。⑨

---

① 《致邮传部电》（1911 年 1 月 29 日），近史所档案馆藏锡良档，甲 374-46。
② 1911 年 1 月 6 日，盛宣怀被授为邮传部尚书。一个多月后，1911 年 2 月 22 日，盛宣怀上奏列举梁士诒账目问题，以李经芳取代其成为交通银行的首脑，实际控制了该行。〔美〕费维恺：《中国早期工业化的实践者盛宣怀》，易惠莉、陈吉龙主编《二十世纪盛宣怀研究》，江苏古籍出版社，2002，第 57 页。
③ 1910 年 12 月 28 日，盛宣怀奉旨出任徐属及皖南北筹赈大臣，并办豫赈。参见夏东元编著《盛宣怀年谱长编》（下），上海交通大学出版社，2004，第 917 页。
④ 1911 年 1 月 4 日，盛宣怀奏设筹赈公所，并附奏开办江皖筹赈新捐，请将各省新旧赈捐暂行停止，俟此次江皖灾赈过后再行续办。《度支部奏议复直督奏防疫需款请由银行息借归入江皖赈捐归还折》，《申报》1911 年 3 月 30 日，第 2 张第 2 版。
⑤ 《陈简帅来电》（1911 年 2 月 12 日），近史所档案馆藏锡良档，甲 374-15。
⑥ 《致邮传部电》（1911 年 1 月 27 日），近史所档案馆藏锡良档，甲 374-46。
⑦ 《邮传部来电》（1911 年 1 月 29 日），近史所档案馆藏锡良档，甲 374-46。
⑧ 《致邮传部电》（1911 年 1 月 29 日），近史所档案馆藏锡良档，甲 374-46。
⑨ 《邮传部盛宫保来电》（1911 年 2 月 4 日），近史所档案馆藏锡良档，甲 374-46。

2 月 5 日，锡良依照盛宣怀建议方案，电请军机处准其援照江皖仿办赈捐展期推广，先向大清银行、交通银行息借银两。① 6 日，军机处回电同意锡良所请，"着该埠议奏"。② 于是，锡良电奏"请向大清、交通两分行，各借银三十万两，并附江皖捐内展办赈捐"，于 2 月 10 日奉旨交议，电请度支部、邮传部速赐。③ 但是，邮传部对锡良向交通银行借款的奏请拖延不理，以致锡良不得不电催该部"勿任迫切待命"。④ 2 月 15 日，邮传部来电回复，明确表示"东省交通银行拨款浩繁"，拒绝借款，并以"赈捐各节当由度支部议复"，拒绝将东北防疫经费纳入江皖赈捐筹集。⑤ 由此可见，盛宣怀既不愿锡良参与江皖赈捐事宜，也不愿向其借款，提议其从大清银行、交通银行处借款，不过是虚与委蛇。锡良不得不另想办法解决防疫经费问题。

同时，盛宣怀不仅坚决拒绝了锡良的所有借款要求，更将铁路检疫经费推给东北负责，引起锡良的极大不满。虽然盛宣怀曾表示愿为榆关、沟帮子车站检疫经费提供津贴，⑥ 但邮传部实际上并不愿办理辖下京奉铁路的防疫事务，而是将之推给东三省。2 月 7 日，锡良致电邮传部，指出南满铁路已严办防疫，京奉路局应速行筹办，在沟帮子建设可容纳数百人的房屋，在奉天建设可容纳 2000 人的房屋，作为隔离所留验旅客。⑦ 然邮传部却借口"所费不赀"，提出"沟、奉工程归奉省派员办理"，锡良只得表示"不敢有畛域之见"，在奉天规划建筑隔离所。但因沟帮子"距官署较远"，锡良仍请邮传部在此筹办隔离所。⑧ 邮传部虽同意饬路局建筑，但仍要求东三省承担经费，锡良对此非常不满，电请军机处"饬下邮传部酌量协助"。在锡良看来，他并未因邮传部不准交通银行借款而拒绝在奉天车站筹建留验所，已属仁至义尽，而"（京奉）路局平时既获利益，有事亦不能不为分任"。⑨ 军机处接到电报后，不过

---

① 《致军机处电》（1911 年 2 月 5 日），近史所档案馆藏锡良档，甲 374-46。
② 《军机处来电》（1911 年 2 月 6 日），近史所档案馆藏锡良档，甲 374-46。
③ 《致度支、邮传部电》（1911 年 2 月 11 日），近史所档案馆藏锡良档，甲 374-46。
④ 《致邮传部电》（1911 年 2 月 15 日），近史所档案馆藏锡良档，甲 374-46。
⑤ 《邮传部来电》（1911 年 2 月 15 日），近史所档案馆藏锡良档，甲 374-46。
⑥ 《盛宫保来电》（1911 年 1 月 14 日），近史所档案馆藏锡良档，甲 374-46。
⑦ 《致邮传部电》（1911 年 2 月 7 日），近史所档案馆藏锡良档，甲 374-46。
⑧ 《致邮传部电》（1911 年 2 月 15 日），近史所档案馆藏锡良档，甲 374-46。
⑨ 《致军机处电》（1911 年 3 月 9 日），近史所档案馆藏锡良档，甲 374-46。

命令邮传部议奏，并未给出任何直接指示。[①]

2月24日，锡良电请军机处变通办法，允许东北"径向各国银行先行商借银二百万两"，并"援照江皖赈捐章程由东三省自办赈捐"。[②] 25日，军机处"着该部议奏"。[③] 28日，锡良获准向各国银行借款200万两，[④] 但清廷并未准其自办赈捐，仍要求归入江皖赈捐案内筹办，因而锡良仍需得到盛宣怀的许可方能借款。3月11日，锡良致电盛宣怀，后者仍然推托不办，表示江北、皖北出现饿毙情形，急需购粮，因此已收捐款不得不先满足江皖豫三省赈需，只能等到"赈务稍松，捐有成数"之时，再分缓急酌拨。[⑤] 盛宣怀坚决不允许将东北防疫款归入江皖赈捐案内办理，事实上使借款的许可成为空头支票。锡良在4月8日给度支部的电文中写道："借款究竟如何，务乞大部早日商定，如果一时未能就绪，惟请先行拨银二百万两，以济急需，将来即于大借款内扣还。"[⑥] 由此可知，度支部所允向外国银行借款200万两之言，一直未曾付诸实施。从整个国家的财政状况来看，盛宣怀拒绝将东北防疫纳入江皖赈捐案内办理，实际上即代表了清廷的态度，即其认为发生在东北的疫情远不及同时期其他自然灾害的危害大。[⑦]

在整个防疫过程中，锡良主要从税关和大清银行处获取经费。据事后统计，锡良从官银号、交通银行和大清银行共借用55万两，其中官银号25万两、大清银行20万两、交通银行10万两。[⑧] 除1910年12月从大连税关拨付30万两外，锡良还从营口、安东各埠先后截留关税，1911年2—3月办理港口防疫时亦从各税关挪用经费。1911年1月25日，哈

① 《军机处来电》（1911年3月10日），近史所档案馆藏锡良档，甲374-46。

② 《致军机处电》（1911年2月24日），近史所档案馆藏锡良档，甲374-46。

③ 《军机处来电》（1911年2月25日），近史所档案馆藏锡良档，甲374-46。

④ 《度支部来电》（1911年3月5日），近史所档案馆藏锡良档，甲374-46。

⑤ 《盛宫保来电》（1911年3月11日），近史所档案馆藏锡良档，甲374-46。

⑥ 《致度支部电》（1911年4月8日），近史所档案馆藏锡良档，甲374-46。

⑦ 清末长江流域频发的自然灾害被视为辛亥革命发生的直接诱因，而江皖水灾更是影响极深。参见李文海《清末灾荒与辛亥革命》，金冲及选编《辛亥革命研究论文集》上卷，三联书店，2011；朱浒：《辛亥革命时期的江皖大水与华洋义赈会》，《清史研究》2013年第2期。

⑧ 《奉天全省防疫总局谨将自二年十二月开办至三年四月十五日止收支各款开折呈请》（1911年5月），《锡良任云贵东三省总督及热河都统时文件》近史所档案馆藏锡良档，甲374-31。

尔滨在绥满两关第 201 结税款内提用 5 万两防疫经费，在罗江关存款项下提用 8 万两，[①] 后又在各江关及爱关存款项下先后提取 15 万两，先后在税关项下支用共 28 万两。[②] 营口防疫经费不足时，营口道台周长龄致电锡良，表示该处还有扣发海旱各口书吏陋规、核销恩赏等费 2 万两，锡良便电请度支部"将前项扣存款项拨作营埠办理防疫之用，准其事后实用实销"。[③] 3 月初，东北开始办理海港检疫，加之京奉铁路在沟帮子、奉天设所留验，邮传部"不认协助"，经费更显支绌。3 月 31 日，锡良电请军机处批准其从"安东关新政、开埠两项税款内截留银 10 万两"，用于奉天站修建留验所费用、凤凰厅和庄河厅属下帆船进口检疫经费以及安东和大东沟检疫经费，并且沟帮子站建留验所以及锦州天桥厂、复州娘娘宫两处海口检疫用款"均归入营口开支，一并截留"，由其"撙节动用"。[④] 据统计，营口关税共截留库平银 10 万两、伸平银 4000 两，营口道规费库平银 6 万两、伸平银 2400 两，安东关税截留库平银 10 万两、伸平银 4000 两，共计 270400 两。[⑤] 其中，安东税款有 6 万两并未动用。[⑥] 除此之外，为了支持举办万国鼠疫大会，外务部曾给锡良拨付 4 万两专款。[⑦]

2. 地方奏销与经费募集

虽然中央给予的财政支持有限，但清廷的财政制度亦给了锡良腾挪之机，使其能够以报销的方式将防疫开销冲账，解决防疫经费问题。1910 年 12 月 17 日，锡良致电度支部，称防疫开支包括派医、购药及分

---

① 《哈尔滨郭司使、于道来电》（1911 年 1 月 25 日），近史所档案馆藏锡良档，甲 374-15。
② 《哈尔滨郭司使、于道来电》（1911 年 2 月 12 日），近史所档案馆藏锡良档，甲 374-15。
③ 《致度支部电》（1911 年 2 月 4 日），近史所档案馆藏锡良档，甲 374-46。
④ 《致军机处电》（1911 年 3 月 31 日），近史所档案馆藏锡良档，甲 374-46。
⑤ 《奉天全省防疫总局谨将自二年十二月开办至三年四月十五日止收支各款开折呈请》（1911 年 5 月），《锡良任云贵东三省总督及热河都统时文件》，近史所档案馆藏锡良档，甲 374-31。
⑥ 《奉天防疫总局收支总表》（1911 年 5 月），《锡良任云贵东三省总督及热河都统时文件》近史所档案馆藏锡良档，甲 374-31。
⑦ 《奉天防疫总局收支总表》（1911 年 5 月），《锡良任云贵东三省总督及热河都统时文件》近史所档案馆藏锡良档，甲 374-31。

别设所等项，需款甚巨，请求该部命令各处陆续筹垫。[①] 度支部准防疫费作正开销，先行分咨，俟事竣核实报销。[②] 据此，锡良在 20 日给吉林、黑龙江两省巡抚的电文中称，"所需款项，应请筹备，俟事竣核实报销"。[③] 又如外务部派伍连德前往哈埠时，川资及购办药物等款项"烦费滋多"，锡良再次致电度支部"请于事后作正开销"。[④] 22 日，度支部"准作正开销，毋涉浮靡"，锡良据此转告吉、江两省巡抚"先行分咨，俟事竣核实报销"。[⑤] 1911 年 2 月 7 日，度支部亦致电锡良，"准搏节动用，事完报销"。[⑥] 经锡良与度支部反复确认，中央同意防疫经费作正开销，地方官员得以在地方财政收入中挪用垫付。由此可见，清末财政制度具有会计财政的特点，中央并不实际掌握经费，而是通过掌握报销许可权来控制各省督抚的财政大权。中央政府选择履行奏销程序，确实为锡良筹措经费提供了制度性支持。

在通过财政制度筹集防疫经费的过程中，各地的实际情况有较大差异，大致可分为以下几种。第一种是由省财政拨款。奉天省度支司在田房税银项下支出了 15 万两，用于营口道、兴凤道、新民府等重要地方的防疫。[⑦] 营口"迭办防疫，均系由省发款"，已有一定成例，因此营口道台周长龄先后电请锡良，饬度支司发银 15000 两，[⑧] 其中 1 万两在税关存款项内借用，[⑨] 事后核实报销。长春的防疫经费则由吉林巡抚发给。1911 年 2 月 22 日，长春道台孟宪彝电请吉林巡抚，表示领款将用尽，仍请预备官帖 20 万吊以资接济。[⑩]

---

① 《致度支部电》（1910 年 12 月 17 日），近史所档案馆藏锡良档，甲 374-46。
② 《通致吉江两省电》（1910 年 12 月 20 日），近史所档案馆藏锡良档，甲 374-15。
③ 《通致吉江两省电》（1910 年 12 月 20 日），近史所档案馆藏锡良档，甲 374-15。
④ 《通致吉江两省电》（1910 年 12 月 22 日），近史所档案馆藏锡良档，甲 374-15。
⑤ 《通致吉江两省电》（1910 年 12 月 23 日），近史所档案馆藏锡良档，甲 374-15。
⑥ 《度支部来电》（1911 年 2 月 7 日），近史所档案馆藏锡良档，甲 374-46。
⑦ 新民从官银号先后支出三笔经费，分别为小洋 5000 元、2000 元和 2000 元。《新民张守来电》（1911 年 1 月 27 日）、《饬新民张守电》（1911 年 2 月 4 日）、《饬新民张守电》（1911 年 2 月 21 日），近史所档案馆藏锡良档，甲 374-26。
⑧ 《营口周道来电》（1911 年 1 月 12 日），近史所档案馆藏锡良档，甲 374-26。
⑨ 营口税关存款仅有扣罚海早各口书吏陋规核销恩赏等费共 6 万两可预拨，锡良原则上同意在税关存款内借用 1 万两，不过仍应得到度支部核复。《饬营口周道电》（1911 年 2 月 2 日），近史所档案馆藏锡良档，甲 374-26。
⑩ 彭国忠整理《孟宪彝日记》（上），第 13 页。

　　第二种是挪用特定捐项，或加上来自地方自治会、商会的垫付。如凤凰厅在凤城开设防疫事务所 1 处、检验所 2 处和隔离室 2 处，在草河口和鸡冠山分别设防疫事务所和检验病院各 1 处，开办经费先由商会借垫，并电请拨官银 4000 元。① 庄河防疫经费先挪用车捐，后电请"于征存征税中暂挪，并案报领归垫"。② 怀德县开设防疫所，以及延医配药等款，"均暂由屠捐项下挪用，容后具领"。③

　　第三种是吉林各地"由附近之统税、经征两局项下垫发，预先奏明立案"。④ 五常防疫经费请款随发，"如遇统税无款之时，先由经征借拨，以济急需而免误事，惟应仍由统税筹还，俾清界线"。⑤ 宾州"请饬宾州统税局在于统税、经征款内照数拨支，以清亏款"。⑥

　　上述防疫经费多为垫付，事先需得到锡良许可。锡良认为，防疫虽不能惜费，但财政困难，亦不可铺张靡费，因而对各地防疫请款审核严格。如奉天防疫总局批准昌图防疫经费由府款挪用，但当地"仅度支司发商铜元息款一万余元，刻无他款"，又请示"将前项息款全数备用，以解眉急"，⑦ 锡良认为此请实属浪费，未予批准。⑧ 又如法库发现鼠疫后，政府组织临时防疫会，预估城乡每月需银 2000 两，致电锡良"拨款接济，作正开销"。⑨ 锡良认为，该厅"只须严防外界之侵入，而一切卫生清洁之法，本警务所有事平日即应讲求"，每月 2000 两的预算，"实属铺张过甚"。⑩

　　然而，防疫经费若仅依靠挪垫、截留各处领款及各省局的开支，司库所储实不足供用，长此以往，将导致税源枯竭，难以支撑。幸而在财政崩溃之前疫情基本得到控制，现有防疫经费得以应付。又因防疫事务繁多，用人用款"均系相机设施，多寡无定"，事后调册核对、按款钩

① 《凤凰厅朱丞来电》（1911 年 1 月 23 日），近史所档案馆藏锡良档，甲 374-26。
② 《庄河王丞来电》（1911 年 4 月 2 日），近史所档案馆藏锡良档，甲 374-26。
③ 《怀德赵令来电》（1911 年 1 月 22 日），近史所档案馆藏锡良档，甲 374-26。
④ 《陈简帅来电》（1911 年 1 月 28 日），近史所档案馆藏锡良档，甲 374-15。
⑤ 《五常刘守来电》（1911 年 3 月 20 日），近史所档案馆藏锡良档，甲 374-15。
⑥ 《宾州许守来电》（1911 年 4 月 6 日），近史所档案馆藏锡良档，甲 374-15。
⑦ 《昌图李守来电》（1911 年 1 月 26 日），近史所档案馆藏锡良档，甲 374-26。
⑧ 《饬昌图李守电》（1911 年 1 月 31 日），近史所档案馆藏锡良档，甲 374-26。
⑨ 《法库张丞来电》（1911 年 1 月 28 日），近史所档案馆藏锡良档，甲 374-26。
⑩ 《饬法库张丞电》（1911 年 2 月 1 日），近史所档案馆藏锡良档，甲 374-26。

稽，已属万分为难，若再责令分类造册报销，必致旷日持久，销案永无结期，故在事后报销之时，中央也并未严格核算，而是变通行事，改为开单造册即可。①

除依靠中央拨款和财政制度筹集经费，东北防疫经费还有一些其他来源。一是来自各地官员的援助。如1911年2月5日，曾任职东北的江苏巡抚程德全应锡良电请"设法援助，以济灾困"，②表示"爱莫能助"，但仍汇给3000金协济聊表心意。③二是来自日本人的防疫补助。如2月初，日本满铁曾特别呈送锡良15万日元（约合伸平银126750两）作为补助防疫药饵之资，④但为避免引起麻烦，锡良随即赠送其奉天通用银元20万元充作防疫经费，⑤两者相抵，事实上并未充实防疫经费。三是东北地方社会组织如商会、自治会的帮助。如1911年1月，安东官商合力筹办防疫所时，延请医生、购备药品等防疫费用暂由自治会垫付；⑥营口官商捐款5000元开办了贫民留养所；⑦长春商务总会急公好义，捐助2万银元，因此，长春道台孟宪彝电请锡良，请军机处赏给该商会御书匾额一方。⑧但是，地方社会组织毕竟财力有限，不足以支撑这样一场大规模的防疫，加之疫情影响下各地经济萧条，极少有商会能够慨捐巨款。傅家甸防疫会的经费起初由商会负担，每月需万余卢布，巨额开销让商会无力承担，官方极力劝导，才"始议将各医生薪费及一切烦冗之费大加裁减，以期易于担负"。⑨为使其继续办理，滨江关道于驷兴先后送给道里、道外防疫会三四千卢布，并告知傅家甸商会若防疫"需用巨款，可向管道衙门请领"，⑩还送交滨江商会1000卢布，"以为购备药

① 《奏奉省防疫用款请示开单报销片》（1911年9月13日），《东三省疫事报告书》，李文海、夏明方、朱浒主编《中国荒汉书集成》第12册，第8202页。
② 《致苏州程雪帅电》（1911年1月29日），近史所档案馆藏锡良档，甲374-18。
③ 《苏州程雪帅来电》（1911年2月5日），近史所档案馆藏锡良档，甲374-18。
④ 《致陈简帅电》（1911年2月6日），近史所档案馆藏锡良档，甲374-15。
⑤ 《致军机处电》（1911年2月2日），近史所档案馆藏锡良档，甲374-46。
⑥ 《安东赵道来电》（1911年1月16日），近史所档案馆藏锡良档，甲374-26。
⑦ 《营口周道高丞来电》（1911年1月25日），近史所档案馆藏锡良档，甲374-26。
⑧ 《长春孟道等来电》（1911年1月28日），近史所档案馆藏锡良档，甲374-15；《致军机处电》（1911年2月27日），近史所档案馆藏锡良档，甲374-46；《军机处来电》（1911年2月28日），近史所档案馆藏锡良档，甲374-46。
⑨ 《傅家甸防疫会裁减冗费》，《远东报》1910年12月17日，第2版。
⑩ 《于关道之注意防疫》，《远东报》1910年11月27日，第2版。

品之用"。① 在经济较为发达的哈尔滨，防疫事务起初亦由商会主持，官府居中指导。然商会力有不逮，至 1911 年 1 月 13 日，哈尔滨防疫归官府管理，在税关项下拨付防疫经费每月 1 万两。②

综上所述，锡良在整个防疫过程中，共凑集经费 1452418 两。③ 防疫经费筹措过程大致展现出清末财政运作的一些特点。中央虽然要求厉行防疫，但并未直接拨付经费，除允许东北从各税关直接提用的经费外，基本是允许其作正开销、事后核实报销的政策性支持。居于核心地位、掌握地方财政大权者，实为东三省总督锡良。他从中央取得了动用关税和正开销的权力，不仅可以通过截留关税和银行息借等方式募集资金，资助各地防疫急务，而且可以将临时性的开支纳入常规开支，允许地方动用田赋、息款等正式款项来支付防疫经费。因此，东北防疫的经费主要从各地方财政收入中支出。与此同时，相较于同时期的江皖灾荒，东北防疫并未得到清政府的足够重视，由锡良办理赈捐、从银行借款的愿望双双落空即可看出，东北防疫事务在当时清廷的政治格局中，并非居于最为紧要的地位。

二　防疫花销

在整个东北地区范围内展开防疫，各级官府必须直面两大难题：一是大多数地方几乎没有基础防疫设施，必须临时创设防疫机构，雇用防疫人员；二是大多数地方几无任何防疫经验，不得不面对诸多质疑，依靠警察和军队等强制力量推行西法防疫。④ 因此，东北防疫是一项涉及面极广的庞大社会工程，"如查验、隔离、医药、埋葬、焚烧、堵截、消

---

① 《预防瘟疫经费有着》，《远东报》1910 年 11 月 18 日，第 2 版。
② 《拨防疫经费四万元》，《远东报》1911 年 1 月 13 日，第 2 版。
③ 《奉天防疫总局收支总表》（1911 年 5 月），《锡良任云贵东三省总督及热河都统时文件》，近史所档案馆藏锡良档，甲 374-31。
④ "事属创见，从事员绅苦无经验，所有防检、各种机关仓促设备，诸形艰棘。"《会奏黑龙江防疫出力人员恳请照案奖叙折》（1911 年 5 月 21 日），《东三省疫事报告书》，李文海、夏明方、朱浒主编《中国荒政书集成》第 12 册，第 8199 页。

毒、卫生、清洁等项，头绪既极纷繁，用款益形纠杂"。① 根据事后统计，奉天在具体防疫事务上花销1075843两，万国鼠疫大会花销75000两，解拨吉林、黑龙江两省222250两，共计1373093两。② 此外，加上吉林省所花的75万两③、黑龙江省所花的21万两④、哈尔滨所花的52万余两⑤，东三省防疫共计花销2853093两，接近300万两。这些防疫经费主要被用于设立防疫机构、雇用防疫人员、隔离和检验、掩埋尸体和购置药品等。

1. 开设防疫机构

防疫期间，东三省自上而下共创设1742处防疫机构。1911年1月14日，奉天设立防疫总局，为奉天防疫行政之总机关，在省城和各府县下设防疫事务局所150处，检验所189处，隔离所181处，病院130处，收容所92处，防疫会152处。⑥ 吉林省于1月26日创设吉林省防疫总局，下设防疫局23处，防疫所61处，防疫分卡105处，检验所196处，诊疫所97处，隔离所112处，疑似病院27处，养病所19处，庇寒所96处，掩埋场28处。⑦ 黑龙江于1月20日设立防疫总会，由民政司督办一切，统辖各防疫机构及城乡各区，下设防疫所21处，检验所17处，隔离所7处，病院5所，留养所4处，防疫会5处。⑧

防疫机构中的检验所、隔离所、病院和收容所，或新建，或租借房屋，都需花费一定的金钱。曹锟在长春先后建设隔离所70间，每间需工

---

① 《奏奉省防疫用款请示开单报销片》（1911年9月13日），《东三省疫事报告书》，李文海、夏明方、朱浒主编《中国荒政书集成》第12册，第8202页。
② 《奉天防疫总局收支总表》（1911年5月），《锡良任云贵东三省总督及热河都统时文件》，近史所档案馆藏锡良档，甲374-31。
③ 《陈简帅来电》（1911年4月28日），近史所档案馆藏锡良档，甲374-15。
④ 《周朴帅来电》（1911年4月30日），近史所档案馆藏锡良档，甲374-23。
⑤ 《防疫报销总数》，《远东报》1911年6月4日，第2版。
⑥ 《东三省疫事报告书》，李文海、夏明方、朱浒主编《中国荒政书集成》第12册，第8332页。
⑦ 《东三省疫事报告书》，李文海、夏明方、朱浒主编《中国荒政书集成》第12册，第8342页。
⑧ 《东三省疫事报告书》，李文海、夏明方、朱浒主编《中国荒政书集成》第12册，第8345页。

料银 35 两，锡良共拨付了 2450 两。① 凤凰厅开设防疫事务所 1 处、检验所 2 处和隔离室 2 处，在草河口和鸡冠山分别设防疫事务所和检验病院各 1 处，费银 4000 元。② 宾州开设隔离所 6 处、庇寒所 6 处、病院 2 处，花费中钱 4017 吊 430 文。③ 哈尔滨租用俄国篷车作为隔离所，共花费 13500 两。④

2. 雇用防疫人员

防疫机构不仅需要雇用专业医学人士负责指导及参与防疫，还需要雇用大量军队巡警、夫役、稽查等办事人员从事具体事务，才能维持正常运作。根据事后统计，疫情期间，哈尔滨共雇用了 2721 名防疫人员，包括 25 名医官（7 名外国医官，18 名中国医官）、40 名中国医生、1048 名陆军步队十二标的士兵、1325 名巡警、99 名稽查和 184 名救急队员；⑤ 奉天防疫机关共聘请医官 632 名，办事员 2382 名；吉林共聘请医官 420 名，办事员 7452 名；黑龙江共聘请医官 20 名，办事员 73 名。以上共计医官 1072 名，办事员 9907 名。⑥

总体而言，东北的防疫机构基本由中外西医负责管理，先后有英、俄、法、美、奥等国以及北京、天津、江苏、广东、上海等地的西医，受聘前往长春、吉林、奉天等要埠办理防疫。如前所述，官府一般与中外医生签订 3 个月的短期合同，月薪 300 两左右，并约定恤银数量。如锡良在广东聘请 10 名中外医生，合同规定每人月薪 250 两，宿膳费 50 两，川资 400 两，恤银为 6 个月薪水。⑦ 除在全国各地重金聘请西医外，东北各地还聘请了 20 名左右的日本医生。⑧ 尽管如此，东北依然缺少西医，官府不得不依靠"各州县无虑千数百人"的中医进行防疫，"明知

① 《长春曹统制来电》（1911 年 2 月 21 日），近史所档案馆藏锡良档，甲 374-15；《饬长春曹统制电》（1911 年 2 月 22 日），近史所档案馆藏锡良档，甲 374-15。
② 《凤凰厅朱丞来电》（1911 年 1 月 23 日），近史所档案馆藏锡良档，甲 374-26。
③ 《宾州许守来电》（1911 年 3 月 2 日），近史所档案馆藏锡良档，甲 374-15。
④ 《哈尔滨郭司使来电》（1911 年 4 月 13 日），近史所档案馆藏锡良档，甲 374-15。
⑤ 《东三省疫事报告书》，李文海、夏明方、朱浒主编《中国荒政书集成》第 12 册，第 8335 页。
⑥ 《东三省疫事报告书》，李文海、夏明方、朱浒主编《中国荒政书集成》第 12 册，第 8332、8342、8345 页。
⑦ 《广东张坚帅来电》（1911 年 2 月 4 日），近史所档案馆藏锡良档，甲 374-18。
⑧ 《北里博士之黑疫视察谈》，《吉长日报》1911 年 3 月 19 日，第 1 张第 3 版。

其不可恃，不能不听其沿用，以顺民情"。① 中医大多不收薪酬，义务参
与地方防疫，如开原防疫会所有医官均系名誉出诊，不支薪膳，② 辽阳
防疫事务所的医生亦不支薪水，仅每月领用车马费 5 元。③

东北各地的行政机构尚在草创阶段，巡警数量有限，不足以支持防
疫事务的开展，于是各地往往新招巡警办理防疫。从锡良与新民知府的
往来电文中可知，该地防疫人员除医官外，只有药剂师和看护支取薪水，
其他事务基本由巡警负责。其中负责检诊、掩埋、消毒的巡警风险较高，
因而每人每月照省章额外给津贴 2 两。④ 各地的做法与此类似。哈尔滨道
外仅有 174 名巡警，根本无法满足防疫需求，除新招巡警 408 名和夫役
358 名外，又先后从天津、双城、新城和宾州等地借调 385 名巡警。⑤ 起
初，调哈巡警的薪饷由各城自发，哈尔滨只负责津贴和店食，⑥ 正月之
后，其薪饷均改由哈尔滨统一发放。⑦

由于遮断交通的需要，锡良请驻扎在东北的军队派兵协助，⑧ 地方
官府亦必须为参与防疫的军队提供津贴和伙食。以调往哈尔滨的陆军第
三镇军队为例，士兵每十余人住在一辆装货篷车中，每 3 车由 1 名夫役
照顾，每日供应小米粥两餐，后改为每车 1 名夫役，每日加大米粥 3
碗。⑨ 士兵每月领取津贴 4 元，夫役 3 元，标统公费 100 两，管带 50 两，
帮同办事之医长津贴 80 两，医生 50 两，其余各官佐则领取津贴、伙食
费、俄贴 8 元。⑩

3. 处置疫房和尸体

鼠疫患者居住过的房屋被疫气所染，妥善处置疫房对于控制疫情传

---

① 《致外部电》（1911 年 2 月 18 日），近史所档案馆藏锡良档，甲 374-46。
② 《（开原）慨助商务防疫会费》，《盛京时报》1911 年 3 月 5 日，第 5 版。
③ 《（辽阳）防疫员仅给车马费》，《盛京时报》1911 年 3 月 19 日，第 5 版。
④ 《饬新民张守电》（1911 年 2 月 4 日），近史所档案馆藏锡良档，甲 374-26。
⑤ 天津借调 30 名，双城借调 200 名，宾州借调 52 名，新城借调 103 名。《东三省疫事报
告书》，李文海、夏明方、朱浒主编《中国荒政书集成》第 12 册，第 8335 页。
⑥ 防疫局决定哈尔滨的巡警每月加津贴 4 元。《哈尔滨郭司使来电》（1911 年 1 月 29 日），
近史所档案馆藏锡良档，甲 374-15。
⑦ 《哈尔滨郭司使、于道来电》（1911 年 2 月 11 日），近史所档案馆藏锡良档，甲 374-15。
⑧ 调动的军队先后有陆军第三镇、第二混成协、第三十九协、第四十协以及准军。《东三
省疫事报告书》，李文海、夏明方、朱浒主编《中国荒政书集成》第 12 册，第 8199 页。
⑨ 《长春曹统制来电》（1911 年 2 月 12 日），近史所档案馆藏锡良档，甲 374-15。
⑩ 《哈尔滨郭司使来电》（1911 年 3 月 10 日），近史所档案馆藏锡良档，甲 374-15。

播非常关键，若难以消毒完全，东北地方采取的措施往往是直接焚烧。据统计，疫情期间奉天省城共烧毁疫房 222 处，吉林省城烧毁 9 处，黑龙江省城烧毁 163 处。① 1911 年 1 月 19 日，奉天防疫总局将染疫 13 家房屋一律烧毁，每间由官府给价 20 元。② 为免民众心生疑惧，讳死匿尸或谣言反对，锡良于 3 月 14 日电令各地方官慎重处理焚烧疫房之事：已经烧过的民房确切查明，共同估价，饬令事主具领；嗣后疫死者居住的房屋，若适于消毒，则消毒关闭，若一屋连毙数人，则须焚烧该屋，由官府给价补偿。③ 新城的病院因死者较多，房屋毒气甚重，官府与房主商定每间赔给建筑费 200 吊，才将 2 间毒重房屋焚烧。④

　　东北深冬雪深地冻，掩埋尸体难度较大，且花费不菲。五常先后在兰彩桥、太平山、中河等处发现浮厝尸棺 2000 余具，根据地方官预算，每具尸棺托运、挖坑、埋葬、焚化、柴油等费用为吉钱 20 吊，共需钱 8000 吊。⑤ 锡良对此深表不满，致电责问，"究竟实数各有主者若干，该巡警并未查明确数，竟以笼统之词，请至八千吊之多，实属任意浮冒"，要求该府迅速另派妥员前往办理，其有主者勒令掩埋，无主者官为代办，所需经费，务须切实估计。⑥ 地方官于是变通办法，多年旧棺有主者准其自行深埋，无主者由局去棺埋骨，则一坑之中可埋 20 余具，空棺木板能作烘地挖坑之薪，新棺及确系疫毙者则无论有主与否，一律照章连棺深埋。⑦ 由于担心"火葬疫尸，易生惊疑"，新城官员仅对无家属的疫尸直接焚烧处理，而有家属的疫尸则由防疫局所消毒棺殓后，派埋葬队挖掘 7 尺深坑固埋，如有停留及匿报者，查明罚办，非疫死者亦劝令于 3 日内掩埋。掩埋尸体之坑基本由人工刨掘，掩埋一具棺材的工资为 3 元。⑧ 随着天气渐暖，疫气渐退，开坑工价方从 250 吊降为一百五六十

①　《东三省疫事报告书》，李文海、夏明方、朱浒主编《中国荒政书集成》第 12 册，第 8417 页。

②　《烧毁染疫之房屋》，《盛京时报》1911 年 1 月 19 日，第 5 版。

③　《通饬各府厅州县电》(1911 年 3 月 14 日)，近史所档案馆藏锡良档，甲 374-26。

④　《新城刘守来电》(1911 年 3 月 14 日)，近史所档案馆藏锡良档，甲 374-15。

⑤　《五常汪守来电》(1911 年 3 月 4 日)，近史所档案馆藏锡良档，甲 374-15。

⑥　《五常刘守来电》(1911 年 3 月 21 日)，近史所档案馆藏锡良档，甲 374-15。

⑦　《五常刘守来电》(1911 年 3 月 20 日)，近史所档案馆藏锡良档，甲 374-15。

⑧　《新城刘守来电》(1911 年 2 月 23 日)，近史所档案馆藏锡良档，甲 374-15。

吊，平均每具需费不过中钞 8 吊。① 此外，由于江中发现疫尸，新城还须雇用水手和弁兵负责打捞，地方官共用水手 48 人，弁兵 60 人，渡船十二三只，水手等各支工钞 40 吊，弁兵月各津贴 20 吊。②

4. 安置流动人口

遮断交通的措施实行之后，安置隔离留验人口也成为防疫事务的重中之重。地方官感叹道："办防疫而兼赈，既事件复杂，费用顿加。"哈尔滨篷车内圈验一千六七百名贫民，需为之购备米面、火柴、棉衣等物。傅家甸苦工无处觅食，均需酌给口粮火柴。③ 新民设立收容所，各苦力"每人每日发饭食洋二角，煤炭由公中支给"。④ 辽阳与日领事商定借用满铁之病院、隔离所，每人日给饮食、煤火银元 2 角。⑤ 2 月 19 日，怀德岭南、苇子沟等处收留 70 名被洋人逐出附属地的苦力，其挨屯乞食之时，乡民因防疫闭门不纳。官府将其安置在岭东五里堡赵家店，每日供给两餐汤菜，每人需洋一角半，每日约需洋 10 元。⑥

在俄国以防疫为由大规模驱逐华人之后，情况更是雪上加霜。瑷珲 76 个屯有 3000 余名被驱逐的苦工，为防止其逗留滋事，瑷珲道台资遣出境，每屯拨米 5 石，由屯长给予一宿两餐，由分卡巡警压送前行；至黑河后，由黑河给面每人 3 两，巡警接替押送；至两颗屯，给面 5 两，再于大岭检验所设粥厂，食后令行，每人再给面包 5 个。⑦ 讷河接纳黑、瑷南下的苦工日多，拟于厅境北界首站派警弹压，供给尖宿饮食，给照下行，次站即验照供给宿食及日用费，以次各站递推，照护出境，将愿充作林工者安插留用，并请求将安置苦工的经费归入防疫案内作正开销。⑧ 锡良表示华工过境及安置办法均属可行，"饬龙江一体筹备，所请用费作正开销，应照准，仰事竣核实造册"。⑨

---

① 《五常刘守来电》（1911 年 4 月 7 日），近史所档案馆藏锡良档，甲 374-15。
② 《新城刘守来电》（1911 年 4 月 13 日），近史所档案馆藏锡良档，甲 374-15。
③ 《哈尔滨郭司使、于道来电》（1911 年 2 月 11 日），近史所档案馆藏锡良档，甲 374-15。
④ 《饬新民张守电》（1911 年 1 月 25 日），近史所档案馆藏锡良档，甲 374-26。
⑤ 《辽阳史牧来电》（1911 年 1 月 26 日），近史所档案馆藏锡良档，甲 374-26.
⑥ 《怀德赵令来电》（1911 年 2 月 22 日），近史所档案馆藏锡良档，甲 374-26。
⑦ 《瑷珲姚道来电》（1911 年 3 月 9 日），近史所档案馆藏锡良档，甲 374-23。
⑧ 《讷河钟丞来电》（1911 年 3 月 12 日），近史所档案馆藏锡良档，甲 374-23。
⑨ 《饬讷河厅钟丞电》（1911 年 3 月 14 日），近史所档案馆藏锡良档，甲 374-23。

5. 购置消毒药品

消毒是东北最重要的防疫措施之一。自开办防疫到 4 月 28 日止，奉天省城共计消毒 827 处，其中家屋 537 处、屋外 290 处；吉林省城共计消毒 125 处，其中家屋 107 处、屋外 18 处。[①] 各地主要使用的消毒药品是石炭酸、生石灰、盐酸、氯化汞、福尔马林、硫酸等。[②] 然而，整个东北除通商大埠的医院略备数种外，其他地方均未预备，消毒药品极为稀缺。因此，购置消毒药品也成为东北防疫的一项重要开销。

1911 年 2 月 1 日，黑龙江巡抚周树模电请锡良分赐药品，[③] 锡良给黑龙江寄送石炭酸、氯化汞、福尔马林、盐酸四种消毒药品 10 箱。[④] 数日后，黑龙江各类药物均将告罄，周树模再次电请锡良，锡良督饬民政使派员采购石膏 5000 斤，苍术、大黄各 1000 斤，元参、杏仁各 200 斤，铅粉、胆草、连翘、山奈、寸冬各 200 斤，雄黄、竹叶、柏叶、木香、青皮、藿香各 50 斤，芸香 200 斤，"用特别护照专差送江"。[⑤] 3 日后，郭宗熙代购药材，派刘成勋专送，并带去石炭酸等 10 箱。[⑥] 不久，黑龙江硫黄用罄，周树模又电请锡良饬劝业道代购 2 万斤，填写护照，专差速送，或交由运送枪械之瑞记洋行宝德路随带至黑龙江。[⑦]

面对各地函电纷驰，锡良不得不"日驰数电，火速催运"。1 月 21 日，锡良致电北洋大臣，请其立即代购石炭酸 6000 磅、浓盐酸 1500 磅、氯化汞 600 磅、福尔马林 3000 磅。[⑧] 与此同时，锡良也向上海、日本等地大批定购药品，"以应日内急需"。[⑨] 奉天交涉司向日本药行订购防疫药品，2 月 17 日运到 6 大箱，以供临时病院和隔离所之用。[⑩]

府县地方的消毒药品主要有两个来源：一是由上级官府供给，二是

---

① 《东三省疫事报告书》，李文海、夏明方、朱浒主编《中国荒政书集成》第 12 册，第 8416 页。

② 《东三省疫事报告书》，李文海、夏明方、朱浒主编《中国荒政书集成》第 12 册，第 8411 页。

③ 《周朴帅来电》（1911 年 2 月 1 日），近史所档案馆藏锡良档，甲 374-23。

④ 《致周朴帅电》（1911 年 2 月 4 日），近史所档案馆藏锡良档，甲 374-23。

⑤ 《周朴帅来电》（1911 年 2 月 9 日），近史所档案馆藏锡良档，甲 374-23。

⑥ 《复周朴帅电》（1911 年 2 月 12 日），近史所档案馆藏锡良档，甲 374-23。

⑦ 《周朴帅来电》（1911 年 2 月 14 日），近史所档案馆藏锡良档，甲 374-23。

⑧ 《致北洋陈筱帅电》（1911 年 1 月 21 日），近史所档案馆藏锡良档，甲 374-18。

⑨ 《致天津陈筱帅电》（1911 年 1 月 23 日），近史所档案馆藏锡良档，甲 374-18。

⑩ 《防疫药品运到》，《盛京时报》1911 年 2 月 19 日，第 5 版。

由地方采购。疫情初起，长春兵备道就禀准吉林巡抚拨款 2 万吊，购买各种防疫药品。[①] 1 月 25 日，新民府应日本医生之要求从奉天防疫总局领到福尔马林 10 磅、氯化汞 10 磅、石炭酸 450 磅以及消毒设备若干。[②] 呼兰除派员赴交涉局领取硫黄 1000 斤外，分赴哈埠、阿城采买石炭酸、石灰。[③] 双城一面由哈尔滨专送石炭酸 500 磅、氯化汞 180 磅、盐酸 100 磅及其他消毒器具，[④] 一面派遣巡警教练所所长董典五赴长春购买防疫药材。[⑤] 铁岭发现鼠疫后，各商铺的石炭酸出售一空，县署便派人赴奉天购买各种防疫药品。[⑥]

从表 9-1 可见，吉林和黑龙江的各类防疫花销比例结构大体相似，大量的防疫经费实际花在了设置机构和雇用防疫人员上，占两省总支出的 63.47%，用于隔离、检疫和处置尸体的费用占总支出的 29.16%，而医药费在两省总开销中仅占 7.37%。

表 9-1　吉林及黑龙江防疫花销概况

单位：万两，%

		吉林省城	吉林其余各地	黑龙江	合计
修建病院费	数额	1	5.4	2.8	9.2
	占比	8.33	8.57	13.33	9.68
增加卫生巡警费	数额	3.2	17	1.7	21.9
	占比	26.67	26.98	8.1	23.05
公局薪费	数额	3.5	18.5	7.2	29.2
	占比	29.17	29.37	34.29	30.74
隔离费	数额	0.65	3.5	1.9	6.05
	占比	5.42	5.56	9.05	6.37
留验费	数额	2.5	12.8	0.9	16.2
	占比	20.83	20.32	4.29	17.05

① 《（长春）招设检验疫症队》，《盛京时报》1911 年 1 月 11 日，第 5 版。
② 《新民张守来电》（1911 年 1 月 25 日），近史所档案馆藏锡良档，甲 374-26。
③ 《呼兰王守来电》（1911 年 2 月 22 日），近史所档案馆藏锡良档，甲 374-23。
④ 《哈尔滨郭司使来电》（1911 年 2 月 22 日），近史所档案馆藏锡良档，甲 374-15。
⑤ 《（双城）派员购到防疫药品》，《盛京时报》1911 年 2 月 17 日，第 5 版。
⑥ 《（铁岭）防疫事宜近闻》，《盛京时报》1911 年 1 月 13 日，第 5 版。

续表

		吉林省城	吉林其余各地	黑龙江	合计
掩埋费	数额	0.45	2.3	2.7	5.45
	占比	3.75	3.65	12.86	5.74
医药费	数额	0.7	3.5	2.8	7
	占比	5.83	5.56	13.33	7.37
合计	数额	12	63	70	95

资料来源：吉林省数据，引自《陈简帅来电》（1911 年 4 月 28 日），近史所档案馆藏锡良档，甲 374-15；黑龙江省数据，引自《周朴帅来电》（1911 年 4 月 30 日），近史所档案馆藏锡良档，甲 374-23。

州县一级的防疫开销情况类似。以宾州为例，其防疫开销总额为27002 吊，用于设置防疫所、病院和雇用防疫人员的费用约占 48%，掩埋尸体费用约占 25%，城局开办经常费及购置防疫器具、药品、军衣等费约占 27%。① 由此可见，东北各级地方政府的防疫开销，基本集中在设立防疫机构、雇用医生和防疫人员、处理染疫物和尸体以及隔离流动人口等行政事务上，相较之下，在医疗和医药方面的直接花费反而不多。综上所述，由于东北流动人口众多，防疫涉及面广，需要大规模、大范围地雇用医生和其他人员办理防疫检疫、隔离和治疗，并雇用巡警、军人和劳工协助进行遮断交通、掩埋尸体以及安置劳工等辅助性工作，除支付大量薪资、津贴及伙食费外，还要负责大量被隔离的苦工的生活费用。从经费花销的角度，可以说东北防疫重在行政，而非医疗。

三　经济损失

除了直接用于防疫的大量经费支出，鼠疫肆虐及推行防疫带来的经济损失亦不可忽视。清政府采取西法防疫，不计成本地推行隔离、遮断交通、焚毁尸屋及物品等措施，既给地方社会造成巨大经济损失，也给人们的日常生活带来极大影响。东北地区经济具有显著的季节性特征，年底正值农闲，百事收尾，农之度岁须粜米，商之度岁须清款，农工商旅往往络绎不绝。遮断交通截留人口、牲畜和往来运输车辆，打乱了民

---

① 《宾州许守来电》（1911 年 3 月 2 日），近史所档案馆藏锡良档，甲 374-15。

众的日常生活节奏，致使行旅饱受羁滞之苦，居民饱受柴粮价高昂之苦，商人饱受生意停滞之苦，地方官府亦饱受税收无出之苦。本节分别阐述东北大鼠疫给城市经济和区域间贸易带来的影响。此外，由于海港检疫和铁路检疫已经成形，大连、营口等主要港口并未发生大规模疫情，故进出口船只虽因检疫延误了行程，却也并未对东北地区的进出口贸易产生太大影响。

1. 市面萧条

东北疫情在城市暴发，防疫主要在城市进行，城市商业受到的影响也最大。官府禁止民众闲游，将伙房、客店、摊床、饭馆、茶肆、娼寮、戏园、铺店等一律关闭，虽有效控制了疫情，却也导致商业停滞、商户倒闭、百物匮乏，商人遭受了巨大的贸易损失，也无法为市民和四乡农民提供日常生活用品或服务。社会经济一片萧条。

傅家甸疫情初起时，外城进街粮车及外埠客商裹足不前，致使该地商务往来较之平时异常减少。① 傅家甸本有许多华人开设洋布铺，生意颇佳，因瘟疫盛行，居民购买洋货布匹者甚少，商人纷纷将其所存货物运至道里收存，并有将货退回原主者，可见傅家甸商业之萧条。② 戏园、饭馆等服务行业受疫情影响更大，座客往往因"戏园人众，气味熏蒸，其中难免有病疫之人"而减少前往，该业生意颇为冷落。③ 1911 年 1 月 10 日，防疫会以"恐气味熏蒸，殊与公共卫生有碍"为由，命令各戏园暂停演戏。④ 自西法防疫施行后，傅家甸被划分为四区，居民不得往来，铺店歇业，全埠之人闭门不出，"以致吃米烧柴，家之缺乏因之日贵一日，其余不急之货，因四路绝迹，即贱售亦无受主矣"。⑤ 虽然官府规定各家发放柴米，家道小康者略取代价，但并未解决问题，傅家甸依然物价高昂，斗米价值俄洋 4 元，且无从购觅。⑥ 甚至附近各村也出现绝粮之

---

① 《商务与时疫之影响》，《远东报》1910 年 11 月 27 日，第 2 版；《商业因时疫萧条》，《远东报》1911 年 1 月 13 日，第 2 版。

② 《呜呼！傅家甸之商业》，《远东报》1911 年 1 月 21 日，第 2 版。

③ 《戏园亦受时疫之影响》，《远东报》1910 年 12 月 18 日，第 2 版。

④ 《戏园因防疫停演》，《远东报》1911 年 1 月 10 日，第 2 版。

⑤ 《今正诸物贱贵纪》，《泰东日报》1911 年 2 月 11 日，第 5 版。

⑥ 《吉林度支司徐司使呈抚帅防疫意见书》，《吉长日报》1911 年 2 月 28 日，第 1 张第 3 版。

势，办理防疫者不得不派人分赴各处采购。① 疫情消弭后，虽然交通暂复、铺店开张、行人不断，但市面情形及生意交通"大不及昔日之十分之一"。②

除傅家甸外，其他城市也相继采取防疫措施，对各行各业或禁或限。新民府除柴草煤粮各车外，其余车辆一概不准进入街市。1911 年 2 月 1 日，新民府禁止居民往来，6 日后准其出街购买物品，但仍不准互相往还。③ 铁岭禁止戏园、妓馆、澡堂、伙房、客栈及剃头、棺材、屠宰各铺营业，并要求其勤于打扫清洁，每日派警兵检查数次，④ 导致"戏园优伶及娼寮等，近来颇有啼饥号寒之苦"。⑤ 吉林省城警务局认为毒菌已传播到其他动物身上，因此派警察前往南、北屠宰场检查，"凡赴宰牲畜稍不欢活，便不准入场屠宰"。⑥ 辽阳西关有 50 余家伙房、小客店，主要收容无赖和乞丐，因防疫禁止营业后，这些伙房、小客店只能倒闭歇业。⑦ 巴彦州禁止戏园、澡堂、娼寮、屠宰场、锅房等营业。⑧ 营口贫民大多饮用塘井之水，为避免贫民饮水不洁致生疾病，营口道台关闭官塘、土井，与商会及水道公司商定贫民饮水减价，并将水票按户发给各区，转给贫民汲取。⑨

各地推行西法防疫，致使商业及金融秩序受损，大量商户倒闭。铁岭有商家曾在疫情前向华俄道胜银行分行借款 10 万元，约定 15 日交款，届期该总行却表示因省城发生时疫，暂且不出借贷款项；日本正金银行亦接长春银行来电，暂停向北汇票，造成周边地区商业金融有不能周转之忧。⑩ 奉天省城商务衰敝至极，商家陆续歇业，到城的大豆不过常年的 1/3，"其外各货均告短缺，无处可觅"。⑪ 安东码头多家商户倒闭歇

① 《傅家甸办防疫者之为难》，《远东报》1911 年 2 月 16 日，第 2 版。
② 《傅家甸近日现象》，《远东报》1911 年 2 月 22 日，第 2 版。
③ 《新民张守来电》（1911 年 2 月 10 日），近史所档案馆藏锡良档，甲 374-26。
④ 《（铁岭）因防疫取缔各营业》，《盛京时报》1911 年 1 月 25 日，第 5 版。
⑤ 《（铁岭）妓伶困难》，《盛京时报》1911 年 3 月 11 日，第 5 版。
⑥ 《吉林警局对于屠宰场之注意》，《盛京时报》1911 年 3 月 11 日，第 5 版。
⑦ 《（辽阳）警局抚恤小客店》，《盛京时报》1911 年 2 月 19 日，第 5 版。
⑧ 《（巴彦州）反对防疫范围》，《泰东日报》1911 年 2 月 24 日，第 5 版。
⑨ 《（营口）禁止汲取塘井水》，《盛京时报》1911 年 3 月 4 日，第 5 版。
⑩ 《（铁岭）疫症之影响于商业》，《盛京时报》1911 年 1 月 18 日，第 5 版。
⑪ 《奉天市面之衰弊》，《泰东日报》1911 年 2 月 21 日，第 2 版。

业，泰顺利、广源东、长顺裕、宏生盛、义顺兴、恒顺隆等 6 家巨商全部关闭。① 锦州各街歇闭的商号共 30 余家，"皆因客岁生意萧索，兼之银根吃紧，故有今日之现象"。② 辽阳平康里向称兴旺，因防疫严禁，各城乡游人绝迹，其生意也因之异常萧条。③ 不仅如此，商业的委顿也影响到官府的税收。如双城统税局及经征局减少税课 20 余万之谱。④ 长春拟于 1911 年 2 月 10 日开征营业税，但由于防疫各商铺均未开市，只得一再缓办。⑤ 在疫情最为严重的哈尔滨，因经济受创，税关无以抽收出入货税，各执事人员亦皆赋闲。⑥

更严重的是，阻断交通致使城市居民生活物资短缺，造成物价飞涨，严重影响了居民的日常生活。奉天四乡人民无法购盐，甚形困顿。⑦ 辽阳商家、住户争购宿粮，以备不时之用，而卖粮者却乘机提价，甚至每斗一日涨价两三角，州牧不得不勒令粮行减价。⑧ 锦州城里各商铺及住房所用薪柴均依靠附近的农民供给，防疫措施实行以后入城售卖薪柴者日渐稀少，导致该城薪柴较前涨价增半。⑨ 辽阳因留验外来车马，鱼虾、菜蔬等物资均不能进埠。⑩ 时论指出："自断绝交通以来，凡住在四隅之人民，柴米告匮者所在皆有，若不即行开通，恐将来不独老弱者有转乎沟壑之虞，且虑滋生意外之事端，而为令人所不堪设法者。"⑪

该论切中肯綮，为保证城市居民的日常生活需要，避免社会动荡，各地官府也采取了一些调整措施。一是允许在特定时间、特定地点运送生活物资，或进行日用柴米盐等物品的交易。双城在禁开城门两星期后，每日上午开通西、北二城门 6 小时，允许柴粮出入，买卖拉运。⑫ 公主岭官运局每日将 600 余袋盐用车运到市外囤积，监督外来粮车在市外卸粮

① 《巨商歇业之多》，《泰东日报》1911 年 2 月 28 日，第 5 版。
② 《（锦州）商铺之荒闭者累累》，《盛京时报》1911 年 2 月 23 日，第 5 版。
③ 《（辽阳）妓捐减轻》，《盛京时报》1911 年 3 月 11 日，第 5 版。
④ 《时疫有碍国计民生》，《远东报》1911 年 3 月 17 日，附张 1。
⑤ 《营业税开征缓期》，《盛京时报》1911 年 2 月 19 日，第 5 版。
⑥ 《税关无税可收》，《远东报》1911 年 2 月 16 日，第 2 版。
⑦ 《乡民乏盐之现象》，《泰东日报》1911 年 3 月 5 日，第 2 版。
⑧ 《史州牧严禁粮价抬昂》，《泰东日报》1911 年 2 月 24 日，第 5 版。
⑨ 《（锦州）秫秸价昂》，《盛京时报》1911 年 2 月 17 日，第 5 版。
⑩ 《（辽阳）留验粮车之办法》，《盛京时报》1911 年 2 月 16 日，第 5 版。
⑪ 《（双城）人民困苦之状况》，《盛京时报》1911 年 3 月 14 日，第 5 版。
⑫ 《双城金守来电》（1911 年 3 月 21 日），近史所档案馆藏锡良档，甲 374-15。

消毒后，装上囤积的盐，从而保障生活物品的交易。① 双城则购买四乡
柴草堆积在关帝庙市场，以备接济贫民。② 吉林省城在江南公园分设柴
草、粮米停置场，允许乡民运贩柴米车辆随验随放，城厢居户则一律前
往该处购取柴米，从而保障柴米流通，不至缺乏。③ 不过，由于江南公
园地处偏僻，"无街衢无行栈，本不便于交易"，乡民依然裹足不前，交
易甚少，事实上米面依然缺乏，柴炭价增 3 倍，穷困之象日甚一日。④

二是限制物价。长春遮断交通后，粮车、柴车不能进城，致高粱米
每斗涨价至 3 吊 800 文，秫米每斗涨价 600 文，秫秸每百涨钱 3 吊，木
炭每百涨钱 6 吊，民食维艰。⑤ 官府担心物价飞涨会激起民变，便请商会
告知各粮商不准涨价，如有任意抬价者，除粮米充公外，并令执事严行惩
办。⑥ 不久，官府又确定粮米官价，将高粱米改定为每斗 3 吊 700 文。⑦
为保障柴火供应，长春官员议定在西门外设立官柴店一处，确定秫秸价
格为每百 4 吊 200 文，并派专员 6 名每日赴乡采买；⑧ 后又增设两处官柴
厂，价格降为每百捆中钱 3 吊 500 文。⑨ 双城知府金永一面拟定米粮官
价，要求粮商一体遵照，一面派人到四乡采购秫秸，保障市面供给。其
官方定价为粳米每斗售钱 7 吊、白面每百斤售钱 14 吊、小米每斗售钱 3
吊 800 文、秫米和玉米糁每斗售钱 3 吊。此外，金永也派稽查员调查城
内贫民状况，按户发给柴、米面。⑩ 由于防疫局在关帝庙前市场所堆秫
秸仅能供给贫民两日之用，金永又派自治公所副董富云阁赴乡屯采买秫
秸 7 万捆。⑪

① 《昌图王统领来电》（1911 年 3 月 12 日），近史所档案馆藏锡良档，甲 374-26。
② 《（双城）防疫局惠爱贫民》，《盛京时报》1911 年 3 月 14 日，第 5 版。
③ 《吉林行省公署批在籍奉天知县马良翰禀陈防疫办法由》，《吉长日报》1911 年 2 月 13
   日，第 1 张第 3 版。
④ 《吉林度支司徐司使呈抚帅防疫意见书》，《吉长日报》1911 年 2 月 28 日，第 1 张第
   3 版。
⑤ 《贫民惊惶之现状》，《远东报》1911 年 2 月 23 日，附张 1。
⑥ 《移请商会持平粮价》，《远东报》1911 年 2 月 23 日，附张 1。
⑦ 《粮米之定价》，《远东报》1911 年 2 月 25 日，附张 1。
⑧ 《准创设官柴店》，《远东报》1911 年 2 月 24 日，附张 1。
⑨ 《柴草厂设立三处》，《远东报》1911 年 2 月 28 日，附张 1。
⑩ 《粮米已定官行》，《远东报》1911 年 3 月 18 日，附张 1。
⑪ 《双城秫秸竟不敷用》，《远东报》1911 年 3 月 14 日，附张 1；《富所董回城》，《远东
   报》1911 年 3 月 19 日，附张 1。

2. 贸易停滞

清末之时，东北区域经济方兴，尤其是大豆国际贸易的蓬勃发展，带动了区域农业商品化，然而，突如其来的鼠疫对其造成了严重打击。正如时人所言："东省出口之物产，若大豆、烟、靛种种，外人渐视为疫品，销路闭塞，经济之来源已绝，至所资为挹注之商务，又日就衰歇，嗒坐于冰天雪地之中，生计日窘，三省市面恐慌已臻极点。"① 但在万国鼠疫大会上，医学专家就鼠疫是否会通过小麦、面粉、皮毛和煤炭等物品传播的问题进行了专门讨论。安德鲁医生认为，在鼠疫流行期间，产煤中心没有受到影响，因此煤炭并无传染问题。英国皮特里医生认为，虽然老鼠可能藏身于大豆之中，但大豆本身是不会传染鼠疫的。美国斯特朗医生指出，没有证据表明船运谷物、豌豆、大豆和煤炭可能传染肺鼠疫。日本北里柴三郎教授表示，疫情期间，日本对从中国东北地区输入的大豆和面粉并未采取任何消毒措施。俄国扎博罗特尼教授也表示，哈尔滨肺鼠疫流行期间同样如此。② 哈尔滨的俄国铁路工厂和较大的面粉厂并未停工，只是将工人留在宿舍的院子里，每天由专职医生检查测温，并对苦力进行疫苗接种。③ 哈尔滨一些大商店仅在发现鼠疫患者时封闭房屋、进行消毒，有时会销毁店内的小麦和面粉。从医学专家的讨论来看，防疫各方并未对大豆、小麦、面粉等商品进行特别的限制，因此来自上海的斯坦利医生认为，这次鼠疫对东北地区贸易的影响不是很大。④

那么，清末鼠疫之时，真实的东北区域贸易状况究竟如何？

首先，遮断交通的措施无疑给东北各地间粮食等农产品的贸易造成了巨大损失。其中，奉天全省粮车均可检验放行；哈尔滨的办法是发给运粮车执照，运输时严加检验，限令聚处，不得零星分散行走入街；⑤公主岭办理最严，其在街外设立交换所，由街内各商备车接运货物，外来车夫不准进街。虽然大多数地方并未禁绝粮食贸易，但农商惧怕鼠疫，

---

① 《新年之泪》，《长春公报》1911年2月10日，第2版。
② 《奉天国际鼠疫会议报告》，第383页。
③ 《奉天国际鼠疫会议报告》，第325页。
④ 《奉天国际鼠疫会议报告》，第387页。
⑤ 《饬双城金守电》（1911年3月17日），近史所档案馆藏锡良档，甲374-15。

往往不愿出门运粮售粮。如铁岭农商裹足不前，致市面粮货全绝，商业萧索。① 在哈尔滨，鼠疫暴发前农产品贸易非常繁盛，带动各行各业发展，"而人民之熙来攘往者，每日几与过节无异"，甚至铁路公司的分红也达五六十万金。自鼠疫流行后，不仅粮食买卖受其冲击，各地运粮来哈的商人"几与绝迹无异"，当地的火磨厂也大多停工歇业，其他买卖亦随之趋于萧条。② 哈尔滨俄国商会称，较之上年同月，1911 年 1 月哈尔滨的商业"衰退实为不可争之事实"。俄国人遇到哈尔滨商人，"要求先付现款，然后方允发货"，而哈尔滨各银行不愿放款，以致出现银根紧缩，各站现金短缺，加剧了商业衰败。③

东北其他地区亦复如是，商品运输几近停滞，整个市场缺乏现银，导致商界交易裹足不前，与上海、香港关系密切的商户也甚觉棘手，甚至有全行关闭歇业者。长春、营口等地数家巨商，便在疫情之中接连倒闭。④

进而，断绝交通的防疫措施使东北交通大动脉铁路基本停运，原本忙碌的铁路运输遭受了巨大的经济损失。满铁 2 月统计搭客 39663 人次，装货物共 242253 吨，比之上年共减搭客 109742 人次，装货共减少 52267吨。⑤ 京奉铁路火车自货客停运后，两月共亏 200 余万两，每日赔累不下12000 两，奉天商业也遭受沉重打击。奉天商务总会为此请求东三省总督锡良咨部"克日开车，以恤商艰"。⑥ 长春以南各车站均禁止装运豆粮，以致北方各城装车南运的大豆日渐减少，农产品贸易商"皆以运豆到站为危险"，骤致豆价腾涨。⑦ 大连中日商界公举代表日商实业会长、三井洋行理事及华商会协理郭精义，赴奉天向日本防疫总部恳请于沿路

① 《铁岭颁示招徕商民》，《泰东日报》1911 年 3 月 1 日，第 2 版。
② 《瘟疫与市面》，《远东报》1911 年 2 月 22 日，第 1 版。
③ 《瘟疫与市面》，《远东报》1911 年 2 月 22 日，第 1 版。
④ 《鼠疫与商务之大影响》，《泰东日报》1911 年 2 月 28 日，第 2 版。
⑤ 《鼠疫亏乎？满铁如是》，《泰东日报》1911 年 3 月 5 日，第 2 版。
⑥ 《京奉路日亏万金》，《泰东日报》1911 年 2 月 25 日，第 2 版。盛宣怀亦言："京奉火车停驶已将两月，仅就路利而言，所失殆逾百万，提还洋债本利益若不支，即国家税项、人民商业隐被损害尤难缕计。"参见《邮传部尚书盛宣怀等为验疫机关日臻完备请京奉铁路恢复开车事奏折》(1911 年 3 月 7 日)，中国第一历史档案馆：《清末东北地区爆发鼠疫史料（上）》，《历史档案》2005 年第 1 期。
⑦ 《（大连）元豆依然涨昂》，《泰东日报》1911 年 2 月 19 日，第 5 版。

各站保护马车，以便利运粮者。该部允请，并谕令商界与各埠商务总会及各货主疏通意思，解释误会。①

东北与外省间的海上贸易也受到海港防疫措施的影响，出现萎缩。鼠疫发生后，南方各埠皆以营口及大连为疫区，对发自两港的商轮严行查验。如上海将由大连而来的轮船押留5天，以致两地间轮船从每月来往4次减至2次，由大连运往上海的货物减至6556吨，由上海运往大连的货物减至3286吨，沪连交易甚形萧索。② 随着山东鼠疫渐臻猖獗，运到大连的货物渐次减少，以致大连各种货价飞涨，为维持贸易，大连海务局特咨照日本驻芝罘领事，劝诱山东华商照常运货到此销售。③ 此外，防疫也导致原本帆船贸易兴盛的大连码头萧索异常，无一帆船进口。④

值得注意的是，东北鼠疫虽然对许多行业造成了很大的负面影响，但也有一些行业并未受损，反而有所发展。虽然京奉铁路、南满铁路因停运损失巨大，中东铁路往爱尔士码头及各站的运粮瓦罐车辆却比前两年同期数量更多。据统计，其于1909年1—2月共运粮米5301车，1910年1—2月共运粮米9151车，1911年1—2月共运粮米10366车。⑤ 又如各地购买消毒药品，使日本药房获利无算，日本人制造的各种消毒鼻囊，不过以棉花加石炭酸少许，成本低廉，售价竟自3角涨至4—6角。石炭酸每瓶从1—2角涨至1.3元，喷雾器从3元涨至3.5元。据说，截至1911年2月，此项销售总额已达45000元之谱。⑥

小　结

东北防疫中"政"的内容是由多重因素决定的。一则，从地缘政治来看，东北地区列强环伺、虎视眈眈，现实的政治局势，要求东北必须采纳西法防疫，花费巨资严行消毒、隔离、遮断交通等措施；二则，从

① 《（大连）复兴商务之计划》，《泰东日报》1911年2月10日，第2版；《（大连）请求便利交通将蒙允准》，《泰东日报》1911年2月10日，第5版。
② 《沪连交易受鼠疫之影响》，《泰东日报》1911年3月3日，第2版。
③ 《（大连）劝诱山东华商之运货》，《泰东日报》1911年2月10日，第5版。
④ 《码头之萧索》，《泰东日报》1911年2月9日，第5版。
⑤ 《东清铁路运车数目之比较》，《远东报》1911年4月28日，附张3。
⑥ 《毕竟日人会营业》，《长春公报》1911年2月12日，第5版。

卫生行政基础来看，东北各地卫生基础设施薄弱，必须投入大量经费临时雇用医生，招聘巡警充任防疫人员，请军队参与交通遮断事务，以及建设病院和检疫所等机构；三则，从卫生行政内容来看，鼠疫在当时并无有效的治疗手段，死亡率极高，因而采取强制隔离措施控制其传播被视为上策，这决定了官府必须不惜人力、财力解决相关行政问题，既要借助国家力量强制隔离不愿被隔离者，又要提供被隔离者的生活所需；四则，从市场经济的角度来看，整个中国受过西式医学教育的医生极少，难以满足城市发展、人口聚集所引发的社会需求和国家卫生建设的需求，供不应求的状况决定了官府必须不惜财力提供高薪，才能聘请到合格的西医主持防疫。因此，本章所考察的东北防疫之"政"的核心内容之一，就是国家在缺乏相应的卫生基础设施与人才的情况下，必须在这些方面投入大量经费，才能使西法防疫有效地运作起来。

为此，各级官府不得不想方设法筹措资金，以满足防疫之"政"对"财"的需求。中央政府虽一再要求东北地方加紧防疫，但并未给予太多的实际支持，这不仅是由财政体制所决定的，也和主事者有密切关系。清末，中央财政能够支配的资源非常有限，户部无钱可拨，最多从税关腾挪。各地官员都寄望于通过借款缓解财政困局，但中央严格管控，基本不准各省对外借款。由于江皖灾情严重，盛宣怀以办理江皖灾赈为由停办其他赈捐，东北很难从此项下获取防疫经费。最终从根本上解决东北防疫经费问题的，是中央准予各地事后报销的政策，这一财政举措给了各地官府自行挪用经费之机，防疫经费之筹措才有了转圜的余地。综上所述，清末中央虽仍控制着地方财政，但已无钱可拨，地方财政虽困顿异常，但也并非无计可施，往往需要在中央放权的情况下，灵活解决经费问题。

进一步而言，通过东北防疫的"政"研究清末财政运作状况，亦可清晰呈现出"财"与"政"的矛盾统一关系。在此，本书将"财"理解为防疫经费，将"政"理解为防疫之政和财政运作。一方面，满足"政"的要求必须有足够之"财"，如前所述，官府必须筹集大量经费，才能顺利实施防疫之政的诸多应急举措；另一方面，在从中央到地方整体财政窘迫的背景下，"财"必须通过"政"的灵活操作才能筹措，中央与地方围绕防疫经费反复交涉，积极进行财政运作，才勉力支持了防疫之"政"的展开。在无疫的平日，"财"与"政"关系松散，"财"往往不支持"政"，使"财"的不足终致"政"的未行，东北防疫的巨额花销，正是由平日防疫之"政"的缺失所致。但在疫情来临时，财政紧张的清政府依然有能力和办法应付这一突发事件，表明财政实际具有较大的延展性。

此外，满足列强要求、避免列强干涉，更是东北防疫之"政"的核心内容。清廷对东北疫情的关注，更多是对列强施压的一种政治表态，其用行政命令的方式将列强的要求传达给东三省总督，但并未拨给足够的经费，而是要求东北地方自行解决。而对东北各级地方政府而言，在特殊的地缘政治形势之下，日俄的威胁和压力更是日常可见，故不得不与之商议行事，避免引来外交干涉。正因如此，当防疫成为政治任务的时候，经济利益就成了牺牲品，政府不计成本地推行隔离、消毒、遮断交通等措施，给地方社会造成巨大经济损失，也给人们日常生活带来极大影响。但若"东三省之惨状，能令中国全部得以实行公共卫生之方策，而常设协同卫生之机关"，在日常政治中注意防疫之"政"的建设，或能减少突发事件带来的"财"之损失，"其施惠于后人，未可测量也"。①

---

① 《论京师宜常讲求卫生之道》，《顺天时报》1911年3月7日，第2版。

第十章　冲击：医学、人道主义与
民族主义

　　本章将聚焦于西法防疫对中国造成的文化与社会影响。清政府采纳西法防疫为国家政策，事实上使西医成为官方聘用的医官主体，中医自此失去主导防疫的资格，也就失去了走上卫生行政政治舞台的机会，对中西医学的地位产生了极大影响。疫情结束后，清政府召开的万国鼠疫大会，也在某种程度上强化了西医的地位，展现出中央政府对科学医学的认可和推崇。面对西医主导防疫的大势，中医做出了必要的反击，其相继通过媒体发表意见，并与新闻界展开论战，但中西医之争尚停留在舆论层面，并未触及社会深层观念或影响政治。东北防疫与国家主权息息相关，尤其是日俄干涉的威胁，已然激发了国人维护国家主权的民族主义情绪；西法防疫之严苛和简单粗暴，更造成许多人道主义灾难，交织成中西文化对峙的潜流，凸显出中外之间人道主义的观念差异。防疫过程中出现的种种矛盾，在人民心中激起更强烈的反帝民族主义情绪和人道主义情绪，促使社会弥漫着对清政府的失望、反感与质疑，反映出辛亥年间人心思变的大趋势。

一　官聘西医

　　前文在讨论东北防疫具体措施时，已对官聘西医有所涉及，本节将对这一现象进行更集中深入的分析。其时中国社会并无完善的西医培养体制，仅有几所官办医学堂，多数西医不过是在外国教会办的医学堂或官医学堂接受过一定培训的医学生，实际鱼龙混杂、良莠不齐，并无足够合格的西医可供选择。官府实际较为信任、愿意高薪聘请的医生主要有两类：一类是在国外接受过正规医学教育并获得学位者，具有外国官方的凭信保证其素质；一类是从中国西医教育先驱——北洋医学堂毕业的医学生。这些医生与从市场上聘请的执业医生一样，官府都须按照市场价格与其签订雇佣合同，支付薪津，并且合同中须规定抚恤银一项，给医生提供必要的人身保障。为免恤银金额出现混乱，官府必须确立一套对所聘西医进行资格认证的标准，为此，外务部、东三省总督和吉林巡抚等之间展开了激烈讨论。

最初，吉林巡抚以"非优加抚恤，不足以资激励"为由，提出医官给恤方案，拟定医官恤银1万两，学生5000两。外务部指出该方案降低恤银数目可能造成办事不力，且各官员恤款等级不宜优于医官，应对医官加以优待。[①] 锡良则反对外务部的意见，认为"医员程度不同，担任之事有难易安危之别，有奋不顾身奔驰救护者，即有敷衍从事、退缩不前者"，因此给恤应区别对待。从实际状况而言，由于东北各地缺少西医，官府不得不任用中医参与防疫，"此类中医各州县无虑千数百人"。但这些中医不具西法防疫知识，不信消毒保卫之法，故"不特易涉危险，涉疑似者不免因医生而受传染"，其死亡人数最多，"若以一万、五千为比例，断乎难以为继"。此外，锡良还指出，各级地方官作为防疫人员参与防疫，也应与医生一样享受恤银保障，且其恤银标准应高于医官。"办事一切手续皆赖地方官竭力相助，不可偏废，不职者处以严参，死事者难邀优恤，揆揆事理岂可云?"[②] 经过磋商，锡良拟定了防疫人员、医官给恤等级清单，上报军机处并获准执行（详见表10-1）。从另一方面来看，各级官吏比照医官等级具有相对应的恤银标准，也反映出当时医官在官僚等级中处于较为尊崇的地位。

表 10-1　医官与地方官恤银比较

防疫人员等级	官员等级	医官等级	恤银
一等防疫人员	二、三、四品现任人员	一等防疫医官	7000—10000 两
二等防疫人员	四等候补、候选人员	二等防疫医官	4000—7000 两
三等防疫人员	五、六、七品现任人员	三等防疫医官	2000—4000 两
四等防疫人员	五品以下候补、候选人员，八品以下现任人员，以及派充重要差使人员	四等防疫医官	200—2000 两

---

① 《外部来电》（1911年2月7日），近史所档案馆藏锡良档，甲374-46。
② 《致外部电》（1911年2月18日），近史所档案馆藏锡良档，甲374-46。

防疫人员等级	官员等级	医官等级	恤银
五等防疫人员	警员、夫役等		比照军营阵亡例从优给予

资料来源：《致军机处》（1911 年 2 月 20 日），近史所档案馆藏锡良档，甲 374-46。

　　其中，锡良将聘请出任医官的医生划分为 4 个等级，每等有不同的恤银标准（详见表 10-2）。由表 10-2 可见，医官的等级严格依据其学位高低、年资长短和所接受教育的国别评定，东北各级官府基本上要求出任防疫官员的医生须接受过西式医学堂的正规教育。疫情结束后，朝廷还恩赏总医官伍连德医科进士学位。① 如《远东报》所言："自东省黑疫发现后，国家不惜重金征求新派之医士，且令各地方官悉听其号令，其尊崇之礼，可谓至矣。"② 虽然东北地方由于缺乏西医，不得不同时聘用中医防疫，但不会令其出任医官，更不会按照西医的标准支付薪津和恤银。

表 10-2　防疫医官等级、资格及恤银

等级	资格	同例	恤银
一等防疫医官	具有外国医学博士学位的外国人和中国人	卒业后在官设机关办事满 10 年的二等防疫医官	7000—10000 两
二等防疫医官	外国大学高等专门医学堂毕业，所得学位非博士的中国人和外国人	卒业后在官设机关办事满 10 年的三等防疫医官	4000—7000 两
三等防疫医官	中国人在本国境内外国所设医学堂及本国西学医学堂 3 年以上毕业者		2000—4000 两
四等防疫医官	中国人在本国所设西医学堂未毕业学生		200—2000 两

资料来源：《致军机处》（1911 年 2 月 20 日），近史所档案馆藏锡良档，甲 374-46。

　　这一恤银标准与此前合同约定的金额存在一定出入，从一些个案可知，后来医官的恤银基本按照此标准订定。毕业于剑桥大学的亚瑟·杰克逊医生在京奉铁路车站一带检疫，于 1911 年 1 月 25 日染疫病殁，锡

---

① 《奏折》，《大公报》1911 年 4 月 29 日，第 9 版。
② 《警告中国新派医士》，《远东报》1911 年 2 月 28 日，第 2 版。

良给其母亲支付了1万美元（约合银1.51万两）抚恤金。[①] 新民府日本医生守川履职不足10日即因疫毙命，数日后其妻病故，锡良将恤银1万元由日本驻奉天总领事转交其家属。[②] 与洋医所得厚恤不同，中国医生和防疫人员所得的恤银则非常有限。如宾州死亡医生2名、救急队队长2名，照四等各给恤银200两；队警、看护16名，照五等各给恤银30两。[③] 新民府有2名看护因公患疫身亡，每人发给恤银100两。[④] 时人对此感叹道："呜呼！日人之生命其代价固如是其重且大耶，吾国人何如？"[⑤]

同时，为弥补西医之不足，东北地方官府也多聘请日本医生。由于日本人积极经营建设满铁，多聘医生前来为当地日本人提供医疗服务，又因大量日军驻守，随军军医亦有不少，也便利了中国官府就地聘请。并且，较之欧美医生昂贵的薪水，聘请日本医生的费用与中国医生相差无几，是非常合算的选择。凤凰厅未能聘到合适的西医，便借用5名日本医生义务帮诊，包括日本陆军一等军医稻田谨一郎、川口恒造，满铁医员解田英之、五上秀吉、山本茂。[⑥] 营口聘请7名日本医生担任医官，分别毕业于日本熊本医学院、东京医学专门学堂、日本陆军军医学校、长崎医学专门学校。[⑦]

在一些具有一定卫生行政基础、常年聘请医生的地方，外籍医生参与较多，地方官也积累了一定经验。如营口道台周长龄在与伍连德商议派遣华医到营口防疫时，伍连德提议聘请广东军医李植臣、祁祖荫、陆锡蕃3人，[⑧] 但周长龄认为"该医等系军医毕业，学问未必甚深"，"不知有无经验，恐非所宜"，未予聘任。[⑨] 可见其对所聘医生的经验及资历

---

① 本书中银两与美元的比价按照1∶0.66计算（参照《六十一年来海关两与各国货币比价表》，杨端六、侯厚培等：《六十五年来中国国际贸易统计》，第151页）。〔英〕杜格尔德·克里斯蒂：《奉天三十年（1883—1913）——杜格尔德·克里斯蒂的经历与回忆》，张士尊、信丹娜译，湖北人民出版社，2007，第203—204页。

② 《新民张守来电》（1911年2月1日），近史所档案馆藏锡良档，甲374-26。

③ 《宾州许守来电》（1911年4月2日），近史所档案馆藏锡良档，甲374-15。

④ 《饬新民张守电》（1911年1月21日），近史所档案馆藏锡良档，甲374-26。

⑤ 《请看日人生命之代价》，《长春公报》1911年1月22日，第5版。

⑥ 《凤凰朱丞来电》（1911年2月9日），近史所档案馆藏锡良档，甲374-26。

⑦ 《营口周道来电》（1911年2月10日），近史所档案馆藏锡良档，甲374-26。

⑧ 《饬营口周道电》（1911年3月10日），近史所档案馆藏锡良档，甲374-26。

⑨ 《营口周道来电》（1911年3月11日），近史所档案馆藏锡良档，甲374-26。

有所要求，并非来者不拒。在聘用外国医生的问题上，周长龄虽然认为"添聘英医费太巨，添日医两不相容"，[①] 但在有英国医生表示愿意前往营口办理海港检疫，且要价仅为月薪关平银350两时，[②] 他仍未选择雇用该医，只因"恐日人无理挑剔，反觉多事，拟改用日医，图省口舌"。[③] 这也反映出当时日本人飞扬跋扈，地方官宁可暗自吃亏，也不愿多生事端。当然，对于聘用日本医生，锡良也依然保持谨慎。3月下旬，锡良听闻周长龄与日本医生订立了为期一年的雇佣合同，便去电劝阻，要求其仿照长春、新民等处的做法，将聘期缩短为3个月。[④]

东北疫情结束后，清政府计划建立北满医务官局，哈尔滨税务司与伍连德商议，决定在哈尔滨、满洲里、瑷珲、三姓和拉哈苏苏等5地筹办防疫病院各一所，聘请精通中外医理的医生主持。官府为医生拟定的月薪如下：北满医务总局总医官月薪360元（约合234两）；哈尔滨防疫病院医官月薪520元（约合338两），医学生120元（约合78两）；满洲里防疫病院医官月薪520元，医学生100元（约合65两）；瑷珲防疫病院医官月薪640元（约合416两），医学生100元；拉哈苏苏和三姓两防疫病院医官月薪为260元（约合169两）。[⑤] 上述情况表明，在清末鼠疫的影响下，西医是东北官府办理卫生事务不可或缺的人才，高薪聘请西医任职，已成惯例与常态。

综上所述，东北官聘西医办理卫生行政，是在清末鼠疫暴发、列强压迫、新政改革等特定历史条件下出现的新现象。由于西医供不应求，官府必须按照市场价格，以高于同级官员的薪水相聘。换言之，医生虽入政府机构工作，但与其他技术人才一样，应按照专业人士的工资标准而非官俸等级支付薪资。

但同时需要注意的是，由于费用过高等种种原因，事实上仅有督抚所在地、铁路沿线有附属地的府县、开放商埠等重要地区选择聘请西医办理卫生防疫，其他较为边远的地区则实难效仿，更不具有全国范围的

---

① 《伤哈尔滨郭司使电》（1911年3月7日），近史所档案馆藏锡良档，甲374-15。

② 《伤营口周道电》（1911年3月15日），近史所档案馆藏锡良档，甲374-26。

③ 《营口周道来电》（1911年3月15日），近史所档案馆藏锡良档，甲374-26。

④ 《伤营口周道电》（1911年3月29日），近史所档案馆藏锡良档，甲374-26。

⑤ 《咨送筹办北满防疫院节略由》（宣统三年十二月），台北中研院近代史研究所档案馆藏外务部档，02-31-001-06-011。

普遍性。西医真正在中国的卫生行政事务中发挥主导作用，仍有漫长的路程。东北官聘西医，虽体现了清末政府遵照西方医学原理，办理中国卫生行政和防疫事务的意旨，但实际推行过程中亦有诸多水土不服的现象，如吉林民政使所言："惟绅民痼蔽，听信谣言，深訾西医，虽无反对，而谤毁日滋，是非淆惑。"①

因此，国家愿意出高薪雇用西医、按学位国别等因素划定医官等级和薪金恤银标准，其所具有的表象意义，可能远远大于它的实际意义。这至少表明主政者在卫生领域已经选择由西医主导，开始聘用具有专业西医知识背景的医生出任政府官员，西医也随即成为具有一定社会地位的职业，成为时人除出仕以外谋求提升社会地位的另一通道。

二　万国鼠疫大会与科学医学

东北鼠疫蔓延迅速，不到 3 个月时间便致死逾 5 万人，实为 14 世纪黑死病流行后世所未见的瘟疫，吸引了全世界科学医学界的目光，许多学者都希望借以进行科学研究。故清政府邀请了英、美、俄、德、法、奥、意、荷、日、印、墨等 11 个国家的流行病学家、细菌学家和医生代表，在奉天召开万国鼠疫大会。会议召开前，1911 年 2 月 23 日，锡良便饬令东三省各地方官府派遣深明医理卫生的统计学人员，对鼠疫发生情形和蔓延状况、有疫之地的各种社会习俗和卫生情况、发现疫情后的各种防治方法，以及疫毙人数、年龄、职业、性别等信息展开调查，为会议召开做准备。3 月 20 日，各地方将调查情况造册送至奉天，择要翻译为外文，送交参加万国鼠疫大会的各位医官，以资参详。②

4 月 3 日到 28 日，各国代表在奉天先后召开共 24 次全体会议，围绕东北鼠疫进行了流行病学、临床医学、细菌学和病理学以及防疫措施的专题讨论，报告了防疫过程中取得的鼠疫医学研究成果及国际医学界的鼠疫最新研究成果。在这些报告的基础上，斯特朗、马蒂尼、皮特里、斯坦利等医生编辑出版了英文版《奉天国际鼠疫会议报告》。至此，东

---

① 《吉林邓司使来电》（1911 年 2 月 16 日），近史所档案馆藏锡良档，甲 374-15。

② 《致吉江两省电》（1911 年 2 月 23 日），近史所档案馆藏锡良档，甲 374-15。

北大鼠疫的医学研究部分基本完成，其增进了世界医学界对鼠疫的认识，不仅为清政府，也为世界各国提供了可供参考的防疫经验与措施。正如摄政王醇亲王载沣所言："本次会议不但会在纯科学研究方面，而且在最大限度地减少未来鼠疫带来灾难的预防和治疗手段方面，都将取得骄人的成绩。"① 此后，奉天全省防疫总局编撰了《东三省疫事报告书》，详细记录了东北防疫中各地所采取的举措，以及万国鼠疫大会有关鼠疫的科学研究报告。

由于该会"学术会议"的性质，"与目前实际进行中的防疫工作决无任何直接关系"，② 能够保持客观科学的态度来审视东北鼠疫，故难免与政府实际采取的西法防疫有所出入。根据会后形成的总结加以讨论，有助于探究科学医学认知下的东北鼠疫与现实之中东北防疫的吻合与背离之处。

根据流行病学的研究，东北鼠疫沿着铁路向外传播的过程可分为三个阶段：第一阶段为从 1910 年 10 月 13 日满洲里发现疫情到 27 日哈尔滨发现患者；此后到 12 月 31 日长春暴发鼠疫为第二阶段；再到 1911 年 1 月，鼠疫在整个东北蔓延，甚至波及直隶和山东，为第三阶段。鼠疫的广泛传播受到如下三个因素影响：一是东北漫长的铁路线，二是城市中人口的聚集，三是苦力的季节性流动。由此判断，东北地方政府果断采取遮断交通和扑灭大城市疫情的措施，确是非常必要的。无论是停运火车，还是在陆路和海路严格检查往来人员，对于掐断疫情的传播线路都起到了关键作用。全力扑灭哈尔滨、长春、奉天等大城市的疫情，控制住疫情的暴发点，也有利于尽快肃清鼠疫。

根据流行病学和细菌学的研究，此次东北暴发的肺鼠疫，与过往历次流行于世界的腺鼠疫完全不同。除肺鼠疫的致病菌与过去历次腺鼠疫中分离出来的鼠疫菌没有明显区别外，③ 两种鼠疫类型在其他方面没有共同点，腺鼠疫不是接触性传染病，肺鼠疫则是典型的接触性传染病。因此，对于世界各国而言，应对肺鼠疫是前所未有的课题，人类已有的

① 《奉天国际鼠疫会议报告》，第 3—4 页。
② 『満洲ニ於ケル「ペスト」一件/一般的防疫施設』、JACAR（アジア歴史資料センター）、Ref. B12082377000。
③ 斯特朗：《肺鼠疫细菌学和病理学概要》，《奉天国际鼠疫会议报告》，第 534 页。

对抗腺鼠疫的知识受到了很大挑战，很多经验性的措施在东北鼠疫流行期间都是无效的。例如，在腺鼠疫流行时期，鼠疫医院是最安全的地方，而在肺鼠疫流行期间，鼠疫医院却成了最危险的地方。[①] 通过细菌检验确诊的鼠疫患者，没有一人最终康复，当时没有什么治疗手段能够挽救患者的生命，"虽经迭次试验，要皆无法疗治，惟以射种血清有可苟延残喘者，然亦只拖延几日，而终归于死耳"，[②] 这正应和了西法防疫所宣传的，"此无可救治之症，凡染是疫者只有隔离之一法"。从这个角度来看，普通民众对鼠疫医院怀有极大的恐惧，亦在情理之中。

正因如此，即如上海公共租界工部局医官斯坦利医生在报告中指出的，当如此可怕的传染病到来的时候，任何国家采取预防性措施都很困难，人们往往不知所措。中国普通民众和政府官员普遍不具备现代卫生知识，对于能够迅速付诸实施的卫生预防措施缺乏了解，因此大家最初的慌乱，在某种程度上是可以理解的。[③] 中国政府在外交威胁之下，立即采取了西法防疫，但西法防疫，并不只是绝对的、经验性的措施，也包括遵循西方细菌学、流行病学、病理学等科学医学原理，新发现、新形成的防疫措施。[④]

肺鼠疫早期病症表现为体温上升和脉搏频率加快，若要确诊，则需通过对含有鼠疫菌的痰液进行细菌检验，或用显微镜和血液培养方法对血液进行检验。[⑤] 但在疫情期间的东北，由于检验设备和医学人才的缺乏，实行这两种诊断方式都属不易，如奉天城医官"无论老病新疾，一律指为疫症"，[⑥] 分歧频出，争执不断。锡良深悉此情，"是疫非疫，各属设备未周，无从检验病毒，即不能决定允有防疫之责者"，亦只能通饬各地方尽力而为，"不得因疫之难治而置病者于不顾，亦不得恃病之能治

① 皮特里：《1900—1911 年华北各省肺鼠疫流行病学方面的回顾》，《奉天国际鼠疫会议报告》，第 507 页。
② 《外务部发出鼠疫研究会通告》，《政治官报》第 1262 号，1911 年 4 月，第 479 页。
③ 斯坦利：《抗击鼠疫所采取的措施和鼠疫对贸易的影响》，《奉天国际鼠疫会议报告》，第 559 页。
④ 斯坦利：《抗击鼠疫所采取的措施和鼠疫对贸易的影响》，《奉天国际鼠疫会议报告》，第 559 页。
⑤ 斯特朗：《在满洲鼠疫流行过程中观察到的肺鼠疫临床特征概要》，《奉天国际鼠疫会议报告》，第 531 页。
⑥ 《防疫官无识被押》，《泰东日报》1911 年 2 月 26 日，第 2 版。

而疏生者之预防各属，其体会此意，实力为之"。①

另一方面，对于鼠疫传播渠道的判断，直接关系到政府采取何种措施阻断疫情传播通道。19 世纪末以后，世界各地流行的基本是腹股沟腺鼠疫，鼠群是其起源和传播的重要媒介。然而在东北大鼠疫中，人们发现可以将老鼠传染的因素排除在外，亲密接触和沾染在衣服、物品、炕上和地面的痰液，则可能是鼠疫传播的重要途径。疫情初期，法国梅聂医生在哈尔滨查看病床上的患者，"俯而以耳近患者之胸，听其呼吸，其面适向病人，俄病者作咳"，因此染疫而亡。② 美国医生斯特朗到奉天后，向锡良请求进行病理学研究，才找出了肺鼠疫传播的真正原因："微生虫大半居肺中，一经咳嗽，随气外窜，近者即传染，若不知避之，即受其患矣。"③ 稍稍带血的痰液通常含有大量的鼠疫菌，当患者咳嗽时，肉眼看不到的痰液产生的飞沫携带大量的鼠疫菌进入患者周围的空气，从而形成飞沫传染。当痰液冰冻和分成碎块时，鼠疫菌仍然可以存活，在相当长的时间里，仍然保持传染性。

当人们发现这一事实之后，便立即采取措施保护呼吸道，以免感染鼠疫性肺炎。医生们发明了一种由棉纱垫子折叠在普通纱布内制成的防毒面罩，为了不让垫子滑落，纱布末端的每一边都有绷带，形似三个尾巴，分别系在面罩下部、耳朵和头顶上。除这种被视为最好的防疫物品的面罩之外，直接与患者接触的医护人员，还使用有头罩或没有头罩的防护服、橡胶手套、长筒靴子和护目镜来保护自己。④ 因此，西医整体实际感染率是非常低的，除了早期防护不严造成感染，后期基本再没有染疫的医护人员。

同时，研究证明，在死于肺鼠疫的患者尸体中，鼠疫菌会长期存活并保持毒性。无论是在地面上冰冻 3 个月的尸体，还是埋葬 3 个月再挖出来的尸体，都可能具有传染性。故虽与传统习俗相悖，各方也不得不采取焚烧尸体的措施。事后，伍连德认为焚烧尸体可作为经验之谈，虽

---

① 《通饬三省各道府厅州县电》（1911 年 2 月 9 日），近史所档案馆藏锡良档，甲 374-26。
② 汪德伟：《追记满洲防疫事》，《东方杂志》第 10 卷第 10 号，1914 年 4 月，第 24 页。
③ 汪德伟：《追记满洲防疫事》，《东方杂志》第 10 卷第 10 号，1914 年 4 月，第 25 页。
④ 斯坦利：《抗击鼠疫所采取的措施和鼠疫对贸易的影响》，《奉天国际鼠疫会议报告》，第 567 页。

然该做法令人厌恶和违背习俗，但人们最终还是接受了政府的决定。①
上海公共租界工部局医官斯坦利则称其为此次大疫发明的两大新治法之
一，"居民虽似有逆情，然非是不足以防卫，故乡人多有不待强迫而自为
之者"。② 但事实上，如前所述，人们对于焚烧尸体的措施并非完全接
受，他们往往更愿意用石灰消毒后深埋疫尸，以为两全之策。

综上，万国鼠疫大会有关科学医学的研究，为清政府的西法防疫措
施提供了诸多医学依据，也为其未来的防疫事务提供了许多可资利用的
措施。对清政府而言，其价值还不仅于此：万国鼠疫大会的召开，正是
清政府重视科学医学、认同西法防疫的表现。外国专家对清政府妥善应
对鼠疫表示肯定，称其"御疫之策，尤称适宜"。③ 中国鼠疫俄国调查委
员会主任、俄国圣彼得堡医学研究所细菌学教授扎博罗特尼称，相信科
学医学的职业在中国的地位将得到提升，"成为最为优秀青年们所追求的
目标"。④ 清政府外务部右丞施肇基、地方大员东三省总督锡良、奉天各
司道及从事防疫的官绅等都参与了此次会议，覆盖了中央到地方各级官
员。会上，锡良在欢迎辞中阐述了其对西医重新认识的过程：

> 在相当长的时间里，我们中国人一直相信古老的中医，而数千
> 年的经验也证明其对许多病是有效的。但是，三四个月前，中国人
> 对鼠疫还茫然无知，这给我们提供了深刻的教训，并迫使我们其中
> 的一些人重新审视中医的价值。……为了人民的利益，我们也应该
> 利用现代的西医资源。……我希望，同时也相信，现代医学，特别
> 是卫生学，与我们今天所能做的相比，在未来的中国将会受到更多的
> 关注，当传染病再次出现的时候，我们将从容地应对类似的问题。⑤

施肇基也在致辞中表示，经此一役，国人对科学医学的态度将发生
转变。虽然中国人对西法防疫存在不满之处，因"中国人民没有某些东

---

① 《会议主席伍连德医生的致辞》，《奉天国际鼠疫会议报告》，第 28 页。
② 郎译《奉天除疫大会之速记（工部局医员史君谈礼稿）》，《中西医学报》第 17 期，
　　1911 年 9 月，第 8 页。
③ 《万国鼠疫研究会始末记》，《中西医学报》第 13 期，1911 年 5 月，第 4 页。
④ 《扎博罗特尼教授代表外国专家致辞》，《奉天国际鼠疫会议报告》，第 9—10 页。
⑤ 《奉天国际鼠疫会议报告》，第 4—5 页。

方种族中常见的社会等级偏见，但倾向于憎恨他们认为那种对自己家庭生活不正当干涉和侵犯的行为"，导致"执行如此明显的粗暴工作，即尽快地把鼠疫患者与他们的家属分开，并移送鼠疫医院或其他隔离营等等，给政府的工作带来了巨大的压力"。但是，他希望参会医生不要拘泥于防疫推行的现实问题，而是从科学医学层面，讨论此次鼠疫的传染源、流行方式、与腺鼠疫的区别、与东北疫源地的联系及其控制手段等议题，① 并明确表示："从今以后，我们决心用所能获得的最先进的科学知识武装起来，去战胜所面临的鼠疫。如今，政府任凭瘟疫在人民中间肆虐而不加控制的时代已经过去了，这不仅仅是由于经济方面的原因，而且也是出于人道主义方面的考虑。"②

　　除此之外，清政府以开放包容的姿态欢迎各国医生来华研究肺鼠疫，为中国西医提供了参与国际学术讨论的机会，能够使其迅速成长，成为具有国际影响力的科学医学研究者。同时也应当指出，中国官府虽已接受西方科学医学，伍连德、全绍清、方擎等少数学者亦具有了独立从事科学医学研究的能力，但此时在中国从事西医者，大多只知皮毛。长春西医甚至欲以轶闻为数据材料，例具报告，临时塞责，遭到媒体批评："于疫症之由来，未闻实地考查也；病状之变化，未闻实地考查也；诊疫、防疫之是否得当，有无缺点，以官民之不尽通晓，更若行所无事也。"③

　　并且，清政府召开万国鼠疫大会，也以多国合作的方式避免了日本干涉中国科学医学。日本一直自视于科学医学研究成绩斐然，北里柴三郎、柴山五郎作和藤波秋野等学者均闻名于世，故对中国医学颇为轻视。《日本国民新闻》不无讽刺地写道："如此有力之会议，被开于奉天，其于卫生上毫无知识之清国委员，乃至官宪等，见细菌标本，经近顷可恐之疫毒外，闻各国委员之热心辩论，当不难于觉醒也。"该报所述进一步透露了日本试图通过在科学医学领域影响中国，为其"满蒙"政策服务的医学问题政治化意图："最占重要之点，将来对于满洲之卫生设施，于

① 《奉天国际鼠疫会议报告》，第7页。
② 《奉天国际鼠疫会议报告》，第8页。
③ 《对于万国时疫研究会感言（二）》，《吉长日报》1911年3月18日，第1张第3版。

日清提携之上，不可谓无多大之效果也。"① 日本人的态度和做法受到中国舆论的谴责：

> 如日本者，更于学术名誉而外，豫图干与满洲内政之口实，以实行其侵略政策。吾见其今日从事于协助防疫，不盈数月，又将起代办满洲卫生警察之声矣。吾国当传染病之来，不能遏绝疫氛，致外人干涉，已足为国际上之大耻。况地方行政、国家主权，又将因此而为强暴所觊觎，楚子问鼎之心，固不堪问，而国家之孱弱，实有以召之，自未可讳也。②

参加万国鼠疫大会期间，日本学者也展示了其利用病理学和细菌学研究肺鼠疫的成果，得到了与会医学者的认可。但如《字林西报》所言，中国政府召集防疫大会，是为世界之福利，应该对此加以表扬，不应掺杂种族问题和政治问题。③ 日本代表北里柴三郎在会上表现出对中国政府的敌意，不同意中国政府官员在大会审议过程中发言，《字林西报》即予以批评，指其可能阻碍会议的和谐进行。④ 因此，万国鼠疫大会的召开，在一定程度上避免了日本对中国科学医学发展的过分干涉。

三　中医的质疑与反抗

面对鼠疫，中西医的应对之道大相径庭，但在早期，二者其实也存在某些相通之处。中医内部有伤寒派和温病派之别，两者对鼠疫认识亦有不同：伤寒派医家以人体内"气"的不平衡解释鼠疫，包括体内正气的不足和外部的影响，故在诊断和治疗过程中强调个人卫生，而不太注意周围的环境；温病派医家则将环境的污染和疾病的传播联系在一起。

---

① 何焕奎：《论各国对于奉天鼠疫会议之隐情及其政策》，《医药学报》第3卷第8期，1911年6月，第5页。

② 何焕奎：《论各国对于奉天鼠疫会议之隐情及其政策》，《医药学报》第3卷第8期，1911年6月，第6—7页。

③ "Dr. Kitasato and the Conference," *The North-China Daily News*, April 8th, 1911, p. 8.

④ "Dr. Kitasato and the Conference," *The North-China Daily News*, April 8th, 1911, p. 7.

如罗汝兰编写《鼠疫汇编》一书，认为鼠疫源自土地里的"浊气"，鼠先染疫而死，然后传染给人，一旦开始就"无法治疗"，故最好的预防方法就是打扫房屋、谨防老鼠出没，并常开窗户，让清风驱散所有浊气。罗汝兰还提倡人们离开城市到乡村去，远离城市里的不洁空气。因此，民众也越来越认识到环境对鼠疫传播的影响，或烧檀香、硫黄、艾叶等以辟疫，或用火焚烧死鼠，甚至在当地发现死鼠及有人染疫时举家搬离。此外，中医还提出各种治疫方法，如内服解毒活血汤，外敷药物于淋巴结，用刀割、针刺甚至蚂蟥排出脓毒等，但治疗效果并不理想。

温病派的鼠疫地气论，与19世纪中叶以后欧美各国广为信奉的传染病环境主义理论近似，后者认为是恶劣的环境导致了传染病的流行与传播。19世纪80年代，许多研究人员都赞同鼠疫与环境密切相关，直到19世纪90年代，西方科学家才开始了解鼠疫的病原学。西方医学有关鼠疫的认识，是在鼠疫暴发后和开展科学研究的过程中不断丰富的。

1894年，香港的疫情引起了国际医学界的关注，有关国家向香港派出细菌学家和医学家，研究鼠疫病菌及其传播状况和防治办法。法属越南殖民地长官派探险家兼科学家亚历山大·耶尔森赴香港调查，先在爱丽斯纪念医院偷偷解剖鼠疫死者尸体，后又获得了接触病人及病理学的资料。不久，耶尔森从尸体中分离出首尾圆形、轻微着色的鼠疫杆状物，同时解剖疫鼠尸，证明其带有同一种细菌。7周后，耶尔森发表论文，指出鼠疫是一种接触传染的疫病，老鼠很可能是传播的主要媒介。与此同时，日本政府派日本传染病研究所微生物学家北里柴三郎教授率队到达香港，在香港卫生局支持下于肯尼地医院设立实验室，开始对鼠疫展开科学研究。不久，北里发表论文，宣布发现鼠疫杆状物。后来，德国专家、东京帝国大学学者也先后证明耶尔森发现的杆状物与鼠疫杆状菌特征完全符合。这些病原学上的发现，只是鼠疫研究的起步，科学家从香港鼠疫中识别出了鼠疫的致病菌，但尚未确定其传播模式和抗击手段。

此后，清末东北大鼠疫也成了国际医学界研究鼠疫知识的重要契机。奉天万国鼠疫大会的召开及会后《奉天国际鼠疫会议报告》的发表，表明各国科学家对鼠疫达成了一些共识：旱獭是东北鼠疫的传染源，自1905年前后散发；鼠疫传播的途径是铁路和轮船航路，人口聚集、迁移以及不卫生的居住条件等是疫情暴发的因素；对抗鼠疫需要多管齐下，政府必须采取隔离和管制交通的措施切断传播途径、避免疫情扩散，政府和个人都必须注意环境卫生、及时进行消毒，而个人预防最重要的措施是戴口罩；此时采用的抗毒血清等效果尚不稳定，需要改进；等等。

虽然 19 世纪末 20 世纪初，微生物学和免疫学取得了巨大突破，但在此时，鼠疫预防与治疗的方法仍是待解的谜题。事实上，西医治疗鼠疫的特效药——注射或服用抗生素（链霉素、四环素、氯霉素、磺胺类药物），或注射抗鼠疫血清——直到 20 世纪三四十年代才发明出来，在面对 1894—1911 年的鼠疫时，西方医学界无论是在检疫隔离还是在治疗病患方面，都并不比他们的前现代、前细菌理论时代的先人更高明。鼠疫被视作一种接触传染的疫病，与肮脏、阴暗和通风条件恶劣等因素密切相关，因为糟糕的空气和肮脏的环境既增强了细菌的毒性，又是人类受袭的媒介。鼠疫病菌由老鼠、人和其他动物排出或发出，传到空气、食物、衣物和其他物件上，当人们吸入或吞咽空气和环境中的鼠疫病菌时，疾病就会发作。英印当局对第三次鼠疫的认识及采取的措施，包括医院强制收治患者、隔离接触者、消毒染疫房屋、疏散疫区民众、检查行人和扣押疑似患者、阻断海外朝圣交通等，基本反映了英国应对鼠疫的基本思路，大部分来自中世纪欧洲的经验，同时也包含东方主义者和种族主义者的殖民想象。但这些措施多半是无效的，因为消毒只能驱赶某些啮齿类动物，有时还会使疫病扩散到更远的地方，而隔离患者效果亦有限，因为他们在症状出现前已经具有传染性。印度人民对此感到担心和厌恶，并予以反对，甚至与当局发生了暴力冲突，促使当局在 1901 年放弃了大多数强制手段。[①]

在东北大鼠疫期间，中医经历了一场溃败。鼠疫暴发之初，中医尚能得到官商支持，处于办理防疫的第一线，且自称有能力疗治此病。哈尔滨疫情初起时，官绅合作成立的防疫会任用中医办理防疫，大力提倡中医研究，以对抗俄国人在道里实施的西法防疫。中医以服药或针灸治愈鼠疫的施针之说得到防疫会绅商的支持，[②] 甚至有人声称患疫者经施

---

① Ira Klein, "Plague, Policy and Popular Unrest in British India," *Modern Asia Studies*, Vol. 22, No. 4, 1988, pp. 739-740.

② 《郑司使自哈尔滨来电》（1910 年 12 月 4 日），近史所档案馆藏锡良档，甲 374-15。

针就可治愈。① 1910 年 12 月 5 日，滨江防疫会会长禀请滨江关道"电请精于针法医士来哈襄理防疫"。② 结果，中医重治不重防的传统做法无法应对来势汹汹的肺鼠疫，疫情日渐恶化，死亡相继，蔓延到直隶、山东甚至京师，引发了朝廷、外国使团的关注和国际性恐慌。由此，中医逐渐失去官方的信任，12 月 31 日，外务部要求锡良授予伍连德办理防疫之全权，西医自此正式取得了指导防疫的权力，③ 可谓"将此辈（中医）大半置之死地"。④ 西医认为鼠疫无完全疗治之方法，其"注重预防，以消毒、隔离，遏其传染"的方法为清政府所采纳。⑤ 诚如民政部防疫局所言："因吾国不治已病治未病之意，捕鼠、诊验、检菌、遮断、隔离、清洁、消毒、种浆诸预防法，樊然以起，细如牛毛。虽厉民不少顾恤资，其术于医官，而寄其权于强制执行之警察，失其用于方书，而责效于凛然不可犯之条教。"⑥ 由此可见，相较于科学医学知识，当时办理西法防疫更为依赖的是警察的强制执行权。

但是，中医并未就此退出防疫的历史舞台。由于西医人数有限的客观背景，中医仍然是很多地方防疫的主要力量，加之西法防疫不符合民众治病心理，东北各地方官在积极采用西法防疫措施的同时，也延请中医设法疗治，以顺民情。⑦ 但即便任用中医，其依然在防疫事务中表现不佳。以长春为例，疫情初期，长春普通市民乃至道台李澍恩均对西法防疫表示怀疑，李澍恩认为"西医防而不治，绅民啧有烦言"，而中医却有治愈鼠疫者，因此添用中医分别诊治。⑧ 但因鼠疫日炽，朝廷不得不撤换地方官，并任用西医钟宝逊为防疫医官，发布公告宣传鼠疫的严重性，号召人民遵从隔离和消毒规定。然而，长春中医依然固守重治不重防的观念，质疑西医"不论轻重，不问有救无救，偏要万口同声甚么百斯笃咧、黑死

---

① 《敬告部派、督派防疫专责者》，《远东报》1911 年 1 月 4 日，第 1 版。
② 《电调医士来哈防疫》，《远东报》1910 年 12 月 6 日，第 2 版。
③ 《外部来电》（1910 年 12 月 31 日），近史所档案馆藏锡良档，甲 374-46。
④ 《论中医之不可信》，《远东报》1911 年 3 月 24 日，附张 3。
⑤ 《通饬三省各道府厅州县电》（1911 年 2 月 9 日），近史所档案馆藏锡良档，甲 374-26。
⑥ 《敬告中国新派医士》，《远东报》1911 年 2 月 28 日，第 2 版。
⑦ 《致陈简帅电》（1911 年 1 月 29 日），近史所档案馆藏锡良档，甲 374-15；《通饬三省各道府厅州县电》（1911 年 2 月 9 日），近史所档案馆藏锡良档，甲 374-26。
⑧ 《长春李道来电》（1911 年 1 月 21 日），近史所档案馆藏锡良档，甲 374-15。

病咧、鼠瘟咧、肺疫咧"，称"病人吃了西药不但不能生活，死得更觉快些"。《长春公报》还登载了很多据说能有效治愈鼠疫的药方，其中推针法最受推崇，据称"手到病除，屡试屡效"。① 但中医成立的鼠疫医院开张仅7日，就有2名中医和7名护理人员染疫而亡，钟宝逊不得不紧急关闭医院，中医在防疫中的声望大受影响，"中医自身尚不能自卫，焉能治人，亦可师中国之药料不能治疫，且不能防疫"。② 疫情期间，长春官医院的19名中医"皆与染疫者直接，致以次染疫"，疫毙18名，损失惨重。③

并且，即使清政府以西法防疫为国家政策，中医依然在各地锲而不舍地宣传防疫药方及治愈患者的消息。时至今日，这些药方是否对治愈鼠疫有效，已然无从考证，但仍可通过一些材料了解个中复杂性。时论曾言："西医见人一染鼠疫，即视同已死，甚有用药命其速死免致传染者，皆以本系死法之故，然则鼠疫究竟可治不可治，此时未敢遽下断语。吾颇疑本城医痊之人，本系疑似病或非真确鼠疫，亦未可知。"④ 在锡良给各地方官的电文中，也可见昌图、怀德、宾州等处"每日均报有治愈人数"，但"经委查，所治愈者不过寻常感冒"。⑤ 力主西法防疫的《远东报》发表社论，批评中医在报纸上刊登的各种药方，"其甚者，谬听华医之言，亦主张用萝卜、白菜、石膏、银花、猫溺、獭肝、火灸针，其误生民尤不浅也"。⑥ 梁培基在写给广州方便医院的意见书中指出，多有医生在缺乏确凿证据的情况下，"见有发热即指为疫，以某药治之而愈，即曰某药治疫有神效，不知其所治愈者实非疫病，则贻误滋深"，⑦"世人以为经医院研究所得，奉为圭臬，以讹传讹，彼一经验良方，此一经验良方，令人无所适从"，⑧ 造成诸多流弊。

中医对西医的挑剔和批判，也从一个侧面透露出当时清政府聘用西医防疫存在的弊端。国内西医能力素养参差不齐，多有学识浅薄、经验

① 《救中国人还得中国人》，《长春公报》1911年2月10日，第5版。
② 《论中医之不可信》，《远东报》1911年3月24日，附张3。
③ 《呜呼长春之医官》，《泰东日报》1911年3月7日，第2版。
④ 《录民政邓司使防疫告示并弁以管见数条（一）》，《吉长日报》1911年1月20日，第1张第3版。
⑤ 《通饬三省各道府厅州县电》（1911年2月9日），近史所档案馆藏锡良档，甲374-26。
⑥ 《记者对于奉天万国防疫研究会之感言》，《远东报》1911年4月11日，第1版。
⑦ 梁培基：《上方便医院论治疫防疫书》，《中西医学报》第16期，1911年8月，第1页。
⑧ 梁培基：《上方便医院论治疫防疫书》，《中西医学报》第16期，1911年8月，第3页。

不足者，又因缺乏从事鼠疫医学研究需要的精良设备和药物，很难胜任防疫工作。① 其时，国际医学界已经明确了通过 600 倍以上显微镜查验细菌、确诊肺鼠疫的标准，但在东北防疫过程中并未广泛采用，往往仅凭医生直接判断，将尚不能确诊者一概指认为疫，以致人民啧有烦言。② 部分医官缺乏科学精神和人道主义精神，滥用权力，如天津卫生局医官不懂化验之法，随意采取消毒、隔离、焚物等措施，有稍行抗违者即送县衙钉镣罚办。③ 类似新闻，报纸登载不少，"此种蜚言最足动人公愤"，④ 对防疫造成了很多负面影响。此外，新派医生多负笈海外，不通中文、不解中国国情，遭到中医嘲笑，也导致伍连德等人无法与报界进行顺畅沟通，不便于在舆论层面向国人宣扬和展示科学标准，结果造成报馆也往往不知鼠疫之危害，而与中医一道对防疫发出质疑。⑤

　　更重要的是，西医对于受病之人"往往认为必死不可疗治"，"而华人惯习尤不谓然"。⑥ 在中医及其信从者看来，清政府采纳西法防疫非但不能治疫，反而"误了多少生命，赔上多少金钱，弄得东三省疫祸滔天，尸林血海，真是伤心惨目得很"。⑦ 东北鼠疫结束后，有中医郑肖岩发表文章，质疑西医"何以不求治疫之药，而但用防疫之法"。他认为，按照中医界的罗氏治法，在出现症状的第一二日立即服用解毒活血汤，就可以起到治疗之效，然而"昧者不察，竟以经验良方放弃不用，张皇失措，终至危亡，不亦可痛乎哉!"⑧ 在万国鼠疫大会召开之时，亦有中医在刊物上发声，称"与其求于各国，而无灵丹妙药，何如征诸吾国，尚有良方妙法。吾愿同胞勿抹煞中华之方书为无用，中华之药石为不灵，则造福多矣"。⑨ 有中医认为，万国鼠疫大会费去十万之金钱，所研究的不过是慎防传染，但研究防疫应首先研究治疫，"注重疫病之诊断，疫与非疫之诊断"。⑩

---

① 《论中医宜速研究防疫之法》，《顺天时报》1911 年 1 月 22 日，第 2 版。
② 《防疫之善后》，《盛京时报》1911 年 3 月 24 日，第 2 版。
③ 《请看空前绝后之神医》，《帝国日报》1911 年 2 月 23 日，第 6 版。
④ 《敬告中国新派医士》，《远东报》1911 年 2 月 28 日，第 2 版。
⑤ 《记者对于奉天万国防疫研究会之感言》，《远东报》1911 年 4 月 11 日，第 1 版。
⑥ 《陈简帅来电》(1911 年 1 月 28 日)，近史所档案馆藏锡良档，甲 374-15。
⑦ 《教中国人还得中国人》，《长春公报》1911 年 2 月 10 日，第 5 版。
⑧ 郑肖岩：《研究鼠疫之感言》，《神州医药学报》第 27 期，1911 年，第 12 页。
⑨ 郑肖岩：《研究鼠疫之感言》，《神州医药学报》第 27 期，1911 年，第 12 页。
⑩ 梁培基：《上方便医院论治疫防疫书》，《中西医学报》第 16 期，1911 年 8 月，第 1 页。

中医界的观点在舆论界引发了一系列的争论。对于疫情扩散的原因究竟是中医未防还是西法防疫不当，报刊媒体众说纷纭。最早的争论发生在哈尔滨的《东陲公报》与《远东报》之间。前者主张此疫可治，萝卜、白菜、猫尿、獭肝皆为治疫之妙品；后者则主张鼠疫为不可救治之症，凡染疫者只有隔离才能防止扩散，同时"灭绝即医治"。当时，后者言论被视为险恶至极，遭到众人群起而攻之。即使随着疫情蔓延失控，清政府确立了西医领导防疫的地位，反对西法防疫的声音也始终未曾消失。4月7日，上海《民立报》发表文章，指出哈尔滨、奉天、长春各界无不延请洋医士按照西法防疫，但疫情仍愈防愈烈，几至不可收拾，"人毙无数，财伤无算，种种惨恶之状，即妇人孺子看无不痛切于心，且其施治之方术无非以检验、消毒、烧房、焚尸为能事"。①

在中西医的彼此攻讦之中，《大公报》与中医丁福保之间的论战影响广泛，是轰动全国的一个插曲。起因是天津地方组织防疫会遵照西法办理防疫，不再聘中医担任医官，引来中医非议，后者竟称天津的疫情是《大公报》凭空捏造出来的。《大公报》登载文章对中医的说辞进行回击，天津医药研究所所长丁福保起而与之论战，口诛笔伐，互相质问。因《大公报》主笔并非医学专门人士，在涉及专业知识之时，"断断不能压住中医的气焰，反倒激起了中医的反抗"，② 故双方争执其实并非中西医理之争，而是发展为彼此打赌的意气之争。《大公报》总经理英敛之表示，若丁福保果有能力治疫胜于西医，愿以 500 元请其到东三省一试。丁福保故意刁难，向其索要月薪 3000 元、日俄翻译各 1 人及仆从、药材、器具等类，并要求若自己患疫而死，须照头等西医标准赐恤。出乎意料的是，英敛之竟然爽快同意，致使丁福保进退两难，唯有致函《大公报》要求其预先付 3000 元，并面订章程。结果，英敛之依然表示自己绝不食言，且称丁福保若真前往东北，另有某某二君愿加送 1500 两。③ 丁福保

---

① 《敬告〈民立报〉黑疫固今日无可治之症也》，《远东报》1911 年 4 月 18 日，第 1 版。
② 《代论　对于〈大公报〉中医全体及丁子良之忠告》，《大公报》1911 年 2 月 28 日，第 3 版。
③ 《复中医丁君子良书》，《大公报》1911 年 2 月 26 日，第 6 版；《来函》，《大公报》1911 年 2 月 26 日，第 7 版；《要闻》，《大公报》1911 年 2 月 27 日，第 7 版；《丁子良先生鉴》，《大公报》1911 年 2 月 27 日，第 7 版；《对于大公报及中医诸君和事之收场》，《大公报》1911 年 3 月 2 日，第 4 版。

等人原本意在提倡中医，号召民众不看《大公报》，但双方论战引起了社会的广泛关注，《大公报》反而销量飞涨。反观丁福保骑虎难下，仍百般推脱不愿前往东北，《远东报》指责其"挟持舆论，要索重金，而犹不肯轻临疫地以求历练"，① 正与各国医生纷纷来华研究肺鼠疫之举相形见绌。

四　中西人道主义悖论与应对

当时报刊曾刊载关于日本医学家北里柴三郎的言论称，"帝国政府为维持人类福祉，顾全世界通商而从事防疫，此次特派北里博士视察，以期防疫之周密，盖意在尽人事之极致，而不遗余力也"，"俾得早日剿灭此人类共同之劲敌，则不啻帝国政府之庆幸而已"，透露出日本帝国主义的"人道主义"干涉意图。② 亦有国人敏锐地指出，此时的医学人道主义已成为列强借口干涉中国内政的工具："昔之灭人国也，持铁血主义，今之灭人国也，唱人道主义，所施之手段不同。"③

因而，面对东北鼠疫，清政府为牢牢掌握防疫控制权，首次采取西法防疫，任命伍连德为防疫总医官，迅速制定出外国人认可的西法防疫方案，从根本上避免了外国的直接干涉。清政府也将防疫纳入国家职责范围，通过大规模地调动人力、物力，为隔离者提供免费食宿，为断绝交通提供武装力量，为参加防疫人员提供疫苗注射。鼠疫流行期间，清政府共花费10万多美元购买疫苗，进行大规模接种。④ 同时，清政府为支持鼠疫的科学医学研究，首次允许解剖无人认领的尸体，无疑也是突破性的举措。如伍连德所言，这些举动"完全可以向世人证明，在人类最高理想的推动下，中国政府情愿把长期形成的偏见放在一边，不惜花费大量的金钱，掌握所能获得的科学知识，以达到拯救人民生命和解除民族痛苦的目的"。⑤

① 《论大公报与中医之冲突（续）》，《远东报》1911年3月26日，第1版。
② 《北里博士之防疫谈》，《盛京时报》1911年2月21日，第2版。
③ 何焕奎：《论各国对于奉天鼠疫会议之隐情及其政策》，《医药学报》第3卷第8期，1911年6月，第6页。
④ 《奉天国际鼠疫会议报告》，第391页。
⑤ 《奉天国际鼠疫会议报告》，第29页。

以伍连德为首的防疫医官，秉持人道主义精神和专业科学态度，不惧危险、身体力行，出入疫区实施西法防疫，有效控制住了疫情的蔓延。伍连德受命于危难，只身前往疫情中心哈尔滨展开疫情调研，很快研判其为肺鼠疫，并制定出相应计划。当俄国人蠢蠢欲动、欲出兵干涉之时，伍连德果断公开表示"二月以内，疫必肃清"，承担起领导防疫的责任。他按照科学医学要求，将傅家甸分为四个隔离区，严格执行消毒、隔离、断绝交通等措施，尤其注意保护好防疫工作人员的安全。伍连德不仅领导有方，还身先士卒，一直工作在疫情第一线，时人赞誉"其爱国之血忱，与其力任公益之观念为之也"。① 在其救死扶伤的人道主义精神感召下，中外医生前赴后继，一个多月内肃清了傅家甸的疫情。毕业于北洋医学堂的沈医生担任傅家甸疫情最严重的分区的检疫长，殚精竭虑，每天"督率属下各司员逐家检验，死者徙之，病者扶入病车，嫌疑者送往检疫所"，因而最先肃清此疫区。在其管辖之下，消毒房"精洁光莹，无不与卫生原理适合。疫菌虽猛，曾无侵入之间隙，一切屋宇之构造，用器之置备，皆由匠心独运，无一事不擘画尽善"。②

而且，在应对疫情的过程中，医生为解决遇到的实际难题，创造性地提出了两项有效措施：利用火车车厢进行隔离和用焚烧的办法处理尸体。在缺乏足够隔离屋的情况下，利用铁路公司闲置的火车车厢隔离病患是一种方便有效的隔离方式，不仅可以安装火炉取暖，以小窗户和滑动门组成通风系统，而且可以隔离成相互独立的小单元，便于安置被隔离者。焚烧死尸既可阻断病毒随尸体传播的可能，又可避免春日回暖后疫病复炽。这两项措施对于保护被隔离者的健康和维护染疫者的尊严，都有重要的人道主义价值，"对未来任何传染病都有重要的意义，可能永远被当做经验之谈"。③

同时，防疫之中的人道主义精神，也体现在对医护人员个人防护的重视上。肺鼠疫流行之初，人们对预防措施一知半解，医务人员在与鼠疫患者的密切接触中极易染疫身亡。随着防疫经验的积累，防疫人员不仅注意注射预防疫苗，还发明了防毒面罩、防护服等工具，并在每次结

---

① 旁观者：《战胜北方鼠疫之二杰》，《青年》第 14 卷第 8 期，1911 年 9 月，第 163 页。
② 旁观者：《战胜北方鼠疫之二杰》，《青年》第 14 卷第 8 期，1911 年 9 月，第 167 页。
③ 《主席伍连德医生的致辞》，《奉天国际鼠疫会议报告》，第 28 页。

束任务后更换衣物、进行消毒，最大限度地降低染疫率，保护自身生命安全。整个疫情期间，傅家甸防疫工作人员死亡率为10%，其中中医的死亡率高达44%，西医仅5%，运送患者的工作人员的死亡率高达46%，卫生警察仅5.3%。[1] 借鉴傅家甸积累的防疫经验，奉天采取相似保护措施，使防疫人员的死亡率低至4.8%（见表10-3）。在万国鼠疫大会上，外国专家代表扎博罗特尼教授指出："战斗在抗击鼠疫前线的中外医生和其人员所表现出来的勇气和能力，已经博得了普遍的赞扬。"[2] 这些主要来自北洋的医生大都年轻有为，承担了防疫重任，"足为中国医界上放一异彩，国史上留一纪念，既可觇学术之进步，更可证道德之提高，保爱民命，引进群福"。[3]

表 10-3　奉天抗击鼠疫工作人员死亡统计

单位：人，%

类别	死亡人数	总人数	占比
医生	1	45	2.2
护理人员	9	50	18.0
官员	1	18	5.6
警察	2	120	1.7
苦力	8	200	4.0
总计	21	433	4.8

资料来源：《奉天国际鼠疫会议报告》，第320页。

另外，西法防疫之中对民众"家庭生活不正当干涉和侵犯的行为"的具体措施，却过分严苛、简单粗暴，"给政府工作带来了巨大压力"，[4] "与素所挟持之（人道）主义有异也"，[5] 被民众视为人道主义的灾难。如隔离本以"保无病者生命"为宗旨，故"必使受隔离之人在隔离之中衣、食、住三项必不逊于平日而后可"，若使隔离者毙于隔离中，"亦非仁人

① 《奉天国际鼠疫会议报告》，第287页。
② 《奉天国际鼠疫会议报告》，第10页。
③ 旁观者：《战胜北方鼠疫之二杰》，《青年》第14卷第8期，1911年9月，第162页。
④ 《奉天国际鼠疫会议报告》，第7页。
⑤ 《防疫赘言》，《盛京时报》1911年1月27日，第2版。

君子慎重生命之道也"。① 但现实情形有时并非如此，"甚至一人死，则一家隔离，只准子身而出，即皮包亦不得带，将其住屋、衣服、器具、银钱等物均付之一炬，身亡家破，流离失所，比诸水火刀兵，尤有甚焉，惨何可言。当疫气流行时，则交通断绝，检查病人，甚于防贼，故地方秩序不能安宁，且将疫尸抬至海陂，每聚数千具，泼洋油以焚之，尤惨无人道"。②

因此，以锡良为首的东北地方官员既要遵奉中央政府命令，坚持国人自办西法防疫，避免帝国主义以人道主义之名相干涉，又要因地制宜、缓和施行，尽可能秉持人道主义精神，化解官民矛盾，避免防疫激起民变。吉林度支使徐鼎康在给巡抚的报告中，强调"防疫办法宜因地改良"，否则"怨烦与讹言四出，至有乡民纠众仇视防疫所之说。设或暴动，奸人乘机起，外人借此干预大局，何堪设想?"③ 因此，防疫检查不可不严，但不能刻板执行外人规则，而应由督抚派人切实调查各地疫情状况，做到"一处无疫即令一处照常交通，一处扑灭亦饬令一处照常交通"，方能消除讹言，人心日靖，从而弭患无形。④ 同时，对于任事的地方官，他还提出有疫之区办防不力者、无疫之区借词请款者、疫轻之区遇事张皇者，均应撤参不贷。

在实行遮断交通措施时，官府必须考虑后续保障民众基本生活需求的问题，以免其"不死于疫而死于冻饿"。东三省总督锡良特别要求各地切实解决以下问题：其一，落实病院及隔离所或留养所的地点、房屋与设备；其二，落实该等处的饮食及煤火供给；其三，落实消毒队、掩埋队及检查弹压队的人数；其四，必须登记每日入病院及隔离所的人数及其状况。⑤ 双城断绝交通后，很多居民家中柴米匮乏，知府金永担忧老弱辗转沟壑、滋生意外，特令提调于琥岑刺史购买四乡柴草，堆积在

---

① 锐新：《上本城防疫局意见书（续）》，《吉长日报》1911年2月11日，第1张第3版。

② 郑肖岩：《研究鼠疫之感言》，《神州医药学报》第27期，1911年，第12—13页。

③ 《吉林度支司徐司使呈抚帅防疫意见书》，《吉长日报》1911年2月28日，第1张第3版。

④ 《吉林度支司徐司使呈抚帅防疫意见书（续）》，《吉长日报》1911年3月1日，第1张第3、4版。

⑤ 《饬各府厅州县电》（1911年1月24日），近史所档案馆藏锡良档，甲374-26。

关帝庙市场，以备接济贫民。① 以上措施均反映出地方官在配合防疫医官执行西法防疫的过程中，力图以人道主义精神缓和官民矛盾，避免因防疫产生各种灾难性后果。

再者，官府也注意对时人反感西医的情绪加以安抚。对于西法防疫重防轻治的观念，时人多持怀疑态度，有中医评论道："泰东西各国医界日益求新，固为寰球所共认，何以不求治疫之药，而但用防疫之法？"② 对于中国人重治轻防的观念，日本人也曾有探讨，谓"中国习俗有谓病鬼使然，而不知所以预防之道"，因此其排拒西法防疫，是"格于习俗之固，而听之天命"，而"闻外人查验防疫之法，又倍增其疑"。③ 虽然清政府采纳西法防疫，但其"诚非民情所愿"，为了尽量平息社会质疑，锡良不得不主张一面遵从西医预防之法，一面仍延请中医，尽力设法疗治。④

除此之外，官府也通过与地方绅商等社会力量合作，解决西法防疫推行中出现的各类问题。起初绅商大多支持中医，主张治疫而非防疫。奉天商人尤为反对政府搜查住宅、迁出所有疑似病患的做法，因而募集资金建立隔离医院，任命接受传统医学教育的中医进行管理，结果两周之内便有 160 人染疫而亡。长春的商人也曾做出类似尝试，均以失败告终。这些事实在某种程度上使人们对待西法防疫的态度发生转变，绅商等社会力量开始更多地协助官方进行西法防疫宣传，通过公开演讲、发行小册子、张贴海报和大众公告等方式，向民众普及卫生知识。奉天防疫总局每日出版报纸，用简单易懂的语言宣传鼠疫知识、疫情概况和防疫措施等，并动员民众报告相关信息以帮助政府。这些宣传有助于让民众听从和采取预防措施，有效减少了疫情初期混乱状况。⑤

综上所述，东北防疫事实上面临中西相异观念之中的人道主义悖论。前者关注具体措施人道与否，是否会伤害具体的个体生命；后者则强调

① 《（双城）人民困苦之状况》《（双城）防疫局惠爱贫民》，《盛京时报》1911 年 3 月 12 日，第 5 版。
② 郑肖岩：《研究鼠疫之感言》，《神州医药学报》第 27 期，1911 年，第 12 页。
③ 《论防疫之不可缓》，《顺天时报》1908 年 10 月 13 日，第 2 版。
④ 《致陈简帅电》（1911 年 1 月 29 日），近史所档案馆藏锡良档，甲 374-15。
⑤ 斯坦利：《抗击鼠疫所采取的措施和鼠疫对贸易的影响》，《奉天国际鼠疫会议报告》，第 562 页。

维护全人类的健康，"国际规约之尊重及人道之拥护，系世界之通义，列国均遵奉之，不容一人之或违背之也"。① 清政府为保弱势主权，不得不采取西法防疫以避免外国干涉，西医也于防疫中充分展现其人道主义精神，"为保全多数人之生命，使人人知此病无治，加以防范，勿使疫疠重现，致见灭种亡国之惨祸"。② 但同时，东北地方官员也深刻认识到西法防疫中"非人道"的部分，或将带来人道主义的灾难，引发社会动荡，故采取各种包容性措施，并与社会各界合作应对各类具体问题，尽量减轻其负面影响。两种做法在东北防疫过程中保持动态平衡，并行不悖。

五　民族主义情绪弥漫

晚清东北地区日俄武装力量广泛存在，侵略野心肆意张扬，既使东北各级地方官不得不时时事事以维护主权为先，也使维护国家主权成为全国舆论关注的焦点，社会上民族主义情绪日趋强烈。当鼠疫暴发之时，防疫亦成为随时可能引发交涉的国际问题，甚至成为日俄武装入侵的借口。后人对此做过非常贴切的描述：

> 近来中国无事不含国际交涉，满洲防疫一举，亦成为国际问题。日俄二国尤跃跃欲试，思乘此机，并吞地大人众之满洲，以归入其版图之内。故俄国借口瘟疫之传染欧洲为辞，要求自由行动，以治其事，于是各处谣传中俄将开战。而同时日本亦极力谪斥前清政府之防疫不力，思欲强行干涉，故前清政府之求助于列强，或即谓日俄所逼而出者，亦未可知也。及后万国防疫会成立，各事将次第进行，俄人忽又主张派兵队前往相助，借口预防居民之暴动，强迫患者之依令，而实则行其欺诈之手段也。③

自 1907 年起，来自美国的金融资本觊觎东北利益，试图通过在东北修筑新法铁路、锦瑷铁路，同俄日两国竞争。1909 年 11 月，美国国务卿

---

① 《中日两国协同防疫之意见》，《盛京时报》1911 年 2 月 17 日，第 2 版。
② 《论中医之不可信》，《远东报》1911 年 3 月 24 日，附张 3。
③ 汪德伟：《追记满洲防疫事》，《东方杂志》第 10 卷第 10 号，1914 年 4 月，第 21 页。

诺克斯提出"满洲铁路中立化"计划，欲将东北的铁路和公路交给国际银行团管辖，称"也许确保中国在满洲享受政治权利不受侵扰，并在门户开放和商业机会均等政策实施下促进满洲发展的最有效方法，就是将满洲所有公路铁路，依照一个计划，置于一个经济的科学的公正的管理机关之下"。① 清政府和东北地方大员支持此举，幻想借助美国的力量牵制日俄势力，结果导致日俄两国迅速走出日俄战争后剑拔弩张的局面，于 1907 年 7 月签订两次《俄日协约》和两次《俄日秘密协约》，从而在瓜分中国东北问题上达成全面同盟。日俄两国分别在南满和北满采取措施攫取利权，承认对方有权采取一切必要措施保护自己势力范围内的特殊利益，不反对对方进一步发展和巩固这种利益，承诺在对方势力范围内不搞政治活动，不因谋求特权和租借地而损害对方特殊利益，且表示在出现威胁情况时，双方应就相互支援的措施进行协商。②

由此，日俄不仅回击了以美国为首的其他帝国主义的企图，更打击了中国对东北具有的实际主权。③ 此后，俄国对华政策日渐强硬，一方面在东北北部反对外国人和中国人，做出蔑视中国主权之举，外交上亦对中国政府频繁施压；另一方面通过协调与日本的关系，得以腾出更多力量加紧对新疆和蒙古的侵略。俄国官方媒体鼓吹对华应转向实力政策，依靠"强硬外交"和"强大的军队"，保卫远东的"和平"。1910 年 5 月到 1911 年 12 月，两国进行了重勘东北北部界址谈判，俄方蓄谋欺凌，恣意要挟，贪得无厌地蚕食中国东北领土。1911 年 2 月，正值鼠疫最为严重之时，俄国提出哀的美敦书式的照会，要求清政府在东北和新疆给予俄国贸易特权，允许蒙古和伊犁自由贸易，并在蒙古和天山两路增设科布多、哈密、古城、喀喇沙尔、库伦、乌里雅苏台、喀什噶尔、乌鲁木齐和张家口等 9 处新领事馆。④ 与此同时，俄国还在中俄边境集结军队，进行武力胁迫。⑤ 俄国对中国领土的侵略遭到国人坚决抵制，清政府

---

① 《诺克斯国务卿关于满洲铁路中立化的备忘录》，王学良：《美国与中国东北》，吉林文史出版社，1991，第 232 页。
② 〔苏〕B. 阿瓦林：《帝国主义在满洲》，第 139 页。
③ 〔苏〕B. 阿瓦林：《帝国主义在满洲》，第 139—140 页。
④ 《论中俄边警之原因及其对付方法》，《申报》1911 年 3 月 9 日，第 3 版；《论中俄边警之原因及其对付方法（续）》，《申报》1911 年 3 月 10 日，第 3 版。
⑤ 〔苏〕B. 阿瓦林：《帝国主义在满洲》，第 147 页。

软弱无能的表现，更加激发起社会强烈的民族主义情绪。对日本而言，俄日协议也进一步巩固了其在南满的殖民统治地位，不久，日本就宣布正式吞并朝鲜。正如当时负责哈尔滨防疫的于驷兴所指出的，俄日协议旨在反对其他国家干涉远东问题。列宁则评价道，俄日协议是一个"让日本'并吞'朝鲜和俄国并吞蒙古的条约"。①

清政府虽依然可以在东北行使权力，并利用帝国主义之间的相互竞争与日俄周旋，然其已无力做出任何有效的、实际的回击，唯有消极抵抗。即便日俄是出于人道主义的目的帮助中国防疫，也因其暴力推行西法防疫的行动而遭到中国人的怀疑和反对。国人认为，俄国在哈尔滨推行的检疫"不通我民情，致多骚扰婪索之弊，以重苦吾民"，多有贫民因严格检疫而露宿荒野、冻饿死去。日人在大连为防疫而焚毁居民房屋，致使民众财产荡然成灰，被隔离的数千人居住于海滩席棚之内，"当此冻雪连天之日，其惨毒岂人所容"。②

更何况，俄国在对华关系中较之日本更为粗鲁无礼，频频以"中国防疫不急"为借口，以哀的美敦书式的照会甚至军事出兵相威胁，逼迫清政府采取西法防疫。③ 清政府对此进退失据，遭到时人诟病："虽然中国屡让步，而俄人常要求，则其欲壑，何日能满？势非尽输中国之土地主权于俄人不止。"④ "初则处之以敷延，迨外人逼以期限，吓以兵力，则不胜其惶恐，而一一惟命是听，及乎主权土地，双手奉于外人。"⑤ 这也使西法防疫带有列强干涉的色彩。中国人在质疑其效用的同时，更视其为帝国主义列强借口干涉中国内政的工具："昔之灭人国也，持铁血主义，今之灭人国也，唱人道主义，所施之手段不同。"⑥ 时人认为，东北鼠疫关系大局安危和国家存亡，不仅因疫情蔓延"害户口繁息与残伤，于国家之元气者，将较敌兵侵入之祸为加惨"，更因"窥伺之敌可假手

---

① 列宁：《论单独讲和》，《列宁全集》第 23 卷，人民出版社，1958，第 127 页。
② 《救疫篇（续）》，《神州日报》1911 年 1 月 23 日，第 1 版。
③ 《中俄交涉近信》，《申报》1911 年 2 月 20 日，第 6 版。
④ 《时评》，《申报》1911 年 3 月 18 日，第 6 版。
⑤ 《时评》，《申报》1911 年 3 月 28 日，第 6 版。
⑥ 何焕奎：《论各国对于奉天鼠疫会议之隐情及其政策》，《医药学报》第 3 卷第 8 期，1911 年 6 月，第 6 页。

于疫，以为其拥彗驱除"。① 本是应对肺鼠疫的单纯医学措施，无论其成效如何，都已被贴上帝国主义侵略的标签，遭到具有强烈民族主义情绪的中国人的坚决抵制。

俄国与中国接壤地方面积辽阔，若疫情失控，传入其境内的风险极高，故俄国在中东铁路界内派俄国医士查验。但俄国本无权干涉中国境内瘟疫，且考虑到将面临的复杂状况，俄国亦不愿节外生枝，承担防疫所需的人力和物力。② 因此，俄国派驻华公使以出兵干涉相威胁，要求中国政府在东北境内厉行西法防疫。而瘟疫的威胁实无国界之分，其他列强也不愿俄国仅求自保，须共同谋求解决之道。外交团加紧活动，照会中国政府立即添聘外国医生、设法扑灭鼠疫，若不如此，各国难保不用强力代其行之。受此威胁，清政府外务部不得不立即照会各国，采纳西法，并请各国派人到东北调查疫情及制定防疫办法。③ 有识之士对此颇为质疑，时论指出防疫应为内政，清政府却在京师与外交团合办防疫，"窃恐合办二字，犹是名词上用法，其究竟则外人独办而已"。④ 东北、京津、上海等地报纸记载瘟疫之事，也大多将其与中俄交涉联系在一起，如东北地方报纸《吉长日报》指出不能仅将防疫看作性命存亡问题，更应视为国土存亡问题。因日俄居留民同样面临鼠疫的威胁，引来各国外交团纷纷派员观察，"人必以吾民为真劣种，无可救药，干涉之举动愈引愈长"。⑤

在许多国人看来，无论东北鼠疫的蔓延，还是西法防疫的严苛，都是俄国人制造的人祸。一方面，俄人没有采取措施果断停止中东铁路的运输，是疫情蔓延的重要原因之一。1910 年 10 月中旬满洲里出现疫情之时，俄人虽厉行干涉、采用西法防疫，牺牲了 700 余名华人的生命，却因没有及时切断满洲里到哈尔滨的交通，令疫情蔓延至哈尔滨。⑥ 当哈尔滨疫情日渐严重，俄国人又没有及时停运哈尔滨南下的火车，导致疫情蔓延到长春，一发不可收拾。正是俄人一误再误，疫祸才愈演愈烈。

---

① 《救疫篇》，《神州日报》1911 年 1 月 22 日，第 1 版。
② 《俄报论中国瘟疫》，《远东报》1911 年 2 月 23 日，第 2 版。
③ 《瘟疫与中国政府》，《远东报》1911 年 2 月 16 日，第 1 版。
④ 《关于防疫事》，《吉长日报》1911 年 1 月 28 日，第 1 张第 2 版。
⑤ 《防疫笔谈（一）》，《吉长日报》1911 年 2 月 11 日，第 1 张第 6 版。
⑥ 《时评》，《吉长日报》1911 年 1 月 19 日，第 2 张第 11 版。

而俄国人采取的严苛防疫措施又给中国人带来了深重的人道主义灾难。在满洲里，俄人"尽驱吾民，纳之朔风荒野之中，被拘被辱，既冻既饿，裸体榁挞，遂致无人不疫，无一人不可死。夫疫症死症也，不先置之死，不能望其生，不将无国权保护之一般贱种纳诸死地，难可令少数强权之族类保其生存"。① 俄人或圈禁华人于瓦罐车，或焚毁全街财产房屋，致使人民流离失所，时人质疑"岂真防鼠疫哉？直欲灭我种耳！"② 西法防疫未能向国人展现出科学医学的效用，"尚未研究明确治瘟之法，但设法使人民少死于疫症"，③ 而是因其依仗外国强权，被清政府强制推行，成为清政府软弱卖国的一种表现，遭到了社会各界的质疑和唾弃。

其中，《东陲公报》事件是民众对俄民族主义情绪的一次集中体现。《东陲公报》自1910年由哈尔滨绅商创办以后，便非常关注俄国远东政策，与俄国人主办的《远东报》针锋相对，带有强烈的维护国家主权的意旨。哈尔滨暴发鼠疫后，《东陲公报》时常发表文章，"坚意反对取用西法防疫，并拒绝俄人商办防疫问题"，④ 主张"中国人有病用中国医生医治，此为社会习惯，勿须俄医干预"，⑤ 旗帜鲜明地反对俄国人夺取傅家甸的防疫权，鼓励傅家甸商民维护主权、不能退让，为逼迫俄人作罢，也为伍连德领导防疫创造了条件。而俄人主办的《远东报》则一直宣扬主权轻、疫祸重，中国应与外人合办防疫检疫事务，驳斥《东陲公报》"昧于黑疫历史，徇于中国之习惯"。⑥ 双方水火不容，表面看似是因医学主张之别，⑦ 但究其实质，则是因两报代表不同的利益主体。当有关防疫的争论与国家主权相联系，防疫便不再是简单的医学问题。

1911年2—3月，哈尔滨疫情平息，《东陲公报》复刊，相继发表文章，对《远东报》的言论痛加批斥，并揭露了俄国阿穆尔边防军派人赴蒙古招选蒙古兵，以作夺取蒙古之前导的阴谋。《远东报》主笔浙江钱塘人连梦清对此颇为不满，向俄国人告状。于是，俄国通过外交途径与

① 《疫祸原始》，《吉长日报》1911年2月26日，第1张第3版。
② 《惨哉！东三省之染疫地》，《申报》1911年2月11日，第6版。
③ 《俄报论中国瘟疫》，《远东报》1911年2月23日，第2版。
④ 《华俄人员会议防疫问题》，《远东报》1911年1月12日，第1版。
⑤ 《三论防疫之关系》，《远东报》1910年12月2日，第1版。
⑥ 《记者对于奉天万国防疫研究会之感言》，《远东报》1911年4月11日，第1版。
⑦ 《敬告〈民立报〉黑疫固今日无可治之症也》，《远东报》1911年4月18日，第1版。

郭宗熙交涉，要求将《东陲公报》停刊。3 月 12 日，郭宗熙饬警局令其停刊，讯问主笔周浩，并派警兵围住报馆内外，不许人员出入，以免消息走漏。① 此事在全国报界引起一片哗然。东三省报界公会电请中国报馆俱进会代为将此事公之于众，向东北地方官施压，要求其秉公办理、维护言论自由。② 《申报》发表评论，认为在外国强力压迫下，政府本应将报纸作为重要舆论武器与列强进行交涉，而东北地方政府却迫于外国压力关闭东陲公报馆，甚至"不惜代外人百计摧残，必欲将不绝如缕之舆论界，尽数毁灭而后快"，担心此屈膝媚外之举被报界揭破，激起民怨。③ 如此一来，俄国人虽一时得逞，依靠强权将《东陲公报》停刊，但其帝国主义本质和清政府的软弱无能暴露无遗，也对西法防疫的民众认可度造成负面影响。

相较之下，日本人在防疫中虽不似俄人一般盛气凌人，但同样是借防疫攫取在东北的权益，掩饰其侵略意图。日本甚至公开声称："中国忽视消灭流行病向全世界表明，中国应该被解除它对满洲的责任。"④ 王学良认为，日本"视东北南部为其独立王国"，担心其他国家的势力涉足东北，会削弱它对该地区的控制，因此积极控制疫情，以免其他国家借口防疫进入东北南部考察。⑤ 日本甚至把"关东州"成立的防疫机关总部设在奉天，并在长春、铁岭、辽阳、牛庄、安东、大连和旅顺设立分局，试图从东北南部入手，直接干涉中国的防疫指导权。1911 年 2 月，日本驻奉天总领事致函锡良，表示日本将准许日本专家"自由地向中国提建议"，遭到清政府的拒绝。随后，该领事又向锡良提出可由中日警察合作到中国居民家中搜查病例，锡良指出铁路区域内中国居民的管辖权属于中国，拒绝了日本的无理要求。⑥ 面对日本的干涉意图，有舆论指出奉天应像上海一样自发组织防疫会，严厉采取西法防疫，则外人自无多言，

---

① 《〈东陲公报〉被封之悲愤录》，《申报》1911 年 4 月 3 日，第 26 版。

② 《俱进会电请维持言论》，《申报》1911 年 3 月 17 日，第 18 版。

③ 《时评》，《申报》1911 年 3 月 18 日，第 6 版。

④ 〔日〕鹤见博士：《满洲和蒙古的公共卫生》，《满洲启蒙》第 6 期，1921 年，第 9—10 页，转引自王学良《美国与中国东北》，第 179 页。

⑤ 王学良：《美国与中国东北》，第 178 页。

⑥ Carl F. Nathan, *Plague Prevention and Politics in Manchuria 1910-1931*, Cambridge, Mass: Harvard University Press, 1967, p. 32.

"人种既可保全而主权亦不致尽失，是则为正当之办法也"。①

正因如此，中国官商往往不愿接受日本提供的防疫援助和医师供给，担心"今日受日本一面防疫上之补助，他日或有提出可恐之要求"。② 例如，日本满铁曾特别呈送锡良15万日元，作为补助防疫药饵之资，③ 为避免引起麻烦，锡良随即赠送其奉天通用银元20万元充作防疫经费，两相平衡。④ 诚如于驷兴所言，外国"政策是经常变化的，就像魔鬼那样千变万化。他们的政策愈显露，就变得愈奇怪。他们的手法是可怕的，像魔术师的手法一样，一件东西可以变成许许多多的东西"。⑤

东北地方虽然聘用了一些日本医生参与西法防疫，但依然保持高度警惕，防范其染指防疫指导权。2月10日，日本政府派遣享誉世界的细菌学家、医学博士北里柴三郎前往东北，调查鼠疫情形，考察防疫事务。20日，锡良接见了北里博士，表示"惠然肯来为吾三省人民研究弭疫方法，本大臣等实迎以无量之心喜爱，率司道各官前席以听幸垂教焉"。⑥ 北里受到了清廷许多官员的接见与赞扬，但未能顺利参与防疫事务，四处考察之后，于28日返回东京，⑦ 并于3月2日向日本首相详述东北鼠疫情形及防疫办法。⑧ 3月15日，北里与藤波、柴山三名医学博士，受日本政府委派前往中国参加万国鼠疫大会，⑨ 日本对于中国医学的蔑视，在会外也遭到了舆论的批评。

事实上，鼠疫期间，日本确实在加紧充实其在东北的军事力量。日本天皇派高级军事顾问前往东北视察日军装备，日本军部则趁机将第十一师团从广岛调到东北驻防。⑩《申报》指出，日本关东都督大岛义昌出

① 《警告奉天之防疫者》，《远东报》1911年1月24日，第1版。
② 《北里博士之黑疫视察谈》，《吉长日报》1911年3月19日，第1张第3版。
③ 《致陈简帅电》（1911年2月6日），近史所档案馆藏锡良档，甲374-15。
④ 《致军机处电》（1911年2月2日），近史所档案馆藏锡良档，甲374-46。
⑤ 参见〔苏〕B.阿瓦林《帝国主义在满洲》，第143页。
⑥ 《锡良欢迎北里博士词》，《顺天时报》1911年3月3日，第7版。
⑦ 《北里博士查疫毕归》，《顺天时报》1911年3月5日，第2版。
⑧ 《桂相请北里博士详述满洲疫况》，《顺天时报》1911年3月8日，第2版。
⑨ 《日本派北里、藤波、柴山三博士赴研究疫会》，《顺天时报》1911年3月16日，第2版。
⑩ 《1911年2月25日费希尔总领事自奉天的第60号公函》，美国华盛顿国家档案馆藏，第158.931/138号，转引自王学良《美国与中国东北》，第179页。

访奉吉各处，每至一站即与陆军人员密谈，"名为调查防疫事宜，实则暗中查察彼国屯驻各地点之军备布置是否得宜"。此外还有传言称，日本人曾欲以月酬千金让中国人所办报纸每日登载其机关新闻，但此举被各报主笔抵制。①

综上所述，西法防疫虽在清末东北鼠疫中起到了控制疫情的作用，但其采纳和施行的过程，均有俄日等帝国主义的强权欺压贯穿始终。如此一来，西法防疫天然具有的强权侵略性，在某种程度上甚至凌驾于其科学医学的正当性之上。更何况，这种保护未染疫者的科学有效性，往往是以牺牲染疫者性命为代价的，这与中国传统的价值观格格不入，违背人道主义精神，甚至被上升至种族灭绝的高度。国人对于主权丧失的担忧和愤怒日渐滋长，随之更深刻地认识到清政府的软弱无能。这也反映出辛亥年间的社会舆情所向。

小　结

清末东北大鼠疫中人毙无数，财伤无算，造成种种惨恶之状，更在思想文化层面对社会产生了极大冲击，"即妇人孺子亦无不痛切于心"。其时有关中西医的争论，关键在于面对疫情时何种防疫措施较为有效且合理，尚未像 20 世纪 30 年代那般走向医学话语层面的竞争。一则，西医多投入忙碌的防疫工作，无暇与中医展开辩论，② 舆论界的纷争多为中医与报刊间的交锋。双方不能就医学原理进行深入探究，唯有陷入情绪化的口诛笔伐。二则，虽然其时西医比中医更能有效遏制疫情蔓延，但"西医中亦未尝无庸流，中医中亦未尝无国手"，"西医固占世界之优点，中医亦万无可以废弃之理由"。③ 时人主张对待二者应持平而论，客观看待双方的长短优劣，中医在很长一段时间内依然是社会防疫的重要力量，西医若要在规模和效用上与其竞争，仍需进一步积淀基础、培养

---

① 《满蒙事真不可问》，《申报》1911 年 3 月 13 日，第 5 版。
② 《代论　答复局外人对于〈大公报〉中医全体及丁子良之忠告》，《大公报》1911 年 3 月 1 日，第 3 版。
③ 《代论　答复局外人对于〈大公报〉中医全体及丁子良之忠告》，《大公报》1911 年 3 月 1 日，第 3 版。

人才。同时，东北鼠疫防疫和万国鼠疫大会也在中国埋下了西方科学医学的种子，并逐渐生根发芽。此后，国家先后成立了若干国立医学堂，专门教授科学医学知识。

更重要的是，西法防疫隐含的强权侵略特质和中西人道主义悖论，引起了国人的反感和质疑，使社会弥漫强烈的民族主义情绪。19世纪末20世纪初，世界各国开始在卫生防疫领域进行国际合作，并于1903年正式制定《国际公共卫生条例》。按照西方理解，遵循国际规约采取西法防疫、控制疫情的蔓延、维护群体的健康，正是符合人道主义精神的体现。但是，列强将有国际法支持的"人道主义"作为干涉中国内政的借口，激起了中国人民的民族主义情绪；西法防疫的具体措施"无非以检验、消毒、烧房、焚尸为能事"，[①] 也与中国传统文化中的人道主义存在相悖之处。因而各级官府和社会组织在推行西法防疫的过程中，时刻警惕日俄两国侵害中国国家主权，同时为减轻推行阻力、避免质疑甚至民变，多加变通，因地制宜，以秉持人道主义精神的态度，兼顾民众的利益与情绪。

---

① 《敬告民立报黑疫固今日无可治之症也》，《远东报》1911年4月18日，第1版。

结语　晚清的国家治理

从清末东北鼠疫暴发，到疫情最后被扑灭，本书重构这一历史事件的任务就此暂告一段落。书中尽可能使用同时期的描述性历史资料，直面历史的原始过程，但真实的历史复杂且多面，绝非现存史料所能概括，亦远非个人认知所能纵览。历史中还存在许多研究者无法触及的部分，这份遗憾或许正是历史学本身的宿命。即使如此，过程的完成也并非认知的终结，在一路不停追问的过程中，我们隐隐触及了卫生之道的时代脉动。

卫生为世界大势所趋，滚滚而来，势不可挡。随着 18—19 世纪经济全球化，传染病的蔓延范围也空前扩展，席卷世界的科学医学革命推动着卫生防疫的国际合作，也将西法防疫带到了中国。因应着时空加诸其间的权力和结构，清末东北鼠疫成为中国卫生防疫史上的一次关键性突发事件，既是现代防疫全球扩散的结果，也是东北地方社会空间的产物。相较此前的香港鼠疫、营口鼠疫等若干次疫情，清末东北大鼠疫的破坏性无疑更大，影响范围也更广，依然重复强调着不变的主题：采用西法防疫，施行卫生之道。

这一主题不限于医学卫生范畴，更凝结着晚清国家治理的诸多面相，包含各方政治势力围绕西法防疫而展开的政治博弈。明清时期政府虽已形成较为成熟的赈灾机制，[①] 但清末东北鼠疫这一公共卫生危机事件突发之时，传统赈灾救济机制却没有用武之地，盖因清政府采纳和执行全新西法防疫的过程，触动了列强、清中央政府、地方政府与社会之间更为复杂的矛盾关系。

首先，清末中国仍是中央集权体制，行政权力集中于中央政府，而

---

① 法国学者魏丕信通过对清政府在 1743—1744 年河北旱灾期间赈灾的研究，讨论了明清官僚机构能够聚集和利用大量的资源，进行粮食和资金的跨地区调运，形成了处理灾荒的有效应对机制。〔法〕魏丕信：《18 世纪中国的官僚制度与荒政》，徐建青译，江苏人民出版社，2003。

地方政府只拥有决策实施过程中的执行权。① 在国内，中央政府往往通过对官僚体系的总体性评价机制来保障中央决策自上而下得到贯彻，并非对地方政府具体行为加以绝对的控制，② 使晚清国家治理兼具决策一统性和执行多样性的特色。而在国际关系上，此种国内权力结构也为国际力量影响国内政策提供了渠道。列强凭借一系列不平等条约和治外法权，既以交涉的方式对各级政府施加压力，又通过外交途径影响中央的国家治理决策，进而经由国内权力结构督促地方政府执行决策。在东北防疫之中，清中央政府在外交压力下采纳西法防疫，而地方政府的执行既要遵从中央政府的行政命令，又要应对国际力量的干涉，整个过程都深受外国势力的影响。

因此，从政治史和事件史的眼光来看，清末东北大鼠疫是中国卫生防疫史上一次关键的突发公共事件，也是晚清国家治理中具有多重内涵的重要公共事务：既是一项"弱势外交之下维护主权"的交涉事务，体现在清政府受列强外交干涉而采纳了国际通行的西法防疫政策；也是一项"治事与治官紧密结合"的行政事务，体现在地方政府负责决策的具体实施，而中央政府通过特别监督和控制地方官的行为予以督促；还是一种"重在治民"的社会事务，体现在地方政府执行西法防疫时，既要管理民众，避免冲突与动乱，也要依靠民众，推动防疫措施落地。③ 相应地，东北防疫的背后也暗藏着晚清国家治理的三个基本逻辑：决策层面的主权政治逻辑、推行层面的官僚政治逻辑以及社会落实层面的维稳管理逻辑。本书试图在研究清末东北防疫政治的基础上，揭示其在历史长河之中的坐标，并以东北防疫为锁钥，探究其所蕴含的晚清国家治理的意义。

---

① 周雪光：《中国国家治理的制度逻辑——一个组织学研究》，三联书店，2017，第 10 页。
② 曹正汉等指出，在国家治理层面，"中央治官，地方治民"就包含一般意义上的治事与治官的关系。这种关系是指，中央通过治官，在总体上监督和考核地方政府的政绩，包括对公共事务的治理成效。不过，这种政绩考核是对地方政府和地方官员进行总体性评价，无须监督和控制地方官在每一项公共事务上的行为。曹正汉、聂晶、张晓鸣：《中国公共事务的集权与分权：与国家治理的关系》，《学术月刊》2020 年第 4 期。
③ 参见曹正汉、聂晶、张晓鸣《中国公共事务的集权与分权：与国家治理的关系》，《学术月刊》2020 年第 4 期。

一 国际干涉与自办决策

卫生防疫是晚清中外交涉的热点问题之一。由于晚清疫情多发生在人口集中的新兴贸易城市，外国势力也多会聚于此，为保障侨民在华境内的健康，西方各国需要促使中国人重视疫情与卫生、接受西方卫生防疫观念，并推动清政府建立符合国际规范的卫生行政，采纳西法防疫为国家政策。为此，外国驻华公使团、驻各地领事及租界议事会分别与总理衙门（1901 年后为外务部）和地方官府进行交涉，并不惜以武力相威胁，成为推动清政府防疫决策的重要力量，促使西方防疫制度跨越国家边界流动到中国。① 除此之外，英国在香港、日本在台湾和旅大租借地，以及俄日先后在军事占领的营口等地，也采取了殖民统治方式，直接建立卫生行政，推行卫生治理。

因此，中外在防疫问题上的跨国互动，实际上建立于不平等条约和治外法权基础之上，是一种制度强加于他者的过程，映射出列强干涉国家治理的晚清政治生态，也反映出西法防疫的殖民内涵。同时应指出的是，卫生防疫领域的国际干涉主要发生于开放口岸等新兴贸易城市，而非单以中央层面外交为主，各国领事基于不同的利益目标，采取不同的措施，对地方政府产生不同的影响，表现为不同的行动模式，需要从具体行动者的角度详加分析，不能简单将西方各国视为一体。

19 世纪末，俄日两国盘踞东北，大肆侵夺地方利益，对中国主权虎视眈眈。特殊的地缘政治格局，决定了东北防疫过程充斥着日俄两国势力的干涉。面临来自公使团的外交压力和来自日俄势力的干涉压力，清政府不得不遵从西方要求采纳西法防疫，给予医官指导防疫的全权，以弱势外交避免干涉、保全主权。同时，在统筹办理卫生防疫事务过程中，以东三省总督锡良为首的东北地方官员始终坚持处于领导防疫的核心地位，与外国势力小心斡旋，避免防疫主权旁落。伍连德经外务部委派负责哈尔滨防疫事务之初，曾向外务部提出派部队进行隔离，此事让锡良

---

① 在国际政治理论中，有学者认为跨国沟通行为体在沟通国际关系与国内政治中发挥重要的中介性作用，将外部议程引入内部决策层次。〔美〕罗伯特·基欧汉、海伦·米尔纳主编《国际化与国内政治》，姜鹏、董素华译，北京大学出版社，2003，第 11 页。

大为紧张。他一面向哈尔滨的于驷兴电询此事因由，一面向外务部电告哈尔滨中俄杂处，恐另生枝节，否定派兵之议，并提出"查验、消毒事与民人有关，又兼对待外人"，伍连德须与于驷兴商办。最终外务部致电锡良，确认由伍连德专办防疫事宜，由于驷兴主持交涉事务，医官与地方官在防疫事务中的权限至此有了明确划分。由此可见，防疫并非单纯的医学事务，而是与主权问题密切相关的中外交涉事务。

　　因此，晚清政府西法防疫的国家政策虽是不平等外交和强权政治的产物，中国官府对外来压迫却并非一味逆来顺受，而是坚持中西有别，始终以一种互动的方式进行复杂因应。自香港鼠疫流行期间，港英当局在真正意义上施行完整的西法防疫以后，中国人便开始感知到检疫、隔离、消毒等防疫措施对传统观念的冲击，中西双方逐渐互塑为"他者"，并逐渐形成一种"华人例外论"。在外有压迫、内有抵制的情况下，地方官府坚持以"洋人用洋医，华人用华医"的策略应对中外政治博弈和文化冲突，从无声抵抗到讨价还价再到形式接受，逐渐形成了自办西法防疫、避免外国干涉的应对之策。此举既认可了西法防疫的合理性，也保障了中国的防疫主权，又能减少文化隔阂导致的实施阻碍，故作为中外双方均能接受的解决方案被不断沿用。及至东北大鼠疫期间，清政府虽因交涉压力完全施行西法防疫，接受科学医学，但仍然恪守中国防疫传统，始终力图在两者之间进行调和。

　　可见，中国对西法防疫的态度是辩证的，在政治层面接受，在文化层面拒绝。西法防疫虽然构成了对中国政治上的压迫、文化上的冲击，却也在一次次疫情考验中成为中国接受现代卫生的关键。恰如任剑涛所言："所谓中西（东西）之间势不两立的冲突是一种向壁虚构。诚然，中西（东西）冲突是残酷的、悲剧性的。但冲突的最终结果不是悲剧性的，相反是值得期待的：人类正在其中酝酿新型的现代文明。"①

二　一统体制与政策执行的多样性

　　在 1910—1911 年的东北防疫中，清中央政府将西法防疫确定为全国

---

① 任剑涛：《现代中国何以转型艰难：追寻古今中西的冲突根源》，《学术界》2020 年第 1 期。

性政策，东三省总督锡良负责督促地方政府执行西法防疫，各地政府则负责落实自上而下的防疫指令。在任用医官全权指导防疫事务的同时，锡良强调必须由地方官负责防疫措施的具体办理，这样才能使上级政策有效落实，转化为地方行政的动力。虽然清末中国依然是"政令出于中央"的一统体制，中央政府可以通过掌握人事安排和资源调配的权力，依靠严密有序的官僚组织制度来贯彻自上而下的行政命令，确保西法防疫的有效推行，① 但由于各地空间中社会政治、经济发展等要素和结构的差异，地方官府在防疫时可能产生不同的变通策略，也造成了政策执行的多样性。

地方防疫政策的多样性与基层社会"重在治民"的治理逻辑紧密联系。以锡良为首的东北地方官员深知西法防疫将冲击日常社会秩序与传统社会伦理，难以得到下级官员和社会民众的深层认同，故在监督道州县级官员执行中央决策的过程中，也与之保持一定的默契，并未对外国及中央政府的要求言听计从，而是从权办理、适当调适，因地制宜地解决地方实际问题，维系整个防疫体系的动态平衡：既要保障防疫效果，杜绝外人干涉，又要考虑地方情况和官民心理，避免社会反抗之举。如在遮断交通时，官府也考虑留养苦工的安置问题，城市生活物资的基本供给；考虑到西法防疫视受病之人为必死，"诚非民情所愿"，遂延请中医尽力设法疗治，以顺民情。尤其在面对地方绅商等社会力量时，官府也需与之协商博弈，利用其人力、财力与地方声望，顺利达到防疫效果。

恰如瞿同祖所指出的，"州县官是真正的行政之官"，是管治地方民众的"治事之官"，"他们的上司——知府、道台、刑按使、布政使、巡抚或总督——都只是监督官"，即"治官之官"。② 为了保障中央防疫决策的顺利实施，除直接颁布行政命令，督抚也会行使"治官权"，参奏、罢免及更换地方官。因防疫不力、隐瞒疫情等，吉林巡抚陈昭常曾将防疫不力的吉林西北路分巡兵备道于驷兴革职，东三省总督锡良曾奏请将

---

① 曹正汉提出中国历史上存在权力的纵向约束机制，形成中央、地方和民众之间相互约束关系，中央政府制定政策，地方政府负责实施中央政策目标，管理和控制民众，民众处在地方政府直接管理下，但也可以参与地方治理，并向地方政府表达诉求和提出抗议，也可向中央政府投诉。参见曹正汉《纵向约束体制：论中国历史上的一种思想模型》，《社会》2021 年第 4 期。

② 瞿同祖：《清代地方政府》（修订译本），范忠信等译，法律出版社，2011，第 26 页。

试署吉林西南路分巡兵备道李澍恩撤任，将双城知府金永撤职。这些举动都起到了以儆效尤的效果，督促下级官员遵照西法办理防疫，保证了地方防疫执行多样性与统一性的平衡。

通过对哈尔滨、奉天、长春和双城四地防疫模式的个案研究，本书揭示出西法防疫必须依赖国家行政力量才能施行，既要依靠国家大量财力的投入，也要依靠国家强制机构的执行。因此，对各地执行西法防疫影响最大的因素是地方与权力中心的关系，距离权力中心的远近与官府的政策执行效果呈一种正相关的关系：距离越远，下级越不认同上级决策，上级越不信任下级，政策执行越不力；距离越近，下级越认同上级决策，上级也越信任下级，政策执行越坚决。此外，各地官府所能支配的资源和财力，与上级官府之间的紧密程度，以及对地方社会力量依赖的程度等，都是影响地方防疫执行多样性的重要因素。

三　防疫与日常政治逻辑

虽然在清末东北大鼠疫流行过程中，中央政府采纳西法防疫，实施了隔离、消毒、遮断交通、焚烧尸体等非常措施，但作为日常政治主角，地方官员在处理非常事务时，实际上仍然继续遵照日常政治的逻辑。帝制国家长久以来形成的稳定的制度设施，很大程度上规定了国家政治运行的轨迹，包括政府解决问题的方式与能力、应对危机的抉择以及各级政府和社会间的互动关系。[①] 从这个角度来看，东北防疫实际上展现的是晚清日常政治运作所遵循的基本逻辑。

首先，"避免干涉"是清政府采纳西法防疫的核心原因，也是其在整个疫情期间始终坚持的基本原则。这既是东北地区特殊的地缘政治格局所决定的，也是清末的中外关系实质所决定的，是1900年以来清政府处理涉外事务的一贯政策和终极目标。因而清政府对东北鼠疫的应对，事实上体现了日常政治态势在突发事件中的延续：一方面以"倾举国之力，结与国之欢心"的外交态度遵从外人防疫要求；另一方面始终坚持掌握防疫的主动权，占据领导防疫的核心地位，并对俄日的侵越之举保

---

① 周雪光：《中国国家治理的制度逻辑———一个组织学研究》，第9页。

持谨慎，与各国政治势力进行角力与博弈。这种"弱势主权"不仅是清政府对外交压力无可奈何的妥协，更是其抵制干涉、维护主权的集体性迂回策略，事实上坚持"中国人的事中国人自己处理"的原则。

其次，"京畿为要"是清政府王朝政治价值取向在办理东北防疫时的延续。萧公权指出，"统治者最关心的是帝国的安全，他们认为确保安全的第一定理就是，把所有权力抓在自己手里，让被统治者习惯于敬畏这个权力；同时不让任何人（包括官员和普通百姓）发展出独立与自立"。[①] 在这样的政治文化脉络之下，清政府为避免疫情传入京师的风险，采取了直接停运京奉铁路火车、完全禁止苦工入关等措施，而将其可能导致的负面后果置于次级考量。

需要注意的是，"京畿为要"是指各省防疫均以确保京师安全为核心，并非意味着中央对防疫进行统一指导。虽然疫情具有跨地域传播的特征，决定了防疫事务需要中央出面协调各方力量，但清末中央政府依然延续着中央"管人"、地方"管事"的行政逻辑，致使各省督抚在协商办理防疫时，也延续了"以邻为壑"的行政倾向。尤其在遮断东三省内外交通的事务上，东北与直隶、山东地方官均各扫门前雪，只顾自身利益，不愿承担防疫责任，由防"入关"转变为防"出关"，处处显露出"以邻为壑"的意味，导致防疫难以达成共赢。这既反映出清末中央缺位、各地督抚各自为政的状况，也再次证明清末东北防疫仍是各级官僚按已有模式办理的一场政治运作。

最后，"规避风险"也是各级地方官员延续帝制时代的日常政治考量，是在执行西法防疫时坚持的重要指导原则。对清末东北地区的官员而言，应对交涉和避免民变是日常行政处理的第一要务，其最为担心的便是交涉不当"致启外衅"，或辖区内人群聚集，出现"乱萌"。这里的风险有两类。一类是"官民冲突的风险"，源自政府的行政活动，或因律法过于严酷，或因政策与民众利益相悖，或因官员的专断、腐败、决策失误等，出现官民冲突，危及社会稳定和政治安全。清政府采纳隔离、消毒甚至焚烧尸体等西法防疫措施，从根本上冲击了社会民众的生活习

---

① 萧公权：《中国乡村：论19世纪的帝国控制》，张皓、张升译，台北，联经出版事业股份有限公司，2014，第594页。

惯、文化传统和道德伦理，故在推行之时，地方政府需要依靠社会各界进行防疫宣传，并因地制宜地做出灵活调适。另一类是"社会中的威胁因素引发民变的风险"，源自基层社会所隐藏的威胁因素，借机起事妨害政治安全。① 苦工本即东三省流动人群的主要组成部分，是匪患的重要来源和东北地方社会的不安定因素，一直受到政府的高度关注，故在遮断交通之时，各地政府需承担截留并留养苦工、供给生活物资的社会管理责任。部分地方官员担心苦工"半属贫困无依，一经释放，入夜各处栖息奔窜，恐又酿成传染"，甚至导致社会动乱，即使当地鼠疫已然平息，苦工均经检验无病，亦不敢及早开释。

清末东北鼠疫无疑是一个非常态的突发事件。鼠疫暴发后，民众大量非正常死亡，经济活动大面积停滞，造成人心惶惶、社会失序、政治不稳，集中触发已有的各种社会矛盾。但是，晚清各级政府在采纳和推行西法防疫的过程中，实际上依然遵循日常政治的逻辑，依靠既有的行政资源基础，既有仓促、被动和无奈，也有学习、适应和提高。有关东北防疫的历史，恰是晚清日常政治在非常之时的展演，因而也构成了观察晚清政治社会运行实况的一个窗口。

四　事件与现代卫生源起

事件的历史，往往是特定时空多重因素和矛盾交织的结果。本书引入空间的意识和区域的视角，将以国家为行动主体的防疫事件过程，置于清末东北这一特定时空之中进行考察，探讨西法防疫在背景各异的城市具体落实的不同状况，力图在明晰的"地点感"基础上，揭示各种矛盾纠葛的来龙去脉。虽然突发事件促使人们创造了应急性的临时举措，但事件终究受到历史和现实情境的制约，在一定时空中有着自己的界限，要让这些非常态的临时措施真正扎根，亦绝非一蹴而就。此时的卫生之道，只能是依靠国家行政权力强制推行西法防疫。科学医学日新月异的进步，文化背景迥然相异的人群接受的难题，都决定了卫生在中国的发

---

① 曹正汉、张晓鸣：《郡县制国家的社会治理逻辑——清代基层社会的"控制与自治相结合模式"研究》，《学术界》2017 年第 10 期。

展必然是一个漫长而多歧的历史过程。

卫生之道本身所具有的科学文化属性，决定了它需要长期的教育建设作为积淀的基础。虽然经此一役，清政府采纳西法防疫，使拥有西式医学教育学历的人才获取了指导防疫的权力，也在万国鼠疫大会上充分表达了拥抱科学医学的意愿，但这些都并非卫生自身成熟发展的结果，而是政治势力借疫情顺势而为的举措。疫情过后，风潮平息，当社会秩序恢复常态，中医仍然扮演日常生活中最为常见的医者形象，合格西医仍然是凤毛麟角，与绝大多数普通人的日常生活没有任何交集。存留下来的北满防疫处和防疫病院仅仅是具有科学医学象征意义的时代符号，而并未真正建立起相应的卫生行政制度和组织。鼠疫确实为现代医学和卫生防疫进入中国打开了一扇大门，发展医学和提倡卫生一时成为社会舆论的主题，但卫生观念的传播仍然非常受限，也并未促使政府就此勾画卫生行政的蓝图。

但无论如何，东北防疫毕竟在一定程度上向民众展示了西法防疫的有效性，也成为国际鼠疫研究的范本，不仅为清政府，也为世界各国提供了可供参考的防疫经验与措施。并且，清末东北鼠疫冲击了中国传统的社会慈善和赈灾机制，国家开始介入防疫，将其视为一项关乎内政、外交、经济和社会治理的政治事件加以应对。如若"东三省之惨状，能令中国全部得以实行公共卫生之方策，而常设协同卫生之机关"，在日常政治中注意防疫之"政"的建设，或将减少突发事件带来的"财"之损失，"其施惠于后人，未可测量也"。

从某种意义上来讲，卫生之道永远在路上，因为科学没有穷尽之时，卫生的内涵亦随之处于变动之中，难以得到永恒确定的答案。正因如此，卫生之道也化作具有某种先进意义和政治色彩的有力武器，成了政治力量之间博弈与交锋的话语，亦成了触及每一个个体生命的势不可挡的时代洪流。

征引文献

一　档案

中国社会科学院近代史研究所档案馆藏锡良档。

上海市档案馆藏江海关档。

台北中研院近代史研究所档案馆藏总理各国事务衙门档、外务部档。

中国第一历史档案馆藏军机处电报档、北洋大臣直隶总督袁世凯录副奏片。

辽宁省档案馆藏军督部堂档。

二　文集、报告、资料集等

步平、郭蕴深等编著《东北国际约章汇释（1689—1919年）》，黑龙江人民出版社，1987。

陈翰笙、王寅生：《黑龙江流域的农民与地主》，《国立中央研究院社会科学研究所专刊》第1号，1929年。

陈真、姚洛、逄先知合编《中国近代工业史资料》第2辑，三联书店，1958。

东省铁路经济调查局编印《北满农业》，东省铁路经济调查局，1928。

〔英〕杜格尔德·克里斯蒂：《奉天三十年（1883—1913）——杜格尔德·克里斯蒂的经历与回忆》，张士尊、信丹娜译，湖北人民出版社，2007。

奉天巡警总局编印《奉天巡警总局防疫事务报告书》，1907。

高凤章、何树毅编《奉天农业统计调查报告书》第2期第1册，1910。

国际会议编辑委员会编辑《奉天国际鼠疫会议报告》，张士尊译，苑洁审校，中央编译出版社，2010。

交通部烟台港务管理局编《近代山东沿海通商口岸贸易统计资料（1859—1949）》，对外贸易教育出版社，1985。

劳祖德整理《郑孝胥日记》第 3 册，中华书局，1993。

李文海、夏明方、朱浒主编《中国荒政书集成》，天津古籍出版社，2010。

《列宁全集》，人民出版社，1958。

〔苏〕罗曼诺夫：《帝俄侵略满洲史》，民耿译，商务印书馆，1937。

马允清编《中国卫生制度变迁史》，天津益世报馆，1934。

彭国忠整理《孟宪彝日记》，凤凰出版社，2016。

彭泽益编《中国近代手工业史资料》第 2 卷，三联书店，1957。

《清实录》，中华书局，1987 年影印版。

〔日〕满史会：《满洲开发四十年史》，东北沦陷十四年史辽宁编写组译，新华出版社，1988。

上海市档案馆编《工部局董事会会议录》，上海古籍出版社，2001。

汪敬虞编《中国近代工业史资料》第 2 辑上册，科学出版社，1957。

王华隆：《东北地理总论》，最新地学社，1933。

王慕宁编译《东三省之实况》，中华书局，1932。

吴松弟整理《美国哈佛大学图书馆藏未刊中国旧海关史料》，广西师范大学出版社，2016 年影印版。

夏东元编《盛宣怀年谱长编》，上海交通大学出版社，2004。

解学诗主编《满洲交通史稿》第 18 卷，社会科学文献出版社，2012。

徐雪筠等译编，张仲礼校订《上海近代社会经济发展概况（1882—1931）》，上海社会科学院出版社，1985。

许毅：《清代外债史资料》，中国财政经济出版社，1996。

严中平等编《中国近代经济史统计资料选辑》，中国社会科学出版社，2012。

杨端六、侯厚培等：《六十五年来中国国际贸易统计》，《国立中央研究院社会科学研究所专刊》第 4 号，1931 年。

佚名辑《黑龙江省边垦案》，1909 年铅印本。

章有义编《中国近代农业史资料》第 1 辑，三联书店，1957。

中国科学院历史研究所第三所主编《锡良遗稿》，中华书局，1959。

中国社会科学院中国边疆史地研究中心主编《光绪朝黑龙江将军奏稿》，全国图书馆文献缩微复制中心，1993。

關東都督府民政部編『滿蒙經濟要覽』關東都督府民政部庶務課、1917。

営口軍政署『営口軍政志』営口軍政署、1907。

關東局『關東局施政三十年史』1936。

關東軍都督府陸軍部編印、小林英夫監修『明治三十七八年戰役滿州軍政史（第一編・軍政總覽）』關東軍都督府陸軍部、1916。

關東都督府臨時防疫部『明治四十三、四年南滿州「ペスト」流行誌』關東都督府臨時防疫部、1912。

盛山雪窻『営口案内』三成組、1906。

關東廳編印『關東局施政二十年史』關東廳、1924。

南滿鐵道株式會社地方部衛生課編印『南滿洲鐵道附屬地衛生概況』、1928。

China Medical Commission of the Rockefeller Foundation, *Medicine in China*, Chicago: The University of Chicago Press, 1914.

Decennial Reports, *1882-1891*, Shanghai: The Statistical Department of the Inspectorate General of Customs, 1893.

Decennial Reports, *1902-1911*, Shanghai: The Statistical Department of the Inspectorate General of Customs, 1913.

K. Chimin Wong and Wu Lien-Teh, *History of Chinese Medicine*, Shanghai, National Quarantine Service, 1936.

Wu Lien-Teh, *Plague Fighter*: *The Autobiography of a Modern Chinese Physician*, Cambridge: W. Heffer & Sons, 1959.

三 方志

哈尔滨市地方志编纂委员会编《哈尔滨市志》，黑龙江人民出版社，1998。

《黑龙江省志·报刊志》，黑龙江人民出版社，1993。

民国《盖平县志》，《中国方志丛书·东北地方》第 13 号，台北，成文出版社，1974 年影印本。

民国《营口县志》，《辽宁旧方志·营口卷》，1930。

孙化龙校注《安东县志》，辽宁民族出版社，2003。

徐世昌等编纂《东三省政略》，李澍田等点校，吉林文史出版社，1989。

营口海关编印《营口海关志》，2002。

四　报刊

《滨江日报》《长春公报》《大公报》《德华医学杂志》《帝国日报》
《东北集刊》《东方杂志》《公共卫生月刊》《吉长日报》《民立报》《青年》
《商务官报》《神州日报》《神州医药学报》《盛京时报》《申报》《时报》
《实业杂志》《顺天时报》《泰东日报》《万国公报》《现代评论》《新生命》
《新闻报》《医药学报》《远东报》《中西医学报》

Medical Reports、*Public Health Reports*、*The British Medical Journal*、
The New York Times、*The North-China Daily News*、*The North-China Herald
and Supreme Court & Consular Gazette*

五　论著

〔苏〕B. 阿瓦林：《帝国主义在满洲》，北京对外贸易学院俄语教研
室译，商务印书馆，1980。

陈邦贤：《中国医学史》，商务印书馆，1957。

程维荣：《近代东北铁路附属地》，上海社会科学院出版社，2008。

邓小南主编《过程·空间：宋代政治史再探研》，北京大学出版社，
2017。

东北三省中国经济史学会编《东北经济史论文集》，哈尔滨出版社，
1984。

东省铁路经济调查局编印《北满与东省铁路》，1927。

〔日〕饭岛涉：《鼠疫与近代中国：卫生的制度化和社会变迁》，朴
彦等译，社会科学文献出版社，2019。

范行准：《中国预防医学思想史》，华东医务生活社，1953。

〔美〕费景汉、古斯塔夫·拉尼斯：《增长和发展：演进观点》，洪
银兴、郑江淮等译，商务印书馆，2004。

〔美〕弗兰克·古德诺：《政治与行政》，丰俊功译，北京大学出版社，2012。

郭予庆：《近代日本银行在华金融活动——横滨正金银行（1894—1919)》，人民出版社，2007。

郝寿义：《区域经济学原理》，上海人民出版社，2007。

何勤华主编《法的移植与法的本土化》，法律出版社，2001。

黑龙江金融历史编写组编《华俄道胜银行在华三十年》，黑龙江人民出版社，1992。

胡宁生：《现代公共政策学：公共政策的整体透视》，中央编译出版社，2007。

强世功：《法制与治理——国家转型中的法律》，中国政法大学出版社，2003。

焦润明：《清末东北三省鼠疫灾难及防疫措施研究》，北京师范大学出版社，2011。

〔美〕杰克·奈特：《制度与社会冲突》，周伟林译，上海人民出版社，2009。

金冲及选编《辛亥革命研究论文集》，三联书店，2011。

雷慧儿：《东北的豆货贸易（1907—1931 年）》，台北，台湾师范大学历史研究所专刊，1981。

李振泉、石庆武主编《东北经济区经济地理总论》，东北师范大学出版社，1988。

梁方仲编著《中国历代户口、田地、田赋统计》，中华书局，2008。

梁其姿：《面对疾病——传统中国社会的医疗观念与组织》，中国人民大学出版社，2012。

刘翠溶主编《积渐所至：中国环境史论文集》，台北，中研院经济研究所，1995。

刘禾主编《世界秩序与文明等级：全球史研究的新路径》，三联书店，2016。

刘荣伦、顾玉潜编著《中国卫生行政史略》，广东科技出版社，2007。

〔美〕罗伯特·基欧汉、海伦·米尔纳主编《国际化与国内政治》，姜鹏、董素华译，北京大学出版社，2003。

〔美〕罗芙芸：《卫生的现代性：中国通商口岸卫生与疾病的含义》，向磊译，江苏人民出版社，2007。

马长林、黎霞、石磊：《上海公共租界城市管理研究》，中西书局，2011。

〔美〕马若孟：《中国农民经济》，史建云译，江苏人民出版社，1999。

〔英〕米切尔·黑尧：《现代国家的政策过程》，赵成根译，中国青年出版社，2004。

牛平汉主编《清代政区沿革综表》，中国地图出版社，1990。

彭雨新编著《清代土地开垦史》，农业出版社，1990。

〔日〕平田茂树：《宋代政治结构研究》，林松涛译，上海古籍出版社，2010。

瞿同祖：《清代地方政府》（修订译本），范忠信等译，法律出版社，2011。

阮笃成编著《租界制度与上海公共租界》，《民国丛书》第4编第24辑，上海书店出版社，1992年影印本。

〔美〕施坚雅：《中国农村的市场和社会结构》，史建云、徐秀丽译，中国社会科学出版社，1998。

石方、刘爽、高凌：《哈尔滨俄侨史》，黑龙江人民出版社，2003.

孙慧敏：《制度移植：民初上海的中国律师（1912—1937)》，台北，中研院近代史研究所，2012。

谭桂恋：《中东铁路的修筑与经营：俄国在华势力的发展（1896—1917)》，台北，联经出版事业股份有限公司，2016。

王美平、宋志勇：《近代以来日本的中国观》第4卷，江苏人民出版社，2012。

王晓菊：《俄国东部移民开发问题研究》，中国社会科学出版社，2003。

王学良：《美国与中国东北》，吉林文史出版社，1991。

〔法〕魏丕信：《18世纪中国的官僚制度与荒政》，徐建青译，江苏人民出版社，2003。

〔美〕吴章、玛丽·布朗·布洛克编《中国医疗卫生事业在二十世纪的变迁》，蒋育红译，商务印书馆，2016。

萧公权：《中国乡村：论 19 世纪的帝国控制》，张皓、张升译，台北，联经出版事业股份有限公司，2014。

〔俄〕谢·阿·多勃隆拉沃夫：《一个俄国军官的满洲札记》，刘秀云、吕景昌译校，齐鲁书社，1982。

薛连举：《哈尔滨人口变迁》，黑龙江人民出版社，1998。

薛衔天：《中东铁路护路军与东北边疆政局》，社会科学文献出版社，1993。

杨余练等编著《清代东北史》，辽宁教育出版社，1991。

〔日〕野村浩一：《近代日本的中国认识》，张学峰译，江苏人民出版社，2014。

易惠莉、陈吉龙：《二十世纪盛宣怀研究》，江苏古籍出版社，2002。

龙迪勇：《空间叙事学》，三联书店，2015。

于春英、衣保中：《近代东北农业历史的变迁（1860—1945 年）》，吉林大学出版社，2009。

〔德〕于尔根·奥斯特哈默：《世界的演变：19 世纪史》第 1 册，强朝晖、刘风译，社会科学文献出版社，2016。

余新忠：《清代卫生防疫机制及其近代演变》，北京师范大学出版社，2015。

张福全：《辽宁近代经济史（1840—1949）》，中国财政经济出版社，1989。

张永宏主编《组织社会学的新制度主义学派》，上海人民出版社，2007。

中国社会科学院近代史研究所编《沙俄侵华史》，人民出版社，1990。

周雪光：《中国国家治理的制度逻辑——一个组织学研究》，三联书店，2017。

Carl F. Nathan, *Plague Prevention and Politics in Manchuria*, *1910-1931*, Cambridge: Mass, East Asian Research Center, Harvard University, 1967.

David Arnold, *Colonizing the Body*: *State Medicine and Epidemic Disease in Nineteenth-century India*, Berkeley: University of California Press, 1993.

Myron Echenberg, *Plague Ports*: *The Global Urban Impact of Bubonic Plague*, *1894-1901*, New York and London: New York University Press, 2007.

Peter Curson and Kevin W. J. McCracken, *Plague in Sydney：The Anatomy of an Epidemic*, Kensington：New South Wales University Press, 1989.

Roy MacLeod, *Disease, Medicine and Empire：Perspectives on West Medicine and The Experience of European Expansion*, London and New York：Routledge, 1988.

William C. Summers, *The Great Manchurian Plague of 1910-1911：The Geopolitics of an Epidemic Disease*, New Haven：Yale University, 2012.

六 论文

〔俄〕保尔霍维季诺夫：《俄国远东的中国人》，姜延祚节译，《黑河学刊》（地方历史版）1985 年第 4 期。

曹正汉：《中国上下分治的治理体制及其稳定机制》，《社会学研究》2011 年第 1 期。

曹正汉：《纵向约束体制：论中国历史上的一种思想模型》，《社会》2021 年第 4 期。

曹正汉、聂晶、张晓鸣：《中国公共事务的集权与分权：与国家治理的关系》，《学术月刊》2020 年第 4 期。

曹正汉、张晓鸣：《郡县制国家的社会治理逻辑——清代基层社会的"控制与自治相结合模式"研究》，《学术界》2017 年第 10 期。

陈春声、刘志伟：《清代经济运作的两个特点——有关市场机制的论纲》，《中国经济史研究》1990 年第 3 期。

陈家建、边慧敏、邓湘树：《科层结构与政策执行》，《社会学研究》2013 年第 6 期。

陈那波、李伟：《把"管理"带回政治——任务、资源与街道办网格化政策推行的案例比较》，《社会学研究》2020 年第 4 期。

高鸿钧：《法律文化与法律移植：中西古今之间》，《比较法研究》2008 年第 5 期。

贺东航、孔繁斌：《公共政策执行的中国经验》，《中国社会科学》2011 年第 5 期。

胡斌：《农村劳动力流动动机及其决策行为——兼析外出与不外出打工劳动力收入逆差的形成》，《经济研究》1996 年第 9 期。

胡成：《东北地区肺鼠疫蔓延期间的主权之争（1910.11—1911.4）》，常建华主编《中国社会历史评论》第 9 卷，天津古籍出版社，2008。

黄启臣：《试论明清时期商业资本流向土地的问题》，《中山大学学报》1983 年第 1 期。

李伯重：《十九世纪初期中国全国市场：规模与空间结构》，《浙江学刊》2010 年第 4 期。

李朋：《吉黑两省铁路交涉局的"嬗变"——1898—1917 年中东铁路附属地行政管理权研究》，《中国边疆史地研究》2010 年第 1 期。

李文钊：《中国公共政策研究：回顾、进展与展望》，《公共行政评论》2019 年第 5 期。

李永昌：《中国近代赴俄华工述论》，《近代史研究》1987 年第 2 期。

刘泉：《前 TOD 时代的铁路站点地区规划布局模式解读——以近代东北铁路附属地为例》，《现代城市研究》2016 年第 11 期。

刘艳：《中国农业弱质性探究》，《求是学刊》1998 年第 3 期。

刘洋、金凤君：《东北地区产业结构演变的历史路径与机理》，《经济地理》2009 年第 3 期。

柳成栋：《哈尔滨设治始末》，《学理论》2005 年第 6 期。

任剑涛：《现代中国何以转型艰难：追寻古今中西的冲突根源》，《学术界》2020 年第 1 期。

申国政：《关道设置简要始末》，《黑龙江档案》2006 年第 1 期。

孙福海、王金令：《晚清营口民族商业资本与油坊业、银炉业关系研究（中）》，《辽宁师专学报》（社会科学版）2000 年第 6 期。

王革生：《清代东北商埠》，《社会科学辑刊》1994 年第 1 期。

王香：《清末民初日本在奉天省的警察设置及其影响》，《史学月刊》2015 年第 7 期。

王学良：《1910 年东北发生鼠疫时中美与日俄间的政治斗争》，《社会科学战线》1992 年第 3 期。

王学良：《美俄在"哈尔滨自治公议会"问题上的勾结与争夺》，《北方文物》1985 年第 2 期。

乌廷玉：《民国初年东北大土地所有制的发展和租佃关系》，《北方文物》1990 年第 4 期。

吴承明：《近代中国工业化的道路》，《文史哲》1991 年第 6 期。

吴承明：《我国半殖民地半封建国内市场》，《历史研究》1984 年第 2 期。

衣保中：《试论近代哈尔滨与海参崴的互动发展》，《北方文物》2002 年第 1 期。

于春英：《近代东北地区粮食流通市场的形成及历史启示》，《南京农业大学学报》（社会科学版）2010 年第 1 期。

张凤鸣：《日俄战后帝俄与中国东北北部的贸易》，《求是学刊》1987 年第 3 期。

张建俅：《清末自开商埠之研究（1898—1911）》，王明荪主编《古代历史文化研究辑刊》第 2 编，台北，花木兰文化出版社，2009。

赵耀辉：《中国农村劳动力流动及教育在其中的作用——以四川省为基础的研究》，《经济研究》1997 年第 2 期。

中国第一历史档案馆：《清末东北地区爆发鼠疫史料》（上）（下），《历史档案》2005 年第 1、2 期。

中国第一历史档案馆：《日俄战争后东三省考察史料（上）》，《历史档案》2008 年第 3 期。

周雪光：《国家治理逻辑与中国官僚体制：一个韦伯理论视角》，《开放时代》2013 年第 3 期。

朱浒：《辛亥革命时期的江皖大水与华洋义赈会》，《清史研究》2013 年第 2 期。

朱显平：《帝俄在中东路的投资考论》，《齐齐哈尔师范学院学报》1983 年第 4 期。

飯島涉「近代中国の衛生行政——一九世紀末—二〇世紀初期、営口の事例」『東洋学報』第 80 巻第 2 号、1998 年 9 月。

A. Mayne, "'The Dreadful Scourge': Responses to Smallpox in Sydney and Melbourne, 1881-82," in Roy MacLeod and Milton Lewis (eds.), *Disease, Medicine and Empire: Perspectives on West Medicine and the Experience of European Expansion*, London and New York: Routledge, 1988, pp. 219-241.

Carol Benedict, "Bubonic Plague in Nineteenth-Century China," *Modern China*, Vol. 14, No. 2, April, 1988, pp. 107-155.

Charles McClain, "Of Medicine, Race, and American Law: The Bubonic Plague Outbreak of 1900," *Law & Social Inquiry*, Vol. 13, No. 3, Summer, 1988, pp. 447-513.

David J. Bibel and T. H. Chen, "Diagnosis of Plague: An Analysis of the Yersin-Kitasato Controversy," *Bacteriological Reviews*, Vol. 40, No. 3, 1976, pp. 636-651.

Emmanuel Le Roy Ladurie, "A Concept: The Unification of the Globe by Disease," *The Mind and Method of the Historian*, Brighton: The Harvester Press, 1981, pp. 28-91.

Ira Klein, "Plague, Policy and Popular Unrest in British India," *Modern Asia Studies*, Vol. 22, No. 4, 1988, pp. 739-740.

John W. Meyer and Brian Rowan, "Institutionalized Organizations: Formal Structure as Myth and Ceremony," *American Journal of Sociology*, Vol. 83, No. 2, 1977.

Krista Maglen, " 'The First Line of Defence': British Quarantine and the Port Sanitary Authorities in the Nineteenth Century," *Social History of Medicine*, Vol. 15, No. 3, 2002, pp. 413-428.

Mark Gamsa, "The Epidemic of Pneumonic Plague in Manchuria 1910-1911," *Past & Present*, Vol. 190, Feb. 2006, pp. 147-184.

Mark Harrison, "Quarantine, Pilgrimage, and Colonial Trade: India 1866-1900," *Indian Economic and Social History Review*, Vol. 29, No. 2, 1992.

Myron Echenberg, "Pestis Redux: The Initial Years of the Third Bubonic Plague Pandemic, 1894 - 1901," *Journal of World History*, Vol. 13, No. 2, Fall, 2002.

Norman Howard-Jones, "Was Shibasaburo Kitasato the Co-discoverer of the Plague Bacillus?" *Perspectives in Biology and Medicine*, Vol. 16, No. 2, 1973, pp. 292-307.

Paul Slack, "Responses to Plague in Early Modern Europe: The Implications of Public Health," *Social Research*, Vol. 55, No. 3, Autumn, 1988.

Philip A. Kalisch, "The Black Death in Chinatown Plague and Politics in San Francisco 1900 – 1904," *Arizona and the West*, Vol. 14, No. 2, Summer, 1972, pp. 113–136.

Sean Hsiang-lin Lei, "Sovereignty and the Microscope: Constituting Notifiable Infectious Disease and Containing the Manchurian Plague (1910–11)," in Angela Ki Che Leung and Charlotte Furth (eds.), *Health and Hygiene in Chinese East Asia: Policies and Publics in the Long Twentieth Century*, Durham and London: Duke University Press, 2010, pp. 73–108.

Valeska Huber, "The Unification of the Globe by Disease? The International Sanitary Conferences on Cholera, 1851–1894," *The Historical Journal*, Vol. 49, No. 2, 2006, pp. 453–476.

后 记

这又是一本费时很久的书，始于 2009 年参与余新忠教授的项目了解到东北鼠疫，承载着我在学术与生活上的改变。

本书凝结着我学术研究的某些转向。最初研究东北鼠疫时，我将之视为社会问题，无论是问题意识还是资料来源，基本在外围打转。那时，数据库尚未普及，基本文献都来源于报刊资料。每周二去中国社会科学院近代史研究所上班，我会在图书馆待上一天，能复印的复印，能拍照的拍照，回去再慢慢整理。转机很快来了，2009 年 7 月、8 月间，我跟同事去台北中研院近代史研究所访学，查阅了总理衙门档案，找到了一些档案资料，接触到鼠疫交涉的一些内容。在这一过程中我认识到鼠疫是地方事务，如能找到地方性档案资料，可能会有所突破。回到北京后，我在所里档案馆发现了锡良档案，如获至宝。我家住得远，懒得跑来跑去，每周一到周五就住在单位，每天在档案馆抄录，持续了小半年时间。当然，锡良档案现已公开影印出版，不再需要这样的抄录工作，但于我却是非常宝贵的经历。这些资料，不但成为本书最重要最核心的部分，也让我的研究从社会史转向政治史，从城市史转向区域史，从民国史转向晚清史。

资料的突破并不代表研究的顺利，还需要在问题意识和研究视野上有所突破。2010 年，我利用这些资料，加上地方报刊资料，写了《边界的构建：清末哈尔滨西法防疫的确立》一文，这是我写的第一篇关于东北鼠疫的论文。此后，又写了几篇事件史的论文，强调鼠疫背后的政治博弈。随着研究的展开，我发现仅从政治博弈视角研究局限性非常大，还应当理解鼠疫发生在什么样的社会场域，为此我对清末东北区域历史和医疗状况进行了研究。之后，我以研究成果申请了国家社科基金后期资助项目，完成了对历史过程的梳理。然而，仅仅写完过程是不够的。在结项书送审之后，温春来、黄国信、谢晓辉三位好友为我提出了非常好的修改建议，督促我在史实基础上提炼出更有意义的问题意识。更重要的是，新冠疫情给了我足够的思考和体验。自 2021 年 8 月开始，我重新写作了书稿，抓住东北防疫的主线——西法防疫，围绕这一主线重新组织书稿。我意识到东北大鼠疫中最重要的是中央决策的制定和执行两大问题，若再用制度和组织是无法有效阐释的。近年来，我阅读了大量关于公共事务管理与国家治理的专著和论文，更深刻地体会到中国公共卫生防疫史研究需要长时段的视野和眼光，讨论的医学与政治问题的核心在国家治理层面。

书稿的写作伴随着人生的变化。2018 年初，我从学习工作多年的中国社会科学院近代史研究所调离，来到海滨小镇，成为一名历史学教师。工作不再只是研究，还要教书育人，培养学生进入历史学研究领域。几年间，与刚刚博士毕业的年轻人一起努力做个合格的大学教师，王印、黄圣修、史宏飞、阮宝玉、黄丽君、罗伊、王玖玖、罗敏、徐鹤涛、包情怡、张元伟、梁跃天等年轻人的视野、眼界和品味让我学到很多，充满活力。几年间，王雨濛、范瑞、叶磊博士的加入，让我掌握和学习到很多学术前沿的知识与信息。几年间，角色的转换，工作量的增加，环境的改变，全新的人事，让我不堪重负，身体状况频出。幸运的是，得遇良医，让我放下很多，不再较真，做自己喜欢的就好。

这几年，教学相长让书稿日臻成熟。担任专业必修课中国近代史的教学工作，讲授从 1840 年到 1949 年的整体历史进程，让我有机会全面思考自己的研究。这几年，我有了自己指导的博士后、研究生，做起班主任，做了本科学年论文、毕业论文导师。一批批学生成长起来，与他们同行，一起查找资料、做研究的苦与乐，让我获得前进的动力。有时候，我的思考不知不觉间会启发学生去做相关研究，无论是史料爬梳，还是观点阐释，都在某种程度上推进了我对相关问题的认知，不再局限于自己的一亩三分地，思考由此连起来，构成一个更有意思的拼图。在此，我尤其要感谢吴雨桐、刘嘉、崔馨、李铮等同学，他们耐心阅读书稿，并提出了很多中肯的意见！

本书出版，研究继续，在此告别一段时光、一段经历。

2023 年 12 月